Friederike Maschmann-Ringe:

Der Blütenstrauß des Edward Bach

Die sanfte Heilweise für psychische und körperliche Blockaden

Friederike Maschmann-Ringe wurde 1944 in der Nähe von Berlin geboren. Sie verlebte ihre Kindheit auf dem Land, wo sie schon früh liebevolles Interesse für alle Pflanzen und Tiere zeigte – in erster Linie für alles, was blüht. Die Nachkriegsjahre brachten viel Bewegung in ihr Leben, auch viele Umzüge.

Nach dem Abitur Studien und Arbeiten auf den unterschiedlichsten Gebieten. Ihr großes Interesse am Mitmenschen und einer personen- und schicksalsorientierten Psychologie ließen sie früh schon zur **Ratgeberin** in persönlichen und sozialen Krisensituationen werden. Intensive Beschäftigung mit Blütentherapie, Astrologie und dem Werk von Rudolf Steiner.

Friederike Maschmann-Ringe ist Reiki-Meisterin und Heilerin; in ihrem Institut in Buenos Aires arbeitet sie mit der von ihr entwickelten *Integralen Therapie*, Blütenessenzen und Kristallen. Sie gibt Kurse in Blütentherapie, Autogenem Training und Reiki.

Sie lebt seit 1986 mit ihrem Mann in Argentinien, ihre beiden Kinder und die Enkelinnen leben in Deutschland, ihre vielen Pflegekinder in aller Welt.

Friederike Maschmann-Ringe:

Der Blütenstrauß des Edward Bach

Die sanfte Heilweise für psychische und körperliche Blockaden

Vollständig überarbeitete und aktualisierte Neuauflage des Standardwerkes für Therapeuten und Patienten

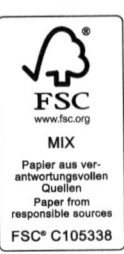

Bibliografische Information der Deutschen Nationalbibliothek:
Die Deutsche Nationalbibliothek verzeichnet diese Publikation
in der Deutschen Nationalbibliografie; detaillierte
bibliografische Daten sind im Internet über dnb.dnb.de
abrufbar.

© 2017 Friederike Maschmann-Ringe
Umschlaggestaltung: Ravena Bergkemper
Illustrationen: Víctor Javier Bustos
Satz: Ronja Elisabeth Ringe

Herstellung und Verlag:
BoD – Books on Demand, Norderstedt

ISBN: 978-3-7431-4052-3

Wer andere kennt, ist klug.
Wer sich selbst kennt, ist weise.
Wer andere bezwingt, hat Kräfte.
Wer sich selbst bezwingt, ist unbesiegbar.
Wer sich milde durchsetzt, hat Willen.
Wer sich begnügt, ist reich.

Wer seine Mitte nicht verliert, dauert.
Wer sich vom Tode nicht besiegen lässt, lebt ewig.

Lao Tse

Inhalt

Vorwort 9
Geleitwort von Lic. Adrián Tucci 10
Idee und Wirkungsweise der Blütenessenzen 12

DIE 38 BLÜTEN EDWARD BACHS 25
   Einleitung - Empfehlung für die Lektüre 25
   DIE POSITIVE ODER NEGATIVE MANIFESTATION DER
   BLÜTENENERGIE 27
DIE 38 BLÜTEN 33
   1 Agrimony - Odermennig 36
   2 Aspen - Espe, Zitterpappel 48
   3 Beech - Rotbuche 55
   4 Centaury - Tausendgüldenkraut 63
   5 Cerato - Bleiwurz, Hornkraut 72
   6 Cherry Plum - Kirschpflaume 79
   7 Chestnut Bud - Rosskastanienknospe 86
   8 Chicory - Wegwarte, Zichorie 95
   9 Clematis - Gemeine oder Weiße Waldrebe 109
   10 Crab Apple - Holzapfel 120
   11 Elm - Ulme 130
   12 Gentian - Herbst- oder Bitterer Enzian 137
   13 Gorse - Stechginster 145
   14 Heather - Besenheide, Heidekraut 154
   15 Holly - Stechpalme, Stecheiche 165
   16 Honeysuckle - Geißblatt, Jelängerjelieber 176
   17 Hornbeam - Hainbuche, Hagebuche, Weißbuche 189
   18 Impatiens - Drüsentragendes Springkraut 197
   19 Larch - Europäische Lärche 205
   20 Mimulus - Gefleckte Gauklerblume 214

21 Mustard - Ackersenf 225
22 Oak - Eiche 233
23 Olive - Ölbaum 243
24 Pine - Kiefer, Föhre 250
25 Red Chestnut - Rotblühende Kastanie 261
26 Rock Rose - Gemeines Sonnenröschen 269
27 Rock Water - Wasser aus heilkräftigen Quellen 284
28 Scleranthus - Einjähriger Knäuel 293
29 Star of Bethlehem - Doldiger Milchstern 301
30 Sweet Chestnut - Edelkastanie, Esskastanie 310
31 Vervain - Verbene, Eisenkraut 317
32 Vine - Weinrebe 325
33 Walnut - Walnussbaum 337
34 Water Violet - Sumpfwasserfeder 349
35 White Chestnut - Weißblühende Rosskastanie 360
36 Wild Oat - Waldtrespe, Wildhafer 373
37 Wild Rose - Hagrose, Heckenrose 383
38 Willow - Dotterweide, Gelbe Weide 396

FORMELN UND SPEZIALMISCHUNGEN 413

39 Rescue Remedy - Notfalltropfen 413
Bach-Creme 417
Examensformel 418
Formeln für die Haut und gegen Allergien 421
Formeln rund um die Geburt und für das Neugeborene 427
Formel für das Zahnen und bei Kinderkrankheiten 429
Formel für den Eintritt in den Kindergarten oder in die Grundschule 430
Formeln gegen quälende Schmerzen 430
Formel bei Wetterfühligkeit 432
Formeln gegen Reisekrankheiten 433

DIE GRUPPEN 435
  Der Wanderer in den Hügeln von Wales 435
  Sieben Gruppen nach dem System von Dr. Edward Bach .. 438
  Die 12 Schienen (nach Dietmar Krämer) 441
PRAKTISCHE HINWEISE FÜR HERSTELLUNG UND ANWENDUNG
DER ESSENZEN 460
  Gespräch mit dem Therapeuten – erster Blütenstrauß –
  Blockaden in Schichten – Behandlungsdauer – Zubereitung –
  Dosierung - Erstreaktionen und "Nebenwirkungen"
VERSCHIEDENE DIAGNOSEMETHODEN 472
  Selbstdiagnose - Behandlung von Kindern und Tieren -
  philosophische Fragen

Danksagung für die erste Auflage 490
Danksagung für die überarbeitete und erweiterte Neuauflage
.... 492
BIBLIOGRAPHIE 493

Vorwort

Dieses Buch ist besonders all jenen gewidmet, die auf der Suche nach Selbsterkenntnis vorankommen möchten; allen, die glauben, dass die Krankheit und ihre Symptome Führer sein können auf dem Weg zur Verwirklichung des wahren Wesens; allen, die die Ganzheit anstreben.
Ferner ist das Buch als Nachschlagewerk für alle Blütentherapeuten und Fachleute auf dem Gebiet der Gesundheit bestimmt; es enthält erschöpfende Informationen zum Thema.
Mein größter Wunsch ist, dass die Zahl derer, die neben der Heilkunst auch die Kunst der Vorsorge ausüben, stetig wachsen möge. Denn auf diese Weise wird die menschliche Gesundheit wieder in die Hände derer gelegt, die sie zu erhalten wissen, indem sie einen großen Teil ihres Lebens der Ausübung und Entwicklung beider Künste widmen.
Ich danke Friederike dafür, dass sie mir die Durchsicht und den Prolog dieses Buches anvertraut hat. Ich wünsche und prophezeie ihr das Beste für sich und ihre Arbeit.
Meine tiefste Anerkennung gehört Dr. Edward Bach für seinen Mut, seine Fähigkeit, eine bessere Welt zu sehen, und für die Liebe, mit der er sein Werk dargebracht hat. Dieses großartige Vermächtnis wird dem Leser anvertraut.

Dr. Adriana Varas

Geleitwort zur erweiterten Neuauflage

Als wir schon glaubten, alles zum Thema Blütentherapie sei gesagt worden, hat Friederike Maschmann-Ringe es verstanden, die ursprünglichen Gedankengänge Bachs wiederaufzunehmen und damit einen reichen Schatz an neuen Beiträgen für uns gehoben.

Friederike vermeidet einfache Rezepte, sie warnt uns vor den Gefahren der Verfälschung und der Oberflächlichkeit und lädt uns immer wieder ein, zu erneuter geistiger Offenheit, zum Begehen neuer Wege.

Im Laufe der Kapitel werden uns nicht nur die unterschiedlichen Seelenzustände und Charaktere verständlich, nein: wir sehen all diese Persönlichkeiten buchstäblich vor uns, wie sie in sehr lebendigen und farbkräftigen Bildern agieren, hören sie sprechen und können uns sogar ihre Gesten und die Art sich zu kleiden vorstellen.

Dies gelingt ihr, indem sie der Beschreibung jeder Blütenessenz Mythen, Legenden, Anekdoten, Zitate und Sprichwörter beigibt, die bewirken, dass die Lektion unser Herz berührt - und sogar in unser tägliches Leben einfließt.

Schon Platon zeigt uns in seinen Dialogen, dass Wissen aus dem Spiel von Mythos und Logos erwächst. In keinem seiner Werke fehlt der Mythos, weil erst aus dem Zusammenspiel von Begriff und Symbol das Licht der Wahrheit aufscheint.

Im Laufe der Zeit verlor sich der Mythos, die Wissenschaft verwandelte sich mehr und mehr in ein intellektuelles Gerüst ohne Gewissen, Farbe und Herz, und die Medizin wurde zu einer Technologie, die die funktionsuntüchtig gewordene Maschine des menschlichen Körpers in Ordnung bringen sollte.

Glücklicherweise können wir parallel zu dem von dieser Haltung verursachten Missbehagen das zunehmende Erwachen zu einem neuen Bewusstsein erkennen.

Wenn wir feststellen, dass einfache Wildblumen starke therapeutische Wirkungen erzielen, kehren wir zur Vision einer intelligenten Natur zurück, einer planvollen Schöpfung eines allumfassend liebevollen Lebens. So wie es die moderne Quantenphysik und die Ökologie verstehen.

Diese Kosmologie kommt uns aus Friederikes Buch entgegen. Sie führt uns zurück zu Dr. Bachs Intention, nicht nur ein neues Therapieverfahren zu entwickeln, sondern die Philosophie der Heilkunst neu zu formulieren. Die Worte des walisischen Arztes:

> *"Das folgende große Prinzip ist die Einheit aller Dinge: der Ursprung aller Dinge ist die Liebe, und alles was wir in der unendlichen Vielfalt der Formen erkennen können, ist die Manifestation dieser Liebe, sei es in einem Planeten oder einem Flusskiesel, einem Stern oder einem Tautropfen, in einem Menschen oder der niedrigsten Lebensform."*

> *"Wenn wir die Fehler in unserer Konstitution suchen und tilgen, indem wir die entgegengesetzte Tugend entwickeln, bauen wir in uns die Ursache des Konfliktes zwischen Seele und Persönlichkeit ab, die die grundlegende Ursache aller Krankheit ist."*

Der Leser wird auf den folgenden Seiten das nötige Rüstzeug finden, um die Blütenmittel zu verstehen, Diagnosen zu stellen und das Richtige zu verordnen. Die Sprache ist eingängig und klar und bemüht sich um Genauigkeit der Begriffe.

Weit über die Fülle der Informationen hinaus ist das Buch ein wertvoller Begleiter auf dem Weg zur Selbsterkenntnis, ein starker Impuls für das persönliche Wachstum.

Über die Worte hinaus spüren wir Friederikes Hingabe und Liebe zur Arbeit, ein reiches und intensives Leben, eine Tag für Tag erneuerte Leidenschaft für ihre therapeutische Arbeit und ihr immer offenes Herz.

Lic. Adrián Tucci

Idee und Wirkungsweise der Blütenessenzen

LEBEN UND IDEE VON EDWARD BACH

Erst in den letzten Jahrzehnten - etwa fünfzig Jahre nach seinem Tod im Jahre 1936 - begann die weltweite Verbreitung der Ideen von Edward Bach. Seine Heilmethode mit Blütenessenzen fand in den letzten Jahren mehr und mehr Anhänger, nicht nur in ihrem Ursprungsland England, sondern auch im übrigen Europa, in Australien und in den drei Amerikas. Es scheint, als sei gerade heute in den Ländern des westlichen Kulturkreises die Stunde reif für alternative Therapien - und Bachs Blütentherapie ist vielleicht die sanfteste, schonendste und spirituellste unter ihnen.

Parallel zu einem steigenden Bewusstsein für die Grenzen der Schulmedizin und einem wachsenden Unbehagen an ihren Praktiken, am immensen Verbrauch allopathischer Medikamente und an der Macht der Pharmakonzerne nimmt die Bewunderung ab für die nicht mehr unumstrittenen Fortschritte der Medizin und wächst das Interesse an anderen Heilweisen mit ihrem reichen Schatz an Volkswissen und Erfahrung, wie wir sie in der Homöopathie, Akupunktur, Anthroposophie und in der überlieferten Volksmedizin aller Kulturen finden.

Eine Vielzahl von Büchern zu diesen Themen gelangte in den letzten Jahren auf den Markt, und zu den Übersetzungen der Originaltexte von Edward Bach kommen laufend Werke über neuere Erfahrungen und Forschungen im Umgang mit seiner Blütenmethode.

Edward Bach wurde 1886 in der Nähe von Birmingham in England geboren. Er trat jung in die metallurgische Fabrik seines Vaters ein, wo ihn die soziale Wirklichkeit der Arbeiter, besonders im Krankheitsfall, so erschütterte, dass er beschloss, Medizin zu studieren und preiswerte und jedermann zugängliche Arzneimittel zu finden.

Er arbeitete in London als Arzt in einer gutgehenden Praxis und war gleichzeitig im Labor der Universitätsklinik erfolgreich in der Forschung tätig. Er war bald ein angesehener Immunologe, Pathologe und Bakteriologe. Die von ihm in den Jahren 1922 bis 1928 entwickelten Bach-Nosoden, eine orale Impftherapie auf homöopathischer Basis, haben bis heute ihren festen Platz in der Medizin.

In seiner Praxis bemühte er sich, dem Wort des von ihm verehrten Begründers der Homöopathie, Samuel Hahnemann (1755 bis 1843) zu folgen: *"Behandele den Patienten und nicht die Krankheit!"*

Im Verlauf seiner Arbeit erkannte er immer deutlicher, dass seine Patienten sich weniger durch die Art ihrer Beschwerden unterschieden als vielmehr durch ihre Persönlichkeitsstruktur und die daraus resultierenden Gefühlszustände. So erkannte er im Krankheitsbild die *"Konsolidierung einer bestimmten seelischen Haltung"* des Menschen. Seine Idee ging also dahin, mit der Behandlung auf das Gemüt des Menschen zu wirken, um der Krankheit ihre Ursache zu entziehen.

Edward Bach machte am eigenen Leib eine Erfahrung, die seine Theorien bestätigte: als er auf den Tod erkrankte und die ihn behandelnden Kollegen ihm nur noch wenige Monate zu leben gaben, stürzte er sich umso vehementer in seine Forschungen, in der Sorge, dass die Krankheit ihm keine Zeit zur Erfüllung seiner Lebensaufgabe lassen würde. Indem er sich auf seine Arbeit konzentrierte und keine Rücksicht auf seine Krankheit nahm, ging er als geheilter Mann aus dieser hervor.

In den Jahren 1928 bis 1933 suchte und fand Bach seine ersten Blüten, die zwölf Heiler. 1930 gab er die Arbeit im Labor und seine Londoner Praxis auf, um nach Wales zu gehen, dem Land seiner Väter. Hier widmete er sich während seiner letzten sechs Lebensjahre voll dem Auffinden "seiner" Heilpflanzen - vorwiegend waren es Wildblumen und Bäume - und dem Aufspüren ihrer Kräfte und Fähigkeiten.

Getreu den Grundsätzen und Methoden der Homöopathie *similia similibus curantur* (Gleiches wird durch Gleiches geheilt), probierte er die Blüten an sich selbst aus. Die durch eine Pflanze provozierten körperlichen oder seelischen Störungen lassen sich durch eine homöopathische Zubereitung der gleichen Pflanze beheben.

Im Gegensatz zur herkömmlichen Homöopathie verwendete Bach keine mineralischen und tierischen Stoffe, sondern nur Blüten und Quellwasser. Die einfachen Verfahren der Sonnen- und der Koch-Methode, durch welche die Energie der Blüten für das Heilmittel "eingefangen" wird, machten die Blütentherapie zu einer erschwinglichen Medizin auch für bescheidenere Haushalte. Bachs Intention ging dahin, dass jeder nicht nur die Essenzen im Haus hätte, sondern auch mit ihrer Anwendung so vertraut wäre, dass er sein eigener Arzt sein könnte. Mit seinen Büchern *Heal Thyself* (Heile dich selbst) und *The 12 Healers and other Remedies* (Die zwölf Heiler und andere Helfer) gab er uns das dazu notwendige Instrumentarium an die Hand.

Im Jahr 1936 hatte Bach alle seine 38 Blüten gefunden und seine Bücher geschrieben; er sah seine Mission als erfüllt an. So starb er im Alter von fünfzig Jahren, erschöpft, aber ohne erkennbare Krankheit, friedlich im Kreise seiner Familie und seiner Mitarbeiter.

DIE WIRKUNGSWEISE DER BLÜTENESSENZEN

Bachs Menschenbild ist holistisch, das heißt, er sieht den Menschen als eine Einheit von Körper, Seele und Geist, schützend umgeben von einer Hülle aus Lebensenergie. Kommt es zu einer Störung des Gleichgewichts zwischen den verschiedenen Ebenen, durch äußere Einwirkungen oder durch Konflikte zwischen der geistigen und der seelischen Ebene, so entweicht Energie. Kann der Mensch diesen Verlust nicht ausgleichen, fällt der Konflikt ins Körperliche: er erkrankt.

Ein Beispiel Bachs dafür ist die Atmung; eine gute Atmung ist für die Gesundheit unerlässlich. Schon bei geringen Problemen und Konflikten oder bei mangelnder Bewegung wird der ruhige Fluss der Atmung und dadurch bald das körperliche Wohlbefinden gestört. Der Schulmediziner behandelt gewöhnlich die Symptome, das heißt nur auf körperlichem Gebiet, meist mit allopathischen Mitteln. Dadurch tritt in der Regel nur eine Symptomverschiebung auf, das Problem verlagert und vertieft sich. Kommt der Arzt nicht weiter, empfiehlt er u.U. psychologische Hilfe, die sich nicht selten ebenfalls in der Symptombekämpfung erschöpft, in der Verabreichung von Psychopharmaka.

Bachs Vorstellung von der Natur und Aufgabe des Menschen steht in krassem Gegensatz zu dieser Anschauung.

DIE FÜNF GRUNDSÄTZE (zitiert nach Bach):

1. *Die Seele ist das wahre Wesen des Menschen. Sein Körper ist nur eine unvollkommene Spiegelung derselben. Unser höheres Selbst, der göttliche Funke, ist unbesiegbar und unsterblich.*

2. Die Transzendenz des Menschen bewirkt die Notwendigkeit der irdischen und körperlichen Existenz, damit wir Erfahrungen sammeln und uns entwickeln können. Der Geist führt uns, wie es unsere Aufgabe erfordert, mit Hilfe unseres Gewissens.

3. Das Leben in dieser Welt ist nur eine kurze Reise im Verlauf unserer Evolution. Wir benötigen dazu den irdischen Körper, als Instrument oder Fahrzeug.

4. Sind Geist und Seele in Harmonie, sind wir gesund. Wenn wir unseren Weg nicht verfolgen, kommt es zum Konflikt und in der Folge zu Energieverlusten und Krankheit.

5. Wenn wir die ganze Schöpfung begreifen, erkennen wir, dass der Schöpfer Liebe ist. Wenn wir in Liebe zu allen und allem und auch zu uns selbst leben, können wir nicht fehlgehen: wir leben in Gesundheit.

PARACELSUS

Nach Bach ist Gesundheit lediglich ein Ausdruck für die Harmonie im Menschen, für das Gleichgewicht zwischen den drei verschiedenen Ebenen der Einheit Mensch: innere Harmonie zwischen Geist, Seele und Körper, und äußere mit der Umwelt. So ist Krankheit also, ihrem Ursprung nach, nicht körperlich.

Das Gleiche drückt *Paracelsus* aus (Theophrastus Bombastes von Hohenheim, 1493 bis 1541): "*Der Mensch ist zusammengesetzt aus drei Substanzen. Diese drei machen den ganzen Menschen aus - und durch alle drei wird er erst zum Menschen. Der Leib ist nichts als ein Sulphur, ein Mercurius, ein*

Sal. [Der Sulphur ist die Energie, der Mercurius der Geist und das Sal die Materie, der Körper des Menschen.] In diesen drei Dingen steht seine Gesundheit, seine Krankheit und alles, was ihn ankommt. Solange die drei einig sind und nicht getrennt, steht es gut um die Gesundheit. Wo sie sich aber trennen, das heißt sich zerteilen, sündigen, da wird das eine faul, das andere brennt, das dritte verflüchtigt sich. Das aber sind die Anfänge der Krankheiten. Wenn also ein einziger Corpus weiterexistiert, kommt es zu keiner Krankheit. Wo das aber nicht der Fall ist, sondern eine Spaltung auftritt, beginnt das Leiden." (Schon die Sprache macht deutlich, dass Krankheit, also körperliches Leiden, zusammenhängt mit seelischem Leid!) Gesundheit ist also das Gleichgewicht, die Harmonie aller Kräfte des Menschen. Krankheit ist eine Störung dieses Gleichgewichtes.

A.T. MANN: DIE MODERNE GESUNDHEITSKRISIS

Etwa 450 Jahre später, 1989, schreibt der englische Astrologe A.T. Mann über "die moderne Krise der Gesundheit":
"... und nichts ist symbolischer für den Niedergang der modernen Welt als ihre Medizin. Die Ärzte, deren Verantwortung es obliegt, uns zu heilen, sind weitgehend verantwortlich für den massiven Verfall der Volksgesundheit. Es gibt eine Reihe von Gründen, warum die Ärzte und unsere Haltung zu ihnen ein Problem darstellen. (...) Ein Individuum, das an einem Magengeschwür leidet, erwartet von seinem Arzt eine Diagnose, die ihm sagt, was ihm fehlt, und eine Verordnung, die die Symptome zum Verschwinden bringt. Wenn dies gelingt, ist der Arzt den Erwartungen des Patienten gerecht geworden, und der Patient ist glücklich. Psychotherapeuten aber wissen, dass Magengeschwüre ihre Ursache in einer Unfähigkeit haben, Gefühlen Ausdruck zu verleihen. Der Magen

ist das Organ, das von Natur aus mit den Gefühlen zusammenhängt, die wir - wie unsere Nahrung - verdauen und verarbeiten. Wenn starke Emotionen keinen Ausdruck in der äußeren Welt finden können, brechen sie im Körperinneren hervor, besonders im Magen. Je dramatischer das ungeäußerte Gefühlsleben ist, desto größer wird auch das Durcheinander im Innern, und desto stärker manifestieren sich die Symptome als Geschwür. In sehr realem Sinne sind Symptome eine wesentliche Kommunikation vom Körper zu einem Denken, das nicht willens ist, darauf anzusprechen. Ganz gleich, wie wirkungsvoll das verabreichte Medikament ist: sein einziger Zweck besteht darin, die Symptome auszuschalten. Die emotionalen Ursachen des Geschwürs werden nicht angesprochen, deshalb werden sie auch nicht verändert oder ausgeschaltet. Der Organismus als Ganzes wird leiden, doch das Körperbewusstsein - unfähig, eine Störung des emotionellen Gleichgewichts am natürlichsten Ort auszudrücken - findet irgendwo tiefer im Innern des Organismus einen Ort, wo es sich Ausdruck verleihen kann. Das ursprünglich geringere, aber weitverbreitete Problem ungeäußerter Gefühle kann die Funktion wichtigerer Organe stören und sogar den ganzen Organismus beeinträchtigen. Diese Extremsituation führt letztlich zu chronischer Krankheit, einem Zustand, der in vielen von uns mehr oder weniger ausgeprägt besteht. Wir haben gelernt, unsere natürliche Verbindung zu unterdrücken, unsere Verbundenheit zur Erde, mit unserem inneren Wesen und den zentralen Kräften, die Leben und Tod betreffen.

Das Paradoxon im Kern dieses Punktes ist, dass die wissenschaftliche Revolution die Illusion erschuf, dass Chemie und Technik allein Krankheit auszuschalten vermögen, während sie in Wirklichkeit oft Krankheit erzeugen. Die meisten Medikamente können - und sollen - nicht das eigentliche Wesen des Individuums beeinflussen. Deshalb ist es selten, dass es einem Kranken aufgrund medikamentöser Behandlung bessergeht. (Wenn Patienten sich besser fühlen, ist es ihr eigener Körper, der sie heilt, nicht die Medikamente.) Die Ursache bleibt so stark wie zuvor, aber der Körper hat immens viel Energie aufgewendet, um mit den Medikamenten fertigzuwerden, die man ihm in den Weg gestellt hat. Wenn Störungen des Gleichgewichts nicht an ihrem natürlichen Ort Ausdruck finden können, erzeugen sie an einer anderen Stelle einen Aufstand, mit der Folge, dass weitere Symptome hervorkommen, die unnatürliche Ausdrucksweisen der Grundproblematik sind. Wenn der Zustand sich weiter verschlimmert, besteht der letzte Schritt darin, das störende Organ von einem Chirurgen entfernen zu lassen. Wird der Teil des Magens, der von dem Geschwür befallen ist, herausgeschnitten, so kann das Geschwür nicht wiederkehren - wie logisch! (...)

Derzeit bieten alternative Heilweisen einen neuen Weg, Krankheit zu verstehen und zu behandeln. Die Betonung verlagert sich von der Ausschaltung von Symptomen mit Arzneiverordnungen und Chirurgie zu einer ganzheitlichen Behandlung, die persönliche, emotionelle, mentale, Umwelt- und sogar spirituelle Faktoren umfasst. Notwendig ist eine menschliche Ökologie, die mit der unverzichtbaren planetaren Ökologie einhergeht.

Es ist klar: wahre Heilung bedeutet, dass das Körperbewusstsein sich selbst heilt. Ärzte, Heilmethoden, Diät, Körperübungen und andere Therapien mögen den Heilungsprozess einleiten, unterstützen oder ihm die Richtung geben, aber die letzte Instanz ist eben das Körperbewusstsein selbst. Der Körper weiß, was er benötigt, und ist imstande, die meisten Störungen seines Gleichgewichts - soweit nicht zu massive Degenerationen vorliegen - zu korrigieren, wenn er nur unter optimalen Bedingungen frei arbeiten kann. Wie Krebsheilungen mit Hilfe

von Visualisierungs-Techniken bewiesen haben, kann das Körperbewusstsein sogar extreme Störungen des Gleichgewichts umkehren. Das große Dilemma ist nur, dass wir uns selbst die schlimmsten Feinde sind und den natürlichen Heilprozess behindern. (...)
Die meisten Menschen, die alternative Therapie oder ergänzende Medizin in Anspruch nehmen, tun dies, weil heute allgemein übliche Techniken versagt haben. Das Grundproblem besteht darin, dass die Schulmedizin Symptome behandelt - und manchmal auch heilt -, aber keine Veränderung in den Verhaltensmustern erzeugt oder fördert, die die Symptome überhaupt erst herbeigeführt haben. (...) In Beantwortung der Probleme, die durch solche sich wandelnden Zustände verursacht werden, sehen die neuen holistischen Therapien ihr Hauptziel in der Einführung einer Veränderung, die vom Individuum selbst bestimmt wird - im Gegensatz zu Veränderungen, die durch einen Arzt oktroyiert werden. Die Devise lautet: integrativ statt interventiv." (A.T. Mann)

Das Gesetz der Heilung ist nach *Samuel Hahnemann* das folgende: sowohl Krankheit als auch Heilung laufen von oben nach unten ab, nehmen ihren Ausgang auf geistiger Ebene und passieren die seelische, um in der körperlichen reflektiert zu werden.
Nach Edward Bach ist Krankheit *"einzig und allein korrektiv: sie ist weder rachsüchtig noch grausam, vielmehr ist sie ein Mittel, dessen sich unsere Seele bedient, um uns auf unsere Fehler hinzuweisen, um uns davor zu bewahren, in größere Irrtümer zu verfallen, um uns daran zu hindern, größeren Schaden anzurichten, und um uns auf den Pfad der Wahrheit und des Lichtes zurückzuführen, den wir nie hätten verlassen sollen. (...)*
Der Körper wird die wahre Krankheitsursache, wie z.B. Angst, Unentschlossenheit, Zweifel, widerspiegeln in der Störung seiner

Funktionen und Gewebe. (...) Wenn Du unter der Steifheit eines Gelenkes oder Körpergliedes leidest, kannst Du gleichwohl gewiss sein, dass Starrheit auch in Deinem Denken ist, dass Du starr an irgendeiner Vorstellung festhältst (...), die Du nicht unterhalten solltest. Wenn Du an Asthma leidest, dann nimmst Du auf irgendeine Weise einer anderen Persönlichkeit die Luft weg - oder aus Mangel an Mut, das Richtige zu tun, erstickst Du Dich selber."

Für Bach stellen die achtunddreißig Tugenden, denen die Blüten zugeordnet sind, die Verbindung der Persönlichkeit zu ihrem höheren Selbst dar. Dieses spricht zu uns durch das Gewissen. Die esoterischen Lehren erklären uns, dass Leiden entsteht, wenn der Mensch nicht im Einklang mit seinem höheren Selbst handelt.

Dann werden laut Bach aus Tugenden negative Seelenkonzepte, wie zum Beispiel:

- aus Tapferkeit und Vertrauen Angst und Misstrauen
- aus Selbstvertrauen Minderwertigkeitskomplexe
- aus Glauben Skepsis
- aus Hoffnung Verzweiflung
- aus Verständnis und Verzeihen Schuldgefühle
- aus Demut Stolz und Eitelkeit
- aus Heiterkeit Depression, Melancholie

Durch ihre harmonischen Energieschwingungen stellen die Bachblüten die abgerissene Verbindung zum höheren Selbst wieder her und helfen so, die entsprechende Tugend erstmals oder wieder zu entwickeln.

Dietmar Krämer und *Helmut Wild* konnten durch die Arbeit mit Hellsichtigen eine plastische Beschreibung und Bestätigung der Bachschen Theorien erbringen: in ihrem Buch über die den

Blüten zugeordneten Körperzonen schildern sie, wie durch Löcher in der Aura Energie entweicht und wie durch Behandlung mit der entsprechenden Blüte die Aura sich wieder schließt und die Krankheitssymptome zurückgehen, weil die Person ihre Mechanismen der Selbstheilung besser nutzen kann.

Auch was wir aus östlichen Lehren über Aura und Chakras wissen, und meine Erfahrungen mit Reiki fügen sich nahtlos in Bachs Konzept ein.

Bach bekämpft also nicht eine Krankheit oder seelische Fehlhaltung, sondern versucht die positiven Tendenzen der Persönlichkeit zu stärken. Negative Gefühle und Gedanken entziehen Lebenskraft; ihre Unterdrückung lassen sie wachsen, wichtiger erscheinen, sie brechen eines Tages mit Gewalt hervor und können zerstörerisch wirken, auch auf den physischen Organismus. So wirken auch zum Beispiel Hass, Neid und Eifersucht zerstörerisch. Helfen kann hier nur: den anderen annehmen, schätzen, lieben. Liebe ist kreativ, aufbauend, heilend, vital. Die Blüte *Holly* zum Beispiel unterstützt positive Gefühle, Zuneigung, Liebe. In gleicher Weise wirken alle Bachblüten: sie stärken die positive Seite der charakterlichen Anlage, regen die energetische Kapazität einer Person an. Dazu schienen Bach die Wildpflanzen als stärkste Energieträger am geeignetsten zu sein. Er fand folgende Pflanzen "höherer Ordnung": vierunddreißig Wildblüten der Landschaft von Wales, von Blumen, Büschen und Bäumen, drei Blüten von Kulturpflanzen *(Vine, Olive, Cerato)* und, zur Ergänzung, *Rock Water*, Wasser von heilkräftigen Quellen.

Bach suchte Blüten, die weder von giftigen noch von Heilpflanzen stammten; allerdings nahm er viele Pflanzen in sein System auf, die in Zentraleuropa eine lange Tradition als Heilpflanzen haben, beispielsweise Odermennig, Tausendgüldenkraut, Enzian, Wegwarte, Nussbaum. Paracelsus erwähnte schon 1537 die Verbene, das Eisenkraut, für Menschen mit einem, wie er sagt, *martialischen* Charakter, entsprechend dem Typ *Vervain*. Auf die medizinische Anwendung der Pflanzen werde ich in den entsprechenden Kapiteln eingehen.

Die Zubereitung der Bachblüten mit Quellwasser und Sonnenwärme und die Haltbarmachung mit Weinbrand sind "natürlich" und verursachen keinerlei schädliche Nebenwirkungen.

Die Blüten wirken direkt auf die emotionelle und die geistige Ebene, von wo mögliche psychische und physische Störungen ihren Ausgang nehmen.

Die Ausgangssubstanz zur Bereitung der zur Einnahme geeigneten Tropfen wird auch heute noch auf den britischen Inseln in Wales hergestellt, in Mount Vernon, in Edward Bachs kleinem Haus. Die Tropfen werden wie zu Lebzeiten Bachs nach den von ihm festgelegten Methoden hergestellt und in Vorratsflaschen, *Stockbottles,* abgefüllt.

Heute gibt es in vielen Ländern Importeure für die Originalsubstanzen aus Wales, aber ich möchte hier doch die reiche Produktion von Blütenessenzen – einschließlich der klassischen von Bach – auch in anderen Ländern erwähnen. Ich kenne qualitativ ausgezeichnete Essenzen, die außerhalb von Wales getreu nach Dr. Bachs Methoden hergestellt werden. Ich habe deutsche, spanische und argentinische Bachblüten jahrelang parallel zu den englischen verwendet, und meine Erfahrungen bestätigen, was vor fast 500 Jahren Paracelsus, der große Arzt und erste moderne Pharmazeut gesagt hat: er war überzeugt davon, dass jede Landschaft ihren Bewohnern alle für ihr Wohlergehen wichtigen Mittel und Heilmittel schenkt. Die Wasser unserer Quellen, die Früchte unserer Felder und die Heilkräuter unserer heimatlichen Erde „passen" zu uns, sind wie eigens für uns bereitet.

Daraus können wir auch schließen, dass jeder Erdteil die passenden Pflanzen für seine eigenen wirksamen Blütenessenzen hervorbringt.

Tatsächlich arbeite ich in Argentinien auch bei den klassischen Blütenessenzen nach Bach, nur mit Präparaten, die aus dort heimisch gewordenen Pflanzen gewonnen werden und ebenfalls erfolgreich mit anderen Essenzen der hier ursprünglichen Flora, zum Beispiel der patagonischen Bäume, der Wildblumen aus der Andenkordillere oder der von mir in anderen südamerikanischen Zonen hergestellten Essenzen.

DIE 38 BLÜTEN EDWARD BACHS

EINLEITUNG – EMPFEHLUNG FÜR DIE LEKTÜRE

Es ist in jedem Fall empfehlenswert, zuerst das Buch ganz zu lesen und sich nicht mit den Kapiteln über die „interessantesten" Blüten zu begnügen. Zum besseren Verständnis jeder Blüte genügt auch nicht die Auflistung ihrer Symptome: ein tiefergehendes Verständnis wird nur entwickeln, wer sich die Zeit nimmt, sich vom Thema jeder Blüte durchdringen zu lassen, unter botanischem, historischem, psychologischem Aspekt, bis hin zu den Sprüchen und Zitaten, die in wieder anderer Weise verschiedene Facetten der Blütenenergie beleuchten.

Dies bedeutet, dass man nur immer ein Kapitel auf einmal liest: nur wer es sich gründlich einverleibt und auch verdaut, lässt zu, dass die spezifische Schwingung der Blüte in ihm wirkt, von der mentalen bis zur unterbewussten Ebene.

Seit Erscheinen der ersten Auflage des *Blütenstraußes* – sowohl in spanischer als auch in deutscher Sprache – habe ich Berichte von Lesern erhalten, die mit Hilfe des Buches ihre eigene Therapie durchführten. Jeden Tag bzw. immer, wenn sie Hilfe suchten, öffneten sie es auf gut Glück und lasen das so gefundene Kapitel.

Mindestens zwei von diesen Personen hatten keinen Zugang zu den Essenzen; aber die Schwingung der Blütenenergie, die sich beim Lesen mitteilte, war stark genug um tiefste Krisen zu bewältigen – sogar mit Selbstmordtendenzen!

Der Therapeut kann die Lektüre eines Kapitels empfehlen, um die Einnahme der entsprechenden Blüte zu unterstützen; auf diese Weise werden nicht nur die Wirkungen der Essenz verstärkt und vertieft, sondern der Patient kann sich auch seiner selbst bewusster werden und das ihm innewohnende Potenzial besser entwickeln.

Auch empfehlenswert ist es, eine verordnete Mischung einzunehmen und täglich ein „zufällig" aufgeschlagenes Kapitel zu lesen. Die so gefundene Botschaft wird immer aktuell und wichtig sein.

Zum besseren Verständnis der Wechselwirkungen innerhalb des Systems verhilft die Lektüre des Kapitels über *Die 12 Schienen*.

Zur graduellen Bewertung der Symptome kann man sich vorstellen, dass die Energien jeder Blüte – wie sie im folgenden Kapitel über ihre Manifestation dargestellt sind – sich wie an zwei Enden eines Seiles polarisieren: da haben wir zum Beispiel auf der einen Seite von 8 *Chicory* die „jiddische Mamme" und auf der anderen Mutter Teresa von Kalkutta; zwischen diesen beiden Extremen hat jeder von uns seinen Platz auf dem Seil, je nach Charakter und persönlicher Entwicklung mehr zu der einen oder der anderen Seite tendierend. So erscheint zwar die Beschreibung vieler Symptome in blockiertem Zustand als sehr übertrieben, aber die Diagnose wird gerade durch das klare Aufzeigen der Tendenzen jeder Blüte erleichtert.

DIE POSITIVE ODER NEGATIVE MANIFESTATION DER BLÜTENENERGIE
*(geschrieben in Zusammenarbeit mit
Frau Dr. med. Adriana Varas)*

Die Manifestationen der besonderen Schwingung jeder Blüte können sich auf verschiedenen energetischen Ebenen äußern.

Die Tatsache, dass wir diese Vibrationsebenen positiv oder negativ nennen, stellt kein ethisches oder moralisches Werturteil dar.

Die positiven Konzepte beschreiben eine Tugend, die wir anstreben können; um sie zu erreichen, muss es uns gelingen, das gesamte Potential der Blüte zu entwickeln.

Das negative Konzept zeigt uns die Blockierung dieser speziellen Energie.

Charakteristika bei niedriger Vibration (-)	Blüte	Charakteristika bei hoher Vibration (+)
Maske, Beklemmung, versteckte Konflikte, Erwartungshaltung	1 Agrimony Odermenning *agrimonia eupatoria*	echte Fröhlichkeit, Humor, Gerechtigkeitssinn
undefinierbare Ängste, Vorahnungen, "Angst vor der Angst"	2 Aspen Espe, Zitterpappel *populus tremola*	Intuition, starke Sensibilität
Kritik, Intoleranz, Diskriminierung	3 Beech Rotbuche *fagus sylvatica*	Unterscheidungsvermögen, Toleranz, konstruktive Kritik

Selbstunterordnung, Unterwürfigkeit, Willensschwäche	*4 Centaury* Tausendgüldenkraut *Centaurium umbellatum*	Hingabe, innere Unabhängigkeit, Selbstbehauptung
Zweifel an der eigenen Meinung, an eigenem Wissen, Unsicherheit	*5 Cerato* Bleiwurz *ceratostigma willmottiana*	Selbstvertrauen, Intuition, innere Sicherheit
Kontrollverlust und Angst davor, Jähzorn, exzessive Selbstkontrolle	*6 Cherry Plum* Kirschpflaume *prunus cerasifera*	Gelassenheit, natürliche Selbstbeherrschung
Wiederholung von Irrtümern, keine Beobachtungsgabe	*7 Chestnut Bud* Rosskastanienknospe *aesculus hippocastanum*	Lernen durch Beobachtung und aus Erfahrung
Abhängigkeit, fordernde Liebe, Manipulation	*8 Chicory* Wegwarte, Zichorie *cichorium intybus*	selbstlose Liebe, Beschirmen, Hüten wollen
Unaufmerksamkeit, Tagträumerei, Wirklichkeitsflucht	*9 Clematis* gemeine Waldrebe *clematis vitalba*	Schöpferische Inspiration, kreative Phantasie
Perfektionsstreben, Schamhaftigkeit, Gefühl von Unreinheit	*10 Crab Apple* Holzapfel *malus pumila*	Fähigkeit zur Selbstreinigung, Ordnungssinn
Erdrückt von Verantwortung, plötzliches Gefühl von Unfähigkeit	*11 Elm* Ulme *ulmus procera*	Verantwortungsgefühl, Arbeitsvermögen, Selbstvertrauen

Positive oder negative Manifestation der Blütenenergie

Pessimismus, reaktive Depression, Selbstzweifel	*12 Gentian* Herbstenzian *gentiana amarella*	Vertrauen in eine höhere Ordnung, Selbstvertrauen
Hoffnungslosigkeit, Verzweiflung, Resignation	*13 Gorse* Stechginster *ulex europeus*	Hoffnung und Glaube an Heilung, an Veränderung
Egozentrik, sucht Aufmerksamkeit zu erregen	*14 Heather* Heidekraut *calluna vulgaris*	Kommunikation, Information
Hass, Neid, Misstrauen, Eifersucht	*15 Holly* Stechpalme *ilex aquifolium*	bedingungslose und allumfassende Liebe, Vertrauen
Nostalgie oder Blindheit gegenüber der Vergangenheit	*16 Honeysuckle* Geißblatt *lonicera caprifolium*	konstruktives Interesse an der Vergangenheit
Geistige Müdigkeit, Erschöpfung durch Routine	*17 Hornbeam* Hainbuche *carpinus betulus*	Kraft und Beständigkeit, Zähigkeit
Ungeduld mit sich und anderen, weil er „seine eigene Zeit" hat	*18 Impatiens* drüsentrag. Springkraut *impatiens glandulifera*	Schnelligkeit im Denken und Handeln, aber rücksichtsvoll
Minderwertigkeitsgefühl im Vergleich mit anderen	*19 Larch* Lärche *larix decidua*	Selbstsicherheit, Selbstwertgefühl

bewusste und klar definierbare, konkrete Ängste	*20 Mimulus* gefleckte Gauklerblume *mimulus guttatus*	Mut, Vertrauen, große Sensibilität, Feinheit
endogene Depression, Melancholie	*21 Mustard* Ackersenf *sinapis arvensis*	Heiterkeit, Lebensfreude
hartnäckiger Kämpfer, treibt Raubbau mit seinen Kräften	*22 Oak* Eiche *quercus robur*	unermüdlicher Arbeiter, hält Haus mit seiner Kraft
körperliche und seelische Erschöpfung	*23 Olive* Ölbaum *olea europea*	Vitalität, lebendiger Energiefluss
Schuldgefühl, Reue, Gewissensbisse	*24 Pine* Kiefer *pinus sylvestris*	Fähigkeit, sich und anderen zu vergeben
übertriebene Besorgnis um andere	*25 Red Chestnut* rotblüh. Rosskastanie *aesculus carnea*	Akzeptieren können des Schicksals der anderen
Panik, Terror, Todesangst	*26 Rock Rose* gemeines Sonnenröschen *helianthemum nummularium*	Tapferkeit, Heldenmut
geistige Starrheit, Selbstunterdrückung, Kasteiung	*27 Rock Water* Quellwasser *aqua petra*	Idealismus, Beständigkeit, Disziplin
Ungleichgewicht, psychophysische Instabilität	*28 Scleranthus* einjähriger Knäuel *scleranthus annuus*	Anpassungsfähigkeit, Adaptation

Positive oder negative Manifestation der Blütenenergie

seelischer oder körperlicher Schock und dessen Folgen	*29 Star of Bethlehem* doldiger Milchstern *ornitogalum umbellatum*	Fähigkeit zum Selbstschutz unter schwierigen Umständen
lähmende Angst und Beklemmung in Krisensituationen	*30 Sweet Chestnut* Edelkastanie *castanea sativa*	Fähigkeit, von einer Situation in eine andere zu springen
Fanatismus, Bekehrungseifer	*31 Vervain* Eisenkraut *verbena officinalis*	Optimismus, ansteckender Idealismus
Herrschsucht, diktatorisches Verhalten	*32 Vine* Weinrebe *vitis vinifera*	natürliche Autorität und Souveränität
Beeinflussbarkeit in Krisensituationen und Übergangszeiten	*33 Walnut* Walnussbaum *juglans regia*	starkes Ich, innere Unabhängigkeit, hält Veränderungen aus
Überlegenheitsgefühl, Stolz, Hochmut, Absonderung	*34 Water Violet* Sumpfwasserfeder *hottonia palustria*	Vornehmheit, Integrität, echte Überlegenheit
fixe Ideen, unerwünschte, nicht abstellbare Gedanken	*35 White Chestnut* weißblühende Rosskastanie *aesculus hippocastanum*	Gelassenheit und Klarheit in Ideen und Gedanken
Unzufriedenheit und Unentschiedenheit bezgl. des Lebensziels	*36 Wild Oat* Waldtrespe, Wildhafer *bromus ramosus*	Verwirklichung von verschiedenen Berufen gleichzeitig

völlige Resignation, Lustlosigkeit, Apathie	*37 Wild Rose* Heckenrose *rosa canina*	Vitalität, Annahme des höheren Selbst, Kreativität, Freude
Groll, Wut, Bitterkeit, Selbstmitleid	*38 Willow* Dotterweide *salix vitellina*	Optimismus, Schicksalsannahme, Selbstverantwortung

DIE 38 BLÜTEN
Ausführliche Beschreibung in alphabetischer Folge

Viele nutzen die Bachblüten heute als Mittel zur spirituellen und zur Persönlichkeitsentwicklung, die meisten, um seelisch ins Gleichgewicht zu kommen, aber wir dürfen nicht vergessen, dass Bach selbst sie gesucht und eingesetzt hat, um Krankheiten zu heilen oder zu verhüten.

Auf eine kurze Beschreibung jeder Pflanze mit Abbildung folgen die Schlüsselsymptome der Blockade, laut Bach die Hauptcharakterzüge der Blüte, und die ihr innewohnenden Tugenden. Ich beschreibe den Rang der Pflanze in der Volksheilkunde und ihren Symbolgehalt in anderen Epochen und Kulturen. Mitunter können wir eine enge Beziehung zwischen diesen beiden und den Charakteristiken im Bachschen System feststellen.

Da es sich bei den den Blüten zugeordneten Eigenschaften um archetypische Seelenzustände handelt, tauchen mitunter Hinweise auf die klassische Mythologie auf, die unübertroffen ist in der Darstellung und Personifizierung archetypischer Seeleninhalte.

Astrologische Bezüge werden gelegentlich hergestellt, sind aber nicht erschöpfend behandelt, weil dies den Rahmen der Arbeit sprengen würde. Der am Thema Interessierte wird die Hinweise dennoch begrüßen. Von *Hippokrates*, aus dem fünften vorchristlichen Jahrhundert, stammt der Ausspruch: *"Ein Arzt ohne Kenntnisse in der Astrologie kann sich selbst nicht als Arzt betrachten."*

Nach einer ausführlichen Beschreibung der der Blüte entsprechenden Persönlichkeitsstruktur oder Lebenssituation sind - um die Diagnose zu erleichtern - aufgelistet Symptome im blockierten Zustand, auch auf physischer Ebene, und typische Krankheiten. Die Beschreibung des positiven Seelenzustandes ist in der Charakterisierung jeder Blüte eingeschlossen. Wie Bach sprechen wir vom "Charakter *Holly*" oder dem "Typ *Chicory*", wobei wir wissen, dass der harmonisch-positive und der blockiert-negative Seelenzustand nur zwei Gesichter des gleichen Charakterkonzeptes sind: im Laufe ihrer Entwicklung oder mit Hilfe der Bach-Therapie oder anderer Methoden kann eine Persönlichkeit, die ihr inneres Gleichgewicht verloren hat, also blockiert ist, sich befreien und das ihr innewohnende positive Potential voll entfalten.

Gewöhnlich ist jede Persönlichkeit vielseitig und verkörpert nicht einen reinen Typus. Und wie sich jede geistig-seelische Störung nicht immer in der gleichen Stärke entwickelt, muss auch der Therapeut nicht alle in der Liste aufgeführten Symptome beim Patienten feststellen, um die entsprechende Blüte zu diagnostizieren. Um die Aufstellung der Symptome im blockierten Seelenzustand zu komplettieren, habe ich ergänzende Hilfe in den Erfahrungen verschiedener Bachspezialisten gesucht, so werden häufig verschiedene Facetten gleicher Symptome sichtbar.

Essentiell ist es, in der Diagnose das Grundprinzip der Blüten zu erkennen, zu sehen, wohin die Symptome tendieren. In vielen Fällen zeigt eine Person nur zwei oder drei blütentypische Züge, aber manchmal genügt auch ein einziges klar ausgeprägtes Symptom, um die entsprechende Blüte zu ermitteln und zu verordnen. Bei Menschen, die auf einer relativ unbewussten Stufe leben, können sich die Symptome in sehr archaischer, übertriebener, archetypischer Form finden. Je bewusster eine Person ihre persönliche Entwicklung lebt, desto schwieriger ist es für die Umgebung, ihre Charakterzüge einzuordnen, und umso wichtiger für den Therapeuten, das Grundprinzip hinter allen Symptomen zu erkennen. Hinzu kommt, dass sich häufig positive Züge auch in blockiertem Zustand zeigen. Einige davon sind daher auch in die Liste der Symptome bei blockiertem Zustand aufgenommen worden.

Die Empfehlungen und die positiven Leitsätze, die die Therapie begleiten können, sind als Anreiz für den Patienten gedacht, während der Blütentherapie eine bewusstere Haltung einzunehmen. Außerdem wissen wir, dass formelhafte Leitsätze oder Sprichwörter, wenn sie wiederholt gebraucht werden, ihre Botschaft ins Unterbewusstsein eingraben, was eine entscheidende Hilfe bei der Heilung sein kann.

Paracelsus formte vor etwa fünfhundert Jahren das Wort "Einbildungskraft". Er sprach von der Geistesverwandtschaft zwischen Vorstellung und Magie, dass beispielsweise der Zauberer physische Wirkungen ohne Zuhilfenahme physischer Mittel erzeugt. Der Glaube hilft der Vorstellung und stärkt sie. Die Vorstellungskraft spielt eine wesentliche Rolle bei der Heilung; es ist die Schöpfungskraft, die ein uns innewohnendes Bild in die Realität übersetzen kann.

Um die schöpferische Vorstellungskraft anzuregen und zu stärken, runden wir also jedes Blütenkapitel mit Sprichwörtern, Zitaten oder Gedichten ab, die in irgendeinem Zusammenhang mit den Eigenschaften der beschriebenen Charaktere stehen. Je nach persönlicher Eigenart und kulturellem Hintergrund kann der Patient diesen Abschnitt nutzen: zum Bestärken, zur Meditation oder zum besseren Verständnis der Botschaft jeder Blüte.

Einige Kapitel sind sehr lang, andere hingegen besonders kurz. Natürlich steht die Anzahl der Seiten in keinem Zusammenhang mit der Wichtigkeit der Konzepte. Die eine oder andere Blüte erfordert eine detailliertere Beschreibung, vielleicht, weil hinter ihrer sichtbaren Bedeutung eine andere verborgen liegt.

Einige Konzepte scheinen spezielle Botschaften zu haben für unsere Zeit, für unsere Zivilisation, weshalb der entsprechende

Text weit über eine bloße Beschreibung der Blütenqualitäten hinausgeht.
Außerdem liegen bei einigen Blüten die Konzepte nicht so auf der Hand wie bei jenen anderen, die sich auch in einer kurzen Beschreibung schon ausführlich genug darstellen.

BESCHREIBUNG DER 38 BLÜTEN

1 AGRIMONY - AGRIMONIA EUPATORIA - ODERMENNIG

Der Odermennig wächst an sonnigen Wald- und Wegrändern, in Gebüschen, auf Wiesen und Ödland. Wir können ihn auf Lehm- oder Kalkböden in allen gemäßigten Zonen Europas und Amerikas finden. Der aus dem Griechischen stammende latinisierte Name *agrimonia* bedeutet "Feldbewohner".
Die Pflanze hat einen aufrechten Wuchs. Der harte, behaarte Stängel erreicht im ersten Jahr eine Höhe von dreißig bis sechzig Zentimetern, im zweiten bis zu einem Meter; er verzweigt sich nach dem ersten Jahr. Die kleinen gegenständig angeordneten Blätter sind gefiedert und behaart.
Von Juni bis August öffnen sich die kleinen gelben Blüten nacheinander, unten am Stiel beginnend, sodass wir an den Blütenähren (die zwischen zehn und vierzig Zentimeter lang sind) unten schon die kleinen klettenartigen Früchte finden, während sich an der Spitze erst die Knospen entwickeln. Jede einzelne Blüte von fünf bis acht Millimetern Durchmesser hat je fünf ovale Kelch- und Kronblätter; sie sitzt auf einem kurzen Stiel, duftet aromatisch und blüht nur wenige Tage.

Schlüsselsymptome: Beklemmung und innere Unruhe, verborgen hinter einer Fassade von Fröhlichkeit, Wohlerzogenheit und Leichtsinn

Tugenden: Fähigkeit, sich der Wirklichkeit zu stellen, selbst wenn sie konfliktreich und grausam ist – Humor – echte Fröhlichkeit

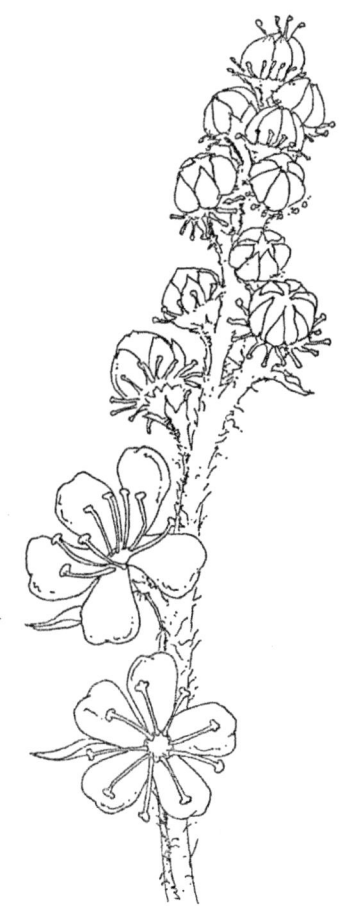

1 AGRIMONY - ODERMENNIG

Der Odermennig trägt in jeder Region eigene Namen, die seine Popularität auch als Heilpflanze beweisen: im südlichen deutschen Sprachraum verweisen die meisten Bezeichnungen (wie zum Beispiel "Leberklee", "Milzblüh") auf seine Verwendung zur Heilung oder Stärkung von Leber, Galle und Milz, der aufgestrichene Pflanzensaft heilt Leib- und Gliederschmerzen. Die nordamerikanischen Indianer nutzten ihn, um in Schweiß zu geraten, zur Entgiftung. In England sind geläufiger die Namen, die an seine Verwendung zum Heilen von klaffenden Wunden, wie von Schwerthieben oder Messerstichen, erinnern.

Wegen seiner gelben Blüte galt er im Altertum als Pflanze Jupiters: Jupiter regiert die Leber, den Sitz der Emotionen, der Gemütsbewegungen, die den Organismus ebenso "vergiften" können wie chemisch giftige Stoffe.

Die joviale, jupiterhafte Persönlichkeit ist fröhlich, optimistisch, hervorragend in Gedächtnis und Urteil: der typische Schütze-Geborene (Jupiter herrscht im Schützen!). Die Ärzte des Altertums und des Mittelalters, die noch alle astrologisch geschult waren, verordneten folglich Odermennig für nicht ausgedrückten Ärger, Realitätsverdrängung und in Fällen von schlechtem Gedächtnis. Der wissenschaftliche Beiname *Eupatoria* bezieht sich auf den König Mithridates Eupator aus dem ersten vorchristlichen Jahrhundert, der ständig seine Leber mit Odermennig stärkte und reinigte.

Der Charakter *Agrimony* ist verbunden mit der Fähigkeit, sich allen Ereignissen und Erfahrungen unseres Lebens und deren seelischen Folgen zu stellen.

Die Blütenessenz ist gedacht *"für die fröhlichen, jovialen und humorvollen Leute, die ihren Frieden lieben und darum sehr unter Meinungsverschiedenheiten und Streit leiden. Um diese zu vermeiden, sind sie bereit, auf vieles zu verzichten. (...) Sie sind beliebt als gute Freunde, mit denen man gern zu tun hat. Häufig greifen sie im Übermaß zu Alkohol oder Drogen, um in Stimmung zu kommen und sich auf diese Weise fröhlich über ihre Probleme hinwegzuhelfen."* (Bach)

Fröhlichkeit und gute Laune sind authentische Lebensäußerungen einer Persönlichkeit, die die positive Seite der Dinge sieht. Im entwickelten, positiven Zustand *Agrimony* begrüßt man manche Ereignisse mit Freude, andere, schwierigere dagegen, leugnet man nicht, sondern begegnet ihnen bewusst, macht sie sich zu eigen und wächst an ihnen.

In blockiertem Zustand kann der Charakter *Agrimony* sich nicht den Schwierigkeiten, Hindernissen und Besorgnissen - sowohl geistiger als auch körperlicher Art - stellen, sondern versucht sie hinter einer Maske aus guter Laune, Frohsinn und Scherz zu verbergen.

Um sich Ruhe und Frieden zu erhalten und Diskussionen und Streit zu vermeiden, sind *Agrimony*-Typen fähig, vieles aufzugeben. Im Allgemeinen schätzt man sie wegen ihrer Freundschaft und wegen der Leichtigkeit, mit der sie in jeder Gesellschaft alle unterhalten und die Stimmung heben. Wenn allerdings diese Maske, dieser Mantel aus künstlicher Fröhlichkeit nicht mehr ausreicht, ihren Besorgnissen, ihrer Lebensangst aus dem Wege zu gehen, sie zu verleugnen, suchen sie ihre Zuflucht häufig im Genuss von Alkohol und anderen Drogen; auf diese Weise versuchen sie sich anzuregen und ihre Beklemmungen loszuwerden: sie "ertränken" ihre Sorgen.

Sie befinden sich in einer permanenten Erwartungshaltung, die eine ständige Beklemmung erzeugt (am treffendsten ausgedrückt mit dem spanischen Wort *ansiedad!*). Diese kann sich auch äußern in der Suche nach gefährlichen Situationen, in der Abhängigkeit vom erhöhten Adrenalinspiegel.

Agrimony-Typen scheinen die plötzliche Lösung aller Probleme und das Auftauchen einer wunderbaren fröhlichen Welt zu erwarten.
Es gelingt ihnen auch nicht, mit ihren Aggressionen richtig umzugehen. Ein gewisses Maß an Aggressivität brauchen wir, um Hindernisse zu überwinden; ungenutzte und nicht geäußerte Aggressivität hingegen kann zu selbstzerstörerischem Verhalten führen, wie es ja auch der schon erwähnte Drogen- und Alkoholkonsum sind, oder zu Krankheiten wie Anorexia und Bulimie, Magersucht und Fresssucht.
Die Euphorie, die man vorübergehend erreichen kann mittels Alkohol, Drogen, stimulierender Musik oder idealisierter Beziehungen, ist dem ersehnten Zustand ziemlich ähnlich; aber anstatt die Welt objektiv sehen zu können, verfällt man auf diese Weise gewöhnlich in einen nebelhaften Zustand, in dem es keine Klarheit gibt.

Seit diese Zeilen vor über 20 Jahren niedergeschrieben wurden, hat sich die Welt in ungeahntem Ausmaß verändert: vor allem die rasante Entwicklung der Elektronik und die damit fast jedem zugängliche Kommunikation rund um den Erdball bestimmen zunehmend und ohne Unterschied der Bildung oder des Alters das Sozialverhalten, besonders in den Industrie-Nationen. Seit Jahren schon warnen Erzieher und Psychologen vor den Auswirkungen praktisch ungezügelter Beschäftigung der Kinder und Heranwachsenden mit den Computern und all ihren Spielarten und Möglichkeiten.
Parallel dazu hat sich der Drogenmarkt in beängstigender Weise ausgeweitet und der Alkoholmissbrauch unter den Jugendlichen nimmt in einigen Gesellschaften weiterhin zu. Die Beschäftigung mit immer ausgefeilteren Computerspielen und mehr noch die Zugehörigkeit zu den verschiedensten sozialen

Netzwerken füllt einen Großteil der Zeit aus von Millionen Menschen. Es entsteht der Eindruck, als könnten sie sich weder selbst sinnvoll beschäftigen noch Augenblicke der Muße schweigend genießen.
So begrüßenswert der Fortschritt der Technik in vielen Aspekten ist, so erschreckend ist ihr bis zur Sucht führender Missbrauch.
Die Suche nach dem Wesentlichen ist die vornehmste Aufgabe für den im Zeichen des Schützen Geborenen. Sucht, Abhängigkeit ist eine Sackgasse, ein großer Irrtum der Persönlichkeit auf der Suche nach dem Wesentlichen, dem Geistigen, dem Sinn des Lebens. In seiner angespannten Erwartungshaltung, seiner Beklemmung findet der *Agrimony*-Typ etwas, das ihn für den Augenblick befriedigt: den Alkohol, eine Zigarette, das Fernsehen, mitunter etwas, das ihn abhängig machen kann, süchtig. Häufig bleibt er an diesem Surrogat hängen und verliert sein Ziel aus den Augen. Es bleibt ihm allerdings die Unrast, mit seiner Suche fortzufahren. Da er sich jedoch in einer Sackgasse befindet, verfällt er dem Irrtum, zu glauben, er habe bereits gefunden, was er suchte, und er bleibt bei der Zigarette, der Droge oder was immer sein Ersatz ist. Er ist ein Süchtiger, bis er bewusst erkennt, dass er sich im Weg geirrt hat. Diese Klarheit kann er seiner schon ruinierten Gesundheit verdanken oder der Tatsache, dass die Droge in einem gewissen Augenblick nicht mehr den gewünschten Effekt bringt: sie hat ihre Zauberkraft verloren. Jetzt kann die Person "erwachen" und ihren Kampf gegen die Sucht aufnehmen.
Die enge Beziehung zwischen Suche und Sucht wird deutlich im Deutschen, in dem man die gleiche etymologische Wurzel der beiden Wörter erkennen kann.
Aber nicht immer zeigt uns die typische Schütze-Blockade *Agrimony* eine Konfusion an zwischen dem geistigen Ziel der Suche und dem Innehalten bei der Entdeckung eines

materiellen Surrogats; manchmal ist es die bewusste Flucht aus diesem beunruhigenden und beklemmenden Zustand: wenn jemand angespannt und mit Ungeduld (18 *Impatiens* ist eine der Blüten für das dem Schützen gegenüberstehende Sternbild Zwillinge und somit auch typisch für die Schützegeborenen) aber erfolglos den Sinn des Lebens sucht, wird er nach geraumer Zeit diese anscheinend sinn- und ergebnislose Beschäftigung fliehen wollen.

Im Roman "Krieg und Frieden" beschreibt Leo Tolstoi diese Situation ebenso treffend wie erschütternd: *"Pierre hatte jetzt nicht wie früher Zeiten der Verzweiflung, der Schwermut und des Ekels vor dem Leben; aber diese Krankheit, die sich früher in scharfen Anfällen bekundet hatte, war nun nach innen verdrängt und wich keine Sekunde von ihm. 'Wozu? Warum? Was geht in der Welt vor?' fragte er sich verständnislos im Laufe jeden Tages, wenn er unwillkürlich über den Sinn des Lebens nachdachte; aber da er aus Erfahrung wusste, dass es auf seine Fragen keine Antwort gab, so suchte er eilig von ihnen loszukommen, griff nach einem Buch oder machte, dass er in den Klub oder zu Apollon Nikolajewitsch kam, um dort über den Staatsklatsch zu reden. Es war eine zu schreckliche Empfindung, unter dem steten Druck der ungelösten Lebensfragen zu stehen, und so ergab er sich den ersten besten Vergnügungen, nur um jene Fragen zu vergessen (...) Und es wollte ihm scheinen, alle Menschen suchten sich vor den schweren Fragen des Lebens zu retten, der eine durch Ehrgeiz, ein anderer durch Kartenspiel, ein anderer durch Abfassen von Gesetzen, ein anderer durch Weiber, ein anderer durch Spielereien, ein anderer durch Pferde, ein anderer durch die Politik, ein anderer durch die Jagd, ein anderer durch den Wein, ein anderer durch Amtstätigkeit."*

Wir stehen heute vor einer vergleichbaren Situation: angesichts der drängenden Fragen und Probleme auf jedem Lebensgebiet wählen viele die Flucht in die Zerstreuung, sie suchen sich

"Zeittöter", je nach Geschmack und Geldbeutel: Karten, Sex, Pferde wie zu Napoleons Zeiten, oder Filme, Computer, Reisen, Fernsehen, alle Arten von Drogen, jede Form von Spiel und die schon erwähnten anderen Abhängigkeiten.

Agrimony-Kinder sind fröhlich, gesellig und leicht zu trösten. Während ihrer Entwicklung durchleben sie - sowohl im Kleinkindalter als auch während der Pubertät - Zeiten voll Schmerz und Leiden, in denen *Agrimony* ihnen helfen kann, sich zu öffnen und ihre Gefühle auszudrücken.

Im Dunkel der Seele zurückgehaltene und unterdrückte Emotionen sind Zeitbomben. Mehr noch: durch die Verdrängung wachsen sie und erstarken, bis sie sich durch eine Explosion nach außen Luft schaffen oder, wenn man dies nicht zulässt, sich nach innen wenden und dort Krankheiten verursachen, vorwiegend Haut- oder Leberleiden (man "fährt aus der Haut"!). Die Haut und die Leber sind unsere größten Entgiftungs- und Reinigungsorgane. (Siehe auch Kapitel *6 Cherry Plum* und die Schiene 8 im Kapitel *Die 12 Schienen*)

Für diese jupiterhaften Zustände, gleichgültig, ob sie durch Ärger oder verdrängte Gefühle hervorgerufen wurden oder "künstlich" herbeigeführt durch Drogen- oder Alkoholkonsum, ist *Agrimony* angezeigt. Es wird bei unterdrückten Gefühlen immer erleichternd wirken, indem es hilft, sie auszudrücken, also offen und ehrlich zu werden, vor allen Dingen zu sich selbst, sodass man Frieden und echte Freude finden kann.

Wer Vertrauen hat und sich von seinem höheren Selbst leiten lässt, wird widerstandsfähiger und stärker. Er wird sich den täglich auftauchenden Schwierigkeiten stellen können. Er wird es nicht mehr nötig haben, negative Erfahrungen zuzudecken, sondern sie sich bewusstmachen und in seine Persönlichkeit integrieren können.

Ein Mensch im positiven *Agrimony*-Zustand trägt die Quelle echter Freude in sich; er kann seine Schwierigkeiten diplomatisch und optimistisch angehen und lösen, nachdem er sie je nach Wichtigkeit eingeschätzt und geordnet hat. Er wird von anderen geschätzt und gesucht sein wegen seiner Objektivität im Urteil, seines inneren Gleichgewichts und seiner echten Fröhlichkeit.

AGRIMONY, SYMPTOME IN BLOCKIERTEM ZUSTAND
- angespannte Erwartungshaltung, Unrast
- Beklemmung, Beengung mit Druck in der Herzgegend
- "Bajazzo", wie er bei Leoncavallo singt: "... und wenn auch Harlekin dir Colombine raubt, lache, Bajazzo, und alle applaudieren ... lache über den Schmerz, der Dir das Herz vergiftet". Bei diesen Personen ist der Zustand schwer zu erkennen, weil sie ihre Schwierigkeiten und Leiden und geistigen Qualen mit einer fröhlichen Maske zudecken.
- manische Verweigerung, Leugnen der Realität
- starkes Harmoniebedürfnis
- große Empfindsamkeit und Empfindlichkeit
- legt wenig Gewicht auf seine persönlichen Probleme, und um sie zu unterdrücken, sucht er bewusst oder unbewusst Zerstreuung (Kino, Feiern, Betriebsamkeit, Reisen, usw.)
- verbirgt Leiden oder innere Qual, auch wenn keine Beklemmung, Angst damit verbunden ist
- unterdrückt seine Probleme mit Tabletten (Schmerz- oder Schlafmittel z.B.), Drogen, Nikotin, Alkohol, übermäßigem Essen
- scherzt und erzählt Witze, auch wenn er krank ist
- erträgt es nicht, mit sich allein zu sein, weil ihn das mit sich selbst konfrontiert
- ist unentwegt beschäftigt mit Fernsehen, Computerspielen, Surfen und Kommunikation im Internet oder Musikhören, selbst wenn er unterwegs ist, mit tragbaren Geräten usw.

- kann keine Situation richtig "erleben", weil er sofort einen Kommentar oder ein Foto dazu veröffentlichen, an seine "Freunde" im Netz schicken muss.
- versucht, Streit zu vermeiden, höflich zu sein, zu gefallen, gute Beziehungen herzustellen
- vermeidet Heftigkeit und Diskussionen
- zieht es vor zu schweigen, um Ruhe und Frieden zu erhalten
- sucht Gesellschaft und ist ein guter Unterhalter
- Alkoholiker, der seine Probleme im Alkohol ertränken will
- Brillenträger, hat Augenkrankheiten, weil er die Wirklichkeit nicht klar sehen will
- selbstzerstörerische Neigungen und Ticks, vom Nägelkauen bis zur Suche nach gefährlichen Situationen (Adrenalin-Sucht!)
- Schlaflosigkeit aus Beklemmung
- Unbeständigkeit, es fällt schwer, etwas Angefangenes fertigzustellen
- Nägelkauen, Haar- oder Hautzupfen, Hautreizungen, nächtliches Zähneknirschen
- der Eindruck, den er auf andere macht, ist ihm wichtig
- aus Angst, sich festzulegen, sucht er oberflächliche Beziehungen
- kann keine Gefühle zeigen, weder Freude noch Schmerz
- *Agrimony* hilft Kindern, die einsam sind oder leiden
- *Agrimony* unterstützt Behandlungen z.B. wegen Übergewicht oder Alkoholismus, sofern der Betreffende *Agrimony*-Züge aufweist (für Alkoholiker den Kognak der Mischung durch Essig ersetzen!)
- man verschreibt 28 *Scleranthus* und 1 *Agrimony* bei Umstellungsproblemen von Schichtarbeitern, Klinik- und Flugpersonal, Feuerwehrleuten usw., die wechselnde Arbeitszeiten haben

Mitunter empfiehlt sich die gleichzeitige Gabe von *31 Vervain*, um das plötzliche und unsanfte „Erwachen" aus *Agrimony* - Träumen etwas zu mildern

VORSCHLÄGE ZUR UNTERSTÜTZENDEN BEGLEITUNG DER THERAPIE
- Übungen zur Harmonisierung des energetischen Systems (Zazen, Tai-Chi, Yoga, Autogenes Training)
- Atemübungen zur Weitung des Brustraumes, unter Zuhilfenahme der Arme
- sich vornehmen, die Welt nicht mehr durch die rosa Brille zu sehen, sondern objektiv
- sich Konflikte und ihre Ursachen bewusstmachen, sie möglicherweise schriftlich zu analysieren und zu lösen versuchen
- eigene innere Widersprüche erkennen und auszugleichen suchen
- keine stimulierenden Mittel mehr einnehmen, stattdessen schöpferisches Potential nutzen
- sich aufs Leben einlassen! Intensität statt Oberflächlichkeit!

POSITIVE LEITSÄTZE
- Wo Licht ist, ist auch Schatten. Ich sehe alles wie es ist.
- Ich erlebe intensiv auch meine dunklen Stunden.
- Ich zeige mich, wie ich bin.
- In mir ist Friede und Freude.
- Ich fühle, wie Harmonie mich durchdringt.
- Ich zeige alle meine Gefühle.

Der Glaube gibt uns weder die Illusion, wir könnten von Leid und Schmerzen ausgenommen werden, noch lässt er uns annehmen, das Leben sei ein Schauspiel ohne dramatische Augenblicke und Verwicklungen. Vielmehr wappnet er uns mit der inneren Ausgeglichenheit, die wir brauchen, um den unvermeidlichen Spannungen, Lasten und Ängsten entgegenzutreten.

Martin Luther King

Wer tausend Freunde hat, hat keinen Freund.

Afrika

Glück und Unglück nehmen den Menschen die Masken ab.

Indien

Es ist nicht alles Bernstein, was vom Meer angespült wird.

Lettland

Wo das Auge nicht sehen will, helfen weder Licht noch Brill'.

Es ist nicht alles Gold, was glänzt.

Allen Leuten recht getan, ist eine Kunst, die niemand kann.

Am vielen Lachen erkennt man den Narren.

Alle aus Deutschland

Weisheit heißt das Unwesentliche ausschließen.

China

Oft lacht der Mund, und das Herz weint.

Russland

Augen die sehen, altern nicht.

Spanien

*Freuden sind Geschenke des Schicksals,
die ihren Wert in der Gegenwart erweisen.
Leiden dagegen sind Quellen der Erkenntnis,
deren Bedeutung sich in der Zukunft zeigt.*

RUDOLF STEINER

*Sorge nicht um das, was kommen mag,
weine nicht um das, was vergeht,
aber sorge dich nicht selbst zu verlieren
und weine, wenn du dahintreibst im Strome der Zeit
ohne den Himmel in dir zu tragen.*

FRIEDRICH SCHLEIERMACHER

2 ASPEN - POPULUS TREMOLA - ESPE, ZITTERPAPPEL

Wir finden die Espe in Asien und ganz Zentraleuropa bis zum Polarkreis; sie wächst auf kargen Böden in Auwäldern, an fließenden und stehenden Gewässern und in sumpfigen Hainen. Wie alle Pappeln gehört sie zur Familie der *salicaceae*, ist schlank und zierlich und erreicht eine Höhe von maximal fünfzehn bis zwanzig Metern.
Die Rinde ist glatt und silbrig-grau.
Die gezackten Blätter sind rund bis oval, der lange Blattstiel ist platt, was zu dem charakteristischen unentwegten Zittern führt, schon beim leisesten Windhauch.
Die Blüten, zweihäusige hängende Kätzchen, erscheinen im Februar und März, vor Austrieb der Blätter, was die Windbestäubung begünstigt. Die weiblichen sind klein und rund, von grünlich-grauer Farbe; die männlichen sind fünf bis zehn Zentimeter lang, grau mit roten Staubbeuteln, die sich später mit den gelben Pollen bedecken.

Schlüsselsymptome: Unbewusste, undefinierbare Ängste – dunkle Vorahnungen – ängstliche Beobachtung von Vorzeichen
Tugenden: Hochentwickelte Sensibilität – Intuition, vertrauensvolle, angstfreie Wahrnehmungsfähigkeit

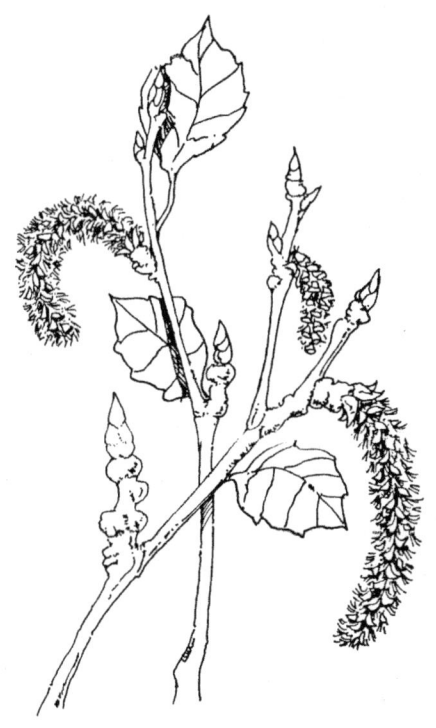

2 ASPEN - ESPE, ZITTERPAPPEL

Die Zitterpappel wird seit Jahrtausenden aufgrund ihrer Heilkräfte geschätzt, vor allem bei Schmerzen, Entzündungen und Fieber. Das aus ihrer Rinde gewonnene natürliche Salicin nutzte man - wie heutzutage die synthetisch gewonnene Azetylsalizylsäure, das *Aspirin* - zur Linderung von Fieber, rheumatischen Beschwerden und anderen Schmerzzuständen.
Der Baum fesselt uns durch sein Zittern, vor allen Dingen im Herbst, in seinem goldenen Blätterkleid. Das Wispern des Windes im Laub gleicht dem Flüstern von Geisterstimmen. Nach der griechischen Mythologie verwandelten sich die Töchter des strahlenden Helios, untröstlich über den Tod ihres leichtsinnigen Bruders Phaethon, in Zitterpappeln, geschüttelt von Schmerz und Schuld und Schluchzen.
Die Espe ist der Baum des Tartaros, der Unterwelt; auch in der christlichen und der nordischen Mythologie verbindet man ihn mit den Toten. Er wird Odin und Merkur zugeordnet. Hermes-Merkur ist geschwätzig wie der Baum, und sein Element, das Quecksilber, ist glänzend und schillernd wie dessen silbrig-grünes Blattwerk.
Merkur hat als Götterbote Zugang zu allen Welten, auch zum Olymp der Götter und - als Totenführer - zur Unterwelt, zu den verborgenen Welten. Mit seinem Zauberstab fördert er den Schlaf und die Träume. Seit dem dritten vorchristlichen Jahrhundert ist er als *Hermes Trismeghistos* identisch mit *Thot*, der ägyptischen Mondgottheit, die durch ihre hermetischen (theologischen, astrologischen, philosophischen) Texte große Weisheit zeigt. Für Thot-Hermes-Merkur gibt es keine Begrenzungen.
Auch die Persönlichkeit *Aspen* scheint keine Barrieren zu haben zwischen ihrem Bewusstsein und den unsichtbaren, unbewussten, verborgenen Welten.

Aspen ist verbunden mit der Gabe einer besonderen Wahrnehmung und der geistigen Fähigkeit, Ängste zu besiegen und Vertrauen aufzubauen.

In blockiertem Zustand sieht man sich gefesselt von *"unbewussten und unbestimmten Befürchtungen, für die es weder eine Erklärung, noch einen Grund gibt. Man lebt in entsetzlicher Angst, dass etwas Schreckliches geschehen wird, ohne zu wissen, was es sein wird"*, und diese Furcht kann zu einer alles lähmenden Zwangsvorstellung werden. *"Die unter diesen Ängsten leiden, fürchten sich häufig davor, ihre Sorgen anderen mitzuteilen."* (Bach)

Wie uns der Name zeigt, ist die Erscheinung der Zitterpappel das treue Abbild des Negativzustandes von *Aspen*: beim leisesten Hauch beginnen die kleinen Blätter zu zittern. Die Bilder und Symbole der Ängste dieser Patienten steigen häufig aus der unbewussten Welt der Träume auf, der Märchen, der Archetypen und des Aberglaubens.

Es scheint, als ob diese Menschen keine Begrenzungen hätten zwischen ihrem Wachbewusstsein und der Ebene der Emotionen und Intuitionen. Gewissermaßen fehlt ihnen eine Haut (die die meisten von uns zu ihrem eigenen Schaden viel zu stark entwickelt haben!), die ihnen erlaubt, sich zu trennen, zu schützen vor dem kollektiven Unbewussten und den geistigen Welten, von denen sie umgeben sind. Sie werden daher unbewusst Tag und Nacht überflutet von Erscheinungen aus der Astralwelt, die sie unmöglich bewusst erklären können, die sie aber auf emotionaler Ebene sehr stark erleben, was zu ihren Ängsten führt. Und weil die Beziehung zu ihrem höheren Selbst, ihrem eigenen geistigen Wesenskern, gestört ist, können sie sich auch nicht durch Träume erleichtern.

Es sieht so aus, als hätten diese Personen eine spezielle Antenne - die den anderen fehlt – mit der sie seismographisch nicht nur Probleme und Konflikte ihrer Umgebung auffangen

und festhalten, sondern auch die vagen archetypischen Ängste, wie beispielsweise die unausgesprochene Angst vor einer Katastrophe, einer Seuche, einem Krieg, dem Ende der Welt.
Die Persönlichkeit *Aspen* nimmt alles auf, weshalb sie ungeheuer viel Energie verbraucht: in der spannungs- und konfliktgeladenen Atmosphäre der Familie, des Arbeitsplatzes und an Orten mit einer erhöhten Konzentration von Menschen (Bahnhöfe, Volksfeste, Messen, Busse und Bahnen, sportliche und andere Massenveranstaltungen usw.). Diese Personen leiden gewöhnlich an unerklärlichen Ängsten, zum Beispiel vor Verwünschung, Fluch, Hexerei. Da dies alles mehr oder minder vage Befürchtungen sind, die im Unbewussten wurzeln, vertrauen sie sie selten anderen an.
Aspen-Kinder haben oft Angst vor der Dunkelheit; sie nehmen durch ihre feinen Sinne ihnen fremde Energien wahr – die bei Tageslicht unsichtbar sind und sie daher nicht ängstigen!
Unter der Behandlung mit *Aspen* kann man spüren, wie die Ängste zurückgehen und die innere Überzeugung wächst, dass jenseits aller Ängste jedes Wesen eingebettet ist in eine höhere Ordnung, in die universelle Kraft der Liebe. *"Wenn wir uns dies ein für alle Male klargemacht haben, sind wir jenseits aller Befürchtungen, Beunruhigungen und Ängste; entfernt von allem, ausgenommen der Freude zu leben, der Freude zu sterben und der Freude über unsere Unsterblichkeit. Wir haben Lust auf Erfahrungen und Abenteuer in dem Wissen, dass diese uns unserer himmlischen Heimat näherbringen, und dass wir unerschrocken diesen Weg nehmen können, durch Gefahren und Schwierigkeiten hindurch."* (Bach)
Frei von Ängsten und voller Vertrauen ist es uns möglich, die Energien von *Aspen* positiv zu nutzen, beispielsweise, um Zugang zu finden zu feinstofflichen Ebenen, um esoterisches Gedankengut zu "verstehen", um mit unserer erhöhten Empfänglichkeit geistige Welten wahrzunehmen ohne die

Angst, uns in ihnen zu verlieren; die Energie von *Aspen* öffnet uns für Vorahnungen und Eingebungen, die wir in positiver Weise nutzen können.

ASPEN, SYMPTOME IN BLOCKIERTEM ZUSTAND:
- plötzlich auftretende Ängste, wenn man sich inmitten großer Menschenmengen oder in völliger Einsamkeit befindet
- bedrohliche und unkontrollierbare Phantasie
- grundlose Angst vor Gewalttätigkeit, Aggression, Misshandlung
- Furcht vor Geistern, Dunkelheit, Verwünschungen, Schlangen, Spinnen, Abgründen
- vage Vorgefühle von Gefahr: *"Irgendwas passiert bestimmt!"*
- Alpträume, oft so schlimm, dass sie Angst vor dem Einschlafen erzeugen
- Schlafwandeln und Sprechen im Schlaf
- Angst vor der Angst, Angst vor dem Tod
- das Gefühl, dem Einfluss von Verwünschungen oder Hexerei ausgesetzt zu sein - oder die vielleicht begründete Sorge, dass einem jemand schaden will, ohne den Gedanken an Zauberei
- Themen wie Tod, Okkultismus, Religion, Aberglaube erfüllen mit Angst und wirken gleichzeitig anziehend
- Kinder haben zwar Angst vor der Dunkelheit, dem "Schwarzen Mann", vor Geistern und dem Alleinsein, genießen aber oft diesen Kitzel
- Kinder bestehen darauf, dass nachts ihre Tür offenbleibt oder ein Nachtlicht brennt
- Furcht vor der besonderen Atmosphäre in bestimmten Räumen, wo sich Szenen der Vergangenheit quasi in die Wände eingeprägt haben - manche Menschen nehmen sie wahr
- Angst vor unsichtbaren Mächten und Kräften
- Vorahnungen und Vorgefühle, die Zittern, Gänsehaut und Zähneklappern verursachen können

Bei jemandem, der Misshandlung, Vergewaltigung oder schreckliche Erlebnisse, evtl. unter Drogeneinwirkung erlitten hat (ein einziger LSD-Trip kann genügen), kann die Angst sich verselbständigen, und es tritt eine Blockade *Aspen* ein. Das gilt auch für Patienten, die durch eine Psychotherapie sensibilisiert sind und für solche mit blockierten Chakras, was mitunter auf schlechte Praxis beim Meditieren zurückzuführen ist.

VORSCHLÄGE ZUR UNTERSTÜTZENDEN BEGLEITUNG DER THERAPIE:
- Hobbies, die "erden" helfen, wie Brotbacken, Töpfern, Gartenarbeit
- vermeiden, sich intensiver Sonnen- oder Mondbestrahlung auszusetzen, um nicht traumatische unbewusste Inhalte zu aktivieren
- alles vermeiden, was gefühlsbetonte Vorstellungen anregt, vor allem Drogen, auch Alkohol; Bücher oder Filme mit brutalem Inhalt, über Terror, Krieg, Gewalttat; Grusel- und Geistergeschichten

POSITIVE LEITSÄTZE:
- Ich bin in Gottes Hand.
- Mein Vertrauen wächst täglich.
- Ich lasse mich vertrauensvoll führen.
- Ich bin behütet und in mir ist Licht.
- Meine große Empfänglichkeit ist ein Geschenk Gottes.

FÜR KINDER:
- Mein Schutzengel behütet mich Tag und Nacht.
- Ich bin nie allein.

Erlebte Gräuel sind schwächer als das Grau'n der Einbildung.
WILLIAM SHAKESPEARE

Dein Wort ist meines Fußes Leuchte und ein Licht auf meinem Wege.
PSALM 119;105

Die nächtliche Rede ist wie Butter, die mit dem ersten Sonnenstrahl vergeht.
ARABISCH

Die Angst vor der Gefahr ist schrecklicher als die Gefahr selbst.
RHODESIEN

Wer singt, verscheucht Kummer und Angst.
SPANIEN

3 BEECH - FAGUS SILVATICA - ROTBUCHE

Dieser herrliche Baum, der eine Höhe von bis zu dreißig Metern erreichen kann, bildet lichte, noble Wälder in ganz Zentraleuropa. Sein glatter Stamm ist von bleigrauer Farbe und kann einen Durchmesser von bis zu eineinhalb Metern erreichen. Die zweizeiligen elliptischen Blätter sind am Rand leicht gewellt; beim Austrieb sind sie hellgrün, später dunkler, mit glänzender Oberseite. Weibliche und männliche Blüten erscheinen auf dem gleichen Exemplar im April oder Mai, kurz nach dem Laubausbruch. Erstere wachsen paarweise und bilden aufrechte grün-rote Krönchen; die männlichen formen runde hängende Trauben aus zwölf bis fünfzehn kleinen grünlich-gelben Blüten, die an langen zarten Stielen hängen.

Die 38 Blüten

Wie Eiche und Esskastanie gehört die Buche zu den *fagaceae*, das heißt, ihre stark ölhaltigen, nussartigen Früchte, die kantigen Bucheckern, sind essbar.
Vom Wuchs her ist sie die Verkörperung des vollkommenen Baumes, der Schönheit und Adel in sich vereint.
Für die Volksmedizin hat die Pflanze kaum Bedeutung.

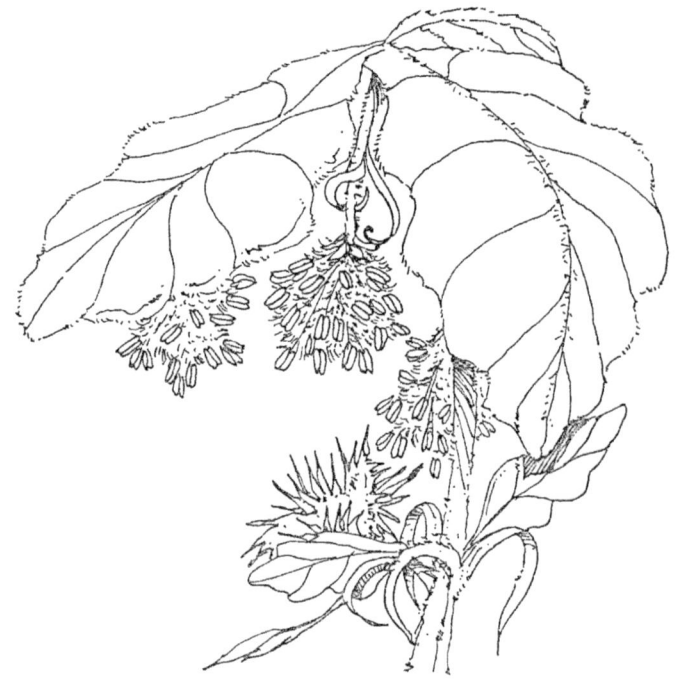

3 BEECH - ROTBUCHE

Schlüsselsymptome: Intoleranz, Kritiksucht – Arroganz – Verurteilung
Tugenden: Verständnis und Toleranz – Unterscheidungs- und Urteilsfähigkeit

Der positive Charakter *Beech* hat viel mit Toleranz zu tun, er kann die unterschiedlichen Wege der individuellen Entwicklung verstehen. Er kann auf tolerante Weise die Dinge erkennen, diagnostizieren und benutzt sein konstruktives Urteilsvermögen zu seinem und seiner Mitmenschen Besten. Er ist fähig, Schönheit und Reinheit überall in der Schöpfung zu finden. Er nimmt das Leben mit all seinen Unvollkommenheiten freudig an.

In blockiertem Zustand verwandelt er sich in einen strengen Kritiker aller anderen. Er hat hohe Ideale und strenge, enge Richtlinien. Er diskriminiert, verurteilt die anderen, ohne sich an ihre Stelle versetzen zu können, weder gefühlsmäßig noch in Gedanken.

Beech ist das Mittel für alle, *"die die Notwendigkeit fühlen, mehr Güte und Schönheit zu finden in allem, was sie umgibt. Es hilft ihnen, bei den Dingen, die verkehrt zu sein scheinen, das Gute zu erkennen, das aus ihnen entsteht. So können sie toleranter, nachsichtiger und verständnisvoller sein für die unterschiedlichen Wege, auf denen jeder einzelne und auch alle Dinge unterwegs sind, um sich zu ihrer letzten Vollkommenheit zu entwickeln."* (Bach)

Schon die bleifarbene Buchenrinde deutet auf eine Verbindung zu Saturn, dem kalten, strengen, pessimistischen Planeten, der die Schwelle hütet zwischen den sichtbaren und den ferneren Planeten, den persönlichen und denen, die das kollektive Unbewusste repräsentieren.

Der Baum ist so intolerant wie die Persönlichkeit. Der Boden in den Buchenwäldern ist so dicht mit trockenem Laub bedeckt, die Baumkronen sind einander so nah, dass nicht genügend Luft und Sonnenlicht zum Boden gelangt und andere Pflanzen einfach erstickt werden. In der dämmergrünen Helligkeit dieser Wälder, die von Eichendorff so wunderbar besungen wurden, herrscht die Buche vor mit ihrer vornehmen Schönheit, man fühlt sich erhoben, wie in einem gotischen Dom mit all seiner Erhabenheit und Vergeistigung.

In blockiertem Zustand ist der Charakter *Beech* voller Vorurteile, arrogant, negativ. Wie der Baum, lässt er in seiner Intoleranz andere "nicht leben". Er projiziert häufig auf andere, was er nicht zugeben oder sich zu eigen machen kann und findet auf diese Art ein gewisses Maß an Sicherheit.

Manchmal bewirkt gerade dies Verdauungsbeschwerden, denn der Dünndarm muss im körperlichen Bereich unterscheiden und aufnehmen.

Die Blockade findet sich oft bei Personen oder Gruppen, die in ihrer Jugend Hass, Erniedrigungen und Enttäuschungen ausgesetzt waren; um ihren Mangel an Selbstwertgefühl zu kompensieren, projizieren sie die Negativbewertungen nach außen, auf diese Weise hoffen sie nicht mehr darunter zu leiden. Mit der Zeit erlauben sie sich überhaupt keine Gefühle mehr und werden so auch immer unfähiger, andere zu verstehen.

Der Irrtum dieser Persönlichkeit besteht unter anderem darin, dass sie die karmische Aufgabe von Schmerz und Leid nicht anerkennen und bearbeiten will. Mit ihrer Negativprojektion schadet sie ihrer Umgebung - und indem diese reagiert, kehrt das Negative wie ein Bumerang zu ihr zurück. Sie wird immer strenger, starrer und inflexibler. Das ständige Kritisieren schwächt beide, den Kritiker und den Kritisierten.

Die innere Starrheit bewirkt körperliche Steifheit und Anspannung, vor allem im oberen Brustbereich, den Armen und den Kiefergelenken. Häufig kommt dazu eine Unverträglichkeit gegenüber Lärm und die schon erwähnten Darmstörungen.

Beginnt eine Person sich ihrem höheren Selbst zu öffnen, sich von ihren beschränkten und beschränkenden Richtlinien zu lösen, wächst ihre Fähigkeit zur Erkenntnis und zur Selbsterkenntnis. Abgrenzende Kritiksucht kann sich in

Verständnis umwandeln; Arroganz in Toleranz und Liebe. Sie lernt zu verstehen, dass wir alle Spiegelungen gegenseitiger Projektionen sind. Statt weiter ihre Ängste und Negativität zu projizieren, kann sie versuchen, die positiven Projektionen anderer in sich zu finden. So löst sich ihre Isolierung auf, und es kann ein Gefühl für die Verbundenheit und Harmonie entstehen, die wir im Grunde unserer Seele alle suchen. Das Blütenmittel *Beech* hilft der Persönlichkeit, die Verbindung wieder aufzunehmen mit ihrem innersten Wesen, ihrem höheren Selbst, mit der Einheit. *Beech* ersetzt Starrheit und Bitterkeit durch Gelassenheit und Freude.

In früheren Jahrhunderten bedeckten Buchenwälder große Teile Mitteleuropas, allmählich wichen sie den Feldern oder wurden geschlagen zur Gewinnung der früher vielfach genutzten Pottasche.

Scheffer regt die Frage an, was der Buchenwald als die natürliche Vegetation weiter Teile Deutschlands für dessen Volkscharakter bedeutet. Sowohl Engländer als auch Deutsche betrachten 22 *Oak*, die Eiche, als repräsentativ für ihren Nationalcharakter; sollte es sein, dass *Beech* in ihrem Verbreitungsgebiet nichts bedeutet? Es scheint, als müssten wir Europäer die Lektionen beider Pflanzen lernen und ihre positiven Züge entwickeln, um in einem Europa ohne Grenzen und mit einer wachsenden Zahl von Mitbürgern aus anderen Regionen und Kulturen voll Toleranz und Verständnis zu leben, zu arbeiten und zusammenzuleben.

<u>BEECH, SYMPTOME IN BLOCKIERTEM ZUSTAND:</u>
- Intoleranz und ständige Kritik an anderen
- ständige Diskriminierung einzelner oder von Gruppen
- will immer Recht behalten
- gewisser geistiger Hochmut
- erkennt und verurteilt sofort Mängel und Fehler bei andern

- fängt jeden Satz mit "nein" oder "aber" an
- sieht immer nur das Schlechte und Hässliche
- beurteilt und bewertet unentwegt alle anderen
- kann sich nicht in andere hineinversetzen, weil eigene Gefühle das blockieren
- sieht immer nur das Negative in jeder Situation und kann nicht an einen Wandel zum Besseren glauben
- Unwissenheit und Dummheit anderer werden als lästig empfunden
- häufig pedantische, engstirnige, inflexible Reaktionen, die auf starke innere und körperliche Anspannung und Steifheit hinweisen
- Schwierigkeiten, sich an andere oder neue Situationen anzupassen
- isoliert sich selbst durch seine Pedanterie und Krittelei
- unfähig zu verstehen, dass wir nicht alle gleich begabt sind und dass jeder sich nur gemäß seinen Anlagen entfalten kann
- regt sich auf über Unwesentliches wie Gesten oder Sprachstörungen, „macht aus jeder Mücke einen Elefanten"

DER HOCHMUT BEI BEECH, VINE, WATER VIOLET UND ROCKWATER:
3 *Beech* will recht haben - sein Konzept ist Intoleranz.
32 *Vine* will sich durchsetzen - sein Konzept ist Dominieren-Wollen.
34 *Water Violet* distanziert sich - sein Konzept ist Stolz.
27 *Rock Water* äußert sich nicht - sein Konzept ist strenge Selbstkontrolle.

VORSCHLÄGE ZUR UNTERSTÜTZENDEN BEGLEITUNG DER THERAPIE:
- Tai-Chi und Yoga üben, um Herz- und Kehlchakra zu aktivieren, Mental- und Emotionalkörper zu verbinden
- der inneren Steifheit entgegentreten, indem man körperliche Geschmeidigkeit übt, z.B. durch freien Tanz oder spielerische

Sportarten, die das Gleichgewicht zu halten üben

POSITIVE LEITSÄTZE:
- Ich bin tolerant und verstehe meine Schwächen und die der anderen.
- Ich weiß, dass ich nichts weiß.
- Ich schließe Frieden mit mir und den anderen.
- In allem erkenne ich die positiven Möglichkeiten.
- Ich bin auch nur ein Mensch.

Was siehst du aber den Splitter in deines Bruders Auge und wirst nicht gewahr des Balkens in deinem Auge?
MATH.7;3

Beklage nicht, dass der Rosenstock Dornen hat; sondern freue dich, dass der Dornstrauch Rosen trägt!
ANONYM

Andre Länder - andre Sitten!

Blick erst auf dich, dann richte mich!
BEIDE DEUTSCHLAND

Ehe du verurteilst, musst du verstehen.
ITALIEN

Wer andere mit Dreck bewirft, wird dadurch nicht reiner.
RUMÄNISCH

Der Bucklige sieht seinen Buckel nicht, aber den des Gefährten.
SPANIEN

Wer andern die Nase putzen will, muss saubere Finger haben.
DÄNEMARK

Ein verletzendes Wort ist scharf wie ein Schwert.

JAPAN

Wenn wir einen Menschen hassen, so hassen wir in seinem Bild etwas, was in uns selber sitzt. Was nicht in uns selber ist, das regt uns nicht auf.
HERMANN HESSE

Jemanden lieben heißt ihn so zu sehen, wie Gott ihn gemeint hat.
FJODOR DOSTOJEWSKY

Der Gebildete und Charakterstarke sucht zuerst alle Schuld bei sich; der Ungebildete und Charakterlose bei anderen.
N.N.

Alle möchten die Welt verbessern und alle könnten es auch, wenn nur jeder bei sich selbst anfangen wollte.
HEINRICH WAGGERL

Die Dummheit ist eine böse Eigenschaft. Aber sie nicht ertragen können, sich darüber aufregen und ärgern, das ist eine Krankheit anderer Art, die der Dummheit nichts nachgibt und die geradezu unleidlich ist.
MICHEL DE MONTAIGNE

Verdammt nicht gleich den andern. Übet Milde.
Verzeiht. Entschuldigt. Denkt an eigne Schuld.
Wenn jeder alles von dem andern wüsste,
es würde jeder gern und leicht vergeben,
es gäbe keinen Stolz mehr, keinen Hochmut.
HAFIS

4 CENTAURY - CENTAURIUM UMBELLATUM, C. ERYTREA - TAUSENDGÜLDENKRAUT

Diese Blume gedeiht überall auf trockenen, nicht sauren Böden, im Ödland und offenen, sonnigen Grasland. Aus einer flachen Blattrosette wächst sehr aufrecht ein glatter grüner Stiel zwischen fünfzehn und vierzig Zentimeter hoch. Die daran gegenständig abzweigenden Stiele tragen paarweise gegenständig kleine elliptische Blätter. Die zarten, rosafarbenen Blüten sind in Dolden angeordnet; sie erscheinen zwischen Juni und September. Jede Blüte hat einen Durchmesser von etwa eineinhalb Zentimetern; die fünf Blütenblätter öffnen sich nur bei hellem Sonnenschein und für jeweils einen einzigen Tag, von Mittag an, bis die Sonne an Kraft verliert. An bedeckten und kühlen Tagen öffnet sich keine Blüte, und die bescheidene Pflanze bleibt im Gras fast unentdeckt.

> *Schlüsselsymptome:* Unterordnung unter fremden Willen – Unterwerfung
> *Tugenden:* freiwillige Hingabe – innere Unabhängigkeit – erkennt und entscheidet, wo Hilfe für andere am Platz ist und wo nicht

Wie alle Enziangewächse ist das Tausendgüldenkraut bitter und wird seit Urzeiten von den Ärzten genutzt als wurmtreibendes Mittel in doppeltem Sinn: auf körperlicher Ebene zum Entwurmen und auf seelischer Ebene gegen alles, was unsere Willenskraft schwächt, indem es uns "wurmt", Erinnerungen an unerfreuliche Erlebnisse, die uns wütend machen oder "kränken". Auch der volkstümliche Heiler und Pastor Sebastian Kneipp hat im 19. Jahrhundert das Kraut gegen Magenschmerzen und Sodbrennen verordnet. Deren Ursache sind ja häufig unverdauter Ärger, zu viele ertragene und

Die 38 Blüten

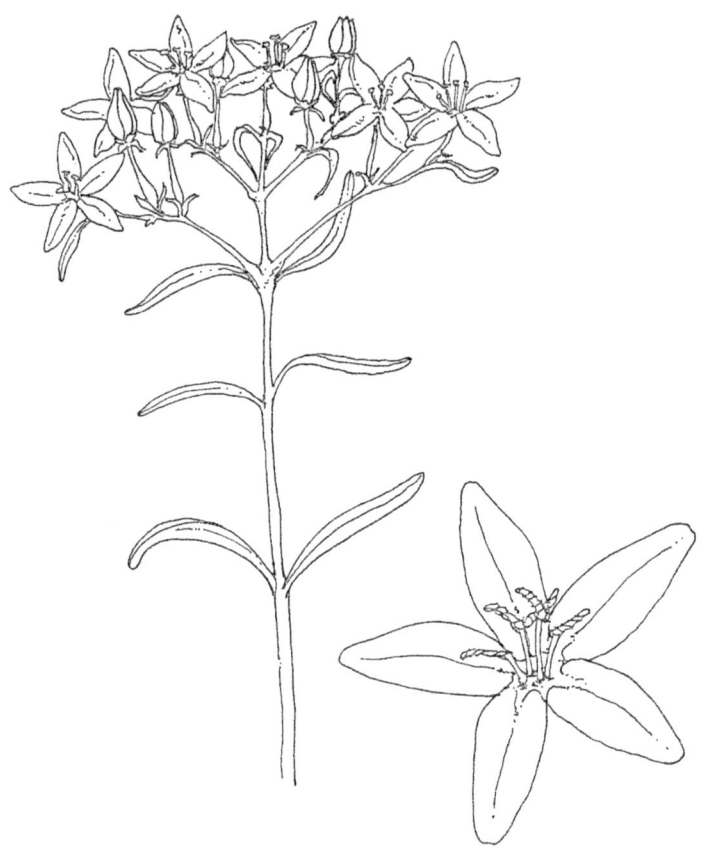

4 CENTAURY - TAUSENDGÜLDENKRAUT

hinuntergeschluckte Zumutungen, oder auch Unterdrückung des eigenen Willens, also der gesunden Aggressivität.

Der Name *centaurium* geht zurück auf den größten Arzt der antiken griechischen Mythologie, den Zentauren *Chiron*, der so illustre Schüler hatte wie Achill, Theseus, Jason und den Heilgott selbst, Asklepios. Nachdem Chiron, der unsterbliche Sohn des Saturn, durch einen Giftpfeil des Herkules verwundet war, versuchte er der Legende nach, sich mit

Tausendgüldenkraut zu heilen; aber er konnte nicht einmal seine Schmerzen damit stillen. Damit rührt die Mythe an das große Geheimnis, dass kein Heiler imstande ist, sich selbst zu heilen. Um sein Leiden zu beenden, flehte Chiron darum, auf seine Unsterblichkeit verzichten zu dürfen. Sein Halbbruder Jupiter erbarmte sich seiner Situation und verwandelte ihn, um ihn an den Himmel zu versetzen, wo wir ihn als Sternbild Zentaur kennen (einige Autoren sehen ihn irrtümlich im Sternbild des Schützen, im Tierkreis).

In der Blockade *Centaury* legt man zu wenig Wert auf die eigene Willenskraft und damit auf Entscheidungen, die den eigenen Lebensweg betreffen, die Selbstverwirklichung. *Centaury* ist ständig darauf bedacht, andere zu bedienen, ist gutmütig, ruhig und sanft. In blockiertem Zustand verformen sich die großartigen Tugenden des Helfens, Dienens und des sich hingebungsvoll einer Sache Widmens.

Aus Schwäche schließt die Person sich da einem Stärkeren an, und um ihn nicht zu verlieren, ordnet sie sich ihm vollständig unter. Sie verzichtet völlig auf den eigenen Willen und unterwirft sich ohne jede Kritik stärkeren Menschen oder Brauchtum, Sitte und Normen der Gesellschaft, unfähig aufzubegehren, nein zu sagen. Gewöhnlich wartet sie nicht einmal darauf, um etwas gebeten zu werden, sondern ist ständig auf dem Sprung, die Wünsche aller zu erraten und, im vorauseilenden Gehorsam, zu befriedigen.

Ihre Willensschwäche erstreckt sich gewöhnlich nur auf das, was mit ihnen persönlich zu tun hat; hat sie sich einmal entschieden, einem anderen zu dienen, kann sie eine ungeheure Willensanstrengung aufbringen, um die Interessen des anderen zu vertreten.

Kinder mit starken *Centaury*-Zügen machen ihren Eltern und Lehrern wenig Mühe; sie sind im Allgemeinen leicht zufriedenzustellen und durch Lob und Tadel zu lenken. Oft wird ihr Wunsch, anderen etwas zu Gefallen zu tun, von ihren Kameraden ausgenutzt, mitunter bis zu dem Grad, dass sie die Prügelknaben der Klasse werden.

Aufgrund ihrer unterentwickelten Willenskraft geraten sie auch als Erwachsene leicht unter den Einfluss stärkerer Persönlichkeiten; ihre Rolle in den Wahlkämpfen aller Parteien und Politiker der Welt ist leicht vorstellbar! Im persönlichen Leben sind sie mehr Sklaven denn gleichberechtigte Helfer ihrer Partner, Eltern, Kollegen, Chefs usw.

Typische häusliche Situation mit einer *Centaury*-Mutter: die Familie setzt sich zum Essen; die Mutter sieht, dass kein Salz auf dem Tisch steht; sie fragt, ob jemand welches wünscht und springt gleichzeitig auf, um es zu holen. Weder schickt sie eines der Kinder, noch wartet sie erst einmal ab, ob überhaupt irgendjemand das Gericht nachsalzen will. Wenn Besuch kommt, serviert sie Speisen und Getränke, ungeachtet der Proteste des Gastes, einfach, weil sie nicht anders kann.

Blockierte *Centaury*-Typen klagen häufig über Erschöpfung und Überlastung, weil sie in übertriebener Weise anderen zu nützen suchen und sich dabei verausgaben. Sie sehen nicht, dass sie in ihrem Drang, anderen zu dienen und sie zufriedenzustellen, ihren eigenen Weg, ihre eigene Lebensaufgabe verfehlen. Sie müssen unter anderem begreifen, dass sie in Wirklichkeit niemandem nützen, indem sie ihn kritiklos zufriedenstellen, sondern dass sie im Gegenteil damit ihrer beider Lern- und Entwicklungsprozess aufhalten.

Hinter all diesem Dienenwollen steht der sehr menschliche Wunsch nach Anerkennung, Zustimmung und Bestätigung. Indem diese Person sich anderen unterordnet, verhindert sie, dass sie selbst weiterkommt - auch wenn sie zweifellos Fähigkeiten hat. Sie wird schlicht ausgenutzt. Außerdem ist sie so mit den anderen beschäftigt, so nach außen hin orientiert, dass sie nicht in der Lage ist, auf Äußerungen ihres höheren

Selbst zu achten. Sie müsste zuerst ihre Persönlichkeit und Individualität in einer Weise entwickeln, dass sie fähig wird, auf ihre innere Stimme zu hören und den Willen aufzubringen, deren Forderungen zu erfüllen. Unsere Persönlichkeit kann sich nur entwickeln mit Hilfe unserer Fähigkeit zur Abgrenzung, mit Hilfe unserer Willenskraft. Während die meisten anderen Charaktere sich zu sehr abgrenzen, scheint es *Centaury* - ähnlich wie 2 *Aspen* - nicht zu gelingen, die zur Wahrung der Persönlichkeit notwendigen Schranken zu errichten.

Diese Schranken sind nicht nur auf mentaler Ebene wichtig, sondern auch auf energetischer. Im ersten Fall stärkt *Centaury* den Willen, im zweiten schützt sie unser energetisches Feld vor Missbrauch durch andere.

Eine Persönlichkeit *Centaury* kann unter häufigen plötzlichen Schwächeanfällen leiden, meist in Gegenwart anderer. Daher bildet *Centaury* in Verbindung mit 33 *Walnut* ein geeignetes Mittel, um sich gegen Einflüsse aus der Astralwelt zu schützen. Es gehört so zur Ausrüstung aller Therapeuten, denn Mangel an Abgrenzung, sowie großes Mitleid kann jeden Therapeuten oder Arzt in einen akuten Negativzustand *Centaury* führen. Patienten mit schweren Krankheiten können durch ihre extreme Schwäche die Energie aus ihrer Umgebung absaugen. Für den, der mit körperlich oder seelisch Leidenden arbeitet, ist es sinnlos, sich für wenige Patienten zu opfern: es ist besser, die Seele mit Blüten zu stärken und zu schützen, ohne dadurch die zwischen Arzt und Patient notwendige Verbindung, den freien Fluss der Energien, abzuschneiden (siehe auch Kapitel 33 *Walnut*).

Einer Person im positiven *Centaury*-Zustand ist es möglich, sich freiwillig einer Sache zu widmen, sich zum Werkzeug eines höheren Willens zu machen, um dem großen Ganzen zu dienen. Sie tut dies aber innerhalb von Beziehungen zwischen Gleichen, nicht wie zwischen Herr und Diener. Sie kann ihre große

Fähigkeit zu Hingabe und Dienst einer Mission unterordnen, aber sie wahrt dabei - auch innerhalb von Gruppen - ihre eigene Identität, folgt ihrem Gewissen und weiß sehr gut, wann sie sich weigern muss, um sich nicht zu schaden.

In manchen Fällen können wir die Blockade als Flucht vor dem Wachsen und Reifen ansehen; **Erwachsensein beinhaltet unter anderem die Fähigkeit zur Abgrenzung und zur eigenen Entscheidung. Wer sich immer hinter dem Willen und den Bedürfnissen der anderen versteckt, versäumt wichtige Entwicklungsschritte.**

Der *Centaury*-Patient, der einem andern "dient", muss verstehen lernen, dass dadurch die Evolution beider behindert wird, dass jeder einzelne von uns für sich und seine Entwicklungsschritte selbst verantwortlich ist. *"Unsicherheit, Unentschiedenheit und mangelnde Zielstrebigkeit (...) führen uns dazu, andere durch unsere Schwächen irrezuleiten"*.(Bach)

Sicher sind die Menschen, deren Lebensaufgabe es ist, völlig sich unterordnend und aufgebend einem anderen zu helfen, nicht so zahlreich wie die Personen mit einer Blockade *Centaury*. Bach konnte Anfang des vorigen Jahrhunderts noch häufig erleben, wie das Leben der Kinder, besonders der Töchter, von eigennützigen Eltern völlig verplant wurde, wie sich die Kinder oft lebenslang aus falsch verstandenem Pflichtgefühl heraus aufopferten, *"weil ihre Persönlichkeit von einem Individuum eingefangen wurde, von dem Freiheit zu erlangen sie nicht den Mut hatten"*. (Bach)

Wenn eine anhaltende Krankheit den Willen des Patienten geschwächt hat, wirkt *Centaury* wie eine Vitaminspritze auf seelischer Ebene, als Impuls, wieder gesund werden zu wollen.

Bei einigen Personen kann man in den ersten Einnahmetagen beobachten, dass sie - vielleicht zum ersten Mal in ihrem Leben - wie befreit zu sprechen anfangen, es ist, als sei ein Damm gebrochen!

Gibt man *33 Walnut* dazu, stärkt man die innere Unabhängigkeit, den eigenen inneren Führer, das Ich.

CENTAURY, SYMPTOME IN BLOCKIERTEM ZUSTAND:
- Willensschwäche und Passivität; Ängstlichkeit
- kann nie nein sagen, auch wenn ihm etwas völlig gegen den Strich geht, wird ausgenutzt
- ist unfähig sich zu widersetzen oder zu widerstehen
- lässt sich immer eher von dem Willen anderer leiten als vom eigenen
- ordnet sich unter bis zur Selbstaufgabe, Aschenputtel
- unterwirft sich den Normen und Regeln der Gesellschaft
- kann anderen keine Grenzen setzen, um sich zu schützen
- sehr häufig blass, leicht ermüdbar; plötzlich auftretendes Schwächegefühl, Müdigkeit in Gegenwart anderer
- unterentwickeltes Selbstwertgefühl
- fühlt und erfüllt die Erwartungen anderer
- mehr Diener als Helfer, bis zur Selbstverleugnung
- geprügelte Person bzw. Person, "die zu viel liebt", mitunter bis zum Masochismus
- kommt häufig aus Familien mit "Herrschenden" und "Beherrschten"
- sucht Zuneigung um jeden Preis

IN DEN ENTWICKLUNGSJAHREN:
- unterwirft sich der Meinung anderer (häufig: "der Gruppe")
- versucht Mannequin-Figur zu haben (daher hilft *Centaury* bei Anorexia und Bulimie, Magersucht und Fresssucht)
- ordnet sich einem Idol, einer Führerpersönlichkeit unter, imitiert unbewusst deren Gesten und Diktion

VORSCHLÄGE ZUR UNTERSTÜTZENDEN BEGLEITUNG DER THERAPIE:
- sich vor jeder Entscheidung fragen, was *man selbst* möchte

- bei jeder Forderung von außen prüfen, welche Motive dahinterstehen und wem damit gedient ist
- den Solarplexus schützen, entweder durch eine auf der Haut getragene goldgelbe Schärpe oder geistig, indem man z.B. sich in der Vorstellung mit einer Kristallglocke umgibt (siehe Kapitel 33 *Walnut*) oder einen weißen Lichtgürtel umlegt, der über dem Sonnenchakra mit einem Kreuz im Kreis geschlossen wird
- für Frauen und Männer mit *Centaury*-Verhalten in der Partnerschaft: das Buch lesen von Robin Norwood *Wenn Frauen zu sehr lieben* (siehe Bibliographie)

<u>POSITIVE LEITSÄTZE:</u>
- Ich ziehe Grenzen (zwischen dir und mir).
- Ich nehme meine Lebensaufgabe an, sie ist wichtig.
- Ich erkenne und entscheide täglich klarer.
- Ich akzeptiere mich und meine Wünsche.
- Ich allein bin verantwortlich für meine Entwicklung.
- Ich allein bin verantwortlich für meine Bedürfnisse und mein Wohlbefinden.
- Ich verdiene das Beste und nehme es an.

Du bist du, und ich bin ich.
Ich tu das Meine, und du tust das Deine.
FRITZ PERLS

Wer seinen Rücken darbietet,
darf sich nicht über Schläge beklagen.
RUSSLAND

Wer sich selber zum Esel macht, dem will jeder Säcke aufladen.

Wer sich zum Schafe macht, den fressen die Wölfe.
BEIDE DEUTSCHLAND

Der fängt für annern Leut Ratte un für sich kei Mäus.

HESSEN

Alterius non sit qui suus esse potest.
(Niemandem sonst darf angehören, der sich selbst angehören kann.)

PARACELSUS

Immer strebe zum Ganzen,
und kannst du selber kein Ganzes werden,
als dienendes Glied schließ an ein Ganzes dich an.

Vor dem Tod erschrickst du? Du wünschest, unsterblich zu leben? – Leb' im Ganzen! Wenn du lange dahin bist, es bleibt.

BEIDE FRIEDRICH SCHILLER

Alle Dinge, die man gegen sein Gefühl und gegen sein inneres Wissen tut, anderen zuliebe, sind nicht gut, und müssen früher oder später teuer bezahlt werden.

HERMANN HESSE

Du sollst deinen Nächsten lieben wie dich selbst.

3. MOSE 19;18

Du sollst keine anderen Götter haben neben mir.

2. MOSE 20;3

Deine einzige Verpflichtung im Leben ist, dir selbst treu zu bleiben.

RICHARD BACH

5 CERATO - CERATOSTIGMA WILLMOTTIANA - BLEIWURZ, HORNKRAUT

Der Bleiwurz kommt aus dem Himalaya und wurde erst im Jahr 1908 nach England gebracht; seitdem wird er als Zierstrauch in vielen englischen und mitteleuropäischen Gärten angepflanzt. Die Pflanze gedeiht an sonnigen, windgeschützten Stellen auf trockenen Böden; sie wird nur bis zu einem Meter hoch.
Die kleinen spitzen Blätter sind dicht behaart.
Die auffallend schönen Blüten (von zehn bis fünfzehn Millimetern Durchmesser) sitzen auf Büscheln von braunen, stachlig-spitzen Deckblättern; sie sind in Dolden angeordnet und blühen ab August bis in den frühen Oktober hinein. Sie sind von strahlendem Blau, leicht ins Violett oder ins Hellblaue spielend. Die fünf herzförmigen Blütenblätter sind trichterförmig um die blauen, mit weißen Pollen bedeckten Staubgefäße angeordnet. Jede Einzelblüte öffnet sich nur für einen Tag.
Von allen Bachblüten sind *Cerato,* 23 *Olive* und *32 Vine* die einzigen kultivierten. Bach hoffte, mit der Zeit *Cerato* durch eine in England heimische Blüte ersetzen zu können, aber es and sich keine mit vergleichbaren Kräften und Eigenschaften.

<u>Schlüsselsymptome:</u> fehlendes Vertrauen in die eigene Urteilsfähigkeit – ständige Suche nach Ratschlägen
<u>Tugenden:</u> Vertrauen in die eigene Intuition – Fähigkeit, korrekte Entscheidungen zu treffen

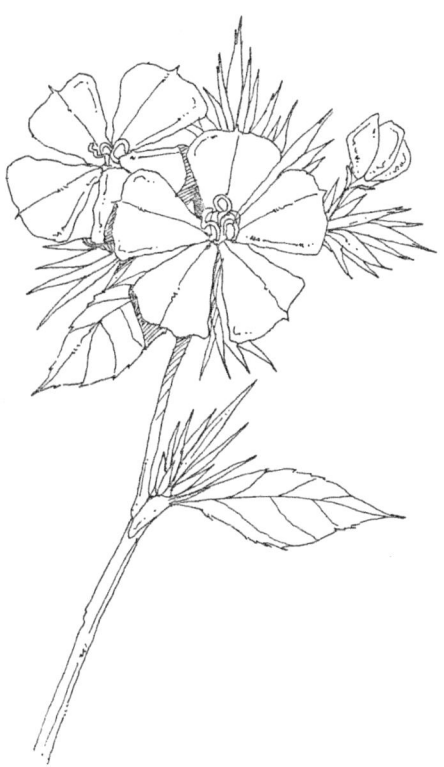

5 CERATO - BLEIWURZ, HORNKRAUT

Als verhältnismäßig junger Bewohner unserer Breiten spielt der Bleiwurz kaum eine Rolle in der Volksmedizin Europas; über seine Rolle in den Traditionen Tibets ist mir nichts bekannt.
Sein Name wie die Gattungsbezeichnung *plumbaginaceae* deuten auf Beziehungen zu Saturn.
Das Blau der Blüte ist die Farbe der saturnischen Traurigkeit (*the blues* im Englischen!), aber auch des Geheimnisses und der Intuition.
Ein schwacher, schlecht aspektierter Saturn im Horoskop blockiert die Intuition, den Weg zu höherem Wissen, zur

Weisheit. Mit so einem "negativen" Saturn verhärten wir uns, verschließen uns den leichteren Wegen; unser Lernprozess wird bestimmt durch Schmerz und Leiden.

Das Wissen, dass der kleine Bleiwurzstrauch in seiner Heimat Tibet als Symbol der Weisheit gilt, ist der Schlüssel zum Verständnis von *Cerato*: er stärkt unser Vertrauen in die eigene Intuition, die innere Sicherheit, in die Stimme unseres höheren Selbst. Weise ist, wer gelernt hat, dieser inneren Stimme zu gehorchen.

In blockiertem Zustand fehlt das Vertrauen in die eigene Intuition und Inspiration. Aus Unsicherheit und Zweifel unterdrückt man die innere Stimme, *"misstraut den eigenen Entscheidungen, sucht daher unentwegt Bestätigung durch andere und wird gewöhnlich schlecht beraten"*. (Bach)

Statt auf die innere Stimme zu hören, der Überlegenheit und Wahrheit des höheren Selbst und seinen Eingebungen Wert beizumessen, fängt der Charakter *Cerato* an zu räsonieren, und wenn ihm die Diskrepanz zwischen verstandesmäßigem und intuitivem Erfassen einer Situation Zweifel verursacht, sucht er Antworten und Hilfen von außen, hängt allen nur denkbaren Theorien, Doktrinen und Strömungen an und läuft von einem zum anderen, um Rat einzuholen.

Menschen vom Typ *Cerato* füllen die Sprechzimmer von Ärzten, Heilern und Therapeuten, von Astrologen, Hellsehern und Handlesern. Einige befragen vor jeder Entscheidung die Karten, das Pendel und jede denkbare Form der Voraussage oder des Orakels. Als Patienten erscheinen sie gewöhnlich mit einer Liste von Fragen beim Arzt, und häufig suchen sie mehrere Spezialisten zum gleichen Problem auf. Die Ungewissheit bezüglich ihrer Krankheit scheint sie mehr zu quälen als das Übel selbst.

In ihrem Eifer, sich besser zu informieren, besuchen sie Seminare und Vorträge, sammeln Nachschlagewerke und

Fachliteratur. So wie sie Kenntnisse zusammentragen, "sammeln" sie auch Informationen, Meinungen und Ratschläge. Aber all dies kann im Grunde ihre Zweifel nicht zerstreuen; sie erschöpfen sich im Anhäufen von Wissen, statt Vorteil daraus zu ziehen, indem sie ihre Erfahrungen und Informationen nutzen und mit ihnen arbeiten. Ihre Erkenntnisse bleiben steril, fruchtlos, isoliert vom tätigen Leben, weil Selbstvertrauen und die Sicherheit, Entscheidungen zu treffen, nur aus der lebendigen Erfahrung wachsen können.

Laut Bach *"beschränken sie sich zu sehr auf die Einzelheiten statt die wesentlichen Züge [ihres] Lebens zu erkennen: [für sie] zählen mehr Konventionen und Unbedeutendes statt wichtiger Themen. (...) Sie sind töricht. Sie könnten weise Meister und Lehrer sein, aber es sieht so aus, als kümmerten sie sich zu sehr um äußere Umstände"*.

Im positiven Zustand von *Cerato* hat man Vertrauen in die eigene Meinung und fürchtet sich nicht davor, eigenverantwortlich Entscheidungen zu treffen, im vollen Bewusstsein, dass man auch irren kann. Man kann Informationen sammeln und auswerten, um sie anzuwenden. Man hört auf seine innere Stimme und kann gelassen urteilen. Eine solche Persönlichkeit handelt weise.

Mit der Einnahme von *Cerato* wird man empfänglicher für seine innere Stimme und entwickelt - indem man sein Selbstvertrauen stärkt - allmählich seine Intuitionsfähigkeit. Mit der Zeit lernt man, leicht und schnell zu erkennen, zu interpretieren und zu entscheiden; man kann seine Meinung gelassen und selbstsicher verteidigen.

Eine Blockade *Cerato* ist häufig begleitet von einem oder mehreren der negativen Zustände 4 *Centaury*, 19 *Larch* und 28 *Scleranthus*.

Die Ursache der Blockade ist oft in einer falschen Erziehung zu suchen, die jegliche Spontaneität und Phantasie unterdrückt, indem sie sich lediglich auf die Aneignung großer Mengen von Daten, Zahlen, Fakten durch den Schüler stützt. Dies ist vor allem der Fall in Gesellschaften, in denen die Entwicklung des Individuums mit freiem Willen und eigener Urteilsfähigkeit sowohl in der familiären als auch in der schulischen Erziehung unterdrückt wird. Natürlich sind unmündige Ja-Sager, die sowohl Althergebrachtes als auch von oben Diktiertes fraglos anerkennen, bequemer für Eltern wie für Regierende!

Bei Kindern und Jugendlichen finden wir häufig einen vorübergehenden Negativzustand *Cerato;* die Blüte hilft schnell aus dieser natürlichen Etappe von Zweifel und fehlendem Selbstvertrauen.

CERATO, SYMPTOME IN BLOCKIERTEM ZUSTAND:
- Zweifel an eigenen Erfahrungen und Entscheidungen
- völliges Fehlen von Vertrauen in die eigene Urteilsfähigkeit
- ist ständig auf der Suche nach gutem Rat durch andere
- "verschlimmbessert" Richtiges in Prüfungen und Arbeiten
- sucht seine Meinung ständig zu bekräftigen mit Hilfe von Sitte und Konvention, Moden, Vorbildern und Berühmtheiten
- ständige Zweifel an einmal getroffenen Entscheidungen
- die Gier nach Wissen, das doch nicht angewendet wird
- ständige Suche und Bitte um Bestätigung durch andere
- sucht bei Problemen immer neue Spezialisten auf und gibt jeden Rat zugunsten des nächsten auf
- totale Unsicherheit, wenn jemand eine entgegengesetzte Meinung vertritt
- ist sehr leicht zu beeinflussen und zu beeindrucken
- lässt sich gegen seine Überzeugung und häufig zu seinen Ungunsten umstimmen
- stetes Schwanken bezüglich eigener Meinungen und Überzeugungen
- nutzt jede freie Minute zum Lesen und Lernen

- ermüdet seine Umgebung durch ständiges Fragen
- imitiert leicht Vorbilder oder stärkere Persönlichkeiten
- wirkt auf andere naiv bis dumm wegen seiner Leichtgläubigkeit

VORSCHLÄGE ZUR UNTERSTÜTZENDEN BEGLEITUNG DER THERAPIE:
- Meditation, Kontemplation, vorzugsweise in der freien Natur
- (Atem-) Übungen, die die Aufmerksamkeit zentrieren helfen (Tai-Chi, Yoga, Zazen)
- Situationen ins Gedächtnis zurückrufen, in denen die Intuition ihren Wert bewiesen hat
- Entscheidungen treffen im vollen Bewusstsein der Verantwortung, einschließlich eines möglichen Irrtums

POSITIVE LEITSÄTZE:
- Ich vertraue mir.
- Ich vertraue meiner inneren Stimme.
- Ich höre auf meine Eingebung.
- Ich vertraue meinem inneren Wissen.
- Nur ich weiß, was richtig für mich ist.
- Ich trage die Verantwortung für mein Leben.

Errare humanum est. - Irren ist menschlich.

ROM

Wer seinen Kopf mit den Worten anderer füllt, hat keinen Platz mehr für eigene.

ARABISCH

Ein Weiser fragt sich selbst nach den Ursachen seiner Irrtümer, ein Tor fragt andere.

CHINA

Tote Gelehrsamkeit bringt's im Leben nicht weit.

Wer viel fragt, geht viel irr.

Bücher fressen und nicht käuen ist ungesund.
ALLE DEUTSCHLAND

Hör nicht, was die andern schrei'n,
wage stets, du selbst zu sein!
INA SEIDEL

Alle Dinge, die man gegen sein Gefühl und gegen sein inneres Wissen tut, anderen zuliebe, sind nicht gut, und müssen früher oder später teuer bezahlt werden.
HERMANN HESSE

Wer immer nur Autoritäten zitiert, macht zwar von seinem Gedächtnis Gebrauch, aber nicht von seinem Verstand.
LEONARDO DA VINCI

Sieh nicht, was andre tun;
der andern sind so viel,
du kommst nur in ein Spiel,
das nimmermehr wird ruhn.

Geh einfach Gottes Pfad,
lass nichts sonst Führer sein,
so gehst du recht und grad,
und gingst du ganz allein.
CHRISTIAN MORGENSTERN

6 CHERRY PLUM - PRUNUS CERASIFERA - KIRSCHPFLAUME

Die Kirschpflaume ist auf dem Balkan zu Hause. Sie ist ein kleiner Baum, nur zwischen vier und acht Meter hoch und hat eine kugelförmige Krone, wenn er nicht - wie es oft geschieht - in Heckenform angepflanzt und zurechtgestutzt wird. Die leuchtend grünen Blätter erscheinen erst nach den Blüten; sie sind oval und gezackt und werden nur etwa zwei bis drei Zentimeter lang.
Als erster weißblühender Baum blüht die Kirschpflaume je nach Standort von Februar bis Anfang April. Die Blüten haben einen Durchmesser von etwa zwei Zentimetern und zahlreiche goldgelbe Staubgefäße, die in einem Büschel zwischen den fünf strahlend weißen runden Blütenblättern hervorstehen.
Jede Blüte ist mit ihrer stillen Schönheit ein Abbild der göttlichen Vollkommenheit. In der kargen winterlichen Landschaft wirkt der duftige Schimmer dieser ersten weißen Blüten wie ein Signal des wiederkehrenden Lebens, ein Versprechen von Frieden, Versöhnung und Vergebung.

> *Schlüsselsymptome:* Verzweiflung – Angst, die Selbstbeherrschung zu verlieren oder den Verstand – Angst, unkontrolliert etwas Schreckliches zu tun
> *Tugenden:* natürliche Selbstbeherrschung – Gelassenheit und Ruhe, auch unter äußerem Druck und in Stresssituationen

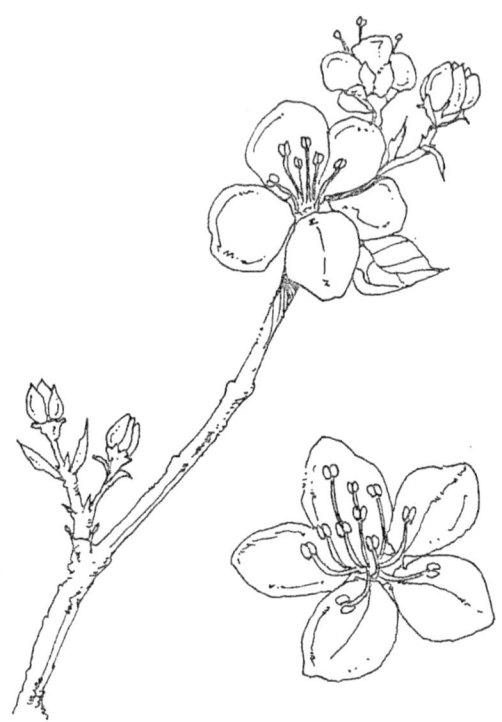

6 CHERRY PLUM - KIRSCHPFLAUME

Der Kirschpflaume als einem Pflaumengewächs schreibt man die gleichen Eigenschaften zu wie den Pflaumen allgemein: sie gilt als abführend, reinigend und harntreibend.

Im positiven Zustand von *Cherry Plum* ist man gelassen und ausgeglichen und erlaubt auf diese Weise, dass alle Impulse aus dem Unterbewusstsein ins Bewusstsein aufsteigen können, wo man sie wahrnehmen kann, völlig ehrlich gegen sich selbst.

Im negativen Zustand verfolgt und unterdrückt man jeden Kontakt mit schmerzhaften Seeleninhalten und verhindert so die eigene seelische und geistige Weiterentwicklung.

Da alle unterdrückten Impulse im Verborgenen ins Ungeheure wachsen, nimmt auch die so gespeicherte, unterdrückte Wut, Sorge oder Angst dergestalt zu, dass sie sich jederzeit in unkontrollierbaren Ausbrüchen von Jähzorn entladen kann.

Bach empfiehlt die Blüte *"all denen, die fürchten, dass sie aufgrund starker innerer Anspannung den Verstand verlieren oder ungewollt schreckenerregende und fürchterliche Dinge tun könnten, von denen sie wissen, dass sie nicht recht sind, die aber dessen ungeachtet in ihren Gedanken auftauchen, begleitet von dem Impuls sie durchzuführen".*

Cherry Plum ist nicht nur die Blüte für alle mit stark cholerischem Temperament, sondern für jeden extremen, schier unerträglichen Spannungszustand, wie er durch alle - nicht nur die negativen - unterdrückten Impulse zwangsläufig hervorgerufen wird.

Jeder starke natürliche Impuls, den wir aufgrund von Erziehung, Sitte, Zurückhaltung oder Furcht unterdrücken, rächt sich, indem er Gegendruck aufbaut, bis es zur Explosion kommt.

Mitunter kann eine Blockade *Cherry Plum* jahrelang unbemerkt bleiben; die betreffende Person nimmt sich so zusammen, dass sie gewisse manische Züge bekommt, wodurch erst eine Diagnose möglich wird: sie läuft beispielsweise ständig hin und her wie der Tiger im Käfig, wäscht sich zwanghaft die Hände (in welchem Fall man *Cherry Plum* mit 10 *Crab Apple* kombiniert), oder kritisiert und tadelt völlig unbegründet alles und jeden (hier kombiniert man mit 3 *Beech*).

Andererseits kann der negative Seelenzustand von *Cherry Plum* der Auslöser sein für manche völlig unbegreifliche schreckliche Tat, wie sie mitunter von Menschen begangen wird, die dann von ihrer schockierten Umgebung als bisher immer ruhige, sanfte Mitbürger und liebevolle Familienväter usw. geschildert werden.

Ein extremer *Cherry-Plum*-Zustand ist eine der tiefsten, gefährlichsten und zerstörerischsten Formen von Depression; wer daran leidet, kann tatsächlich die Kontrolle verlieren, er wird hysterisch und besessen von aggressiven oder selbstzerstörerischen Impulsen, die ihn bis hin zu Mord, Selbstmord oder einem Amoklauf führen können.
Wer Grenzsituationen von Schrecken oder Dauerstress erlebt hat, wie sie zum Beispiel Soldaten an der Front, Geiseln oder Gefangene durchleiden, fällt leicht in eine Blockade *Cherry Plum*.
Ein *Cherry-Plum*-Vater, der die Selbstkontrolle verliert, ist imstande, sein Kind totzuschlagen und auch dann noch nicht innezuhalten.
Die Blüte hilft auch denjenigen, die irgendwann einmal Drogen genommen haben, um aus problematischen oder unglücklichen Situationen zu "fliehen"; will man letztere mit Drogen zudecken statt sie zu lösen, gerät man in einen extremen Spannungszustand – wie er auch mitunter schon nach einmaliger Einnahme von LSD oder anderen psychedelischen Drogen auftreten kann. Erreicht man das notwendige Loslassen nicht bewusst mittels Tiefenentspannung, kann *Cherry Plum* helfen, Ruhe und Kontrolle wiederzuerlangen.
Ebenso ist die Blüte angezeigt in Fällen von Epilepsie, Parkinson'scher Krankheit und Hirnstörungen. Um Neugeborenen mit einer möglichen leichten zerebralen Dysfunktion zu helfen, gibt man die Substanz in den ersten Lebensminuten auf die Fontanelle; dies ist insbesondere nach einer Zangengeburt sinnvoll.
Außerdem wendet man die Essenz bei Kindern mit sehr hohem Fieber an.
Cherry Plum ist, kombiniert mit 11 *Elm* äußerst wirksam bei Bettnässern. Tagsüber werden sie von ihren Eltern oder Erziehern derart unter Druck gesetzt, kontrollieren sich selbst

so stark, dass sie sich nachts, wenn das Wachbewusstsein schläft, durch tiefe Entspannung erleichtern müssen. Dabei geben sie schon geringem Blasendruck nach und nässen ein. Mit diesem Verhalten erreichen sie mehr als nur die nächtliche Entspannung: indirekt bestrafen sie ihre zu strengen Eltern, die nicht nur nachts die Bettwäsche wechseln müssen, sondern sich auch dem Problem gegenüber in zunehmendem Maße hilflos fühlen.
Sekundäres Einnässen kombiniert mit Einkoten dagegen deutet eher auf eine 14 *Heather*-Problematik.
Cherry Plum wirkt sehr schnell, was in der Kombination des *Rescue Remedy* besonders wichtig ist.
Die Blockade *Cherry Plum* ist die Unfähigkeit, innerlich loslassen zu können; ihren Ursprung finden wir in der Befürchtung, dass sonst unbewusste Inhalte ins Wachbewusstsein aufsteigen und Panik- oder Angstzustände hervorrufen könnten.
Laut Scheffer gibt es andere, esoterische Erklärungen für einen *Cherry Plum*-Zustand: eine Seele, die in früheren Leben Schuld auf sich geladen hat durch den Missbrauch spiritueller Kräfte, will damit nicht konfrontiert werden. Und eine hoch entwickelte Seele kann so zart sein, dass sie die Begegnungen mit einer chaotischen, verlogenen und vergifteten Umwelt nicht erträgt. Die Konfrontation dieser hochsensiblen Seele mit der aktuellen irdischen Situation kann zu einer chronischen *Cherry-Plum*-Blockade führen, die sich in einem angespannten Zustand von Abwesenheit und Zerstreutheit äußert.
Das Hauptthema von *Cherry Plum* ist die Angst vor den dunklen und gewalttätigen Inhalten, die der Betreffende vage in sich wachsen fühlt. Er weiß nicht, **dass im Verlaufe jeder spirituellen Entwicklung neben den positiven konstruktiven Kräften auch die entgegengesetzten dunklen und destruktiven aufsteigen.** Durch den Versuch, sie zurückzuhalten, nehmen sie an Kraft zu. Nur wer sich erlaubt, *alles* zu erkennen und

anzuerkennen, was in den tiefsten Tiefen seiner Seele ruht, wird die nötige Energie freisetzen, um innerlich zu wachsen und zu reifen und den Weg zu gehen, den sein höheres Selbst ihm zeigt.

Die Persönlichkeit im positiven *Cherry-Plum*-Zustand kann alle Inhalte ihres Unterbewusstseins positiv und konstruktiv nutzen, in ruhiger Gelassenheit und *"ohne Schaden zu nehmen an ihrer Seele"*. Sie kann ihre Mission erfüllen und dabei seelische und äußere Grenzsituationen durchleben, ohne daran zu zerbrechen. Sie kann spontan und offen ihre großen Kräfte sinnvoll einsetzen. Sie trägt in sich die Möglichkeit zu einer starken spirituellen Entwicklung.

CHERRY PLUM, SYMPTOME IN BLOCKIERTEM ZUSTAND:
- Angst, gewalttätig zu werden und schreckliche Dinge zu tun
- Angst, verrückt zu werden, die Selbstkontrolle zu verlieren
- Mord- oder Selbstmordgefahr
- steht unter starkem seelischem Druck
- sieht keinen Ausweg aus einer Situation
- Angst vor einem Nervenzusammenbruch
- Angst, den Verstand zu verlieren
- isoliert auftretende heftige, gewalttätige Impulse
- Angst vor unkontrollierbaren Gefühlen, vor allem den verborgenen, dunklen
- Angst vor unkontrollierbaren geistigen Kräften
- Jähzorn, Wutausbrüche (Kinder werfen sich schreiend auf die Erde)
- krankhafte Eifersucht, die sich bis zum Othello-Syndrom steigern kann (hier kombiniert man *Cherry Plum* mit 35 *White Chestnut* und 15 *Holly*)
- Eltern, die Angst haben, jeden Augenblick die Kontrolle zu verlieren und z.B. ihre Kinder zu schlagen
- fixe Ideen, Manien, Besessenheit

- äußerste Anspannung, die sich in zwanghaften Handlungen zeigt, z.B. unruhigem Hin- und Herlaufen "wie der Tiger im Käfig", pausenlosem zwanghaftem Sprechen, obsessiver Selbstbeobachtung
- Unfähigkeit zur Entspannung, aus Angst, dass "etwas Schreckliches passiert"
- Kinder, die über längere Zeiträume hinweg sexuell missbraucht wurden
- unterdrückte und/oder überforderte Kinder, die zu Bettnässern werden
- Bluthochdruck, Spannungskopfschmerz

VORSCHLÄGE ZUR UNTERSTÜTZENDEN BEHANDLUNG DER THERAPIE:
- Entspannungsübungen, Yoga, Tai-Chi, Autogenes Training
- Meditationsübungen, am besten unter Führung
- sportliche Aktivitäten, die Spontaneität und Phantasie erfordern
- das Loslassen üben, Fallenlassen, Springen in Sport und Spiel
- eine Psychotherapie ist mitunter unverzichtbar

POSITIVE LEITSÄTZE:
- Ich atme Frieden und Gelassenheit.
- Ich vertraue voll meiner inneren Führung.
- Ich verfüge über all meine Energie.
- Meine Selbstbeherrschung ist natürlich und zwanglos.
- Ich erfülle treu meine Lebensaufgabe.
- Ich sehe alle Bilder meiner Seele an.

Er sagte ihnen aber ein Gleichnis davon,
dass man allezeit beten und nicht lass werden solle.

LUK. 18;1

Was sich nicht in Tränen löst, schafft sich in Seufzern Luft.

Ich wollte singen und fing an zu weinen.

*Wen der Skorpion gestochen hat,
der fürchtet sich vorm Schatten.*

ALLE SPANIEN

Worte und geschleuderte Steine kann man nicht zurückholen.

Wer lächelt, statt zu toben, ist immer der Stärkere.

BEIDE JAPAN

Simple Vergnügungen sind die letzte Zuflucht der Komplizierten.

OSCAR WILDE

7 CHESTNUT BUD - AESCULUS HIPPOCASTANUS - ROSSKASTANIENKNOSPE

Chestnut Bud wird aus der Blatt- und Blütenknospe der weißblühenden Rosskastanie, 35 *White Chestnut*, hergestellt. Ihr Verbreitungsgebiet sind alle gemäßigten Zonen Europas und Amerikas. Der Baum wächst sehr schnell bis zu einer Höhe von etwa dreißig Metern und erreicht höchstens hundertfünfzig Lebensjahre. Die Knospen sitzen an der Spitze jedes der schnell wachsenden neuen Triebe und beherbergen unter mehreren klebrigen Hüllblättern nicht nur den Keim der Blütenkerze, sondern als inneren Schutz auch die großen handförmigen Blätter. Die Knospen sind daher auffallend dick und scheinen zusehends anzuschwellen, bis sie schließlich im April oder Mai aufspringen, explosionsartig, mit der ganzen Kraft des Frühlings, der Jugend, des Lebens selbst!

Die Kastanienknospen sind ein Symbol der Lebenskraft; haben sie erst die Blüten und Blätter freigegeben, entfalten sich diese in kürzester Zeit, und es beginnt die Entwicklung, deren End- und Höhepunkt die reife Frucht ist: die Kastanie.

Schlüsselsymptome: Wiederholung von Fehlern – lernt nichts durch Erfahrung – Mangel an Beobachtung

Tugenden: Fähigkeit aus eigenen Erfahrungen und denjenigen anderer zu lernen – Beobachtungsgabe

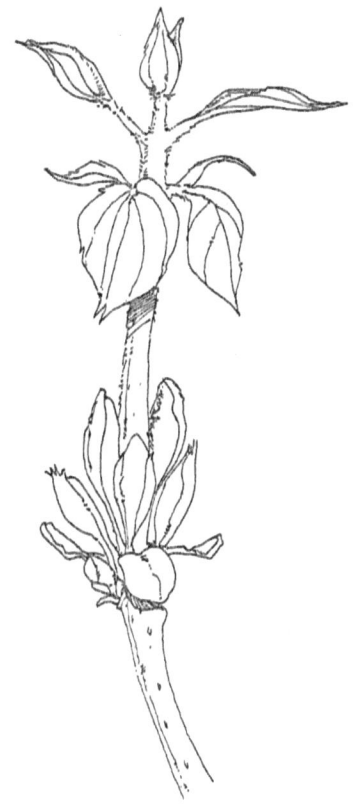

7 CHESTNUT BUD - ROSSKASTANIENKNOSPE

Der deutsche sowie der latinisierte griechische Name weisen auf Pferde hin: Kastanien dienen diesen nicht nur mitunter als Futter; Türken und Zigeuner verabreichen sie ihren Reittieren auch als Medizin.

Im sechzehnten Jahrhundert kam die Kastanie aus Griechenland nach Zentraleuropa. Buchmann beschrieb 1861 ihre medizinische Anwendung, vor allem im Zusammenhang mit Gefäßerkrankungen wie Gefäßkrämpfen, Krampfadern, Hämorrhoiden, Venenentzündung. Etwas später ersetzte die Rinde des Baums die teure "Chinarinde", das *Chinin* gegen die Malaria. Kastanienprodukte sind so wirksam bei rheumatischen Erkrankungen, dass schon ein paar Früchte im Bett oder in der Kleidung getragen gegen die starken Schmerzen helfen.

Die Bedeutung des Zentauren, des mythologischen Pferdemenschen, hilft uns, die Symbolik des Pferdes in den verschiedenen Kulturen zu verstehen. Er repräsentiert die zwei Seiten: das dunkle, *chthonische*, das Erdwesen mit den tellurischen Kräften der Instinkte, das mit dem gesunden "Pferdeverstand" seinen Weg auch angesichts großer Hindernisse findet. Das sich allerdings auch mitunter blockiert zeigt und dann das gleiche Verhalten in vergleichbarer Situation immer wiederholt. Andererseits ist der Zentaur das Sinnbild der Inspiration, des "höheren" Verstandes, der geistigen, spirituellen Suche des Schützen.

Die Charakteristika von *Chestnut Bud* haben zu tun mit der Fähigkeit und Bereitschaft, aus Irrtümern zu lernen, und mit der Verwirklichung von Plänen und Projekten im Hier und Jetzt.

Folglich ist die Blockade eine Zeitlang der "natürliche" Begleiter der meisten Kinder und Jugendlichen während der Wachstums- und Reifephase. Alle Charaktere *Chestnut Bud* konzentrieren sich mehr auf ihre Projekte, auf die Zukunft, als auf die Anforderungen der Gegenwart. Sie handeln daher, ohne sich die Zeit zu nehmen, zurückzublicken, nachzudenken und etwas aus den eigenen oder den Erfahrungen anderer zu lernen. Sie sind so damit beschäftigt, ihre Pläne zu verwirklichen und ihrem Ziel entgegenzueilen – wie durchgehende Pferde - sodass sie sich nicht erlauben, ihre Fehler zu registrieren und aus ihren Niederlagen zu lernen. Folglich wiederholen sie ihre Irrtümer ungezählte Male, ohne je ihr Ziel zu erreichen.

Ihre Fehler können ganz banaler Natur sein; sie verpassen zum Beispiel immer ihren Bus, verlieren wiederholt ihre Handschuhe, vergessen ihre Hausschlüssel, essen Dinge, die ihnen nicht bekommen. Die Schüler machen immer wieder die gleichen Fehler in Orthographie oder Mathematik. Wenn Außenstehende diese Tatsachen beobachten und ihnen gegenüber erwähnen, sind sie gewöhnlich erstaunt, zucken die Schultern, geben zwar zu, dass sie ständig die gleichen Fehler machen, können sich aber nicht erklären, weshalb.

Bach sagt dazu: *"Während für viele eine einzige Erfahrung genügt, benötigen diese Personen mehr, manchmal häufigere, bis sie ihre Lektion beherrschen."* Es ist ihnen außerdem unmöglich, selbst wenn sie andere beobachten, deren Fehler für sich zu vermeiden.

Es gibt auch schwerwiegende Irrtümer, die der *Chestnut Bud* Typ nicht vermeiden lernt; wir kennen alle

- die Tochter des Alkoholikers, die sich immer wieder einen vom Alkohol oder in anderer Weise abhängigen Partner sucht und nicht verstehen kann, dass ihr schweres Leben nur solange ihr "Schicksal" ist, wie sie selbst es nicht zu ändern versucht;
- den Autofahrer, der immer wieder die gleiche Art von Verkehrsunfall verursacht;
- die Frau, die immer wieder auf verheiratete Männer "hereinfällt".

Häufig haben diese Menschen mit ihren Eltern eine bestimmte Form des Zusammenlebens "erlernt", die sie jetzt in jeder Beziehung wiederholen: mit Lehrern, Chefs, Partnern usw. Trotz des immer wiederkehrenden und wachsenden Leidensdrucks sind sie unfähig zu einer anderen Art von Beziehung; sie sind völlig auf diese konditioniert. Es ist wie ein Stück, das sich unendlich oft wiederholt, weil die Akteure keine neuen Schritte dazulernen.

All diese Personen scheinen nicht fähig, sich mittels eines Lernprozesses, einer Erfahrung zu entwickeln. **Um Entwicklung möglich zu machen, wird das Leben uns so oft mit der gleichen Situation konfrontieren, bis wir sie endlich nutzen, ihre Lektion lernen und unseren Weg fortsetzen können.**

Unser höheres Selbst kennt unseren vorgeschriebenen Weg. Es wird uns immer darauf zurückführen - wir müssen nur auf unsere innere Stimme, die Stimme der Intuition, horchen und ihr folgen.

Es sieht so aus, als ob der Typ *Chestnut Bud* seine Situation nicht erkennen <u>will</u>, dass er weder mit seinen Erfahrungen, noch mit seinen Zielen arbeiten will, denn er handelt häufig gegen seine innere Stimme, obwohl er gleichzeitig ahnt, dass er einen schon bekannten Fehler wiederholt. Man könnte die Blockade *Chestnut Bud* "Schicksalsneurose" nennen, weil sie die totale Verweigerung angesichts des individuellen Schicksalsweges darstellt; die Person kennt daher weder Parameter für ihre Handlungen, noch Mittel, ihre Zukunft auf der Gegenwart aufzubauen.

Mit Hilfe von *Chestnut Bud* können wir lernen, jeden Augenblick unseres Lebens mit der gleichen Frische, Neugier und Intensität zu leben, wie wir sie im Frühling spüren, wenn die Knospen platzen. **Nur so, indem wir voll in der Gegenwart leben, aber gestützt auf die Erfahrungen der Vergangenheit, können wir unsere Zukunft vorbereiten.**

Kinder und Jugendliche mit einer Blockade *Chestnut Bud* wirken immer etwas zerstreut, weil sie nicht das notwendige Interesse an der Gegenwart zeigen, ähnlich 9 *Clematis* und 16 *Honeysuckle*. Allerdings unterscheiden sie sich von diesen sonst deutlich, weil *Honeysuckle* sich an eine glückliche Vergangenheit klammert (oder eine traumatische leugnet!) und *Clematis* passiv von der Zukunft träumt und Luftschlösser baut. Dagegen plant und verfolgt *Chestnut Bud* Zukunftsprojekte, allerdings ohne sich auf die Erfahrungen der Vergangenheit zu stützen.

Mit Hilfe der letztgenannten Blüte macht der Schüler auf einmal gute Fortschritte; seine Leistungen verbessern sich zusehends. Es ist erstaunlich, wie wirksam es sein kann, wenn Eltern und Erzieher sich außerdem geduldig auf die besondere "Wirklichkeit" und das individuelle Tempo dieser Kinder einstellen, statt mit den sattsam bekannten Methoden von Druck und Forderungen zu operieren, die hier überhaupt nichts - wenn nicht eine Verschärfung der Situation - bewirken.

Den Eltern von *Chestnut Bud* Kindern ist die Einnahme von *3 Beech* und/oder 18 *Impatiens* zu empfehlen! Sie erleichtert *allen* Beteiligten die Situation.

Chestnut Bud ist hilfreich bei Autismus und Down-Syndrom (Mongolismus), auch in vielen Fällen von Arteriosklerose. Es erhöht die Fähigkeit zu Beobachtung und Konzentration, in ähnlicher Form wie *9 Clematis*.

Es ist (in Verbindung mit *Clematis*) angezeigt bei wiederholt auftretenden Problemen der Sinnesorgane, denn Seh- oder Hörstörungen, bis hin zu Blindheit oder Taubheit, können dann entstehen, wenn jemand die Wirklichkeit oder seinen individuellen Weg nicht sehen oder akzeptieren will. Das gleiche gilt für Gehstörungen, inklusive Unfälle des Fortbewegungsapparates: der Charakter *Chestnut Bud* will

seinen Weg nicht gehen, bzw. vor seinem Schicksal davonlaufen, aber dieses lässt ihn nicht entkommen.
Die Blüte ist ebenfalls angezeigt bei allen Krankheiten, die periodisch auftreten, oder in Form von Anfällen, wie beispielsweise Migräne, Akne, Asthma, Krämpfe.
Es scheint, als ob man sich unter der Einnahme von *Chestnut Bud* mit mehr Objektivität sehen könnte, mit größerem Abstand ruhig und ohne Eile alles beobachten, was geschieht, und dabei lernen, seine Zukunftspläne auf die augenblickliche Realität abzustimmen.
Chestnut Bud im positiven Zustand zeigt große Fähigkeiten zum Lernen und Sich-Anpassen, beobachtet und registriert aufmerksam und objektiv alles, was geschieht und ist in der Lage, aus allem, nicht nur den eigenen Irrtümern, Nutzen für die Zukunft zu ziehen.
So stellt jede eigene und fremde Erfahrung für ihn eine Bereicherung dar, die ihm erlaubt, das Leben täglich aufs Neue zu "erleben" und zu genießen.

CHESTNUT BUD, SYMPTOME IN BLOCKIERTEM ZUSTAND:
- Wiederholung von Irrtümern
- Unfähigkeit, aus eigener oder fremder Erfahrung zu lernen
- Mangel an Beobachtung, Retrospektive und Konzentration
- sieht nicht das Vergangene, als hätte er kein Gedächtnis
- Lernblockaden, langsame Entwicklung
- Lernschwierigkeiten, weil Erlebtes nicht verarbeitet wird
- fängt ständig neue Dinge an, ohne etwas zu Ende zu führen
- lebt nicht voll die Gegenwart, da ständig mit dem Kopf beim nächsten Schritt
- "sucht" immer die gleichen Auseinandersetzungen, Probleme, Unfälle, Abenteuer, ohne Erfahrungen zu integrieren
- naiver und sorgloser Eindruck
- Beschäftigung mit tausend unwichtigen Dingen, nur um nichts

Wesentliches tun oder vorbereiten zu müssen
- schiebt mit allen möglichen Tricks und Entschuldigungen Unangenehmes und Langweiliges vor sich her
- vergisst ständig Schlüssel, Schirm, Abschalten von Licht oder Gas, Bezahlen der Telefonrechnung usw.
- Arteriosklerose
- sporadisch auftretende Krankheiten
- anfallsweise auftretende Erkrankungen wie Asthma, Akne, Migräne, Krämpfe

VORSCHLÄGE ZUR UNTERSTÜTZENDEN BEGLEITUNG DER THERAPIE:
- Hobbies, die "erden" helfen, wie z.B. Brotbacken, Töpfern, Gartenarbeit oder Topfpflanzenzucht
- jeden Abend die Tagesereignisse erinnern und analysieren; Erlerntes hervorheben, Änderungen anstreben

POSITIVE LEITSÄTZE:
- Ich sehe klar, was ist.
- Jede Erfahrung lehrt mich etwas.
- Schritt für Schritt komme ich voran.
- Ich lebe und lerne hier und heute.

*Ein Baum, dessen Stamm du kaum umfassen kannst,
fängt mit einem Samenkorn an.
Auch ein Weg von tausend Meilen beginnt mit einem Schritt.*
LAO TSE

*Das Leben darf nichts sein, was uns zustößt,
während wir dabei sind, andere Pläne zu schmieden.*
JOHN LENNON

Die 38 Blüten

*Es gibt kein Problem, das nicht auch ein Geschenk
für dich in Händen trüge.
Du suchst Probleme, weil du ihre Geschenke brauchst.*
RICHARD BACH

*Das Beste ist die tiefe Stille, in der ich
gegen die Welt lebe und wachse und gewinne,
was sie mir mit Feuer und Schwert nicht nehmen können.*
JOHANN WOLFGANG VON GOETHE

Ein Mann kommt nicht mit dem Schnurrbart zur Welt.
ALBANIEN

Weise ist, wer von jedem Menschen lernt.
JIDDISCH

Niemand kommt fertig zur Welt.
BÁLTASAR GRACIÁN

*Einen Fehler begehen und sich nicht bessern,
bedeutet wirklich fehlen.*
CHINA

Wer zu schnell läuft, findet die Antilope nicht.
BANTU

Kein schlimm'rer Tauber als der, der nicht hören will.
SPANIEN

Es ist noch kein Meister vom Himmel gefallen.

Erfahrung ist ein langer Weg und eine teure Schule.

Durch Schaden wird man klug.
ALLE DEUTSCHLAND

Geborenwerden ist einfach, aber ein Mensch zu werden, ist schwer.

PHILIPPINEN

Er war sonst ein Mensch wie wir, nur musste er stärker gedrückt werden, um zu schreien. Er musste zweimal sehen, was er bemerken, zweimal hören, was er behalten sollte, und was andere nach einer Ohrfeige unterlassen, unterließ er erst nach der zweiten.

GEORG CHRISTOPH LICHTENBERG

Es kommt alles wieder, was nicht bis zum Ende gelitten und gelöst wird.

HERMANN HESSE

8 CHICORY - CICHORIUM INTYBUS - WEGWARTE, ZICHORIE

Die Wegwarte wächst als luftige Staude; mit ihren holzigen, verzweigten Stielen erreicht sie etwa einen Meter Höhe. Wir finden sie im Brachland auf sandigen, steinigen Böden, an hellen, besonnten Wegrändern, zwischen bestelltem Feld und auf Waldlichtungen der kalten und gemäßigten Zonen in Europa und Amerika.

Die grünen Stiele und Blätter sind behaart; sie wächst - ähnlich dem Löwenzahn - aus einer Grundrosette, deren große gelappte Blätter auf der Unterseite borstig behaart sind. Die stiellosen oberen Blätter am Stängel sind klein, lanzettförmig und schwach gezähnt.

Die Pflanze fällt auf durch ihre strahlend blauen Blütensterne; auf feuchteren und weniger sauren Böden "verwässert" die leuchtende Farbe bis zu einem blassen Himmelblau oder Rosa.

Die 38 Blüten

Sie wachsen büschelweise ohne Stängel aus den Blattachseln. Sie blühen den ganzen Sommer über, auf den britischen Inseln zwischen Juli und September. Jede Einzelblüte öffnet sich nur für die sonnigen Vormittagsstunden eines einzigen Tages, mittags verblüht sie.

Schlüsselsymptome: Manipulation und Herrschsucht – Abhängigkeit von der Zuwendung anderer – Selbstmitleid
Tugenden: selbstlose Liebe, die behütet und pflegt – hingebungsvolle Mütterlichkeit

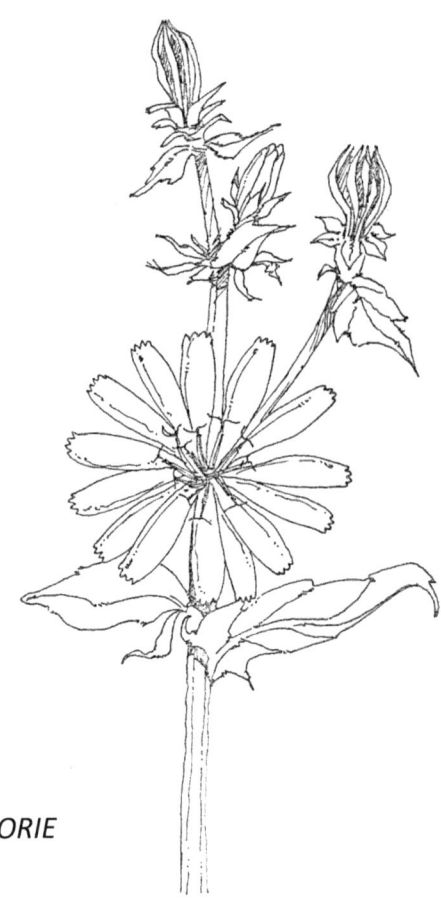

8 CHICORY - WEGWARTE, ZICHORIE

Das leuchtende Blau der Wegwarte ist die Farbe der Hingabe, der spirituellen Liebe; Bach nennt es das Blau der Gottesmutter Maria.

Die Qualitäten von *Chicory* haben etwas zu tun mit der Erdmutter Demeter, der Göttin der Feldfrucht, und mit Pacha Mama, der lebensspendenden Erdgöttin der südamerikanischen Indianer. Sie finden Ausdruck in der großzügigsten Fürsorge und Pflege, in der hingebungsvollsten Liebe für jedes Wesen, das unsere Hilfe braucht, oder, wie Bach sagt, *"in der Sehnsucht, unsere Arme auszubreiten und alles um uns zu segnen"*.

Im positiven Zustand verkörpert *Chicory* die Mütterlichkeit in all ihrer selbstlosen Liebe. Es ist dies das Sinnbild der Selbstentäußerung, des Verzeihens, des Verstehens und der sorgenden Hingabe.

In blockiertem Zustand sind diese "weiblichen" Qualitäten auf groteske Weise pervertiert, mitunter in ihr Gegenteil verkehrt. Statt ihre Liebe und Hilfe selbstlos allen zu geben, die sie brauchen, trägt diese Person ständig ihr großes Bedürfnis, ihre egoistische Forderung nach Aufmerksamkeit zur Schau. Ein englischer Bach-Kenner spricht daher von der "bedürftigen Mutter", *the needy mother*, im Vergleich zum "bedürftigen Kleinkind", *the needy child*, von *14 Heather*.

Den Typen *Chicory* finden wir verkörpert in allen Altersstufen und beiden Geschlechtern. Immer buhlt er um Aufmerksamkeit, sucht er Mittelpunkt zu sein; selbst kleine Kinder arbeiten mit allen Tricks: um ihr Ziel zu erreichen, können sie süß und zärtlich sein oder frech und fordernd, auch erpresserisch.

Innerhalb einer Familie kann die Problematik zwischen *Chicory* und *Heather* schwanken; die beiden haben viele wechselseitige Bezüge. Die *bedürftige Mutter* kann auch beziehungssüchtig sein: die Person, die alles macht, sich aufopfert und Kontrolle ausübt, um nicht die Zuneigung derjenigen Person zu verlieren, von der sie abhängig ist.

Auch der deutsche Name Wegwarte hilft uns verstehen: er nimmt Bezug auf die Legende, nach der die Zichorie eine verzauberte, in die Blume gebannte Prinzessin ist, deren Liebster mit dem Kreuzheer nach Jerusalem ziehen musste, und die jetzt bewegungslos am Wegrand steht und seine Rückkehr erwartet.

Weil der Hauptzug von *Chicory* die mütterliche Liebe ist, ist der klassische negative Typ die Supermutter, die sich für alle "aufopfert". Sie gibt vor (und glaubt es!), dass sie alles nur zum Wohle ihrer Familie macht. So wird es schier unmöglich, sich ihren Forderungen und Manipulationen zu entziehen. Sie mischt sich in alles ein, dirigiert teils wie ein Feldwebel, teils mit Diplomatie die Geschicke ihrer Lieben, was bedeutet: ihrer Familie und aller Freunde und Nachbarn. Sie ist völlig überzeugt, alles nur aus Liebe und Hilfsbereitschaft zu tun ("Ich will ja nur dein Bestes!"). Solche Menschen sind unfähig, nicht nur zu erkennen, wie lästig ihre Hilfe ist, sondern auch, dass sie den normalen Reifeprozess ihrer Partner und Kinder verhindern. Wer eine *Chicory*-Mutter *(overprotective mother)* hat und überbehütet aufwächst, bleibt in mancherlei Hinsicht zurück; besonders schwierig wird es für ihn, eines Tages sich aus ihren alles umschlingenden "Fangarmen" zu befreien und aus dem Haus zu gehen, um sein eigenes Leben zu leben.

Heiratet das Kind einer *Chicory*-Mutter trotz dieser Schwierigkeiten, mischt diese sich nicht selten als dritte in die junge Ehe, selbstverständlich nur, "um zu helfen"; sie kann einfach nicht loslassen! So verhindert sie nicht nur die notwendige Entwicklung der Partnerschaft: ihr Verhalten bremst auch die eigene Entwicklung, weil es jeden freien Energiefluss verhindert.

Hinter der Maske von Gutherzigkeit und Wohltätigkeit kann *Chicory* in seinem Hunger nach Liebe und Anerkennung egoistisch, besitzergreifend und manipulativ sein, bisweilen bis zur Erpressung.

Manchmal wächst die Blockade allmählich: *Chicory*-Eltern machen auf Außenstehende immer einen guten Eindruck; sie tun alles für ihre Kinder, lassen sie nie allein und führen überhaupt ein "vorbildliches" Familienleben. Sie fangen an, indem sie die kleinen Kinder behüten, fahren fort, indem sie die etwas größeren kontrollieren und ihre Macht einsetzen; das geht so weiter, bis sie nicht nur die ständig fühlbare Liebe ihrer Kinder fordern, sondern auch deren ewige Dankbarkeit. Sie erwarten von ihnen, auch wenn sie längst erwachsen sind, dass sie nie ihre "Pflichten" ihnen gegenüber vernachlässigen, sich an allen Festtagen bei ihnen einfinden und ihr ganzes Leben lang getreu den Grundsätzen des Elternhauses leben und handeln.

Es gibt auch Situationen, in denen jemand leicht in *Chicory*-Verhalten verfällt: die junge Mutter verliert ihren Mann und versucht, die dadurch entstehende (innere) Leere auszufüllen. - Die im Beruf erfolgreiche Frau bleibt zuhause, weil sie Mutter wird. Sie konzentriert all ihre Energie und Tüchtigkeit jetzt auf den Familienkreis und entwickelt sich zu dem erst in den letzten Jahren entstandenen Typ der "Supermutter", gebildet durch einschlägige Literatur, Medien und Mütterkreise, pausenlos für die Kinder unterwegs und beschäftigt, ohne sich oder den Kindern eine Verschnaufpause zu gönnen.

Manchmal entwickeln sich gleichsam symbiotische Eltern-Kind-Beziehungen mit gegenseitiger Abhängigkeit; auch, wenn die Kinder längst ihre eigenen Familien haben und weit weggezogen sind, fühlen sie die Verpflichtung und die Notwendigkeit, ihre Eltern zu sehen, wann immer diese danach verlangen. Diese Beziehung ist besonders häufig bei alleinstehenden Müttern mit nur einem Sohn, für den die Ablösung, das Durchtrennen der seelischen Nabelschnur aus eigener Kraft sehr schwierig, mitunter unmöglich ist. (Hier helfen der Mutter *Chicory* und 14 *Heather* und beiden 33 *Walnut*!)

Das "Familienbild" wirkt so überzeugend auf alle, dass niemand es wagt, Mama zu verletzen. Alles gehorcht, damit sie nicht leidet und sich nicht "kränkt", krank wird.

Aber es sind nicht nur die Mütter, es gibt auch Männer mit stark ausgeprägtem Charakter *Chicory* oder Junggesellen und -gesellinnen, die den gesamten Kollegenkreis tyrannisieren. Sie manipulieren jeden unter dem Vorwand und im besten Glauben, es "zu seinem Besten" zu tun!

Viele von ihnen kommen aus dysfunktionalen, problematischen Familien - häufig mit alkohol- oder drogenabhängigen Eltern - und haben sehr früh in *Chicory*-Manier angefangen, die Situation im Haus zu kontrollieren. Sie hofften dafür, wenn nicht Liebe, dann doch wenigstens ein Mindestmaß an Zuwendung (das sich durchaus in Prügeln äußern kann!) und Dankbarkeit zu erhalten, nicht immer der Sündenbock zu sein und nicht zu sehr zu leiden.

Normalerweise suchen sie dann Beziehungen zu schwachen, abhängigen, häufig suchtkranken Partnern, die unfähig sind, für sie zu sorgen und echte Zuneigung zu fühlen und auszudrücken, sie eventuell sogar misshandeln.

In diesen Paaren erhalten die Partner - beides Kranke - ein stabiles Gleichgewicht aufrecht, das beiden den Ausbruch aus der Beziehung erschwert. Mit ihrem Verhalten, das selbstlos und hingebungsvoll erscheint, binden sie den anderen an sich, halten ihn in ihrem Einfluss- und Manipulationsbereich, und wenn einer von beiden sich aus diesen Fesseln befreien will, ist der andere gekränkt und klagt über Undankbarkeit. Immer glaubt der *Chicory*-Partner, den anderen doch noch ändern, ihn bessern zu können, und dann seine Zuneigung zu erhalten. Sie trachten danach, sich dem anderen unentbehrlich zu machen. Sie sind meistens die besten Schüler, sind Einserstudenten, die tüchtigsten Sekretärinnen, immer bemüht perfekt zu sein, keinen Anlass zu Kritik zu geben und "alles" für den oder die anderen zu tun.

Trotz ihrer großen Fähigkeiten und augenscheinlichen Stärke sind sie sehr verwundbar und leiden unter dem Mangel an Zuneigung und Liebe.

Ihr großer Irrtum besteht darin, dass sie etwas Unmögliches zu verwirklichen suchen: ihr Leben mit Liebe und Zärtlichkeit zu füllen, aber indirekt, indem sie jene, die von ihnen „abhängig sind", zur ewigen Dankbarkeit verpflichten. In Wirklichkeit ist das Abhängigkeitsverhältnis umgekehrt: *Chicory braucht* die Abhängigkeit des Partners, der Kinder, anderer. Mit ihrer eigenen Bedürftigkeit und ihrem Egoismus halten diese Menschen die anderen fest. Sie können "ihre Lieben" nicht freigeben, ihre Tricks und Intrigen, ihre Gefühle und Vorstellungen nicht lassen, weil sie es nicht ertragen, allein zu sein und sich darum ungeliebt zu fühlen.

Fast alle haben wir mehr oder weniger stark ausgeprägte Züge von *Chicory* - aber kaum einer kann es sich oder anderen eingestehen.

Selbstverständlich sind die negativen Eigenschaften selten so karikaturhaft übertrieben, wie es hier dargestellt wurde. Meist bewegt sich alles mehr unter der sichtbaren Oberfläche, ist subtiler, was es umso schwerer macht, sich diesen Einflüssen zu entziehen, ohne Schuldgefühle zu entwickeln. Auch leben nicht alle derart unbewusst, dass sie nie versuchten, gegen ihre eigene innere Haltung anzugehen. Wenn sie das Schädliche ihrer Situation erkannt haben, wenn sie lernen, dass jeder für sein Wachstum und seine Fehler selbst verantwortlich ist, dass ihre innere Leere nicht durch gekaufte oder erpresste Liebe ausgefüllt werden kann, sind sie oft schon auf dem Wege, sich und ihr Verhalten zu ändern.

Aber es ist fast immer ein langwieriger und schmerzvoller Weg, voller Umwege und Rückschläge, der ohne Hilfe von außen kaum zu bewältigen ist.

Der Charakter *Chicory* erweckt oft den Anschein, "erblich" zu sein, wegen der gegenseitigen Abhängigkeit zwischen den Generationen und des Beispiels, das die Eltern ihren Kindern geben. Haben die Kinder keinen starken und selbständigen Charakter, leben sie in ständiger Abhängigkeit oder erkranken schwer, was wiederum ihre Abhängigkeit sichert.

Die typische Krankheit in Familien mit *Chicory*-Problematik ist Asthma, wegen der Atemnot, des Mangels an Luft; außerdem jede Form von Abhängigkeit, aufgrund des schwachen Charakters und um die Realität der Beziehungen zuzudecken, sie nicht sehen zu müssen. *Chicory* sucht sich auch Krankheiten, die viel Aufmerksamkeit und Pflege erfordern oder im Umfeld Mitleid oder Angst auslösen: "Du kannst jetzt nicht weggehen! Denk an Mutters Herz!" - "Wie kannst Du so grausam von Auszug reden, wenn du weißt, dass Papa krank ist?!" - "Wenn du diesen Kerl heiratest, bringe ich mich um!" *Chicory* will und kann einfach nichts und niemanden loslassen. Die Zeiten, in denen sich eine Krankheit äußert, sind folglich geprägt durch Verlustängste: Scheidung, die Kinder verlassen das Elternhaus, die Ehefrau will wieder arbeiten gehen, ein Kind will allein verreisen...

Aber man erkrankt nicht nur, um zu erpressen: das schon erwähnte Asthma kann auftreten sowohl beim Charakter *Chicory*, weil er jemandem "die Luft nimmt", ihn "nicht atmen lässt" als auch bei dem durch ihn Unterdrückten, weil dem die "Luft", die Freiheit fehlt. (Die Luftnot beim Anfall kommt davon, dass man die Luft nicht loslässt, dass man nicht durch Ausatmen Platz schafft fürs Einatmen.) *Chicory* hat aufgrund seiner Mutterproblematik auch mit den Sexualorganen zu tun, wo es zum Beispiel Zysten produzieren kann, weil der freie Energiefluss gestört ist. Es ist besitzergreifend, unersättlich und greift daher die Leber an - die als Ergebnis überzogener Forderungen, übertriebenen Essens und Trinkens usw. erkrankt; den Magen - wegen des überstarken Wunsches, geliebt, affektiv genährt zu werden; den Darm - Verstopfung zeigt an, dass man etwas egoistisch zurückbehalten will; vor allem aber die Fingergelenke - weil die Hände nicht loslassen wollen. Wenn das äußere Daumengelenk versteift, sprechen wir vom "Geizdaumen"!

Die Volksmedizin hat seit alters her die Wegwarte und ihre bittere Wurzel in Verbindung gebracht mit der Reinigung des Körpers: um den Magen auszuputzen, Galle, Leber und Milz zu reinigen und zu stärken, die Nieren zu spülen (die einen starken Bezug zu Partnerschaft haben!), um die Verdauung anzuregen oder den Appetit.

Diese Aufzählung von Krankheitstendenzen verwundert nicht, weil wir das Thema der Essenz kennen: loslassen oder sich lösen, freisetzen oder sich befreien. Fast alle Wurzeln, die Bitterstoffe enthalten, wurden und werden als Reinigungs- und Abführmittel eingesetzt: auch bei Verstopfung will man etwas nicht loslassen.

Sogar im Falle von Gelenksteifheit (von Gicht in den Händen!) helfen – außer der Blüte! - Reinigungsdiäten gegen Schmerzen. Überhaupt ist jeder von Unreinheiten und Giftstoffen freie Organismus gesünder und stärker!

Möglicherweise hat auch die Problematik des Diabetikers viel mit *Chicory* zu tun; er hat nicht gelernt, Liebe zu empfangen und zu geben, ist unfähig, sich dem anderen zu öffnen, hinzugeben; dies in Verbindung mit der Notwendigkeit und dem Wunsch, Zuneigung zu erhalten, führt dazu, dass jemand seinen "Hunger" nach Liebe mit Süßigkeiten zu stillen versucht, aber den Zucker wieder ausscheidet, ohne ihn assimilieren zu können. *Diabetes mellitus* bedeutet "Zuckerharnruhr", "Zuckerdurchfall".

In vielen Fällen kommt es nicht zur Diabetes, sondern "nur" zur Zuckersucht!

Um zu verhindern, dass sich nach einem einschneidenden Verlust (Tod des Partners oder eines Kindes, Scheidung, Heirat eines Sohnes o.ä.) eine Krebserkrankung manifestiert, nimmt man ein bis zwei Jahre hindurch *Chicory* ein; es empfiehlt sich zu Beginn je nach Situation eine Kombination mit 29 *Star of Bethlehem* und/oder 16 *Honeysuckle*.

In der Menopause kombiniert man *Chicory* mit 33 *Walnut*.

Oft, wenn wir wegen einer Lebensänderung 33 *Walnut* verordnen, ist gleichzeitig *Chicory* angebracht, weil viele Wechsel und Veränderungen darin bestehen, etwas oder jemanden loszulassen: geboren werden, gebären, sterben, einen Lebensabschnitt, einen Ort oder eine wichtige Person zurücklassen... Wenn jemand vom Typ *Chicory* sehr von seinem Denkschema besessen ist, kann es bis zum Selbstmord kommen, wenn er nicht bekommt, was er will. Diesem Kranken ist seine Situation gewöhnlich völlig unbewusst, sodass er dringend Hilfe von außen braucht; ist er in Psychotherapie und/oder nimmt Bachblüten, ist es äußerst wichtig, dass die Umgebung ihm Grenzen setzt, sein Spiel nicht mehr mitspielt. Es wird zur Krise kommen, aber gerade dadurch wird er die Möglichkeit haben, sich von seiner Abhängigkeit von anderen zu lösen und sich selbst und seine Mitte zu finden. Die beste Hilfe kann eine Gruppentherapie sein mit Personen, die das gleiche Problem haben (sehr hilfreich in diesem Zusammenhang die Lektüre von *Robin Norwood: Wenn Frauen zu sehr lieben*).

Alle Personen vom Typ *Chicory* haben eine große innere Kraft und tragen in sich die Möglichkeit zu starker positiver

Mütterlichkeit, zu selbstloser Liebe; wenn sie in der Lage und bereit sind, ihre Haltung zu ändern und diese innere Quelle nährender und beschützender Energie und Zuneigung zu finden, wenn sie lernen, sich selbst wirklich gern zu haben und nicht auf die Zuwendung anderer zu warten, können sie ihre Blockade lösen und selbstlos anderen oder der Menschheit mit ihren Fähigkeiten dienen.
Wegen dieser Selbstlosigkeit können sie sich, ohne Dankbarkeit oder Lohn zu erwarten, denen widmen, die ihre Hilfe brauchen. **Sie sind in der Lage, überall ein warmes, gemütliches Heim zu schaffen, wo man Geborgenheit, Herzlichkeit und Liebe finden kann.** Sie erkennen die Bedürftigkeit anderer und sind unermüdlich in ihrem Einsatz von Liebe und Kraft, in ihrer Hingabe. **Mit ihrer diskreten, herzlichen und ehrlichen Hilfsbereitschaft geben sie auch sich selbst so viel innere Sicherheit und Geborgenheit, dass sie immer aus dem Vollen schöpfen und sich ganz für andere hingeben können - ohne je einen Mangel an Zuneigung zu empfinden.**
Das Sinnbild dieser Entwicklungsstufe ist die schon erwähnte Pacha Mama oder die Schutzmantelmadonna, die alle Hilflosen, Bedürftigen und Schwachen schützend unter ihren Umhang mit dem strahlenden Blau der Wegewarte-Blüte nimmt.
Menschen im blockierten und im positiv entwickelten *Chicory*-Zustand arbeiten häufig in Heil- oder Sozialberufen, wo sie sich "kümmern" und für andere, Hilfsbedürftige sorgen können.

<u>*CHICORY, SYMPTOME IN BLOCKIERTEM ZUSTAND:*</u>
- die Person ist besitzergreifend und fordernd, kann nicht loslassen
- übertriebene Fürsorge, spielt die "Glucke"
- die Supermutter, die sich für die Familie "aufopfert"
- aufmerksam alles beobachtend, findet sie immer etwas zu "verbessern"

- Einmischung, Taktik und Manipulation zur Sicherung des Einflusses
- agiert indirekt, im Verborgenen
- will immer irgendetwas für irgendwen "zu seinem Besten" ändern: „Kümmerer- oder Helfer-Syndrom"
- giert nach Zuwendung aus der ganzen Umgebung
- ist abhängig von der Abhängigkeit anderer: braucht es, gebraucht zu werden
- Selbstmitleid, wenn nicht alles nach Wunsch geht
- krankhaftes oder herrschsüchtiges Kontrollieren
- Erpressung mittels Liebesentzug oder Zuwendung
- Erpressung mittels Drohungen (Selbstmord, Weglaufen ...)
- benutzt erdrückende, erstickende "Liebe", übt keine direkte Macht aus; „ich meine es doch nur gut"
- „genug ist nie genug", will haben – haben – haben
- kann weder vergessen noch vergeben
- hat Angst zu verlieren: Angehörige, Freunde, materielle Güter
- Flucht in die Krankheit, um Mitleid zu erwecken und Einfluss zu nehmen
- Märtyrer oder Opfer, das sogar Tränen vergießt, wenn es sich nicht durchsetzen kann oder keine Dankbarkeit findet
- Eifersucht auf Freunde des Partners oder der Kinder
- sucht sich schwache, problematische, häufig süchtige oder neurotische Partner, die man dann "in Ordnung bringen" will
- Angst, den Geliebten, das Objekt der Abhängigkeit zu verlieren
- Angst, im Alter allein zu bleiben
- manchmal: symbiotische Eltern-Kind-Beziehungen
- possessive und anstrengende Kinder, die ständige Aufmerksamkeit fordern
- diktatorische Kinder, die mit Verweigerung erpressen (Schlaf, Essen...)
- Kinder, die nicht allein spielen wollen

- Asthma bei Angehörigen oder der betreffenden Person selbst
- Fingergelenke schmerzen und sind steif, mit der Zeit so deformiert, dass man kaum mehr etwas greifen kann

VORSCHLÄGE ZUR UNTERSTÜTZENDEN BEGLEITUNG DER THERAPIE:
Etwas *für sich selbst* machen! Zum Beispiel:
- sich Zeit nehmen für Atem- und Entspannungsübungen, Yoga, Tai-Chi, Autogenes Training, um Herz und Kreislauf zu harmonisieren
- sich Zeit nehmen für den Masseur oder ganz einfach für den Friseur
- und vor allem: ein Tätigkeitsfeld finden mit Aktivitäten, die das Leben erfüllen und bereichern, die "Seelennahrung" sind und innerlich unabhängig machen

POSITIVE LEITSÄTZE:
- Alles ist gut, und ich bin frei.
- Ich fühle mich reich und sicher.
- Ich mag mich.
- Ich kann freudig geben und empfangen.
- Ich lasse frei, wen ich liebe.
- Ich gebe ohne zu fordern.
- Ich respektiere jedermanns Grenzen.
- Jeder ist für sich selbst verantwortlich.
- Jeder Mensch hat das Recht, sich zu irren.

Liebst du jemanden, lass ihn frei. Er kommt zu dir zurück.
Kehrt er nicht zurück, ist er nie wirklich dein gewesen.

Hundert Männer können ein Lager bereiten, aber um ein Heim zu schaffen, braucht es eine Frau.

BEIDE CHINA

Die 38 Blüten

Ein Kind ohne Mutter ist wie eine Blume ohne Regen.

INDIEN

Wer seine eigenen Angelegenheiten liegenlässt und sich um die der andern kümmert, hat wenig Verstand.

ITALIEN

Gut meinen bringt oft Weinen.

Geiz ist die größte Armut.

BEIDE DEUTSCHLAND

Wer alles haben will, dem entgeht alles.

Wer sich in Dinge einmischt, die ihn nichts angehen, hört Dinge, die ihm nicht gefallen.

BEIDE ARABISCH

Respektiere ein Kind, und es wird dich respektieren.

SAMBIA

Sechzehn Jahre lang ein Sohn, dann ein Freund.

INDIEN

Für einen schlechten Sohn ist die Mutter verantwortlich, für einen schlechten Enkel die Großmutter.

VIETNAM

Was ihr greift, greift fest - mit leichter Hand, willig zum Loslassen in der Stunde des Abschieds.

DEUTSCHLAND, ANONYM

Dankbarkeit ist eine Pflicht, die erfüllt werden sollte, die aber keiner das Recht hat, zu erwarten.

JEAN-JACQUES ROUSSEAU

Wir werden nicht geliebt, weil wir so gut sind, sondern weil diejenigen, die uns lieben, gut sind.

LEO TOLSTOI

Das müssen wir auch lernen, liebe Schwester, andere ihr Kreuz tragen zu sehen und es ihnen nicht abnehmen zu können. Es ist schwerer als das eigene zu tragen, aber wir kommen auch daran nicht vorbei.

EDITH STEIN

9 CLEMATIS – CLEMATIS VITALBA – GEMEINE ODER WEIßE WALDREBE

Der lateinische Namensteil *vitalba* bedeutet "weiße Kletterpflanze" und rührt vermutlich von den charakteristischen weißen, wollig-flauschig-fiederigen Fäden an den Samenkörnern der Pflanze her - wie der im Volksmund übliche Name "Greisenbart". Der Stamm der Kletterpflanze erreicht auch nach vielen Jahren kaum einen Durchmesser von zwei, drei Zentimetern, kann sich allerdings bis zu dreißig Metern in der Länge an stützenden Bäumen, Mauern oder anderem entlangwinden. Die spitz zulaufenden gefiederten Blätter sind dunkelgrün und bis zu zwanzig Zentimeter lang. Die verschlungenen langen Blattstiele geben der rankenlosen Pflanze ihren Halt. Die blütenblattlosen, cremig weißen Blüten erscheinen zu mehreren in Trugdolden, zwischen Juli und September. Sie haben einen Durchmesser von höchstens zwei Zentimetern; die vier leicht samtigen Kelchblätter rollen sich zum Stiel hinauf und geben so die zahlreichen weißen Staubgefäße frei, die wie ein büschelig-runder Pinsel wirken und den "umwölkten" Eindruck der blühenden Pflanze verursachen.

Als Kletterpflanze braucht die Waldrebe zum Wachsen den soliden Unterbau eines Baumes, eines Gemäuers oder einer starken Hecke, die sie mit den Jahren völlig bedecken kann. Im Blütenschmuck wirkt sie dann schon luftig fiederig, aber erst recht vom Herbst an: mit den langfädigen weißgrauen Samen bedeckt sie fast den ganzen Winter hindurch ihre Stützpflanze mit einer wolkigen Decke, die die Konturen auflöst. Gewiegt vom Wind, hat die Pflanze nichts physisch-reales mehr, scheint eine Wolke, ein Traum, ein Zauber zu sein. Ein Wesen, das in seine Träume eingesponnen lebt.

> *Schlüsselsymptome:* *Träume als Flucht – Fehlen von Aufmerksamkeit und Interesse an der Gegenwart – Unbewusstheit*
> *Tugenden:* *Wirklichkeitssinn und Interesse an der Gegenwart – künstlerische, schöpferische Inspiration und Realisation*

Seit dem Altertum wird die Waldrebe - deren unverdünnter Saft ätzend wirkt - in der Volksmedizin, später in der Homöopathie bei vielen Erkrankungen der Haut und des lymphatischen Systems angewandt.
Das Blütenmittel *Clematis* zeigt unsere Beziehung zur Realität an.
Es holt die Träumer aus ihren Wolken auf die Erde zurück, holt sie aus ihrer Phantasiewelt und hilft ihnen, die Füße fest auf den Boden der Tatsachen zu setzen. Es verhilft zu Festigkeit und Beständigkeit.

Der negative *Clematis*-Zustand ist ein extrem passiver, introvertierter, ein Yin-Zustand.[1]

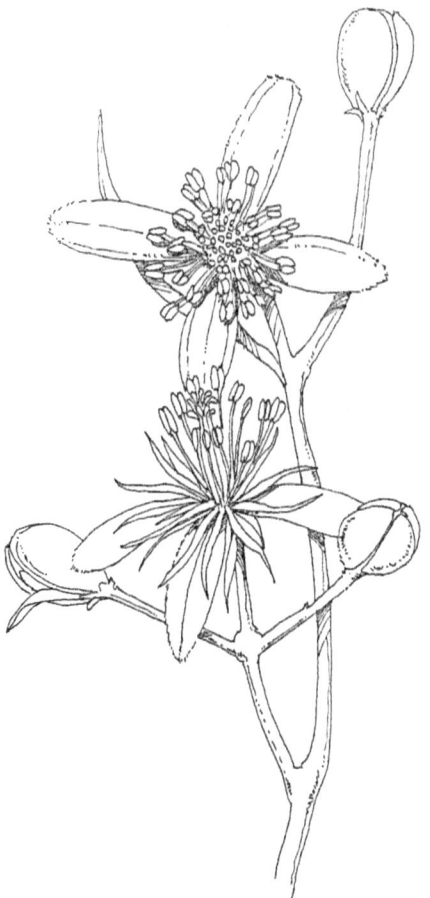

9 CLEMATIS – GEMEINE ODER WEISSE WALDREBE

---

[1] Yin und Yang sind komplementäre Kräfte, die nach der chinesischen Philosophie das gesamte Universum bilden. Yin verkörpert das passive, weibliche, sanfte, empfängliche Prinzip, Yang das aktive, männliche, harte, durchdringende. Sind beide Kräfte im Gleichgewicht, herrscht Harmonie.

Bach beschreibt diese Charaktere als *"Träumende, die nie völlig wach sind und kein großes Interesse am Leben haben. Ruhige Menschen, die nicht wirklich froh sind in ihrer gegenwärtigen Situation und daher mehr in der Zukunft als in der Gegenwart leben"*.
Statt das Leben "anzupacken", "Hand ans Werk zu legen" und eine bessere Zukunft aufzubauen, *er*-warten sie, passiv und träumend, dass sich eines Tages ihre Ideale, ihre Träume in Wirklichkeit verwandeln.
Sie bewegen sich langsam, wie schlafwandelnd und sind äußerst empfindlich gegen alle starken Sinneseindrücke. Indem sie die physische Realität fliehen, verfügen sie auch oft über wenig physische Energie: der Kreislauf ist träge, sie sind blass, haben kalte Hände und Füße.
Da sie der täglichen Wirklichkeit keinen Wert beimessen, sind sie unkonzentriert, haben ein schlechtes Gedächtnis, scheinen ständig in ihren Phantasien gefangen. Weil ihnen die "raue", oft grausame Wirklichkeit nicht gefällt, brauchen viele *Clematis* eine Brille. Da sie nichts hören wollen, neigen sie auch zu Gehörstörungen. All ihre Konzentration ist nach innen gekehrt; daher sind sie recht ungeschickt, zerbrechen leicht etwas, übersehen auf der Straße auch gute Freunde, erleiden häufig Unfälle. Sie schlafen viel mehr als andere, erstens um der unerfreulichen Wirklichkeit zu entkommen, und zweitens, weil ihnen einfach die Konzentration und die Willenskraft fehlen, sich z.B. einen Film bis zum Ende anzusehen, einen Vortrag anzuhören.
Sie sind gewöhnlich desorientiert, träumen mit offenen Augen und verirren sich leicht – in der Stadt, im Wald, im Kaufhaus oder auch unbeweglich auf einer Bank sitzend... *Clematis* ist die chronische Geistesabwesenheit. Mangels Interesse an der Gegenwart gibt es weder Ängste noch Aggressionen; es scheint so, als würde sie nichts berühren.

Clematis-Personen neigen zu Übergewicht – wie Patienten deren homöopathisches Mittel *Sepia* ist: es scheint, als fehle ihnen der feste Umriss.
Clematis ist ein typisches Blütenmittel für die Entwicklungsjahre. Die Schwelle zum Erwachsensein ist die stärkste Krise in jedem Leben; daher sind die Zwölf- bis Sechzehnjährigen sehr gefangen in ihrer eigenen Welt mit ihren Phantasien (vorzugsweise Träume um Sex und Macht). Aus Angst vor all dem Neuen und der größeren Verantwortung der Erwachsenen fliehen sie die Realität, indem sie Zuflucht suchen in ihrer Traumwelt von einer phantastischen Zukunft.
Clematis hilft auch bei Schulschwierigkeiten: der Schüler, dem zu Hause nicht genügend Aufmerksamkeit zuteilwird, kann diese in der Schule nicht aufbringen. Die Blüte ist in der *Examensformel* (siehe dort) enthalten, um Schüler, Studierende oder wen auch immer aus seinen Luftschlössern herunter in die Realität zu holen, um ihre Konzentration und Aufmerksamkeit zu stärken.
Ein *Clematis*-Patient kämpft nicht ums Gesundwerden, ihm fehlt jeglicher Antrieb zu Heilung und Selbsterhaltung, im Gegenteil ersehnt er häufig den Tod als Rettung aus diesem unerwünschten Erdendasein, diesem "Jammertal". Die Todessehnsucht der deutschen Romantiker, deren Traumwelten das hohe Mittelalter oder das Jenseits waren, und die hohe Selbstmordrate der Heranwachsenden in unserer heutigen Welt mit geringer Zukunftserwartung kann man vor diesem Hintergrund sehen. Bach nannte den negativen *Clematis*-Zustand *"eine höfliche Form des Selbstmords"*.
Menschen mit positiver *Clematis*-Energie haben sehr viel schöpferische Phantasie und bereichern das Leben mit ihrer großen Sensibilität, der Kraft ihrer Inspiration und der Schönheit ihrer Werke. Häufig arbeiten sie als Heiler, auch als Künstler, die ihre Träume Wirklichkeit werden lassen können,

beispielsweise schreibend, komponierend, Filme oder Mode machend.

Clematis hat viel mit Neptun zu tun, dem Planeten mit der Nebelhülle, der uns die Realität verschleiert. *Clematis*-Kinder, die in ihr Spiel und ihre Gedankenwelt total eingesponnen scheinen, produzieren häufig Endorphine, zur Abschirmung gegen die schmerzvolle raue Wirklichkeit. Dieser temporäre Rückzug ohne Lärm und Ankündigung ist uns von den fischebetonten Menschen bekannt; Neptun ist der Regent des Zeichens Fische. Zur Komplettierung der Bezüge zum Tierkreis fehlt der Krebs, in dessen Zeichen Neptun erhöht ist, und dessen Rücksichtnahme, fehlende Aggressivität und sensibles Eingehen auf andere den *Clematis*-Charakter trotz all seiner problematischen Seiten zu einem im Umgang geschätzten Zeitgenossen machen.

Die schöpferische Inspiration dagegen und die Fähigkeit, sie praktisch anzuwenden, künstlerisch Gestalt werden zu lassen, ist bestes Löwe-Erbe, und vielleicht der am meisten hervortretende Zug der positiven *Clematis*-Energie.

Können diese Menschen ihr schöpferisches Potential nicht entfalten, in Realität umsetzen, ist es wahrscheinlich, dass sie aus dem seelischen und energetischen Gleichgewicht geraten und in den negativen Blüten-Zustand fallen: ungenutzte schöpferische Kraft stockt, blockiert den Energiefluss und wirkt negativ auf uns wie alle Blockaden.

Viele *Clematis* ersehnen eine bessere Welt, ideal, ohne Hunger, ohne Krieg, ohne Probleme; leider sind sie unfähig zu erkennen, dass eine Zukunft ohne reale Grundlage nicht existiert, dass jede Zukunft sich an der Gegenwart orientieren und auf ihr aufbauen muss, und **dass jeder von uns *heute* die Macht und damit die Pflicht hat, seinen Fähigkeiten entsprechend am Aufbau einer besseren Welt mitzuwirken.**

Wer immer nur wartet und Luftschlösser baut, drückt sich vor der Verantwortung, die jeder von uns hat, und schadet sich selbst und allen anderen. Wir werden in diese materielle Welt hineingeboren, um in ihr zu wirken, mit irdischen Werken.
Dazu brauchen wir unseren physischen Leib, um mit ihm alle Prüfungen zu bestehen und dabei unser geistiges Leben zu bereichern, unsere Spiritualität zu entwickeln. Gäbe es dafür eine andere Möglichkeit, würden wir untätig oder in anderen nicht-körperlichen Welten bleiben, ohne die Fähigkeit, angestrebte Ziele verwirklichen zu können.
Unter der Einnahme von *Clematis* kann die Persönlichkeit sich ihrer Aufgabe im Hier und Jetzt bewusster werden und lernen, die großen Zusammenhänge zwischen der physischen und der spirituellen Welt und ihren tieferen Sinn zu erkennen. Sie kann ihre Ideale und Phantasien in die Praxis umsetzen und damit die Welt für alle sichtbar verschönern und ihr eigenes spirituelles Leben bereichern.
Ist die Blockade charakterlich, sollte das Blütenmittel über einen längeren Zeitraum hinweg eingenommen werden; *Clematis* ist aber ebenfalls in vorübergehenden Blockierungszuständen angezeigt, während einer langandauernden Krankheit, nach einem Unfall oder wenn das Bewusstsein durch starke Gefühle zu sehr in Anspruch genommen ist, wie zum Beispiel durch Trauer, Liebe, Freude, das Erwachsenwerden. Scheffer verweist in diesem Zusammenhang auf die positiven Erfahrungen mit Ehepaaren, die ohne organische Ursachen kinderlos blieben, aber nach Einnahme einer Blüten-Kombination mit *Clematis* ein Kind empfangen konnten.
Ebenfalls von Scheffer kommt der Hinweis, dass die Blüte vermutlich die körpereigene Infektabwehr von *Clematis*-Typen stärken hilft (was wir uns sozusagen als eine Erweckung der - erdnahen - Lebensgeister vorstellen können!).

Manchmal kann der Fall aus den Wolken mittels *Clematis* so grausam für den Patienten sein, dass wir - je nach Veranlagung - die gleichzeitige Einnahme von 12 *Gentian* oder 21 *Mustard* empfehlen, um eine tiefe Depression zu vermeiden (siehe auch Kapitel *Verschiedene Diagnosemethoden; Widersprüche und Kompensationen*). *Clematis* kann die Seele wieder in den Körper "zurückführen", daher kann es in jeder Situation angewendet werden, wo die Tendenz besteht, das Bewusstsein zu verlieren, auch bei schon eingetretener Bewusstlosigkeit und sogar bei Koma. Darum ist diese Blüte auch von essentieller Wichtigkeit als Bestandteil des *Rescue Remedy*: es hilft bei der Wiedererlangung des Bewusstseins und der Wieder-Integration der dreigliedrigen Persönlichkeit, was Grundbedingung für den Beginn der Selbstheilung ist und schon manches Mal ein Leben retten half.

Antriebsschwäche kann auch das Hauptmerkmal anderer Blütenzustände sein, aber diese unterscheiden sich von *Clematis* durch die auslösende Ursache, zum Beispiel Depression, Hoffnungslosigkeit oder Erschöpfung.

Von den anderen Blockaden, die durch mangelndes Interesse an der Gegenwart gekennzeichnet sind, unterscheiden wir:

9 *Clematis* - hat Phantasien, Vorstellungen, ist ein großer Träumer: sinnt in die Zukunft

7 *Chestnut Bud* - hat viele Pläne, denkt immer an etwas Neues: der Sinn ist mit dem nächsten Schritt beschäftigt

16 *Honeysuckle* - hat Sehnsucht nach der guten alten Zeit oder einer verlorenen Person: der Sinn weilt in der Vergangenheit

35 *White Chestnut* - fortgesetzter innerer Dialog, "Sprung in der Platte", die nicht weiterläuft: der Sinn ist besessen von schweifenden Gedanken

CLEMATIS, SYMPTOME IN BLOCKIERTEM ZUSTAND:
- Idealismus ohne Bezug zur Wirklichkeit
- Schläfrigkeit den Tag über, auch echte Schlafsucht: man schläft an jedem beliebigen Ort zu jeder Zeit ein
- Ohnmacht, Koma, Bewusstlosigkeit
- Schläfrigkeit als Mittel, die Wirklichkeit zu fliehen
- Illusionen, Träume von einer besseren Zukunft
- stiller Träumer, der in anderen Zeiten und Welten lebt
- keine Unterscheidungsfähigkeit zwischen Illusion und Wirklichkeit
- Zerstreutheit, geistige Abwesenheit
- sieht durch andere "hindurch", ohne sie zu erkennen
- Ungeschick
- Gleichgültigkeit angesichts guter wie schlechter Nachrichten
- fast Fehlen von Angst und Aggressionen: kein Gegenwartsbezug
- bei auftretenden Schwierigkeiten Flucht in Phantasiewelt (Bücher, Filme, Spiele, Träume)
- Schwierigkeit, eine Arbeit voranzutreiben
- Blutarmut, Blässe, Antriebsschwäche
- Benommenheit, wie narkotisiert
- verschleierter Blick in die Ferne
- Neigung zu kalten Händen und Füßen
- Tendenz zur Gewichtszunahme
- schlechtes Gedächtnis, fehlende Aufmerksamkeit, kein Interesse
- ständiges Vergessen von Terminen, Daten, Pflichten
- Tendenz zu Seh- und Hörproblemen, weil Blick und Gehör "nach innen" gerichtet sind
- verirrt sich oft unterwegs
- Kinder vergessen im Spiel Tag und Stunde, Schule oder Heimweg

- schwacher Selbsterhaltungstrieb und Antrieb zur Selbstheilung
- gibt leicht auf in Schwierigkeiten, kämpft nicht
- häufig: nicht gelebte Kreativität; Künstler oder Kreative in Berufen mit langweiliger Arbeit oder viel Routine

CLEMATIS HILFT
- Jugendlichen in ihrer schwierigsten Phase, wenn sie sich am liebsten in Traumwelten flüchten
- Schülern mit häuslichen Problemen, bei Fehlen von Aufmerksamkeit und Konzentration
- bei Drogen- und Alkoholabhängigkeit aus Realitätsflucht, in Verbindung mit 1 *Agrimony*
- bei Autismus, in Verbindung mit 7 *Chestnut Bud*

VORSCHLÄGE ZUR UNTERSTÜTZENDEN BEGLEITUNG DER THERAPIE:
- häufiges Ausgehen tagsüber, kurze Sonnenbäder
- täglicher, längerer Spaziergang, um Erdkontakt herzustellen
- Tai-Chi oder Yoga praktizieren, um den Ätherleib zu stärken
- die Erde bearbeiten, Ton formen oder Brotteig kneten, um mit der Materie in Berührung zu sein
- schöpferische Hobbies betreiben, wie z.B. töpfern, malen, weben, in Stein hauen

POSITIVE LEITSÄTZE:
- Ich verwandle meine Träume und Ideale in Wirklichkeit.
- Ich setze meine Ideen in die Praxis um.
- Meine Bestimmung und Pflicht liegen im Hier und Jetzt.
- Meine Aufgabe ist die Gegenwart.
- Ich lege Hand ans Werk.
- Heute ist ein guter Tag zum Anfangen!

Carpe diem! - Nutze den Tag!
ROM

Niemals wird dir ein Wunsch gegeben, ohne dass dir auch die Kraft verliehen wurde, ihn zu verwirklichen.
Es mag allerdings sein, dass du dich dafür anstrengen musst.
RICHARD BACH

Gelehrte Menschen gibt es viele, schöpferische jedoch sehr wenige.
MONGOLEI

Die Zeit vergeht, und ehe man sich versieht, ist für die Blumen, die man im Herbst nicht gepflanzt hat, die Zeit gekommen, nicht zu blühen.
ANONYM

Glaube mir, es ist nicht weise zu sagen: Ich werde leben.- Morgen ist's spät; heut musst du leben, leb heute!
MARCUS VALERIUS MARTIALIS

Wer viel schläft, lernt wenig.

Stein auf Stein, das kommt bis an die Wolken.

Wenn du das Schaf willst, lauf ihm nach!
ALLE SPANIEN

Erlege den Elch, solange du jung bist, wenn du im Alter auf seinem Fell liegen willst.
FINNLAND

Zähle deine Küken nicht, bevor sie geschlüpft sind.
NORDAMERIKA

Ein kluger Mensch wartet nicht auf das Glück.

UNGARN

Ein Heute ist mehr denn zehn Morgen.

Wer Pfannkuchen will, muss Eier aufschlagen.

Wer den Kern essen will, muss die Nuss knacken.

Jeder ist seines Glückes Schmied.

Träume sind Schäume.

ALLE DEUTSCHLAND

10 CRAB APPLE - MALUS PUMILA (SYLVESTRIS) - HOLZAPFEL

Der Holzapfel braucht viel Licht und Raum; daher finden wir ihn in ganz Nordeuropa an Wegrändern, in Waldlichtungen und in Hecken.
Er ist ein kleiner Baum, bis zu zehn Meter hoch, mit einer runden (apfelförmigen!) Krone. Die ovalen, dunkelgrünen Blätter sind fein gezahnt und etwa vier bis fünf Zentimeter lang. Er blüht im Mai, etwas früher als die veredelten Apfelsorten, und duftet zart und wundervoll.
Die Blütenknospen sind rosafarben, die geöffnete Blüte ist innen weiß mit rosa Schattierungen und an der Außenseite kräftig rosa. Die fünf herzförmigen Blütenblätter bilden einen Kreis von etwa zweieinhalb Zentimetern Durchmesser.
Die kleinen Holzäpfelchen, von drei bis vier Zentimetern Durchmesser, sind von goldgelber Farbe. Will man die Blütenessenz herstellen, darf man den Baum nicht verwechseln mit einem verwilderten Kulturapfel, dessen Früchte gelbrot gefärbt sind.

Schlüsselsymptome: Gefühl von geistiger und körperlicher Unreinheit - große Schamhaftigkeit – Perfektionismus bis zur Besessenheit
Tugenden: Fähigkeit zur Reinigung – Großzügigkeit, Liberalität – Fähigkeit, innere und universelle Ordnung in Beziehung zu setzen

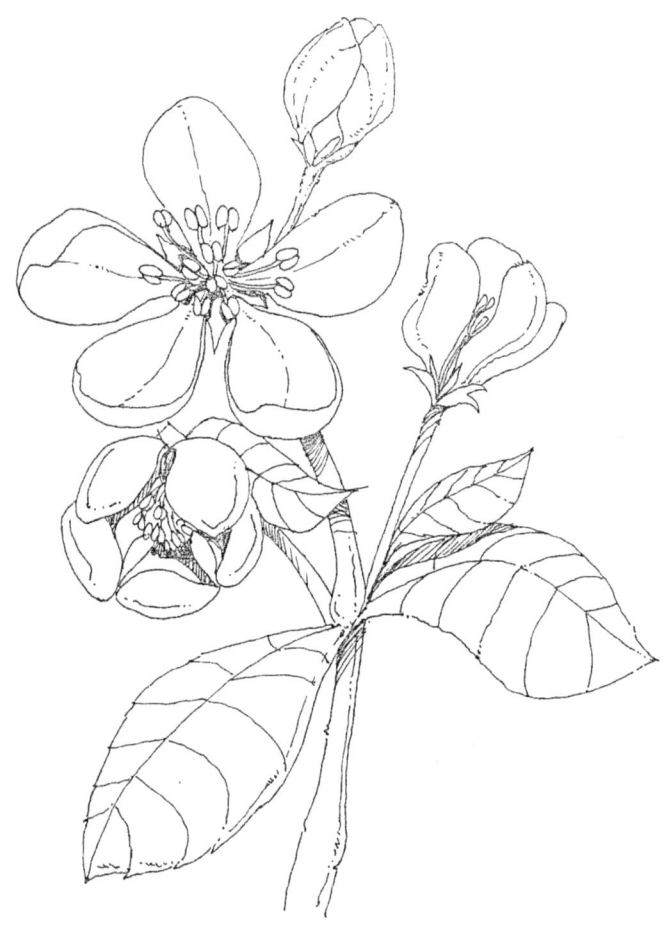

10 CRAB APPLE – HOLZAPFEL

Die Äpfel haben seit Urzeiten ihren Platz in Märchen und Mythen der Völker; darin spenden sie ewige Jugend, Gesundheit, Fruchtbarkeit und damit natürlich Schönheit und erotische Anziehung; man schreibt ihnen sogar Kräfte zu, die unsterblich machen. Die goldenen Äpfel der Hesperiden waren die Früchte der Unsterblichkeit.

Schneiden wir einen Apfel quer durch, bilden die Samenkammern ein Pentagramm: der Fünfstern als Symbol für den Menschen in Harmonie und Freiheit steht für leibliche und seelische Gesundheit.

Der Apfelbaum war einer der sieben heiligen Bäume der keltischen Druiden. Die goldenen Äpfel der Gesundheit und Unsterblichkeit sind in allen indogermanischen Kulturen die Geschenke der Göttin an den Helden.

Der Apfel, den Paris einst Aphrodite-Venus überreichte, löste den Trojanischen Krieg aus. Die Frucht ist dieser Göttin zugeordnet, das beweisen Tausende von Rezepten für magische Liebestränke.

Der Reichsapfel symbolisiert die kosmische Ordnung, die sichtbar wird in der staatlichen, kaiserlichen Ordnung. Stellen wir sein Bild auf den Kopf, erhalten wir den Handspiegel, das Symbol der Venus!

In der Volksmedizin wird der Holzapfel für Reinigungskuren verwendet, zum Abführen. Der große Arzt und Forscher Paracelsus empfahl im sechzehnten Jahrhundert Äpfel zur regelmäßigen Fastenspeise, einen Tag wöchentlich; außerdem verordnete er ihn bei vielen Krankheitsbildern als Heilmittel zur Entschlackung. Damit regt man die Lebenskräfte an und die regenerierende und reinigende Tätigkeit der Haut. Sie schenkt uns Gesundheit und Schönheit.

Mit Recht sagt ein englisches Sprichwort *"One apple a day keeps the doctor away"* (Ein Apfel täglich macht den Arzt überflüssig).

Auch die Blütenessenz reinigt den Organismus von Schlacken, Giftstoffen und Krankheitskeimen.

Es ist *"das Mittel für diejenigen, die fühlen, dass irgendetwas Unreines in ihnen ist. Häufig handelt es sich dabei um etwas offenbar Unwesentliches. In anderen Fällen kann es sich um ernstere Störungen handeln, die von den Betroffenen kaum bemerkt werden, weil sie sich ausschließlich auf Kleinigkeiten konzentrieren. In beiden Fällen sind sie ängstlich darauf bedacht, sich von dieser Sache zu befreien, um die ihr ganzes Denken kreist, sodass es für sie von größter Wichtigkeit ist, sich davon zu heilen."* (Bach)

Crab Apple brauchen vor allem Menschen, die nach Reinheit und Vollkommenheit streben, für Körper, Umgebung, Geist und in ihrem ganzen Leben, denn das Mittel hat mit Reinheit, Ordnung und Perfektion zu tun. Sie fühlen sich schon durch unbedeutende Kleinigkeiten belästigt, beispielsweise ein nicht ganz aufgeräumtes Haus, einen schmutzigen Teller in der Küche, ein Buch auf dem Tisch, eine Blume, die außerhalb des akkuraten Beetes wächst! Sie wollen einen tadellosen Eindruck hinterlassen von ihrem Haus, ihrer Familie und sich selbst. Sie setzen ihren Kindern, selbst den kleinsten, damit zu, eine für jene völlig unnatürliche Ordnung einzuhalten, selbst bei ihrem Spielzeug.

Sie bringen es fertig, während der Mahlzeit aufzuspringen, um eine Schublade "richtig" zu schließen oder ein Bild geradezuhängen!

Paradoxerweise haben fast alle ihre persönliche „Dreckecke": das kann der unaufgeräumte Schreibtisch oder Wäscheschrank, das Chaos im Schlafzimmer oder mangelnde persönliche Hygiene sein. Nur an diese Dinge zu denken, erschreckt oder ermüdet sie; sie empfinden sich selbst und ihre Anstrengungen als unvollkommen, und sind desto eifriger bemüht, bereits Sauberes und Ordentliches auf Hochglanz zu bringen. Sollte die

Dreckecke sich *in ihnen* befinden, werden sie umso mehr Sorgfalt darauf verwenden, Augenfälliges zu polieren und noch mehr Ekel zeigen vor vielen äußeren Dingen.

Aus jedem beliebigen Grund laufen sie zum Arzt: wegen eines Pickels, eines Wehwehchens, eines Niesens oder weil sie einen Tag lang keinen Stuhlgang hatten.

Das Problem dieser Persönlichkeit ist der fehlende Blick für das Ganze, das Wesentliche, daher verliert sie sich im Detail, besessen von den Kleinigkeiten, die in ihrem beschränkten Blickwinkel wichtig zu sein scheinen. Ihr Perfektionismus verbietet ihr, sich zu irren. Das kann dahin führen, dass sie ihr Leben damit zubringt, Erklärungen abzugeben und um Entschuldigung zu bitten.

Das starke Verlangen, sich rein zu halten, kann zu einer panischen Angst vor ansteckenden Krankheiten führen, vor Insekten und vor möglicherweise verdorbenen Lebensmitteln. Sie reinigt das Haus mit Desinfektionsmitteln und verfolgt jede Fliege mit einem Spray...

Zu Recht haben alle *Crab Apple* diese starken Ängste: sie scheinen so empfindlich zu sein, dass sie sehr anfällig sind und mit Leichtigkeit Unreinheiten, Keime oder negative Energien aus der Umgebung anziehen. Wenn sie sich "beschmutzt" fühlen und nicht wissen, wie sie sich auf geistige Weise reinigen können, reinigen sie sich körperlich. Manche waschen sich ständig die Hände oder duschen übertrieben häufig und ausgiebig. Angesichts der kleinsten Unreinheit reagieren sie mit Durchfall, der die natürlichste Form der inneren Reinigung ist. Die meisten empfinden Ekel vor allem Körperlichen, Instinktiven. Sie vermeiden körperlichen Kontakt: eine sexuelle Handlung, manchmal schon ein Kuss, erweckt in ihnen Scham und Widerwillen. Weil sie besessen sind von ihrer Reinheitsidee, sind sie häufig unfähig, eine gesunde Beziehung zur Natur oder zu ihrem eigenen Körper herzustellen. Hier, in der daraus resultierenden nicht natürlich gelebten Sexualität, zeigt sich das andere, das dunkle Antlitz der Venus.

Ich erinnere mich mit Entsetzen an den Fall einer jungen Mutter mit eben diesem Problem, die ihren eigenen Ekel auf ihr Neugeborenes projizierte und behauptete, der Säugling verweigere die Brust, weil ihm schon der Kontakt mit der mütterlichen Haut Widerwillen verursache. Diese Vorstellung brachte sie dazu, das Kind mittels eines aufgesetzten Gummischnullers zu stillen, um den Abstand herzustellen, den in Wirklichkeit sie selbst brauchte. - Nachdem sie auf mein Insistieren hin den Schnullervorsatz wegließ, entwickelte sich der unzufriedene, unterernährte Säugling zu einem zufriedenen und "normalen".

Im Tierkreis finden wir *Crab Apple* unter den Jungfrau-Geborenen: sie alle haben starken Bezug zum Themenkreis Krankheit-Gesundheit, und ihre Arbeit ist es, das Wertvolle, Erhaltenswerte vom Wertlosen zu unterscheiden, das abgelehnt oder ausgeschieden werden muss. Diese Unterscheidung ist Aufgabe des Darms – des hauptsächlich betroffenen Organs auch der *Crab-Apple-* Persönlichkeit!

Wenn es dieser gelingt, die kosmische Ordnung in allen Dingen zu erkennen und einen weiteren Blickwinkel zu entwickeln, sieht sie alles mit mehr Abstand und Gelassenheit, und die Dinge können für sie wieder ihren adäquaten Stellenwert einnehmen.

Im positiven Zustand von *Crab Apple* weiß die Person, dass die aus der natürlichen Ordnung geratene Umwelt lediglich der Spiegel unserer eigenen inneren Unordnung ist, und dass wir selbst die Möglichkeit in uns tragen, Harmonie und Schönheit in die Außenwelt zu bringen, auf dem Weg über innere Veränderungen.

Crab Apple ist das "Antibiotikum" im Bachschen System, die Reinigungsblüte, die auf der mentalen, der emotionalen und der körperlichen Ebene wirkt. Sie reinigt Leib und Seele, daher empfiehlt sich nicht nur ihre Einnahme, sondern auch ihre äußerliche Anwendung in Form von Kompressen, Umschlägen und Bädern (sieben Tropfen aus der *Stockbottle* im Vollbad).

Der besondere Wert von *Crab Apple* liegt auf der Hand, nicht nur wegen seiner direkten Wirkung im körperlichen Bereich - die es z.B. mit 28 *Scleranthus* gemein hat - sondern wegen seiner universellen Einsatzmöglichkeiten; es ist leicht mit anderen Blüten kombinierbar.

Die Blüte schützt und reinigt die Leber bei Unwohlsein durch übermäßiges Essen, Trinken oder Rauchen oder nach der Einnahme von starken allopathischen Medikamenten wie Antibiotika, Schmerz- oder Beruhigungsmitteln.

In diesen Fällen, wie auch bei starken Erkältungen, Entzündungen und Infekten jeder Art empfiehlt sich die Einnahme von 3 oder 7 Tropfen aus der *Stockbottle* in einem Glas Wasser, schlückchenweise getrunken über einen Zeitraum von 15 bis 20 Minuten.

In der kalten Jahreszeit beugt *Crab Apple* Erkältungen und grippalen Infekten vor; es hilft jede Art von Infektion schneller zu heilen.

Empfehlenswert ist eine Art Stoßtherapie im akuten Zustand: 3 Tropfen alle 10 Minuten, dann die Abstände langsam und kontinuierlich verlängern, bis man auf einen "normalen" Rhythmus von 5 Einnahmen täglich kommt, die Einzeldosis immer zu 3 Tropfen.

Crab Apple wirkt entzündungshemmend, sei es bei Konjunktivitis (Bindehautentzündung), Verletzungen oder Schleimhautreizungen, sehr nützlich ist hier die Anwendung von Kamillenaufguss mit einigen Tropfen der Blütenessenz in Form von Umschlägen oder Bädern.

Bei Pilzinfektionen und Blasenentzündung kombiniert man die Waschungen oder Sitzbäder mit der Einnahme von *Crab Apple* und *18 Impatiens* gegen Juckreiz und Brennen.

Crab Apple ist unverzichtbar in der Behandlung von Allergien und jeder Form von Unreinheit der Haut, die unser größtes und empfindlichstes Reinigungsorgan ist. Daher ist die Blüte in Kombination mit *Rescue Remedy* Bestandteil der *Bach-Creme*.

Auf der mentalen Ebene ist es genauso wirksam, beispielsweise, um die Angst vor Ansteckung oder übertriebenes Schamgefühl abzubauen oder in der Behandlung von Neurosen durch Schuld- oder Schamgefühl (sichtbar zum Beispiel durch zwanghaftes Händewaschen oder exzessives Duschen – hier kombiniert man es mit 24 *Pine*).

Ein Charakter *Crab Apple* kann in ausgeglichenem Zustand die Unvollkommenheit als Teil der menschlichen Natur akzeptieren. Ebenso die Natur mit allem, was dazugehört: das instinktive, materielle und unvollkommene Element und den göttlichen Funken, ihre Spiritualität. Sie hat einen liberalen und universellen Geist, der sich nicht kleinlich in Details verliert.

Die Persönlichkeit *Crab Apple* ist „selbstreinigend": bei Vergiftungen aller Art reagiert sie mit Erbrechen oder Durchfall, dadurch die Giftstoffe so schnell ausscheidend, dass sie praktisch keine Zeit haben, vom Organismus absorbiert und von der Leber katabolisiert zu werden.

Bei höherem Entwicklungsstand ist sie fähig, belastete Räume zu reinigen und die Blockaden anderer aufzulösen und die dadurch freiwerdenden Energien umzuwandeln.

CRAB APPLE, INDIKATIONEN UND SYMPTOME IN BLOCKIERTEM ZUSTAND:
- Abszesse, Erkältungen, jede Art von Infekt
- Ekzem, Heuschnupfen, Bronchitis, Asthma und andere allergische Reaktionen
- Vergiftungen durch Lebensmittel, Getränke, Drogen, Nikotin
- Leberattacken
- Personen, die sich leicht innerlich oder äußerlich unrein fühlen
- Gläubige, die sich sündig fühlen
- ständiges zwanghaftes Waschen oder Baden
- die Notwendigkeit, Stuhlgang zu haben, um innerlich "rein" zu sein
- Ekel vor sich selbst aufgrund von Ekzemen, Pickeln, Körpergeruch
- Sich-hässlich-Fühlen, wie es häufig vorkommt zu Beginn der Pubertät
- Scham über einen realen oder eingebildeten "Schönheitsfehler"
- auch ein nicht kommentierter sichtbarer "Defekt" kann die Einnahme von *Crab Apple* sinnvoll machen, z.B. Schielen
- Durchfall bei jeder Gelegenheit
- man ist besessen vom Thema seiner Verdauung und bespricht es nicht nur mit dem Arzt, sondern lässt es in jedes Gespräch einfließen
- Probleme mit den Manifestationen unserer leiblichen Natur, z.B. Küssen, Stillen, Sex, Säuglinge trockenlegen
- totale Abneigung, Ekel, Furcht oder sogar Panik vor Insekten, Krankheiten, Lebensmitteln vom Vortag, schmutzigen Toiletten usw.
- Ekel und Angst vor schmutzigen, kranken, hässlichen oder armen Personen
- Empfindlichkeit gegen Unordnung im öffentlichen und privaten Bereich

- Notwendigkeit, alles immer blitzend und blinkend zu haben
- die "perfekte" Hausfrau, übertrieben sauber und ordentlich
- man verliert sich leicht in lächerliche Details, statt die Dinge in ihrer Gesamtheit zu sehen
- entschuldigt sich oft für Irrtümer oder fehlende Perfektion
- vor dem Essen im Restaurant oder bei anderen wischt man Glas und Besteck mit der Serviette ab
- Eltern ekeln sich vor ihren "schmutzigen" Babys und Kleinkindern
- Eltern verbieten ihren kleinen Kindern, sie anzufassen
- Schwangere sind bemüht, ihren Bauch zu verstecken
- Mütter stillen so bald als möglich ab oder unterlassen das Stillen von Anfang an

VORSCHLÄGE ZUR UNTERSTÜTZENDEN BEGLEITUNG DER THERAPIE:
- zur Entspannung und Entschlackung in die Sauna gehen
- Übungen, die die Chakren, das Drüsen- und das Nervensystem ins Gleichgewicht bringen
- eine gesunde, leichte Diät beachten, vorzugsweise vegetarisch
- Konsum von Stimulantien jeder Art vermeiden
- für ausreichenden Schlaf sorgen (die Leber regeneriert sich während des Schlafes, zwischen Mitternacht und drei Uhr früh)
- Fastenkuren in jedem Frühjahr oder von Zeit zu Zeit, zur Entschlackung und Erleichterung von Körper und Geist

POSITIVE LEITSÄTZE:
- Mein Wesen ist rein.
- Jeder Mensch ist das Ebenbild Gottes.
- Im Einzelnen sehe ich das Ganze.
- Dunkle Eindrücke streifen mich nur.
- Ich bin einzigartig und glücklich.
- Schlacken und Unreines atme ich aus und nehme Klarheit auf.
- Ordnung ist okay, spontan sein ist Leben.

Die Sauna ist die Apotheke der Armen.

FINNLAND

Ein wenig am Morgen ist zu wenig;
ein wenig am Mittag ist genug;
ein wenig am Abend ist viel.

SPANIEN

Auch Menschen mit reinen Händen haben schmutzige Gedanken.

JIDDISCH

Du kannst dem Leoparden die Flecken nicht wegputzen.

KENIA

Ein Teppich lag auf der Straße; viele gingen darüber hin.
Am Abend war er grau und schmutzig wie der Weg.
Und ich sprach zu meiner Seele: Dies ist Dein Gleichnis,
o Seele, wenn du den Markt und seine Ereignisse über dich ergehen lässt.

FU KIANG

11 ELM - ULMUS PROCERA - ULME

Die Ulme ist ein starker Baum, der gut fünfhundert Jahre alt werden kann. Wenn er frei steht, ist er von majestätischem Wuchs und erreicht leicht fünfundzwanzig Meter Höhe. Manchmal wächst er auch in Hecken und Gebüschen. Heute ist es oft schwierig, ältere Exemplare zu finden, da die von Zeit zu Zeit stärker auftretende Holländische Ulmenkrankheit viele Bäume zerstört hat.

Die winzigen Blüten wachsen in sehr kleinen Dolden dicht an den Zweigen; sie sind grün mit rotem Rand und braunen Staubgefäßen. Sie erscheinen Ende Februar oder im März, danach entwickeln sich rasch die kleinen geflügelten Früchte, die der Wind mit sich führt, noch ehe die behaarten und gezahnten Blätter austreiben.

> *Schlüsselsymptome:* plötzlich auftretendes Gefühl der Unfähigkeit – erdrückt sein von Verantwortungsgefühl
> *Tugenden:* starkes Verantwortungsgefühl – Selbstvertrauen – innere Sicherheit

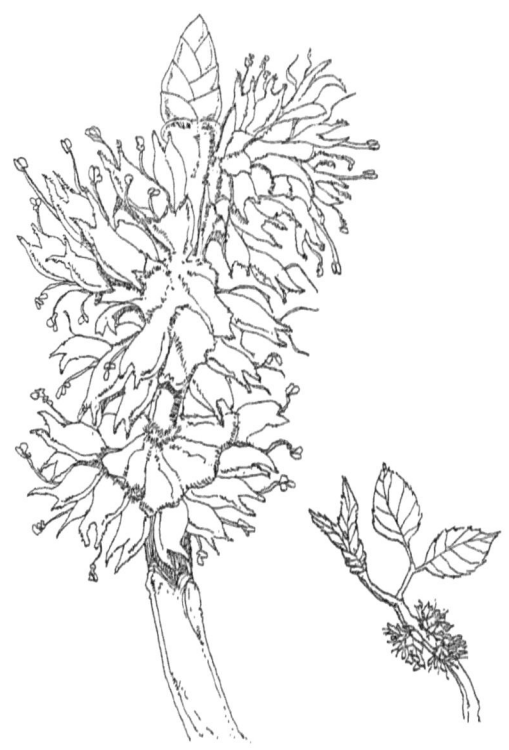

11 ELM - ULME

Wegen ihrer Kraft und ihres Wuchses lässt die Ulme sich mit der Eiche, *Oak,* vergleichen, aber bei der Ulme ist die Kraft gepaart mit einer starken Sensibilität, die sichtbar wird in den feinen und zarten Ästen.
Ihr Wuchs, die Windbestäubung, der Schleim ihrer Rinde und die geflügelten Samen deuten auf eine Verbindung zum "luftigsten" der Götter, zu Hermes-Merkur, dem mythologischen Wegbegleiter der Verstorbenen in die Unterwelt und Gott der Heiler.
Im alten Griechenland galt die Ulme als Friedhofs- und Trauerbaum.
Und wie es sich für einen Baum gehört, der dem Merkur zuzuordnen ist, schreibt man ihm vom Altertum bis heute verschiedene Heil- und Zauberkräfte zu und die Macht, vor Teufel, Hexen und Verwünschung zu schützen.
Gegen Lungenkrebs (die Lunge ist dem Merkur zugeordnet!) verordnete Rudolf Steiner ein Heilmittel aus *Viscum album*, der parasitären Mistelpflanze, die zu diesem Zweck auf einer Ulme gewachsen sein muss.
Schon in der Antike bereitete man aus Rinde und Wurzel der Ulme Arzneien für eine Vielzahl von Krankheiten, unter anderen Rheuma, Gicht, Ekzeme und Tumore.
Die Persönlichkeit *Elm* ist - wie die Ulme - sehr stark; aber ihre psychische Zartheit bringt ihr in gewissen Situationen plötzliche Zweifel an ihren Kräften und ihrer Ausdauer. Bach verordnet die Blüte *"für jene, die gute Arbeit leisten, der Berufung ihres Lebens folgen und hoffen, etwas Wichtiges zu vollbringen, das möglichst zum Wohle der Menschheit sei. Es gibt Zeiten, da sie niedergeschlagen sind und das Gefühl haben, die Aufgabe, die sie sich aufbürdeten, sei zu schwer, und ihre Erfüllung übersteige die menschliche Kraft".*
Der Charakter *Elm* zeichnet sich durch sein übergroßes Verantwortungsgefühl aus. Er kann sehr fähig sein,

außergewöhnlich begabt und sucht in der Regel eine Tätigkeit, die er als Berufung ansieht, um damit der Menschheit zu dienen. Er kann ein großer Führer werden aufgrund seiner Selbstsicherheit und seines Selbstvertrauens.

Wenn seine Abwehrkräfte einmal erschöpft sind und gleichzeitig erhöhte Anforderungen auf ihn zukommen - etwa durch höheres Alter oder eine veränderte Situation, die mehr Verantwortung und Arbeit bringt - kann es zu einer Blockade *Elm* kommen.

Plötzlich glaubt die Person, nicht mehr ihren Verpflichtungen nachkommen zu können, alles kommt ihr schwierig vor und scheint ihre Kräfte zu übersteigen.

Der auslösende Faktor kann auch ganz schlicht der Druck sein, den sie sich ständig selber macht durch den hohen Anspruch an sich selbst, ähnlich dem Typ 31 *Vervain*.

Dieses Gefühl der Unfähigkeit ist dem Zustand 19 *Larch* sehr ähnlich, aber die Blockade *Elm* tritt temporär auf und ist charakterisiert durch den plötzlich auftretenden Verlust sämtlicher psychischer und mitunter auch physischer Energie, während *Larch* eigentlich *immer* an sich und seinen Fähigkeiten zweifelt.

Die Blockaden 23 *Olive* und 17 *Hornbeam* werden durch Erschöpfung ausgelöst, *Elm* immer durch erhöhte Anforderungen.

Das typische Beispiel für *Elm* ist der ausreichend trainierte und selbstsichere Sportler, der vor dem Wettkampf plötzlich alle Kraft und jedes Selbstvertrauen verliert; der gut vorbereitete Student, der beim Eintritt in den Prüfungssaal einen totalen *Black-out* erlebt; die Super-Hausfrau, die immer gelassen und sicher alle Probleme in ihrem großen Haushalt meistert und sich auf einmal nicht in der Lage fühlt, die Vorbereitungen zu treffen für ein Familienfest, das nur wenig aus dem Rahmen des für sie Üblichen fällt.

All diese Äußerungen sind gewöhnlich von körperlichen Symptomen begleitet wie Herzrasen, Ohnmachten, Kreislaufstörungen, Weinkrämpfen, Schluckbeschwerden ("Kloß im Hals"), Nervenzusammenbruch.

Aber die "Helden" verzweifeln gewöhnlich nur vorübergehend. Diese Verzerrung ihres Blickwinkels hält nicht an, und wenn ihre Schwäche vorüber ist, sind sie wieder sie selbst. **Man kann die Blockade *Elm* als eine Warnung ansehen, nicht die persönlichen Grenzen zu überschreiten - weder die physischen noch die psychischen - denn jeder von uns, und mögen seine Ideale noch so hochgesteckt und selbstlos sein, ist auch und in erster Linie für sich selbst verantwortlich.**

Die Blüte gibt den Starken Kraft in Zeiten der Schwäche. Sie verhilft dazu, die momentanen Schwierigkeiten und die eigenen Fähigkeiten realistisch einzuschätzen. Sie stärkt die Selbstsicherheit und die Überzeugung, dass im gegebenen Augenblick die notwendige Hilfe eintreffen wird.

"Das Leben fordert von uns keine unvorstellbaren Opfer. Es verlangt von uns, unsere Lebensreise mit Freude im Herzen zu machen und ein Segen für unsere Mitmenschen zu sein, sodass wir die Welt nach unserem Besuch auf ihr gerade ein bisschen besser zurücklassen, in dem Maße, wie wir unsere Aufgabe gelöst haben." (Bach)

<u>ELM, SYMPTOME IN BLOCKIERTEM ZUSTAND:</u>
- plötzlich auftretendes, vorübergehendes Gefühl von Müdigkeit und Erschöpfung bei Menschen, die gewöhnlich genug Energie und Selbstsicherheit haben (Studenten, Lehrer, Hausfrauen, Menschen in leitender Stellung ...)
- plötzlicher Zweifel in die eigenen Fähigkeiten, wegen übertriebenen Verantwortungsgefühls
- Folgen von ermüdendem Dauerstress oder nachlassenden Kräften

- Zweifel, ob die Kräfte ausreichen, alles Angefangene oder Vorgenommene gut zu Ende zu führen
- Gefühl, dass Verantwortung oder Pflichten zu sehr zunehmen und einen zu ersticken drohen
- man lädt sich zu viel drückende Verantwortung auf, kann nicht mehr
- die gleiche Situation wie oben, aber man glaubt sich so wichtig, dass man seinen Platz nicht zu verlassen wagt
- man fühlt sich vorübergehend so müde, dass man nicht weiß, wo man mit der Arbeit anfangen soll
- reaktive Depression, weil man sich von Pflichten erdrückt fühlt
- Schüler und Studenten haben völligen *Black-out* vor Prüfungen oder Tests
- der selbstsichere und gut trainierte Spieler oder Sportler bekommt unmittelbar vor dem Wettkampf Angst und ist wie gelähmt, wenn er seinen Gegner sieht
- Bettnässen bei Kindern, die sich unter Druck gesetzt fühlen
- eine für einen bestimmten Posten gut geeignete Person verstummt plötzlich im Einstellungsgespräch (siehe Kapitel *Examensformel*)

ALS NEBENEFFEKTE KÖNNEN AUFTRETEN:
- Kopfschmerzen
- Konzentrationsstörungen bis zum totalen *Black-out*
- Kreislaufbeschwerden, Herzrasen
- Nervosität, Schluckbeschwerden
- Magenpförtnerkrampf mit schwallartigem Erbrechen
- Ohnmachtsanfälle
- Nervenzusammenbruch
- reaktive Depression
- Blasenentzündung, weil man „unter Druck" steht

VORSCHLÄGE ZUR UNTERSTÜTZENDEN BEGLEITUNG DER THERAPIE:
- in Zeiten erhöhter Arbeitsanforderungen Ruhepausen einlegen
- Personen mit großem Verantwortungsbereich brauchen zum Ausgleich ein Hobby, das ihnen Freude und Genuss verschafft
- sich klarmachen, dass man in erster Linie Verantwortung sich selbst und seiner Gesundheit gegenüber hat
- sich klarmachen, dass niemandem geholfen ist, wenn man übertreibt und dann völlig ausfällt
- manchmal einfach die Tür hinter sich zumachen und spazierengehen

POSITIVE LEITSÄTZE:
- Ich überwinde Schwierigkeiten mit Lust und Freude.
- Ich bewältige, was ich mir vorgenommen habe.
- Ich erhalte die notwendige Hilfe.
- Ich bin fähig, ... zu machen.
- Ich habe die Situation im Griff.
- Jeder hat nur so viel Verantwortung, wie er tragen kann.
- Ich habe Kraft genug, meine Aufgabe zu erfüllen.

Ein Baum, dessen Stamm du kaum umfassen kannst, fängt mit einem Samenkorn an;
auch ein Weg von tausend Meilen beginnt mit einem Schritt.
LAO TSE

Ich glaube, dass Gott uns in jeder Notlage soviel Widerstandskraft geben will, wie wir brauchen. Aber er gibt sie nicht im Voraus, damit wir uns nicht auf uns selbst verlassen. In solchem Glauben müsste alle Angst vor der Zukunft überwunden sein.
DIETRICH BONHOEFFER

Ein guter Mensch ist zuverlässiger als eine Brücke.

RUSSLAND

Meist fallen die Menschen nicht, weil sie zu schwach sind, sondern, weil sie sich für zu stark halten.

JIDDISCH

Frisch gewagt ist halb gewonnen.

Wer Gott vertraut, hat wohl gebaut.

Hilf dir selbst, so hilft dir Gott.

Wo ein Wille ist, ist auch ein Weg.

Guter Rat kommt über Nacht.

Kommt Zeit - kommt Rat.

ALLE DEUTSCHLAND

12 GENTIAN - GENTIANA AMARELLA - HERBST- ODER BITTERER ENZIAN

Der "Original"-Enzian von Edward Bach wächst auf den trockenen Weiden und kalkhaltigen Hügeln der Grafschaft Kent. Die Pflanze ist zweijährig. Im ersten Jahr bildet sie nur eine niedrige Blattrosette im kurzen, trockenen Gras aus; erst im zweiten Sommer wächst der kurze Stiel etwa zehn bis zwanzig Zentimeter hoch, umschlossen von den lanzettförmigen Blättern. Ende August bis Oktober wachsen die kleinen fünfblättrigen trompetenförmigen Blüten üppig aus den Blattachseln, sie sind hell, von rötlichem Violett, der Farbe des Todes und der Auferstehung, der siebten Farbe des

Regenbogens, der Farbe des Kronenchakras, das für unsere Spiritualität und Weisheit zuständig ist.

Der Herbstenzian ist in Gefahr, ausgerottet zu werden, da er äußerst empfindlich auf die Luftverschmutzung und chemische Schädlingsbekämpfungsmittel reagiert.

Schlüsselsymptome: Depression als Antwort auf Ereignisse – Selbstzweifel – Pessimismus
Tugenden: Vertrauen in eine höhere Ordnung oder auf Gott – Festigkeit auch in widrigen Situationen

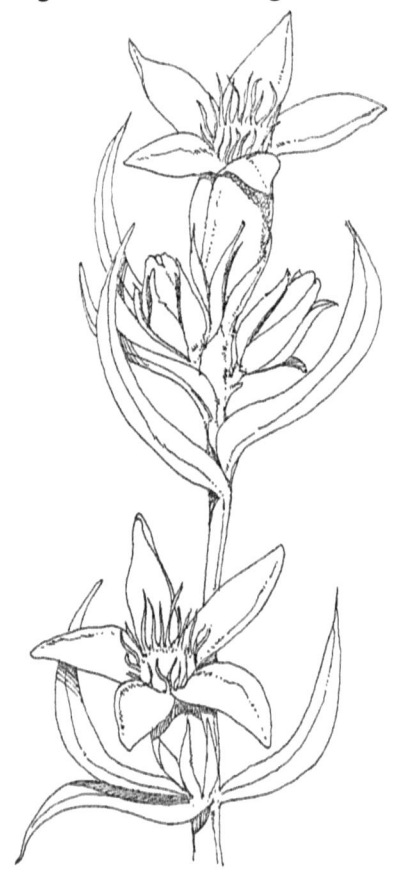

12 GENTIAN - HERBST- ODER BITTERER ENZIAN

Gentian ist das Blütenmittel gegen die exogene, reaktive Depression: *"Für jene, die sich leicht entmutigen lassen. Sie machten vielleicht schon gute Fortschritte in ihrer Krankheit oder den Angelegenheiten des täglichen Lebens, aber bereits die geringste Verzögerung oder das kleinste Hindernis lässt sie zweifeln und macht sie mutlos."* (Bach)

Die Persönlichkeit *Gentian*, die sich immer leicht niederdrücken lässt und als Folge negativer Ereignisse immer mit dem Schlimmsten rechnet, zeigt deutlich, dass sie nicht genügend Abstand hat, um ihre Situation zu beurteilen und die Existenz eines höheren Ordnungsprinzips zu erkennen.

Wenn wir uns zu dem blühenden Enzian auf einen Hügel setzen, haben wir eine herrliche Weitsicht über die offenen Täler von Kent.

Das Gleiche können wir erleben, wenn wir *Gentian* einnehmen: wir erkennen, dass vieles, das uns deprimiert, zweitrangig ist, für unser Leben bedeutungslos. Könnten wir einen weiteren Blickwinkel "erlernen", würden wir sehen, dass vieles Störende und Hinderliche nur von unserer beschränkten Weltsicht herrührt.

In den Alpen verbindet man den Enzian mit Gott, mit der Spiritualität, mit dem Glauben. *Nilkanta*, seine Bezeichnung in Hindi, ist einer der Namen des Gottes Shiva. *Gentian* hilft uns, eine höhere Ordnung zu erkennen und daran zu glauben.

Die Persönlichkeit im negativen, saturnischen Zustand kann nicht glauben, kann sich nicht als Teil des Ganzen sehen und lebt in ständigem Zweifel.

Zweifel und Pessimismus können Leib und Seele vergiften. In einigen Sprachen ist die Galle, vor allem die schwarze Galle, Synonym für schlechte Laune, Bitterkeit, Depression. Es gibt viele Redensarten, die diese Analogie betonen (zum Beispiel "mir läuft die Galle über", "Gift und Galle speien"; auch: "dem ist eine Laus über die Leber gelaufen"). In Europa, Asien und

Nordamerika benutzt man die Enzianwurzel, um von "giftigen Säften", wie schwarzer Galle oder Eiter, zu befreien, Fieber zu senken, den Darm zu reinigen, Melancholie und Liebeskummer zu verscheuchen und so wieder zu frischem Mut und neuer Energie zu kommen.

In der Blockade *Gentian* führt jedes Hindernis direkt in die Depression und Hoffnungslosigkeit. Es sieht so aus, als ob die Betreffenden sich auf der ständigen Suche nach dem Negativen befänden, nur um ihren Pessimismus und Zweifel zu rechtfertigen. Sie lassen sich niederdrücken durch kleinste Rückschläge im familiären oder beruflichen Umfeld. Ihr Verhalten ist äußerst selbstzerstörerisch. Sie kämpfen nicht, weil sie nicht auf einen Sieg hoffen. Diese negative und hoffnungslose Einstellung führt dazu, dass sie nie das Geringste riskieren und so jeden möglichen Erfolg selbst verhindern.

Auch die vorübergehende Blockade ist ein großes Hindernis, wenn jemand z.B. im Falle einer Krankheit vorzeitig aufgibt.

Natürlich zweifelt *Gentian* auch an der Wirksamkeit der Blütenmittel, trotz sichtbarer Erfolge. Manchmal bricht er die Behandlung ab, als wolle er beweisen, wie recht er mit seiner pessimistischen Einstellung hat. In seltenen Fällen verhindert eine starke Blockade tatsächlich eine Zeitlang die Heilung; zu einem späteren Zeitpunkt und bei veränderten Umständen hat die Behandlung dann oft Erfolg.

Das Blütenmittel ist sehr hilfreich bei einer reaktiven Depression, die durch ein besonderes Ereignis ausgelöst wurde: einen Verlust, eine unerwünschte Veränderung, Versagen in der Schule, Stagnation in einer Therapie, nach Unglück oder anderen Missgeschicken. Auch hormonelle Umstellungen oder die Einnahme von Hormonpräparaten oder anderen Medikamenten können eine reaktive Depression auslösen.

In den großen Veränderungen, die mit Depression durchlitten werden, wie dem Verlust des Partners oder der Beschäftigung,

Umzug, Pensionierung, Wechseljahre, empfiehlt sich die Kombination mit 33 *Walnut*.
Der negative Zustand *Gentian* ist eine Blockade auf geistiger Ebene: der Kopf bleibt gefangen in seiner Skepsis und seinen Zweifeln. Er kann sich nicht davon befreien und stellt immer alles in Frage, auch wenn er im Grunde seiner Seele um den Glauben ringt, um eine Ideologie oder eine Weltanschauung.
Jeder Mensch kann einmal Schiffbruch erleiden und schwere Zeiten durchmachen. Je nach Veranlagung wird ihn das anspornen und ihm neue Kräfte zufließen lassen oder ihn entmutigen und für die nächste Niederlage prädisponieren *(self-fullfilling prophecy!)*.
Der Typ *Gentian* versteht nicht, dass die Ursachen für sein Unglück die eigene Unsicherheit und negative Erwartungshaltung sind. Häufig steigert er sich in die noch passivere Blockade 38 *Willow* (siehe Kapitel *12 Schienen*).
Die Blüte *Gentian* hilft uns, unsere Zweifel und unsere Beschränktheit in Verständnis und Glauben umzuwandeln.
Die kleine Enzianpflanze blüht spät, wenn schon der Herbst anfängt und die Sonne keine Kraft mehr hat; sie zeigt uns mit ihren winzigen aber üppigen und kräftigen Blüten, die in spirituellem Violett erstrahlen, dass es nie zu spät ist, sich anzustrengen, um etwas Wichtiges zu erreichen. Im positiven Zustand können wir verstehen, dass Wachstum nur möglich ist aufgrund der Summe all unserer Erfahrungen.
Von oben gesehen, aus der Höhe, wo der Enzian blüht, scheinen die kleinen Fehlschläge nicht mehr wichtig zu sein; da hat man Mut genug, sich anzustrengen, um weiterzumachen, und man glaubt an ein Gelingen. Aus diesem Grund ist *Gentian* auch Bestandteil der *Examensmischung*.
Hat jemand die Blockade überwunden, so lebt er im Glauben und in der Sicherheit, dass es für jedes Problem eine Lösung gibt. Er hat auch in schwierigsten Situationen absolutes

Vertrauen und ist in der Lage, diesen Glauben anderen zu vermitteln.

Es ist ihm begreiflich, dass es kein Versagen geben kann, wenn man sich mit Leib und Seele einbringt, ohne sich um ein mögliches positives oder negatives Ergebnis zu kümmern. Er führt uns vor, wie man in Zeiten innerer Krisen in der Gewissheit leben kann, **dass Konflikte und Schwierigkeiten Bestandteil des Lebens sind, dass sie uns helfen, zu wachsen und unsere Persönlichkeit zu entwickeln, und dass diese "dunklen" Momente unseren Erdenweg erst lebendig machen: innerhalb einer höheren Ordnung werden gerade durch sie erst die lichteren Seiten, die leichten und glücklichen, deutlich hervorgehoben und sichtbar gemacht.**

Die positive Persönlichkeit *Gentian* ist in der Lage, ihr Leben mit einem Teppich zu vergleichen, einer Komposition von hellen und dunklen Farben, die nur im Zusammenspiel, in der Gegenüberstellung, all ihre Schönheit entfalten können.

<u>GENTIAN, SYMPTOME IN BLOCKIERTEM ZUSTAND:</u>
- exogene, reaktive Depression
- Pessimismus
- Depression nach Fehlschlägen, Niederlagen
- Fehlen von Vertrauen in die eigenen Fähigkeiten
- Zweifel und negative Erwartungshaltung
- fängt nach Fehlschlägen etwas Neues an, lässt es bald wieder
- gibt sich leicht geschlagen, schon beim geringsten Hindernis
- Zweifel, Ungewissheit, Skepsis bei jeder Gelegenheit
- Unsicherheit, weil Glauben und Vertrauen fehlen
- lässt leicht den Mut sinken oder ist enttäuscht
- fühlt sich als Märtyrer und Opfer, beklagt sein Geschick
- "genießt" Fehlschläge als Beweis für die Richtigkeit seiner pessimistischen Haltung
- Zweifel an der Existenz Gottes, an einer höheren Ordnung

DAS BLÜTENMITTEL GENTIAN
- stärkt die Persönlichkeit, ihren Willen
- ist ein rechtes Glaubenselixier
- gibt Kraft während der Rekonvaleszenz
- hilft, wo die Psychotherapie versagt
- hilft bei Schwierigkeiten in Schule und Studium
- macht begreifbar, dass es kein Versagen gibt, wenn man nur "lebt"

VORSCHLÄGE ZUR UNTERSTÜTZENDEN BEGLEITUNG DER THERAPIE:
- sich mit Lebensläufen erfolgreicher Personen befassen und sehen, wie diese ihre Hindernisse überwanden
- in gleicher Weise die Erfolge im eigenen Leben anerkennen
- Barockmusik hören - vorwiegend von Pachelbel, Vivaldi und Bach

POSITIVE LEITSÄTZE:
- Jedes Hindernis ist nur ein Schritt auf meinem Weg.
- Ich glaube und vertraue.
- Jedes Ereignis hat einen Sinn.
- Es ist nie zu spät.
- Ich werde siegen.
- Ich bin erfolgreich.

Wer singt, verscheucht Kummer und Sorgen.
SPANIEN

Das Glück tritt gern in ein Haus, wo man lacht.
JAPAN

Die 38 Blüten

Hinfallen ist keine Schande, aber Liegenbleiben!

Wenn Gott will, grünt auch ein Besenstiel.

Gott lässt sinken, aber nicht ertrinken.

Hilf dir selbst, so hilft dir Gott!

Es gibt nichts Ärgeres, als die Zeit mit Gejammer zu verlieren.

Jeder ist seines Glückes Schmied.

Jammere nicht, dass der Rosenstrauch Dornen trägt, sondern freue dich, dass der Dornstrauch Rosen trägt.
ALLE DEUTSCHLAND

Der Optimist hat nicht weniger oft Unrecht als der Pessimist, aber er lebt froher!
CHARLIE RIVEL

Erlittene Übeltaten meißeln wir in Marmor.
Empfangene Wohltaten schreiben wir in Sand.
SIR THOMAS MOORE

Der tätige Mann sieht, dass er das Rechte tue; ob hernach das Rechte geschehe, darf nicht seine Sorge sein.
J.W. VON GOETHE

Willst du getröstet werden, so vergiss derer, denen es besser geht und denke immer an die, denen es schlimmer ist.
MEISTER ECKART

Aus irdischen Fäden von Freude und Leid
webet die Seele ihr himmlisches Kleid.
F.M.R.

13 GORSE - ULEX EUROPAEUS - STECHGINSTER

Unter den Ginstern ist der von Bach ausgewählte *Ulex europaeus* der höchste und kräftigste mit der leuchtendsten Farbe. Er ist ein immergrüner Strauch, robust, verzweigt, stachlig, der bis zu zwei Meter hoch wachsen kann.
Wenn der Stechginster auch das ganze Jahr über blüht, zeigt er die größte Pracht seiner üppigen goldgelben Blüten von Ende März bis Ende Mai.
Wie bei allen *papalionaceae*, Schmetterlingsblütlern, sind Blüten und Samen reich an Stickstoff, der laut Rudolf Steiner die zur Beseelung der Materie, zum "Materialisieren" des Astralkörpers, notwendige Substanz ist. Die starke Astralität zeigt sich nicht nur in den eiweißreichen Samen, sondern besonders auch in der komplizierten spiegelsymmetrischen Form der auffallenden Blüten, die Schmetterlingen gleichen.
Die Pflanze gedeiht in gemäßigtem Klima in ganz Europa, vorzugsweise auf trockenen oder sumpfigen Sandböden, wo sie weite Landstriche mit dem goldenen Glanz ihrer Blüten beherrscht.

> *Schlüsselsymptom:* Hoffnungslosigkeit
> *Tugenden:* Hoffnung und Sicherheit, Schwierigkeiten überwinden zu können

Gorse ist die Blüte für die tiefe Hoffnungslosigkeit; *"diese Menschen haben den Glauben aufgegeben, dass ihnen noch geholfen werden kann."* (Bach)
Oft leiden sie an chronischen Krankheiten und haben schon viele Therapien hinter sich, ohne Besserung erfahren zu haben, oder sie leben in scheinbar ausweglosen Situationen und haben

Die 38 Blüten

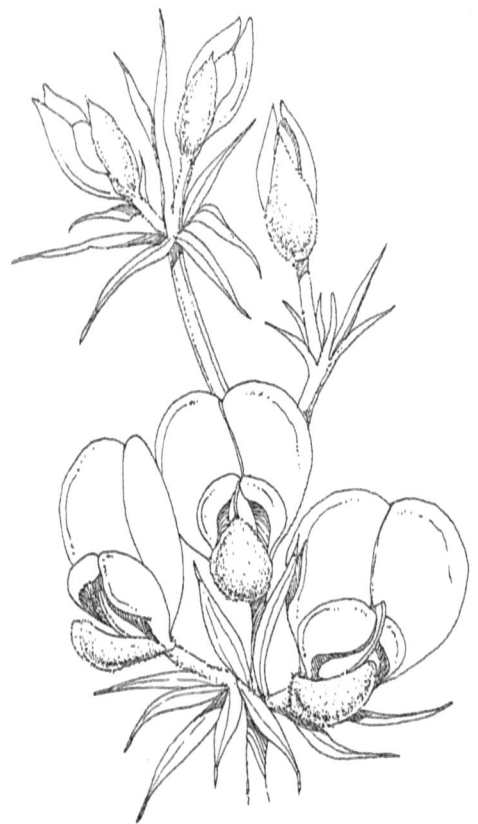

13 GORSE - STECHGINSTER

den Glauben aufgegeben, dass sich noch einmal eine Wendung zum Positiven vollziehen könnte.

Ich beziehe mich auf den Glauben im Sinne der Anthroposophen, für die die Leber der Sitz des Ätherleibes ist, wo sich die zu Heilung und Erneuerung notwendigen Kräfte befinden. Wir sehen es deutlich im Französischen, an den Worten für Leber und Glauben, *foie* und *foi*. Auch im Deutschen deutet die Etymologie des Wortes auf eine Verbindung der Leber mit den Vitalkräften: Leber und Leben!

Es gab zu allen Zeiten und es existieren bis in unsere Gegenwart Wallfahrtsorte zur (Wieder-)Erlangung der Gesundheit. Gewöhnlich handelt es sich um das Auftreten von heiligen, heilenden Wassern oder Erscheinungen. In Lourdes hat man viele Untersuchungen angestellt und erforscht und dokumentiert ständig zahlreiche Fälle von Spontanheilung. Lassen wir jede religiöse Interpretation außer Acht, können wir feststellen, dass in all diesen Fällen die durch den Glauben geweckten Kräfte der Selbstheilung wirksam sind. „Gehe hin, dein Glaube hat dir geholfen", sagte Jesus zum Gichtbrüchigen.

Im blockierten *Gorse*-Zustand fehlt dieser Glaube. Mutlose und verzweifelte Patienten, die nicht mehr an die Möglichkeit glauben, dass sich ihre Verfassung bessern könnte, sind sehr schwer zu behandeln, denn die chronische Resignation von *Gorse* ist eine totale Blockade, die eine Besserung vollständig verhindern kann. Da sie innerlich an ihrer Krankheit festhält (oder an ihrer verzweifelten Situation), ist letztendlich die Person selbst die Ursache für ihre Unheilbarkeit.

Entsprechend der nicht vorhandenen Hoffnung, der falschen Haltung des Kranken prägen sich in zunehmendem Maße die "falsche Programmierung" dem Ätherleib und die Krankheit dem physischen Leib ein. Außerdem wehrt der Kranke sich gegen sein höheres Selbst und seinen inneren Heiler, und wehrt sich somit gegen die Entwicklung seiner Persönlichkeit und also gegen seine Heilung. Manchmal scheint es, als erwarte er das Scheitern einer Behandlung, um damit den Beweis für die Begründung seiner Verzweiflung zu haben.

Der Irrtum der Persönlichkeit mit einer Blockade *Gorse* besteht in ihrer infantilen Haltung, die sie immer Hilfe von außen erwarten lässt. Sie will keine Anstrengung unternehmen, weder, um ihren Gesundheitszustand zu bessern noch ihre Lebenssituation, sie wartet auf ein Wunder, einen Wink des Schicksals, ohne sich klarzumachen, dass jede Heilung, jede

Entwicklung ein Prozess sind, der in ihrer Seele seinen Anfang nehmen muss.

Sie kann ihr Leiden nicht annehmen. Sie bleibt blind gegenüber ihrem Schicksal, ihrem Karma, und sie wehrt sich gegen jede schmerzhafte Phase ihrer Entwicklung, weil sie keinen Sinn darin sehen kann. Statt ihr Lernprogramm anzunehmen, ist sie leicht entmutigt, resigniert, verzweifelt. Sie scheint nicht mehr zu leben. Ihr Äußeres weckt unser Mitleid: sie ist von blassgelbem Teint, mit glanzlosen, tiefliegenden Augen, hat das Aussehen eines Menschen, der schon lange das Tageslicht entbehren musste.

In dieser Situation kann *Gorse* den Lebenswillen zurückgeben, die Hoffnung, indem es die Blockade zerbricht, die die Selbstheilung verhindert. So wie der Ginster in der goldenen Pracht seiner Blüten die farblose Winterlandschaft schmückt, gibt *Gorse* den Augen des Kranken wieder Glanz. So wie die leuchtende Blüte die Sonne ersetzt in den kurzen Tagen der Wintersonnenwende, so schenkt *Gorse* den Hoffnungslosen, die sich verloren fühlen, wieder Sonne und Glauben.

Der Ginster symbolisiert mit seinen Blüten die Kraft der Sonne; er lehrt uns die Kraft der Hoffnung und des neuen starken Lebens im Frühling. Dass seine Blüte der Kälte und dem Schnee trotzen kann, zeigt uns seine unzerstörbare Stärke. Im Schutz seiner stachligen Zweige finden Kleintiere und junge zarte Pflanzen Sicherheit. Es ist dies die Sicherheit und das absolute Vertrauen, die uns das Blütenmittel wiedergeben kann.

Ist jemand dazu in der Lage, einen Sinn zu erkennen im Auf und Ab seines Schicksals, in seinen Freuden und Leiden, wird er nicht nur Heilung finden, sondern auch ein reiches, sinnvolles Leben führen können.

Im positiven Zustand von *Gorse* kann man seine Lebenssituation annehmen, was die unverzichtbare Voraussetzung für eine Veränderung ist. Man weiß, dass immer die Hoffnung auf einen guten Ausgang besteht, und diese Hoffnung ist der erste Schritt auf dem Weg zu jeder Heilung! *Gorse* hilft uns, diesen ersten Schritt zu tun.

Menschen mit *Gorse*-Blockaden haben oft in ihrer Kindheit selbst an einer chronischen Krankheit gelitten oder eine solche bei einem Familienmitglied erlebt. Das Blütenmittel ist vor allem bei chronischen Krankheiten angezeigt, sowie bei jeder Stockung des Heilungsprozesses. Es gibt Kraft und Rückhalt im Augenblick der Diagnose einer schweren Krankheit.

Die Hoffnungslosigkeit von *Gorse* ("man kann gar nichts mehr tun") stützt sich meist auf die Tatsache, dass man schon unzählige Mittel und Methoden ohne den leisesten Erfolg ausprobiert hat. Sie zeigt sich wie eine unterschwellige Depression, die nur im körperlichen Geschehen sichtbar wird.

Die Kombination mit 12 *Gentian* erzielt gute Ergebnisse.

Bei Männern mit Potenzstörungen hilft, je nach Ursache der Schwierigkeiten, *Gorse* in Verbindung mit 11 *Elm* oder 19 *Larch* oder 20 *Mimulus*.

Die Blockade *Gorse* hat gewisse Ähnlichkeiten mit denen von 12 *Gentian* oder 23 *Wild Rose*, aber man kann sie gut unterscheiden:
- *Gentian* - zweifelt an einer positiven Entwicklung, verliert den Mut.
- *Gorse* - erwartet Hilfe von außen, hoffnungslos.
- *Wild Rose* - ist die totale Hoffnungslosigkeit, erwartet gar nichts mehr.

Diese drei Negativzustände - und einige andere mehr - können wir in diesen Jahren der umwälzenden Veränderungen als kollektive Zustände erleben. Nachrichten von fortschreitender Umweltzerstörung, internationalen Wirtschaftskrisen mit globaler Arbeitslosigkeit und dem weiten Weg zum Frieden in der Welt überfluten uns täglich, ohne viel Raum zu lassen für

das positive Gefühl der Hoffnung. Die Medien, sowohl die Presse als auch Rundfunk und Fernsehen, beeindrucken uns vor allem mit erschütternden Bildern und negativen Berichten; sie zeigen uns Menschen, die leiden, die ihre Situation nicht positiv verändern können. Wir hören vom Scheitern von Friedensverhandlungen, dem Anstieg der Opfer von Hunger, Kriegen und Seuchen und neuen, von wem auch immer gesteuerten Terroranschlägen.
Bedauerlicherweise werden positive Ereignisse und Entwicklungen kaum berichtet; die Sensationsgier ist so groß, dass sie oft den positiven menschlichen Aspekt zugunsten des melodramatischen verwirft. Mit der Anhäufung von schwarzen Chroniken und erschreckenden Informationen beeindrucken und beeinflussen diese schlechten Nachrichten alle, auch Personen mit positiver Einstellung und Handlungsweise. Wieviel mehr beeinflussen sie also Menschen mit Tendenzen zur Depression oder Resignation oder Jugendliche, die viel sensibler und ungeschützter sind in Bezug auf permanente Beeinflussung.
Wenn jemand Züge von 12 *Gentian* hat und sich in einer nicht sehr vielversprechenden Situation befindet, können ihn die Hoffnungslosigkeit der Umgebung und die ständige Aufnahme von schlechten Nachrichten in eine Blockade *Gorse* treiben oder wiederholte Enttäuschungen in einen Negativzustand 38 *Willow*, der sich mit der Zeit bis zur tiefen Resignation von 37 *Wild Rose* steigern kann.
Die ständige Bombardierung mit negativen Informationen kann uns mitunter die Lust am Leben rauben. Wenn wir berücksichtigen, dass die oben angeführten Blockaden Kollektivzustände sein können, sehen wir, dass außer der persönlichen, individuellen Arbeit eine "Kollektiv-Behandlung" nottut. Wir müssen jede Gelegenheit nutzen, um positive

Zeichen zu setzen und damit der pessimistischen Grundhaltung dieser Jahre entgegenzutreten.

Die Krise, die wir augenblicklich durchleben, ist nicht eine Umweltkrise, eine Wirtschaftskrise, die Flüchtlingskrise, die Krise der Familie, der Politik oder des Weltfriedens, der Religion oder der Medizin: nein, es ist eine globale Krise aller Lebensbereiche gleichzeitig.

Krisenzeit ist Zeit der Veränderung. Eine so umfassende Krise schließt alle Möglichkeiten bedeutender Veränderungen ein; wir können sie zum Positiven, zum Besseren nutzen. Daran müssen wir uns erinnern, um unser Verantwortungsgefühl und die Hoffnung wieder zu wecken. **In diesem wichtigen Moment dürfen wir das Feld nicht den Politikern, Wirtschaftsexperten und Institutionen überlassen, NEIN. Unsere Pflicht ist es jetzt, zu handeln und zu widerstehen, jeder an seinem Platz, mit seinen Mitteln und nach seinen Möglichkeiten und Fähigkeiten. Wir dürfen uns nicht entmutigen lassen im Angesicht der Machtverteilung und der ungünstigen Situation.** Die Verantwortung liegt jetzt bei uns allen; jeder einzelne kann und muss seinen Teil dazu beitragen, die Krise zu nutzen und die Situation und die Bedingungen zu verbessern, und sei es nur, dass er in seinem begrenzten Rahmen weniger zur Zerstörung unseres Planeten beiträgt, dass er seinen guten Willen äußert und seine positive Einstellung, seine Hoffnung und seine Lust zu leben. All dies zählt und wird sich in irgendeiner Weise manifestieren, indem es den Aufbau einer von Hoffnung getragenen, weniger materialistischen und sozial gerechteren Welt unterstützt.

GORSE, SYMPTOME IN BLOCKIERTEM ZUSTAND:
- Resignation, Hoffnungslosigkeit
- Annahme selbst von nicht-annehmbaren Bedingungen
- Fehlen von Kraft für einen neuen Anfang

- häufig, wenn chronische Krankheiten diagnostiziert werden
- Depression, die sich in körperlichen Beschwerden äußert
- erwartet Hilfe von außen, ein Wunder
- kann sich keine Veränderung der Situation vorstellen
- ist von seinen Schwierigkeiten erschöpft und deprimiert
- hat fahlgelbe Haut und eingesunkene, glanzlose, tote Augen
- Potenzstörungen
- akzeptiert Behandlung ohne Hoffnung, nur auf Druck der Angehörigen
- glaubt, dass er verloren ist, ein hoffnungsloser Fall
- glaubt, dass er der einzige ist, der so leidet
- fühlt sich hoffnungslos gefangen, in einer Sackgasse
- gibt sich auf: "Es gibt nichts, was man noch tun kann."
- hat auf viele Arten versucht, sich zu bessern, ohne Erfolg
- weniger kritische *Gorse*-Zustände erkennt man oft nur daran, dass der Heilungsprozess nicht vorangeht

<u>*VORSCHLÄGE ZUR UNTERSTÜTZENDEN BEGLEITUNG DER THERAPIE:*</u>
- Sonne tanken; bei Tageslicht spazieren gehen
- in wärmere Gegenden reisen, wo es blauen Himmel und Sonne gibt
- Weltanschauungen studieren, die die Lehre vom Karma beinhalten
- sich mit religiösen Themen auseinandersetzen
- Strömungen unterstützen, die einen Wechsel zum Positiven begünstigen

<u>*POSITIVE LEITSÄTZE:*</u>
- Morgen scheint die Sonne.
- Mein Glaube und mein Mut wachsen.
- Hoffnung ist Heilung.
- Ich nehme teil.
- Alles fließt - alles ändert sich.

Wenn du willst, findest du jeden Tag einen guten Grund, um zu leben.
A<small>NONYM</small>

Auf Regen folgt Sonnenschein.
D<small>EUTSCHLAND</small>

Jeder möchte die Welt verbessern, und jeder könnte es auch, wenn er nur bei sich selbst anfangen wollte.
H<small>EINRICH</small> W<small>AGGERL</small>

Auch der abgeschlagene Ast wächst wieder.
Auch der hingeschwundene Mond wird wieder voll.
Kluge, die solches erwägen, härmen sich bei Widerwärtigkeiten nicht ab.
B<small>HARTOHARI</small>

Genieße die Freude, die dir zuteil ward,
ertrage den Schmerz, der dir zuteil ward,
habe Geduld und sieh, was die Zeit bringt,
wie der Landmann mit der Frucht tut.
M<small>AHABHARATA</small>

Der Glaube gibt uns weder die Illusion, wir könnten von Leid und Schmerzen ausgenommen werden, noch lässt er uns annehmen, das Leben sei ein Schauspiel ohne dramatische Augenblicke und Verwicklungen. Vielmehr wappnet er uns mit der inneren Ausgeglichenheit, die wir brauchen, um den unvermeidlichen Spannungen, Lasten und Ängsten entgegenzuwirken.
M<small>ARTIN</small> L<small>UTHER</small> K<small>ING</small>

14 HEATHER - CALLUNA VULGARIS - BESENHEIDE, HEIDEKRAUT

Das Heidekraut beherrscht mit seinem bodendeckenden Gestrüpp Hügel und Heideflächen der letzten unberührten Landstriche Nordeuropas, vorwiegend austrocknende Moore oder sandiges Ödland. Bach fand die Pflanzen für sein Blütenmittel auf den Hügeln von Schottland und Wales.
Es sind immergrüne holzige Büsche, etwa kniehoch. Während ihrer fünfundzwanzig bis dreißig Lebensjahre breiten sie sich ungehemmt aus, bis sie die Zone beherrschen; sie übersäuern den Boden derart, dass andere Pflanzen dort nicht mehr gedeihen können.
Die zierlichen Blätter wachsen in zwei gegenüberliegenden Linien eng an den Stängeln hoch. Die winzigen vierblättrigen Blüten (Durchmesser kaum vier Millimeter) formen dichte Traubenähren von bis zu fünfzehn Zentimetern Länge. Im August oder September bilden sie ausgedehnte rosa und lilafarbene Teppiche, mitunter mit weißen Flecken von Schneeheide.
Wenn der Wind die Blütchen bewegt, wirkt die Heide wie eine aufgeregt und gestikulierend schwatzende Menge winziger Wesen.

> *Schlüsselsymptome:* egozentrisch – geschwätzig ohne Interesse am Zuhören – erträgt es nicht, allein zu sein
> *Tugenden:* kommunikationsfreudig und gefällig – vermittelt Information

Calluna heißt reinigen, fegen; es erinnert an den örtlich gebrauchten Namen Besenheide. Früher fertigte man aus dem getrockneten Strauch Besen. Auf einer anderen Ebene "reinigte" man Menschen und Tiere, Häuser und Ställe von Zauber und Verwünschung.

Bis heute werden aus der Pflanze aufgrund ihrer antiseptischen und adstringierenden Wirkung Heilmittel hergestellt für Nieren und Blase, und zur Linderung rheumatischer Beschwerden.

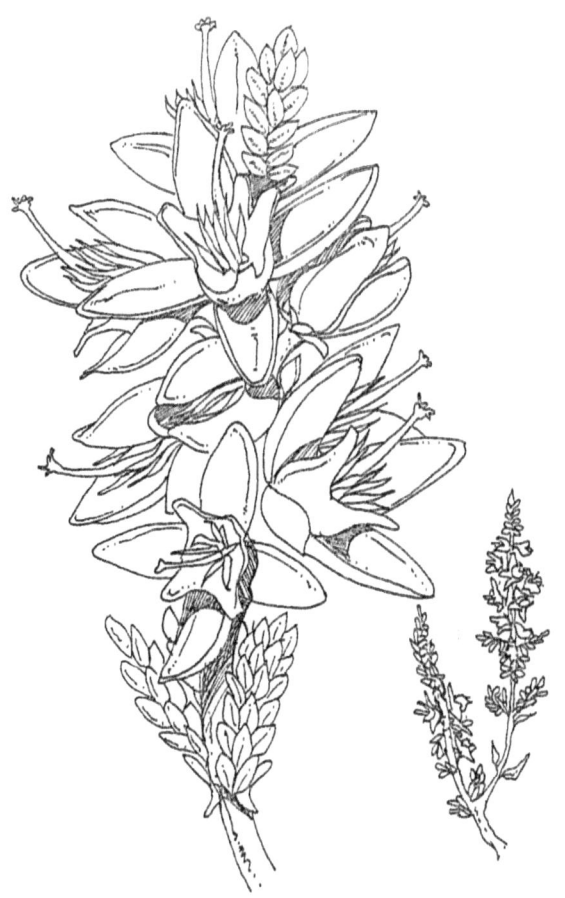

14 HEATHER - BESENHEIDE, HEIDEKRAUT

Die Bewohner der großen Heidegegenden sind ein schweigsamer, introvertierter Menschenschlag. Sie verstehen viel von volkstümlicher Heilkunst und Zauberei und suchen die Einsamkeit.
Personen im blockierten *Heather*-Zustand scheinen grundverschieden davon zu sein.
Selten findet man jemanden, der nie im Leben vorübergehend diese Blockade hatte: in schwierigen Momenten, problembeladen, kann auch ein sonst verständnisvoller Mensch, der die Gabe des Zuhörens besitzt, sich in einen ausgemachten Schwätzer verwandeln. Er belästigt alle Welt mit einem nie versiegenden Wortschwall und fällt seiner einem nie versiegenden Wortschwall und fällt seiner Umgebung zur Last mit der Schilderung seiner Missgeschicke und Schwierigkeiten. Aber wirklich unerträglich kann der extrovertierte, "chronisch blockierte" *Heather*-Typ sein: er verbringt sein Leben mit der Suche nach Zuhörern, ohne sich groß darum zu kümmern, wer seine Opfer sind. Überall und jederzeit, ohne Rücksicht auf die Situation, belästigt er alle, indem er über alles schwätzt, was ihm zustößt oder durch den Kopf geht, ohne Luft zu holen, ohne nachzudenken. Er scheint reden zu müssen, um seine Existenz zu spüren: "Ich werde gehört, also ich bin."
Er braucht Zuhörer, um sich nicht allein zu fühlen. Er sucht immer Gesellschaft, wie das Heidekraut, das nie allein wächst, das sich vermehrt, bis es ausgedehnte Heideflächen bildet. Ein scheinbarer Widerspruch: die Pflanze erträgt die Einsamkeit der ödesten Landstriche, ist stark, selbstbewusst und selbstgenügsam, aber sie vermeidet das Zusammenleben mit anderen Pflanzen. Wie der negative *Heather*-Typ praktisch mit niemandem zusammenleben kann, weil ihm alle Welt aus dem Weg geht.
Wenn wir die Lektion dieser Blüte verstehen, können wir lernen, als innerlich unabhängige, selbstgenügsame und

verständnisvolle Personen zu leben, fähig, unsere Gesprächspartner durch die Übermittlung von Botschaften und Informationen jeder Art zu fesseln.

Bach suchte und fand das Mittel *"für jene, die ständig Gesellschaft brauchen und suchen, weil sie es für notwendig halten, ihre eigenen Angelegenheiten mit anderen zu besprechen, ganz gleich, mit wem es auch sei. Sie sind sehr unglücklich, wenn sie einmal längere oder kürzere Zeit allein sein müssen".* Sie interessieren sich in keiner Weise für die Probleme der anderen. Sie brauchen lediglich ihr Publikum.

Häufig rücken sie ihrem Zuhörer beim Sprechen immer näher auf den Leib, und - damit er ihnen nicht entwischen kann - packen sie ihn an Arm oder Ärmel. So gibt es keine Chance, dem Wortschwall dieser Egozentriker zu entfliehen, die sosehr die Aufmerksamkeit und Zuwendung ihrer Umgebung brauchen. Die bevorzugten Opfer von *Heather* sind die 4 *Centaury*.

Der Charakter wird auch beschrieben als *the needy child* (das bedürftige Kleinkind), und tatsächlich hat *Heather* sehr viel mit 8 *Chicory, the needy mother* (der bedürftigen Mutter) zu tun; häufig sind beide Typen in *einer* Familie vertreten, verwickelt in ein böses Spiel aus Mangel und gegenseitiger Abhängigkeit.

Wie *Chicory* hat auch *Heather* ein emotionelles Defizit und versucht es auszugleichen, indem er dieses innere Vakuum durch die ihm von anderen geschenkte Aufmerksamkeit ausfüllt. Es scheint, als rühre die Ichbezogenheit der *Heather* daher, dass sie in ihrer frühesten Kindheit nicht die Geborgenheit und Nestwärme hatten, die alle Kinder brauchen, um körperlich und seelisch gesund heranzuwachsen. Niemand nahm sich ihrer ausreichend an; folglich mussten sie sich "ihrer selbst annehmen" und sich die Zuwendung anderer suchen.

Um das zu erreichen, setzen sie alle verfügbaren Mittel ein. Die *Chicory* geben, um die Menschen ihrer Umgebung an sich zu

binden und so selbst etwas zu erhalten (Zuwendung, Dankbarkeit...); die *Heather* dagegen reklamieren und halten fest, um sich geliebt zu fühlen. Aus diesem Grund verursacht ihnen die Einsamkeit eine unerträgliche Beklemmung. Sie können es nicht ertragen, wenn keiner da ist, der ihnen Aufmerksamkeit schenkt. Infolgedessen reißen sie jede Unterhaltung an sich, bestimmen die Themen, vertrauen ihr Schicksal jedem Unbekannten in der Straßenbahn an und ihre Krankengeschichte dem vollen Wartezimmer ihres Arztes. Der alleinige Gegenstand ihrer Unterhaltung und Sorge sind sie selbst. Haben sie keine Zuhörer, versenden sie überflüssige elektronische *Mails,* twittern, posten, stellen *selfies* ins Netz oder rufen jemanden an und schicken ihre Monologe per Telefon, wobei fast jeder Satz mit "ich" anfängt. Jedes Wort von anderer Seite bietet ihnen einen Vorwand, die Unterhaltung an sich zu reißen und eine Geschichte aus ihrem Leben zu erzählen. Können sie an einer Unterhaltung nicht teilnehmen, stören sie sie, besonders die *Heather*-Kinder, um wieder die Aufmerksamkeit auf sich zu lenken.
Sie sagen mehr als sie wissen, widersprechen sich ständig selbst, weil sie weder anderen noch sich selbst zuhören. Wie es bei Kindern üblich ist, die ihre "Abenteuer" erzählen, übertreiben die *Heather* oft maßlos oder nutzen ihre blühende Phantasie. Selbst als Erwachsene machen sie aus jeder Mücke einen Elefanten, zeigen sich überaus besorgt um sich selbst, ihre Gesundheit, alles, was sie angeht.
Manche kleiden sich auffällig, „verrückt", um auf jeden Fall Aufmerksamkeit zu erregen; sie ertragen es nicht, unbeachtet in der Menge unterzugehen.
Die Umgebung leidet bis zur seelischen und körperlichen Erschöpfung, aber meistens sieht sie nicht, dass dieser "lästige Mensch" emotional unterernährt, psychisch krank, in einem seelischen Bereich Kleinkind geblieben ist. Erschreckt durch

dessen Zudringlichkeit zieht sich jeder mit der Zeit von ihm zurück. So verhindert er selbst es, die Liebe und Hinwendung zu erfahren, die er so verzweifelt sucht.

Er äußert seinen Mangel an Zuwendung nie, sondern zeigt sich selbstgenügsam und stark, aber anstatt Liebe zu geben, sucht und fordert er sie wie ein Kind. So kann er seine innere Leere nicht ausfüllen und bleibt von anderen abhängig. Wenn er endlich begreift, dass es genügt, statt auf sich selbst und seine Bedürfnisse konzentriert zu sein, sich für das Ganze zu interessieren, sich an andere zu wenden mit Fragen und Zuhören, wird die Welt ihm alle Aufmerksamkeit und Zuwendung zurückgeben, die er austeilt. **Es ist ein kosmisches Gesetz, dass wir immer viel mehr Liebe und Kraft wiederbekommen, als wir aussenden. Man braucht nur zu geben statt zu fordern.**

Bei manchen zeigt sich eine Blockade *Heather* nicht extrovertiert, sondern introvertiert. Statt zu quasseln, sind sie eher schweigsam, aber ihr egozentrisches Denken und Handeln bewirkt, dass sie gleichsam Energie aus ihrer Umgebung absaugen. Ihr Zustand verhindert den freien Fluss der Energie, sie nehmen auf, ohne abzugeben; sie erschöpfen ihre Umgebung.

Wie weiter oben erwähnt, kann jeder Mensch in einer Krise eine vorübergehende *Heather*-Blockade erleben.

Das gleiche gilt für Menschen, die sich plötzlich etwas Neuem und Wichtigem gegenübersehen und es jedem mitteilen wollen. Auslöser kann die erste Liebe sein, eine aufrüttelnde künstlerische Erfahrung, die erste Berührung mit einer geistigen Strömung oder etwas Anderes.

Auffällig ist die Neigung von Therapeuten, Psychologen, Astrologen, Lehrern, Ärzten usw. zu *Heather*. Da sie alle die Gabe des verständnisvollen Zuhörens brauchen -die möglicherweise eine der Tugenden von *Heather* ist- verwandeln sie sich, wenn sie unausgeglichen oder durch zu viel therapeutische Arbeit erschöpft sind, in Redner, die ihre Zuhörerschaft suchen. Daher ist für Psychologen und Therapeuten ihre eigene therapeutische Kontrollgruppe so wichtig, um wieder ins seelische, ins emotionale Gleichgewicht zu kommen. Tagaus, tagein widmen sie sich ihren Patienten, hören aufmerksam zu, belasten sich mit vielem, was sie hören, und wissen oft nicht, wie sie sich schützen können. Ein "energetisches Regencape" ist nicht sinnvoll: die therapeutische Arbeit fordert Öffnung und den freien Fluss der Energien. Ich kann nur die Einnahme von 4 *Centaury* mit 33 *Walnut* empfehlen, die aufgrund des spirituellen Charakters der Blütenmittel eine Erschöpfung der Kräfte verhindert, ohne die Verbindung zum Patienten zu unterbrechen.

Will oder kann ein Therapeut sich nicht im Gespräch mit Kollegen, Partner, Freunden, Familie - auf indiskrete Weise - erleichtern, dient ihm seine Kontrollgruppe als Überdruckventil, um wieder ins Gleichgewicht zu kommen.

Hier scheint es mir angebracht, die ritualisierte Form der Beichte in der katholischen Kirche zu erwähnen. Mit ihren Formeln, vor allem, wenn sie noch lateinisch gesprochen werden, erlaubt sie dem Priester eine größere Distanz, als man sie mit einer nicht ritualisierten oder schematisierten Beichtform Typ "offenes Gespräch" erreichen kann. Der Beichtstuhl mit seinem Vorhang oder Gitter ist ein weiterer Schutz für den Beichtvater und nicht nur für den Beichtenden, wie man gewöhnlich annimmt.

Da *Heather* im negativen Zustand weder hören will noch kann, "schließen" sich seine Ohren, und er kann allmählich das Gehör verlieren, bis hin zur Taubheit.

Wer nicht hören will, will auch nichts lernen. Daher empfiehlt sich für die charakterologische Blockade die Kombination mit 7

Chestnut Bud; bei der vorübergehenden verordnet man *Heather* allein.

Laut Bach besänftigt das Blütenmittel auch die Ängste von Personen, die in übertriebener Sorge um Lächerlichkeiten sind, die gewöhnlich alle mit ihnen selbst zu tun haben.

Wenn wir die astrologischen Entsprechungen suchen, stellen wir fest, dass viele *Heather*-Persönlichkeiten einen starken Merkur oder die Sonne und/oder andere Planeten in den Zwillingen haben, dem von Merkur beherrschten Zeichen.

Der kleinste und schnellste Planet trägt den Namen des flinken und wortgewandten Götterboten, des Schutzherrn der Redner, Händler und Reisenden, Hermes-Merkur, den auch die Diebe und Lügner verehrten. Sein Lebensprinzip ist die Kommunikation. Er ist verantwortlich für unseren Geist und den Wunsch, Ideen und Kenntnisse zu erlangen und an andere weiterzugeben. *"Auch, wenn er den Einstieg zum Verständnis darstellt, ist dieses nie tiefer; er lädt dazu ein, zu denken, aber nicht nachzudenken, er steht für den Drang, Wissen zu erwerben, aber ohne das Wissen anzuwenden. Die Verständigung hat gewöhnlich das Vorrecht vor der Beziehung. (...) Der Zwilling-Geborene ist kommunikationsfreudig, (...) sehr unruhig, rational, mehr intellektuell als gefühlsbetont, er liebt es, sich zu unterhalten oder gar zu diskutieren (...) Es ist für ihn eine Notwendigkeit, sich mündlich oder schriftlich zu äußern, schon deshalb ist er bemüht, auch stets gut informiert zu sein"*. (Dumón)

Die Persönlichkeit *Heather* verspürt den Drang, zu übermitteln und sich zu verständigen; sie braucht ihr Publikum. Ist sie im seelischen Gleichgewicht, ist sie nicht nur fröhlich und wortgewandt, sondern vermittelt ständig irgendwelche Informationen und Daten an die Personen in ihrer Umgebung.

Den *Heather* gefällt es, *mittels Worten zu geben*. Sie sind ausgezeichnete Märchen- und Geschichtenerzähler, sehr fähige

Journalisten und können ihre Zuhörer fesseln. Wenn sie auf die Botschaften ihres höheren Selbst achten, sind sie echte Übermittler, völlig durchdrungen von den Dingen, über die sie sprechen.

Sie sind sympathisch und meistens sehr gebildet oder zumindest informiert. Freunde und Bekannte suchen sie auf wegen jeder Art von Informationen, Fragen, Daten. **Eine ausgeglichene und entwickelte *Heather*-Persönlichkeit kann sehr gut zuhören, verständnisvoll diskutieren und pflegt ein gesuchter und interessanter Gesprächspartner zu sein. Sie kann sich voll und ganz einer Person oder Sache widmen. Da sie mehr Interesse an der Kommunikation mit dem andern hat, als an sich selbst, strahlt sie Sicherheit und Kraft aus - wenn auch gepaart mit Neugier!**

HEATHER, SYMPTOME IN BLOCKIERTEM ZUSTAND:
- Egozentrik; kein Interesse am anderen
- der Versuch, ständig Aufmerksamkeit zu erregen
- Selbstmitleid und Egoismus, große Sorge um die eigene Person
- spricht ständig über sich, seine Sachen, Probleme, Erfahrungen
- Fantasie und Übertreibungssucht, macht aus jeder Mücke einen Elefanten
- kann und will nicht zuhören, hat keine Antenne für andere
- erträgt es nicht, einmal zu schweigen, führt das Wort bei Zusammenkünften
- erträgt das Alleinsein nicht, kann krank oder depressiv werden, um andere an sich zu fesseln (siehe 8 *Chicory!*)
- will immer Mittelpunkt sein
- nähert sich seinem Gesprächspartner physisch, "krallt" ihn sich, drängt ihn in eine Ecke ab, aus der es kein Entkommen gibt

- eingesponnen in seine Welt, interessiert sich nur für sich selbst
- täuscht Stärke vor, so hat niemand Mitleid mit ihm
- ist einfach lästig, lässt sich nicht abschütteln, kostet Energie
- kann andere nicht begreifen, weil sie ihn nicht interessieren
- kommt häufig aus einer "kühlen" Familie, wo Aufmerksamkeit und Nestwärme fehlten oder die Eltern nie Zeit hatten
- Kinder, die sofort "ungezogen" sind, wenn sie nicht die ungeteilte Aufmerksamkeit ihrer Eltern oder einer anderen Person haben
- Kinder, die die Gespräche von Erwachsenen durch Singen, Schreien, Lärm oder "wichtige" Fragen stören
- Kinder, die ihre telefonierenden Eltern laut stören
- Kinder, die auf einmal wieder einnässen
- ausgesetzte, verlassene Kinder

Jeder Mensch, der in seiner Kindheit zu wenig Liebe und Zuwendung bekam, kann eine *Heather*-Blockade entwickelt haben – auch ohne die typischen Symptome zu zeigen.

VORSCHLÄGE ZUR UNTERSTÜTZENDEN BEGLEITUNG DER THERAPIE:
- die Kunst des Zuhörens üben: fragen! Antworten abwarten!
- sich für allgemeine Probleme interessieren und mithelfen: Umweltschutz, Nachbarschaftshilfe, Obdachlose o.ä.
- freiwilliger Helfer sein in einem Waisenhaus, einer Schule, o.ä.
- die Aura des anderen respektieren, ihn nicht invadieren
- Eltern von *Heather*-Kindern müssen sich fragen, ob sie ihren Kindern genügend Nestwärme und Aufmerksamkeit schenken; sich ggf. regelmäßige Freiräume schaffen, wo sie nur für das Kind da sind

Die 38 Blüten

<u>POSITIVE LEITSÄTZE:</u>
- Es kommt, was nötig ist.
- Ich gebe und mir wird gegeben.
- Ich bin mir selbst genug.
- Durch mich fließt kosmische Energie.
- Ich bin geborgen in unendlicher Liebe.

Denke nie, dass du mehr gibst, als du bekommst: gib!

Wer viel weiß, spricht wenig.
BEIDE CHINA

Wer seine Sache erzählt, verschweigt auch meine nicht.

Wo der Fluss am tiefsten, ist der Lärm am geringsten.

Wer gut zuhört, gibt gut Antwort.

Ein geschwätziger Mensch tröstet sich leicht.
ALLE SPANIEN

Wer viel redet, weiß viel oder lügt viel.
SCHWEDEN

Die Worte des Schwätzers haben keine Henkel zum Anfassen.
JAPAN

Ein guter Redner ist nicht so viel wert wie ein guter Zuhörer.
CHINA

Ein großes Herz wird mit wenig voll.

Wenn man die Kinder nicht eher lieben sollte, als sie es verdienen, sie müssten verderben.
BEIDE DEUTSCHLAND

Man braucht zwei Jahre, um sprechen zu lernen,
und fünfzig, um schweigen zu lernen.

ERNEST HEMINGWAY

Liebe ist das einzige, das wächst, wenn wir es verschwenden.

RICARDA HUCH

15   HOLLY - ILEX AQUIFOLIUM - STECHPALME, STECHEICHE

Von den etwa vierhundert bekannten, meist tropischen und subtropischen Aquifoliaceae (Stechpalmengewächsen), ist der von Bach verwendete *Ilex aquifolium* der am weitesten verbreitete und bekannteste. Diesen immergrünen Strauch oder kleinen Baum (bis zu zehn Metern Höhe) finden wir in ganz Europa, ausgenommen Skandinavien, bis nach Kleinasien hinein und in Nordafrika. Wir erkennen die Stecheiche leicht an ihren dunkel glänzenden, lederartigen Blättern, deren Rand gewellt ist und - vor allem im unteren Teil des Baums - sehr stachlig.
Die Pflanzen sind zweihäusig; die kleinen vierblättrigen Blüten duften sehr intensiv. Die männlichen sind weiß mit rosigem Schimmer und fallen auf durch die weit hervorstehenden Staubgefäße; die weiblichen dagegen sind reinweiß, haben rudimentäre Staubblätter und einen großen grünen Stempel.
Sie blühen im Mai und Juni, in dichten Büscheln.
Im Herbst, bis in den Winter hinein, leuchten die korallenroten, glänzenden Beerenfrüchte aus dem dunklen Laub.

Die 38 Blüten

Schlüsselsymptome: Hass – Neid – Eifersucht – Misstrauen
Tugenden: bedingungslose und universelle Liebe – Vertrauen und Großzügigkeit

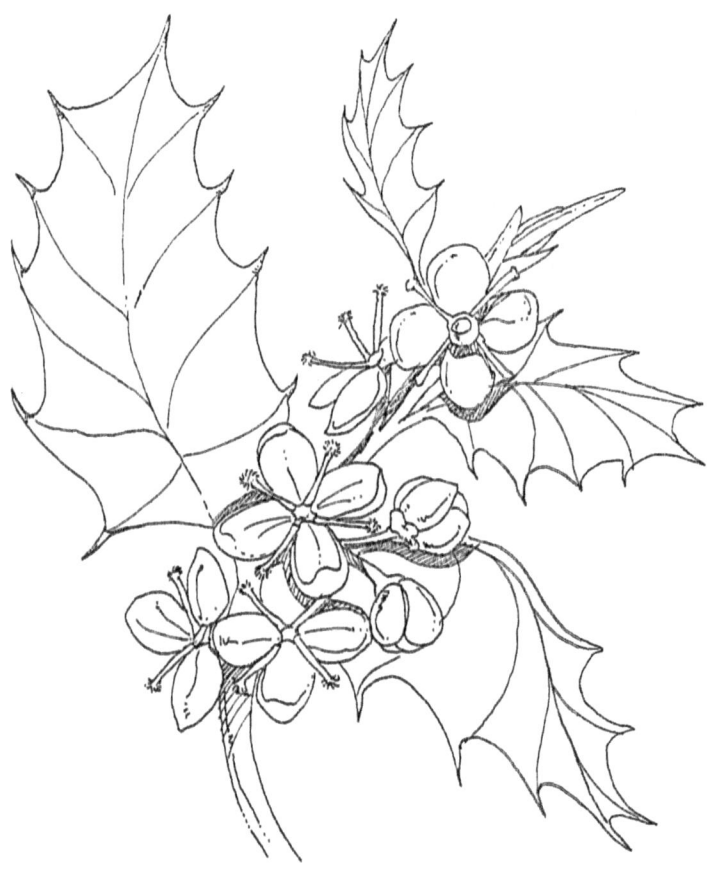

15 HOLLY - STECHPALME, STECHEICHE

Der Baum schützt sich mit den stacheligen Blättern der unteren Region gegen Tiere. In subtilerem Sinn verkörpert er die Fähigkeit zur Verteidigung gegen das Böse und spielt daher seit Urzeiten eine wichtige Rolle bei Feiern und Riten. Die Römer benutzten ihn in den Saturnalien; die keltischen Druiden für Zaubertränke; in der christlichen Kirche gilt er vor allem als Symbol der Unsterblichkeit, wegen seiner immergrünen Blätter. Bis heute schmücken die grünen Zweige mit den leuchtendroten Beeren an Weihnachten und Silvester die Häuser im Einflussbereich der angelsächsischen Kultur; man hängt sie auf zur Verteidigung gegen böse und feindselige Einflüsse. Im Volksglauben leitet ein Stechpalmenzweig sogar Blitze um.

Die stärksten Waffen, die ein Wesen zu seinem Schutz und seiner Verteidigung haben kann, sind Liebe und Vertrauen. *Holly* öffnet uns das Herz und stellt die Verbindung her zu unserem höheren Selbst. Es stärkt unsere Fähigkeit, bedingungslos zu lieben und zu vertrauen, indem es alle negativen Gefühle in uns ausrottet, sie annulliert und ersetzt. Es erfüllt und überflutet uns mit der heilenden Kraft der Liebe. Diese verändert und beschützt uns. Sie verbindet uns mit dem Schöpfer und der ganzen Schöpfung. Die wahre Religion ist Liebe, *religio = religare = Rückbindung = Wieder-Vereinigung* des Geschöpfes mit dem Schöpfer. Diese Liebe ist die größte Kraftquelle, auch während eines Heilungsprozesses. Sie ist das Bewusstsein der höheren Einheit, der ewigen Wahrheit.

Die Persönlichkeit *Holly* hat die große Fähigkeit zur bedingungslosen Liebe, der Liebe zu allen und zu allem. Sie fühlt sich brüderlich verbunden mit allem, was lebt. Ist diese Liebe vorhanden im positiven, entwickelten Zustand von *Holly*, beschützt und stärkt sie und macht unverwundbar.

Kann eine Person diese unermessliche Energiequelle der Liebe noch nicht erreichen, oder ist sie durch den Druck starker unangenehmer Ereignisse aus dem seelischen Gleichgewicht geraten, äußert sich besagte Energie in entgegengesetzten Gefühlen: Ablehnung, Trennung. Da die Liebe eine ungeheure Macht darstellt, manifestiert sich auch ihr Gegenpol in starken Gefühlen: Hass, Neid, Eifersucht, Rache, Misstrauen haben Platz in den Herzen der Mehrheit von uns, sei es, dass sie ein ganzes Leben durch ihren negativen Charakter bestimmen, sei es als vorübergehender Zustand, der uns eine Zeitlang durcheinanderbringt.

Wir alle haben Verlangen danach, geliebt zu werden. Wird unsere Sehnsucht enttäuscht, fühlen wir uns abgewiesen, getrennt, ausgeschlossen. Die Tragik besteht darin, dass einzelne, statt sich dem Energiestrom der Liebe zu öffnen, aus Angst vor Enttäuschung und Verletzungen sich dagegen wappnen, indem sie negativen Gefühlen Raum lassen. Diese drücken eine existenzielle Not aus; sie weisen uns intensiv auf das hin, was wir uns wünschen, was wir brauchen, was uns fehlt – und ohne das wir uns vollkommen verlassen fühlen.

Die Eifersucht ist das klassische Beispiel für die falsche Äußerung des Wunsches, geliebt zu werden. Der Eifersüchtige steht isoliert außerhalb der Einheit; endlich findet er ein Wesen, an das er seine Wünsche richtet, gefoltert von der Angst, es zu verlieren. Die eifersüchtige Liebe ist eine Art emotionelle Habsucht. Statt Liebe zu geben und dadurch fließen zu lassen, sucht der Betreffende die Liebe des andern zu *besitzen*, er versteht einfach nicht die Beschaffenheit dieses Gefühls. Geizig, eifersüchtig hält er fest, was nur im freien Fluss der Energien überlebt, was man nicht einsperren kann wie etwas Materielles.

Die Liebe braucht zum Leben die Freiheit aller Gefühle, die Freiheit, die sich auf das Vertrauen stützt.

Natürlich existiert nicht nur diese krankhafte Eifersucht, als Ausdruck einer charakterlichen Disposition; fast alle kennen wir

15 Holly – Stechpalme, Stecheiche

Eifersucht als vorübergehendes Gefühl, wenn eine geliebte Person uns Veranlassung dazu gibt, uns ihrer Liebe nicht sicher zu fühlen.

Bach verordnet das Blütenmittel *"für die verschiedenen Formen von ärgerlicher Unruhe. Im Innern leiden diese Menschen häufig sehr, und dies oft, wenn es für ihr Unglücklichsein keinen echten Grund gibt"*.

Diese Gefühle können offen zutage treten oder in einer unbewussteren Schicht steckenbleiben, was schwere körperliche Leiden zur Folge haben kann. Die Volksweisheit drückt es bildhaft aus: Neid oder Eifersucht nagen am Herzen; heruntergeschluckter Groll frisst den Magen auf (mittels eines Geschwürs!); der Geizhals hat ein hartes, steinernes Herz.

Wenn wir im Spiegel unserer negativen Gefühle unsere große Not erkennen können, sind wir in der Lage, auf eine Veränderung hinzuarbeiten. Das Auftreten dieser Gefühle bei einem Menschen zeigt uns, dass sein Herz nicht eingetrocknet ist, sondern noch lebt; dass er gefühlsmäßig nicht tot ist, sondern noch fähig, zu leiden und zu fühlen; dass seine Liebesfähigkeit vorhanden ist und entwickelt werden kann.

Hass lässt sich nicht durch Hass besiegen, Neid und Habsucht werden nicht durch Güter gestillt, Rache nicht durch Blutvergießen und Eifersucht nicht durch Treuebeweise; das einzige Mittel gegen die negativen Gefühle ist die Liebe selbst. Wenn wir Liebe und Vertrauen wachsen lassen können, wenn wir unser Herz mit bedingungsloser Liebe füllen, erst dann werden die negativen Gefühle keinen Raum mehr in uns haben und nicht überleben.

Um eine Blockade *Holly* zu diagnostizieren, dürfen wir uns aber nicht auf die starken archetypischen Gefühle und Konflikte beschränken - als ob Antigone als einzige die Rache suche, Othello der einzig eifersüchtige Mann sei oder Donald Ducks reicher Onkel Dagobert die einzige Art von Geiz und Habsucht zeige. Nein, da gibt es zum Beispiel die viel weniger sichtbare Form von spiritueller Habsucht, oder den Neid auf wissenschaftliche Fortschritte: da schaut einer heimlich hin, ob ein anderer auf dem geistigen Weg mehr oder weniger weit vorangekommen ist als er; oder der Erforscher einer Krankheit und ihrer Ursachen hütet eifersüchtig seine Ergebnisse und hat dabei mehr den ehrgeizigen Kollegen im Sinn als den leidenden Kranken. Der Wohlhabende gibt dem Bedürftigen nichts, weil er glaubt, jener habe seine Armut selbst "verschuldet", und erklärt, dass er sich nicht berufen fühlt, die himmlische Gerechtigkeit zu korrigieren. Sie alle leben mit einem Mangel an Liebe. Sie sind von den Quellen getrennt, isoliert, unglücklich, aber sie sind so egoistisch, nehmen sich derart wichtig, dass sie sich nicht als Teil des großen Ganzen, der Einheit betrachten können.

Wo keine Liebe ist, ist Einsamkeit, Trennung, Isolierung. Liebe vereint. Und Liebe versteht.

Bach sagt, *"Holly schützt uns vor allem, was nicht Liebe ist. Holly öffnet das Herz und verbindet uns mit der göttlichen Liebe."*

Die transformierte, entwickelte *Holly*-Persönlichkeit versteht sich als Teil der großen Einheit, freut sich neidlos über die Erfolge anderer und gönnt jedem sein Glück, auch wenn sie selbst gerade nicht ihre glücklichste Zeit erlebt. Sie strahlt Liebe und Harmonie aus.

Die positive Seite von *Holly* ist verkörpert in jenem Idealwesen, das alle Lebewesen unter dem Himmel liebt, das all seinen Mitmenschen mit Verständnis und Nachsicht begegnet, sie mit ihren Fehlern liebt, das auch Bosheit verzeiht. Es ist fähig, hinter allem Negativen den göttlichen Funken zu erkennen, der in jedem Wesen lebt, wie es der schlichte Satz von Dostojewski ausdrückt: *"Einen Menschen lieben heißt, ihn so sehen, wie Gott ihn gemeint hat."*

Eine hochentwickelte positive *Holly*-Persönlichkeit ist ein Idealbild, das praktisch nicht unter uns existiert, dem wir aber alle zu gleichen suchen.

Manchmal ist es schwer, *Holly* zu diagnostizieren, besonders in den kalten Ländern, wo man seine Gefühle und Gemütsbewegungen kaum zeigt. Der Behandler braucht viel Takt und Feingefühl, um die "maskierte" Blockade aufzudecken. Es ist auch überraschend, wie viele Menschen *Holly* brauchen, die auf einem spirituellen Weg sind.

Bei tödlich verlaufenden Krankheiten kann *Holly* in Verbindung mit 33 *Walnut* eine Öffnung bewirken, die es dem Kranken erleichtert, mit innerem Frieden die letzte Schwelle zu überschreiten.

Bekommt ein Einzelkind ein Geschwisterchen und reagiert mit Eifersucht, ist *Holly* sehr hilfreich, ersetzt aber nicht die weiterhin erforderliche Liebe und Zuwendung der Eltern. *Holly* hilft auch Hunden, die eifersüchtig werden, wenn im Haus ein anderes Tier aufgenommen wird oder ein Kind zur Welt kommt. Wir setzen *Holly* auch, ebenso wie 38 *Wild Oat*, als eine Art Katalysator ein, wenn wir nicht erkennen können, welches Blütenmittel jemand braucht, weil z.B. zu viele Blockaden im Gespräch auftauchen. Wir verschreiben dann *Holly* für Personen vom Typ *Yang*, die aktiv wirken, mit schnellen Gesten, festen Muskeln; ruhigere, passive, vom Typ *Yin* bekommen *Wild Oat*. Die Mittel bewirken einen schnellen Prozess der Klärung und Befreiung, und schon nach wenigen Tagen kann man mit größerer Sicherheit und Klarheit eine Diagnose stellen.

Interessant ist eine häufige Begleiterscheinung der Blüteneinnahme in den ersten Tagen, vor allem bei der Einnahme von *Holly*: der Patient erleichtert und "reinigt" sich bei jeder Gelegenheit schluchzend und mit offenbar grundlosen Tränen. Zurückgestaute Gefühle werden jetzt leichter bearbeitet werden können.

Wegen seines cholerischen Temperaments hat *Holly* typische Erkrankungen, vor allem aggressiver oder gewalttätiger Art: plötzlich auftretendes hohes Fieber, Allergien, hauptsächlich brennende rote Ekzeme, Juckreiz und Gallenkoliken. Auch Husten als Ausdruck von Ablehnung ist typisch, ebenso alle fieberhaften Entzündungen, weil sie uneingestandene Konflikte anzeigen, die sich körperlich ausdrücken.
Die Unterscheidung zwischen 8 *Chicory* und *Holly* ist nicht so schwer: *Chicory* hat etwas mit der egoistischen Liebe zu tun, der persönlichen, mit ihren Besitzansprüchen und Forderungen. *Holly* steht indes für das höhere Prinzip der bedingungslosen Liebe auf nichtpersönlicher Ebene; ohne sichtbaren Grund verursacht es größeres Leiden.
In unserer heutigen Zeit scheint die Botschaft dieser Blüte wichtiger denn je: in der ganzen Welt, inmitten eines zuvor nie gesehenen Materialismus, wächst das Interesse an geistigen Wegen und das Bewusstsein von der Wichtigkeit des Friedens. Dennoch sind wir umgeben von wirtschaftlichen und kriegerischen Konflikten.
Anstatt gemeinsam mit allen Völkern solidarisch Lösungen zu suchen für die alle angehenden Probleme, den Hunger, das Wirtschaftsgefälle, die Umweltverschmutzung usw., verfolgt die Menschheit weiterhin nur materielle Ziele, es geht um den Besitz von Geld und Macht.
Gewalttätige Gruppen versuchen das durchzusetzen, was sie für ihre Rechte oder ihre Pflicht halten. Die in Kontroversen und Zwietracht Verwickelten sind oft fanatische Kämpfer, deren einziges Gefühl der Hass ist, mit dem sie ihre Gegner verfolgen. Erschreckend ist die bis heute geübte Praxis des antiken Gesetzes "Auge um Auge, Zahn um Zahn".
Konflikte werden nicht durch Hass und Gewalttat beigelegt. Rache gebiert immer neue Rache. Es ist dies der Teufelskreis der Gewalt, den wir seit Tausenden von Jahren kennen.

Auf wirtschaftlichem Sektor sind die Bräuche nicht weniger aggressiv. Um nur ja ihre Produkte zu verkaufen, setzen viele Gesellschaften die Gesundheit ihrer Käufer aufs Spiel, fördern die Abhängigkeit ihrer Konsumenten und kümmern sich nicht um die Zerstörung der natürlichen Ressourcen, die unabdingbar sind für den Fortbestand nicht nur der Menschheit, sondern aller Geschöpfe. Auch die Werbestrategien werden immer aggressiver; es ist nur logisch, dass ihre Fachausdrücke sich aus dem militärischen Wortschatz herleiten.

All dies scheint den Triumph des Egoismus und Materialismus zu beweisen. Selbst Religionen, die sich jeweils als die einzig "richtige" durchsetzen wollen, kümmern sich nicht mehr um spirituelle, sondern nur noch um rein materielle Inhalte.

Das globale Bild zeigt einen Mangel an Liebe. Nächstenliebe, Verständnis, Mitleid sind legitime Töchter der selbstlosen Liebe. Wenn es uns gelingt, diese drei wachsen zu lassen, wird mit ihnen die Liebe zunehmen, und das ist unsere einzige und letzte Chance. Es gibt keine andere Hoffnung für die Zukunft unserer Enkel auf diesem geschundenen und vergewaltigten Planeten.

Und dass sich keiner betrüge und glaube, er könne nichts erreichen. Keiner halte sich für besser als einen Terroristen oder Betrüger, nur, weil er offensichtlich nicht gewalttätig ist oder sichtbaren Schaden anrichtet. Es gibt nur wenige unter uns, die weder Neid noch Eifersucht oder Misstrauen empfinden. **Alle können wir unseren Anteil an Liebe wachsen lassen: durch Verständnis, Vertrauen und tiefes Mitgefühl für unsere Nächsten. Wenn wir nicht ihre Bedürfnisse sehen, wenn wir ihre Hilferufe nicht hören, machen wir uns schon schuldig. Mein Nächster kann der Nachbar sein oder jemand, der in irgendeinem fernen Erdteil lebt!**

Die weltweiten Veränderungen haben ihre Wurzeln in unserem Gewissen und in unserem Herzen, auf der Grundlage unserer eigenen Veränderung!

HOLLY, SYMPTOME IN BLOCKIERTEM ZUSTAND:
- negative Gefühle wie Hass, Neid, Eifersucht, Zorn, Rache, Misstrauen
- hartes, steinernes Herz
- Unglücklichsein, Frustration ohne erkennbare Ursache
- Schadenfreude
- ständiger Verdacht, dass jemand etwas Schlechtes tut, betrügt, usw.
- ist leicht gekränkt, verärgert
- häufige Missverständnisse, Bedauern und Klagen über andere
- tiefer Groll
- ständiges Misstrauen, Verdächtigungen
- übertriebene, krankhafte Eifersucht
- Wutanfälle aus geringem Anlass
- Kinder, die zum Jähzorn neigen, bis zu körperlicher Aggression
- der Typ *Holly* kann weder sich selbst noch anderen vergeben
- geht im Geschäftsleben "über Leichen"
- für kollektive Schandtaten fühlt er sich nicht verantwortlich
- behauptet, ein Einzelner könne nichts Positives erreichen

VORSCHLÄGE ZUR UNTERSTÜTZENDEN BEGLEITUNG DER THERAPIE:
- Übungen zur Stärkung und Harmonisierung des Herzens
  (Tai-Chi, Yoga, Meditation, Autogenes Training)
- Reiki erlernen und sich und andere behandeln!
- in Gruppen mit anderen an einem Projekt arbeiten
- etwas für Schwächere tun, z.B. für kranke oder verlassene Kinder
- versuchen, die Sorgen und Nöte anderer wirklich zu verstehen
- sich verlieben!

POSITIVE LEITSÄTZE:
- Ich liebe und werde geliebt.
- Ich öffne mein Herz.
- Ich bin Liebe.
- Ich bin Teil des Ganzen.
- Ich bin vereint mit dem Ganzen.

Misstrauen ist eine schlechte Rüstung,
die mehr hindern kann als schirmen.

LORD BYRON

Nun aber bleibet Glaube, Hoffnung, Liebe, diese drei;
aber die Liebe ist die größte unter ihnen.

1.KOR. 13;13

Liebe ist das einzige, das wächst, wenn wir es verschwenden.

RICARDA HUCH

Frieden kannst du nur haben, wenn du ihn gibst.

MARIE VON EBNER-ESCHENBACH

Gleichgültigkeit ist eine Lähmung der Seele, ein vorzeitiger Tod.

ANTON TSCHECHOW

Wir alle sind nur soweit Menschen geworden, als wir
Gelegenheit hatten, Menschen zu lieben.

BORIS PASTERNAK

Mit Zorn und Hass reißt man alles nieder, mit Geduld und Liebe
aber baut man aus nichts einen Tempel.

VIETNAM

Die Henne der Nachbarin legt immer mehr Eier als meine.

GALIZIEN

Lasst die Sonne nicht untergehen über eurem Zorn.

PAULUS

*Aus guten Gedanken entstehen gute Taten
und aus bösen Gedanken böse Taten.
Hass lässt nie den Hass abnehmen,
aber die Liebe lässt den Hass schwinden.*

GAUTAMA BUDDHA

16 HONEYSUCKLE - LONICERA CAPRIFOLIUM - GEIßBLATT, JELÄNGERJELIEBER, HECKENKIRSCHE

Das Geißblatt ist eine Kletterpflanze, die in ganz Europa und in der Zone der südamerikanischen Anden vorkommt. Sie kann bis zu zwei Meter hoch wachsen, aber indem sie sich an niedrigen Bäumen am Waldrand, an Pfeilern und Toren hochrankt, erreicht sie bis zu sechs Meter Länge.

Die spitzzulaufenden Blätter sind gegenständig angeordnet. Zwischen Juni und September erscheinen die Blüten an den Enden der Zweige.

Die schönen, merkwürdigen Blüten sind sternförmig gruppiert, wie in zarten Krönchen. Als erste öffnen sich die an der Peripherie gelegenen zu schlanken Trompeten; indem sie aufspringen, schnellen fünf lange und elegante Staubblätter hervor; erst, wenn diese erschöpft sind, erscheint der Stempel. Die Blütenröhren sind hell karminrot, ihr Inneres wie die Staubgefäße cremig weiß; nur die Pollen und damit die kleinen Staubbeutel sind gelb.

Schlüsselsymptome: Nostalgie – teilweises oder selektives Vergessen der Vergangenheit

Tugenden: Leben im Hier und Jetzt – indem man mit der Vergangenheit arbeitet, kann man die Veränderungen im Leben annehmen

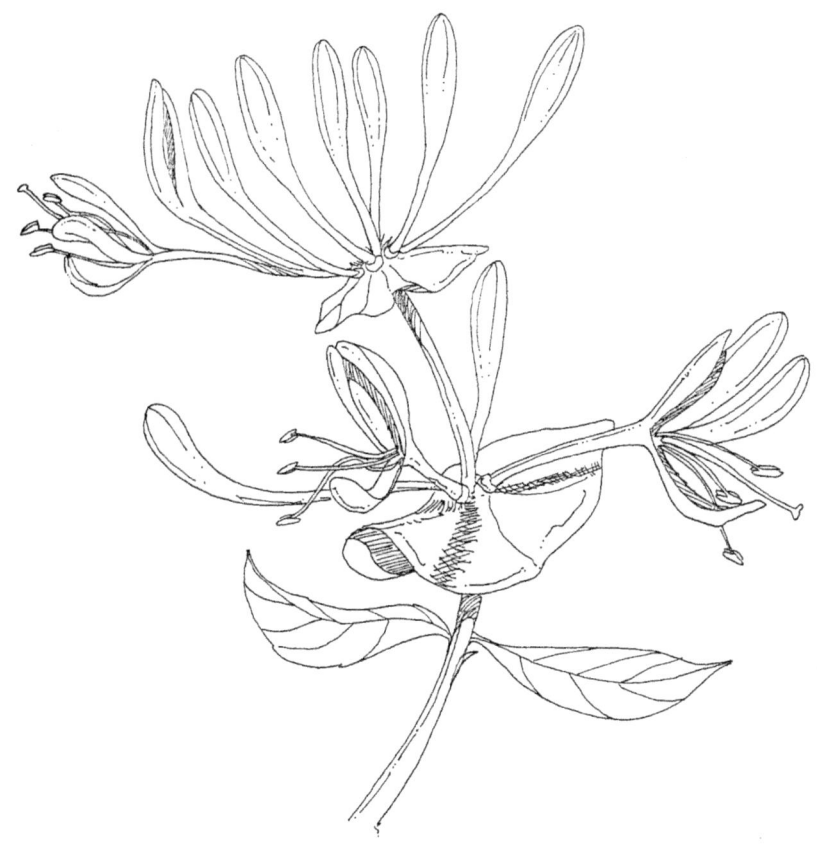

16 HONEYSUCKLE - GEISSBLATT, JELÄNGERJELIEBER

Der Jelängerjelieber ist schon durch seine Erscheinung eine durch und durch romantische Pflanze, mehr noch, weil sich seine Blüten in den warmen Sommernächten öffnen und einen betäubenden Duft verströmen.
In der Romantik hat man in Europa, vor allem in Deutschland, Galerien und verschwiegene Pavillons errichtet, die vollständig mit Geißblatt überwuchert waren. Dort fanden sich die Jungen, benommen vom schweren Duft, eingehüllt im Gesumme der angelockten Insekten und seufzten nach ihrer Liebe, die fern, vergangen oder verloren war. Es war eine nostalgische Welt, fern der greifbaren Wirklichkeit ihrer Gegenwart.
Die gelblichweiße Blüte der Wildform des Geißblatts *(Lonicera periclymenum)* leuchtet nachts wie ein goldenes Feenkrönchen. Aber Bach entschied sich für die mehr südeuropäische Form mit den rötlichen Blütentuben. Heute findet man sie nicht nur angepflanzt in den Gärten und Parks von ganz Europa, sondern verwildert in Hecken und Wäldern auch in England, wo Bach seine Blüten suchte. Die Arten unterscheiden sich nicht nur durch die Blütenfarbe, sondern auch durch ihre obersten Blätter, die im Fall der *Lonicera caprifolium* keinen Stiel haben, sondern paarweise am Zweig zusammengewachsen sind. Es scheint, als habe Bach, der sonst immer die Wildformen bevorzugte, der roten Blüte mehr die Stärke zugetraut, sich für ein Leben im Greifbaren zu entscheiden und nicht in der Astralwelt (in der Bedeutung der Welt der Emotionen), und mehr für die Gegenwart als für die Vergangenheit.
Bach empfahl *Honeysuckle* jenen, *"die in Gedanken viel in der Vergangenheit weilen, einer sehr glücklichen Zeit, oder den Erinnerungen an einen verlorenen Freund nachhängen oder alten Wunschträumen, die sich nicht erfüllt haben. Sie können nicht glauben, außer dem vergangenen noch einmal ein Glück zu erleben."*

So wie die Blütenessenz helfen kann, die Seele von den Schmerzen der Erinnerung an ein verlorenes Glück zu "reinigen", so wurden in früheren Zeiten Aufgüsse aus den leicht giftigen Blättern und der Rinde hergestellt, als Abführmittel, zur Blutreinigung, getreu dem Grundsatz *"similia similibus curantur"* (Gleiches wird durch Gleiches geheilt.).
Die orange-roten Beeren verursachen Brechreiz, Schlaf und Lichtscheu (Photophobie).
In der Tradition der keltischen Kräuterkunde und in China kochte man einen Absud aus den Blüten gegen Leberbeschwerden und Infektionen der Atemwege.
Die wissenschaftliche Bezeichnung *lonicera* kommt von dem großen schwedischen Botaniker Carl von Linné, der damit den deutschen Arzt aus dem sechzehnten Jahrhundert ehrte, Adam Lonitzer, der Geißblatt-Aufgüsse empfahl zur Reinigung der Nieren, der Milz und der Leber.
Das Beiwort *caprifolium* (Geißblatt) wird verständlich, wenn man weiß, dass Ziegen alles fressen, selbst Unverdauliches und leicht Giftiges, wie das Laub dieser Kletterpflanze.
Der englische Ausdruck *honeysuckle* bezieht sich auf den honigsüßen Blütennektar. Wenn jemand sich zu sehr von seinen Erinnerungen tragen lässt, wird er süchtig nach der "süßen" Droge Sehnsucht und kann es nicht mehr lassen, diesen Honig zu schlürfen. Ähnliches drückt der deutsche Name aus: Jelängerjelieber.
Man hat früher einen Wurzelauszug der Pflanze zum Blaufärben verwendet. Blau ist die Farbe der Sehnsucht, der Traurigkeit (im Englischen sagt man *to feel blue*, um auszudrücken, dass jemand sehr traurig, melancholisch ist). Die Romantiker flohen aus ihrer Gegenwart, dem neunzehnten Jahrhundert, in die Vergangenheit, vorzugsweise in die Zeit der Gotik, die letzte große mittelalterliche Epoche, die sie idealisierten und glorifizierten. Die romantischen Dichter

suchten das Unerreichbare, symbolisiert in der "Blauen Blume" (Novalis, 1802 im Roman *Heinrich von Ofterdingen*).
Wenn jemand nicht aufhören kann, mit dem süßen Schmerz der Nostalgie an glückliche, wenn auch vergangene Tage zu denken, werden diese Erinnerungen allmählich seine Seele vergiften, mit dem süßen Gift der nicht gelebten Liebe, wird er ein Gefangener der Vergangenheit, wie eingeschlossen in einen der Pavillons, die von der Pflanze überwuchert wurden, benebelt von süßem Blütenduft und dem Gesumme der nächtlichen, nektartrunkenen Insekten. Derart triefend vor Nostalgie hat die Seele keinen Platz für Zukunftshoffnung, nicht einmal dazu, die Realität der Gegenwart aufzunehmen.

"Mit geschlossenen Händen kannst du nichts greifen."
Dieses Gefangenhalten, diese Tatenlosigkeit beobachten wir im Wachstum der Pflanze; kletternd umschlingt sie andere Pflanzen so stark, wie der Liebende die Geliebte umschlingt. So war das Geißblatt Jahrhunderte hindurch Symbol der unzertrennlichen Liebenden. Im mittelalterlichen Epos *Tristan und Isolde* wird das Liebespaar wegen seiner innigen Beziehung mit der Kletterpflanze verglichen, die ihre "Arme" um den Haselstrauch schlingt. Das neunzehnte Jahrhundert schuf viele Dichtungen und Schilderungen, die das Geißblatt als Beispiel nehmen für die glühende Liebe, ewig dauernd bis über den Tod hinaus.

Für uns enthüllen diese Bilder schon Gesagtes: ein Mensch, der nicht vergessen und die Vergangenheit loslassen kann, ist weder fähig, in der Gegenwart richtig zu leben, noch sich zu öffnen für eine mögliche künftige Liebe.

Das Thema von *Honeysuckle* ist, das Leben so zu ergreifen, wie es ist; und weil das Leben nie stehenbleibt, weil alles fließt (griechisch: *panta rhei*), bedeutet das, das Leben anzunehmen mit all seinen Veränderungen und die Aufmerksamkeit auf die Gegenwart zu richten. **Nur wenn wir das Heute freudig und**

positiv akzeptieren, sind wir fähig, allen Wechselfällen offen und mit Neugier zu begegnen, nicht mit Groll, Bedauern oder Schmerz, und ohne den Wunsch, unsere Lebensuhr zurückdrehen zu wollen.

Menschen mit einer charakterlich bedingten Blockade *Honeysuckle* sind einfach nicht in der Lage, die Beziehung zwischen dem Fluss des Lebens und der Zeit zu akzeptieren. Sie haben kein Interesse an der Gegenwart und können daher auch nicht die Vergangenheit hinzuziehen, um sich weiterzuentwickeln. Sie machen keine neuen Erfahrungen, und manchmal haben sie auch kein Gedächtnis; sie erinnern sich nicht an Ereignisse der Vergangenheit, obwohl sie sie glorifizieren. Für sie ist es "normal", sich der Wirklichkeit nicht bewusst zu werden. Sie leiden eigentlich auch nicht; sie leben mit einer permanenten Nostalgie, was sie allerdings nicht weiter stört.

Sie verehren beispielsweise klassische Musik bis zu Mozart oder Beethoven. Schon Robert Schumann und mehr noch Richard Wagner sind ihnen unerträglich, pures Geräusch; moderne Musik wie Jazz oder Rock existiert nicht für sie.

Das gleiche geschieht in der Malerei, der Literatur usw. Für sie zählt nur das Alte und verdient den Namen "Kunst"; die ganze Moderne erscheint ihnen hässlich, erschreckend, sie verstehen sie nicht und verschließen sich vor ihr; ihre Ablehnung kann sich bis zu Hass steigern.

Sie langweilen ihre Umgebung damit, dass sie beständig Geschichten von "früher" wiederholen, vor allem aus ihrer Kindheit und Jugend; sie verklären die Vergangenheit einschließlich der schlechten und unangenehmen Dinge, denn "damals war alles besser".

Honeysuckle ist die typische Blüte für die Krebs-Geborenen. Und da sie die Sonne, die Himmelsmitte und andere Planeten im Krebs haben, können z.B. die Argentinier sich leicht mit dieser Gemütsverfassung identifizieren. Denken wir daran, dass in Argentinien der Tango entstand, mit all seiner Melancholie, seinen Klagen ums verlorene Glück. Mit dem Zeichen Krebs hängt es auch zusammen, dass die Argentinier ständig von ihrer glorreichen oder zumindest "besseren" Vergangenheit reden, von ihren europäischen Herkunftsländern, bis zu dem Punkt, dass sie oft weitgehend unfähig sind, die Gegenwartsprobleme in den Griff zu bekommen, weil sie weder aus den Fehlern der Vergangenheit gelernt haben noch die nötige Kraft aufbringen, für das Hier und Jetzt zu kämpfen. Außerdem fliehen sehr viele argentinischen Boden, wann immer sie können, aber kaum im Ausland, überfällt sie das Heimweh...

Zweifellos haben wir es in der Praxis häufiger mit einem vorübergehenden *Honeysuckle*-Zustand zu tun, wie ihn die Mehrzahl von uns ein- oder mehrmals durchlebt. Da wir im Allgemeinen nicht an diese Nostalgie, diesen süßen Schmerz gewöhnt sind, stört er uns, lässt uns schmerzhaft unser Herz spüren, lähmt uns angesichts von Hindernissen oder Aufgaben, weil wir keine Beziehung zur Gegenwartssituation herstellen können oder schlicht aus Melancholie oder aus Trauer.

Das Verständnis der typischen Züge des Charakters *Honeysuckle* hilft uns, eine vorübergehende Blockade zu erkennen. Gewöhnlich baut sie sich in bestimmten Lebenssituationen auf, nach einem einschneidenden Verlust. Ob man einen lieben Menschen verloren hat oder den Arbeitsplatz, sein Heim, sein Land, seine Gesundheit: die Symptome gleichen sich. Das Vergangene war immer besser, das Verlorene bekommt einen Glorienschein, man spricht von den guten alten Zeiten und lebt dergestalt in seinen Erinnerungen, dass die Füße keinen Erdkontakt mehr haben. Man lebt nicht in seinen gegenwärtigen Lebensumständen. Unbewusst wehrt die Persönlichkeit sich dagegen, bestimmte Erlebnisse zu verarbeiten.

So ist *Honeysuckle* die Blüte für die Witwen und Waisen, die Emigranten und die Vertriebenen, für die verlassenen Bräute, für Entlassene und Rentner und die Alten, die schmerzhaft das Schwinden der Aktivität fühlen, der Möglichkeit, selbst noch eingreifen und etwas bewirken zu können im Leben. Menschen in der Lebensmitte fühlen mitunter den Verlust der Jugend mit ihrer Körperkraft und Lebensfreude.

Die Blockade kann ihren Ursprung auch in verpassten Gelegenheiten haben, schweren Irrtümern, Fehlentscheidungen, die das Leben stark beeinflusst haben, oder einfach in der Tatsache, dass die großen Kinder unabhängig werden, dass man eine Trennung oder Scheidung bedauert, oder nie verwirklichte Träume.

Wenn keine Behandlung erfolgt, kann ein solcher Zustand lange andauern. Dagegen haben Kinder diese vorübergehende Blockade oft in ihrer leichteren Form, zum Beispiel, wenn sie während einer kürzeren Reise Haus oder Familie vermissen. Den Kleinen kann man auch die ersten Tage oder Wochen in Kindergarten oder Schule erleichtern, wo ihnen der gewohnte Rhythmus in vertrauter Umgebung fehlt. Auch wenn sie die Schule wechseln oder ein kleiner Freund weit wegzieht, hilft die Blüte in kurzer Zeit, das innere Gleichgewicht wieder herzustellen.

Mancher verklärt in seinen Träumen die Vergangenheit, weil ihm die Gegenwart zu unangenehm scheint und er keine Möglichkeit sieht, sie günstig zu beeinflussen.

Aber auch das Gegenteil kann der Fall sein: da das Hauptcharakteristikum jegliches Fehlen von Objektivität der eigenen Vergangenheit gegenüber ist, wird verständlich, dass die Blüte auch all denen hilft, die in früheren Lebensumständen so gelitten haben, dass sie keinerlei Erinnerungen mehr an diese Zeiten haben: sie haben alles verdrängt, das Gute wie das Schlechte. Ich habe Menschen gekannt, die im Vorschulalter

adoptiert wurden und nicht eine einzige Erinnerung aus den ersten vier bis fünf Lebensjahren bewahrt hatten. Die Ursachen können verschieden sein: entweder war die Welt bis zur Adoption in eine andere Familie noch heil, und das Kind schützt sich gegen schmerzhafte Erinnerungen an eine glückliche Zeit; oder im Gegenteil wurde es vorher rücksichtslos hin- und her gestoßen, alleingelassen, oder niemand kümmerte sich um seine Bedürfnisse. Für manches unerwünschte Kind sind auch die ersten Jahre eine Hölle, die es gar nicht schnell genug vollständig verdrängen kann. Was auch immer die Ursachen für diesen partiellen Gedächtnisschwund sind: in jedem Fall sollte man an *Honeysuckle* denken, wenn jemand sich an gar nichts oder nur Positives aus bestimmten Lebensabschnitten erinnert.
All diese Patienten wollen nicht den ununterbrochenen Fluss des Lebens wahrhaben, oder sie wollen ihn aufhalten, diesen ewigen Wechsel, die ständige Veränderung der Welt, der Umstände und der Persönlichkeit. Mit dieser Negation können sie nichts aus ihren Erfahrungen lernen, weil sie sich fast immer nur auf einen oder wenige Aspekte der Vergangenheit konzentrieren. Je nach Temperament, bedauern oder erzählen sie oder ärgern sich, vor allem über das Schlechte und die Ungerechtigkeit, die sie heute erleben im Vergleich zu den alten Zeiten; oder sie glorifizieren Menschen, Dinge, Umstände aus ihrer Vergangenheit und leugnen die dunkle Kehrseite jeder Situation, eine Methode, die die komplexe Integration von Erfahrungen, und damit Entwicklung, verhindert. Indem sie nur das subjektiv "Gute" sehen, beschränken sie sich selbst erheblich.
Bach sagt von *Honeysuckle*, dass es *"aus dem Bewusstsein jegliches Bedauern und alle Sorgen aus der Vergangenheit löscht. Es gleicht alle Einflüsse, Wünsche und Sehnsüchte der Vergangenheit aus und führt uns in die Gegenwart"*. Es erlaubt

uns eine aktive und fruchtbare Begegnung mit unserer Vergangenheit.

Menschen im positiven *Honeysuckle*-Zustand können alle Ereignisse ihres Lebens mit Gelassenheit und ohne Bedauern oder Trauer übersehen. Sie erkennen Gutes und Schmerzhaftes, ohne etwas aus ihrer Erinnerung tilgen zu wollen oder verbittert zu sein. So lernen sie aus ihren Erfahrungen, geben sie weiter und lassen sie los, mitunter auch, indem sie in späteren Jahren ihre Lebenserinnerungen aufschreiben, die Geschichte ihrer Zeit oder ihrer Familie.

Menschen im transformierten *Honeysuckle*-Zustand sind in der Lage, mit der Vergangenheit und ihren Erinnerungen zu arbeiten, wie zum Beispiel Historiker, Archivare, Antiquare, Zeitzeugen der jüngeren Vergangenheit, Archäologen. Sie versuchen, die Gegenwart mit der Vergangenheit zu verknüpfen. Sie geben Erfahrungen weiter, mit deren Hilfe man eine solide Basis für die Zukunft schaffen kann. Das können sehr praktisch veranlagte Personen sein, mit der Fähigkeit, in Notsituationen ohne zu fragen oder zu klagen schnell und richtig zu reagieren; sie brauchen nicht lange zu zögern oder nachzudenken, weil sie ihre Erlebnisse schon längst verarbeitet und daraus gelernt haben.

Nach einem unerwarteten Verlust oder einer abrupten Veränderung ist es günstig, *Honeysuckle* mit 33 *Walnut* zu kombinieren und, gegen Schockfolgen, mit 29 *Star of Bethlehem* bzw. im Fall von Panik mit 26 *Rock Rose*. Dies kann der Fall sein, wenn jemand bei einem Unfall seine Gesundheit verliert, erblindet oder ertaubt. Oder wenn er dabei war, als ein ihm Nahestehender bei einem Unfall getötet wurde.

Gegen die Folgen weiter zurückliegender traumatischer Ereignisse hilft es, etwa einen Monat lang *Honeysuckle* zusammen mit *Star of Bethlehem* einzunehmen.

Honeysuckle und 9 *Clematis* scheinen sich zu gleichen, weil die Betreffenden kein Gegenwartsinteresse haben. Aber während *Honeysuckle* die Gegenwart flieht und Sehnsucht nach authentischen Situationen in seiner Vergangenheit hat, ohne mehr vom Leben zu erwarten, flieht *Clematis* in Zukunftsphantasien, Träume und Luftschlösser.

Wenn wir nicht nur Bedauern erkennen, sondern auch Schuldgefühle, sollten wir an 24 *Pine* denken.

In den ersten Einnahmetagen ist es möglich, dass die Person in Nostalgie "ertrinkt", in Erinnerungen, Sehnsucht und Tränen. So reinigt sie sich von Vergangenem, um Veränderungen akzeptieren zu können und um frei zu sein für das Anknüpfen an die Gegenwart und für den Weg zur Gesundung.

<u>HONEYSUCKLE, SYMPTOME IN BLOCKIERTEM ZUSTAND UND SITUATIONEN, IN DENEN DIE BEHANDLUNG ANGEZEIGT IST:</u>
- Heimweh nach Orten oder Menschen
- Nostalgie, man lebt in der Vergangenheit und glorifiziert sie
- Waisen, Witwen, Emigranten, Verlassene und Ältere
- Trauer nach Verlusten (von nahestehenden Menschen, Arbeit, Heim, Gesundheit, Unversehrtheit o.ä.)
- nach Trennung von Partner, Kind, Freund, Haustier
- lebt beständig in der Vergangenheit und erinnert sich an Nebensächlichstes, "als wäre es gestern gewesen"
- manchmal nur diffuse Erinnerungen, manchmal fehlen sie ganz
- Bedauern, Gelegenheiten nicht ergriffen zu haben
- Bedauern um nicht erfüllte Wünsche und Träume
- Reden von alten Zeiten und abgeschlossenen Situationen
- Auftauchen von Herzproblemen, zuerst ohne pathologischen Befund
- kann sich nicht trennen, weder von Menschen noch von Dingen, Bräuchen oder Orten

- sammelt einfach alles Alte: Antiquitäten, Bücher, Fotos...
- kann nichts wegwerfen, nicht einmal defekte, unnütze Dinge
- nimmt in jeder Unterhaltung Bezug auf Vergangenes
- wiederholt ständig Geschichten "von früher", aus Kindheit und Jugend
- Begeisterung für alles Alte, gleichgültig ob schön oder hässlich
- traditionelle, bewahrende Einstellung, will rekonstruieren
- lebt nur in der Erinnerung, kein Lebensinteresse sonst
- Wunsch, noch einmal von vorne anfangen zu können, Reue
- unspezifisches, fortwährendes Bedauern
- Bedauern, dass die alten Zeiten nicht wiederkehren
- hört immer wieder Musik, die an eine verflossene Liebe erinnert
- eine Witwe kleidet sich immer so, "wie er es gern sah"
- umgibt sich mit alten Erinnerungen und Fotos
- erforscht den Stammbaum, die Ahnengalerie

VORSCHLÄGE ZUR UNTERSTÜTZENDEN BEGLEITUNG DER THERAPIE:
- sportliche oder schöpferische Hobbies (Töpfern, Erdkontakt!)
- Verantwortung übernehmen, die fordert
- ein Hobby suchen, das das Interesse an der Vergangenheit konstruktiv nutzt

POSITIVE LEITSÄTZE:
- Ich lebe heute.
- Alles fließt.
- Ich schätze meine Erinnerungen und löse mich von ihnen.
- Ich schließe Frieden mit meiner Vergangenheit.
- Mein Gestern trägt mein Heute und meine Zukunft.
- Jeder Tag bringt etwas Neues.
- Heute ist der Anfang von morgen.
- Nur die Gegenwart schenkt Erfahrung.

Die 38 Blüten

Es wird immer etwas geben, wofür es wert sein wird, zu leben.
GEORGE BERNARD SHAW

*Was dir die Zukunft bringt, das frage nicht,
und die vergangne Zeit beklage nicht.
Allein das Bargeld "Gegenwart" hat Wert.
Nach dem, was war und sein wird, frage nicht.*
OMAR CHAIJAM

Mit vollen Händen kannst du nichts greifen.
BRASILIEN

*Die Zukunft martert uns, die Vergangenheit hält uns
gefangen. Nur darum entzieht sich die Gegenwart unserem
Zugriff.*
GUSTAVE FLAUBERT

Weine nicht über verschüttete Milch.
ENGLAND

Wer die Vergangenheit lobt, tadelt die Gegenwart.

Der ist nicht reich, der nicht etwas Altes besitzt.
BEIDE FINNLAND

*Die Gegenwart ist der Amboss,
auf dem die Zukunft geschmiedet wird.*
PORTUGAL

Nicht Schmerz tötet, aber unablässiges Erinnern.
BANTU

*Nicht traurig sein, dass es vorbei,
sondern dankbar, dass es gewesen!*
DEUTSCHLAND

Heute, das ist mein Lieblingstag!

WINNIE PUH

'Das habe ich getan', sagt mein Gedächtnis.
'Das kann ich nicht getan haben', sagt mein Stolz
und bleibt unerbittlich. Endlich gibt das Gedächtnis nach.

FRIEDRICH NIETZSCHE

17 HORNBEAM - CARPINUS BETULUS - HAINBUCHE, HAGEBUCHE, WEIßBUCHE

Die elegante Hainbuche gleicht im Wuchs der Rotbuche, *Beech, Fagus sylvatica*, aber mit ihrem mittleren Stammumfang und ihrer maximalen Höhe von fünfundzwanzig Metern ist sie zierlicher; auch ihre Blätter sind denen der Buche ähnlich, aber gezahnt. Sie ist ein Haselnussgewächs (*corilacea*) und kann etwa hundertundfünfzig Jahre alt werden.

Sie ist in Zentraleuropa bis in den Nahen Osten hinein beheimatet und wächst freistehend oder in lichten Wäldern, mitunter auch als Hecke angepflanzt, weil das dichtstehende Laub - selbst braun und trocken - noch bis zum Frühling haftet.

Man erkennt die Weißbuche an ihrer glatten grauen Rinde mit den charakteristischen eisengrauen Streifen und den oftmals spiralig um den Stamm verlaufenden Wülsten.

Im April oder Mai erscheinen die männlichen Blütenkätzchen, gelb von Pollen, und die weiblichen, hängenden, die mit ihren geschweiften Deckblättern wie kleine Pagoden aussehen. Diese charakteristischen Deckblätter verwandeln sich nach der Reife in kleine Flügel, auf denen der Wind die Früchte, winzige Haselnüsse, davonträgt.

Schlüsselsymptome: geistige und körperliche Müdigkeit – Erschöpfung durch Routine
Tugenden: Durchhaltevermögen, Antriebskraft, Schwung

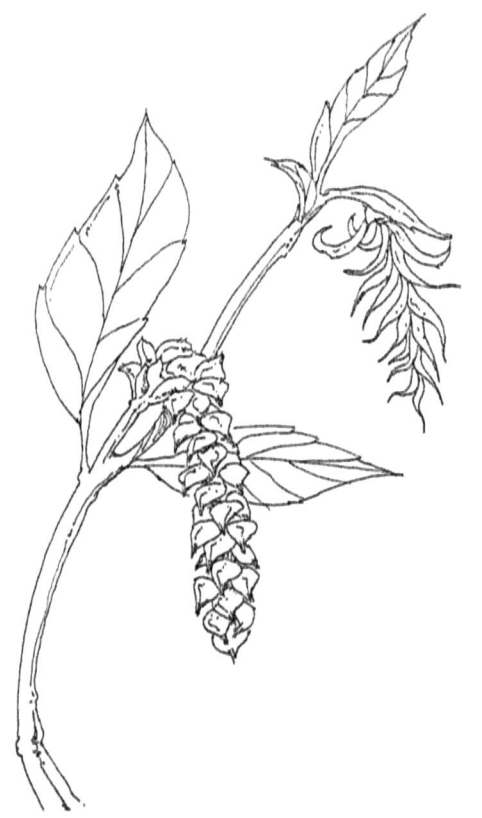

17 HORNBEAM - HAINBUCHE, HAGEBUCHE, WEIßBUCHE

Die Qualitäten der Hainbuche fallen nicht sofort ins Auge, aber wir erkennen sie an ihrer Vielseitigkeit und ihrem Nutzen: ihr glattes weißes Holz ist dicht und hart wie Eisen und sehr widerstandsfähig. Daher hat man es schon immer zur

Herstellung von Gegenständen verwendet, die großen Belastungsproben ausgesetzt waren: Nägel, Räder, Joche, Klavierteile, Mühlräder, sogar Hackbretter für Metzgereien! Bis heute setzt man ihr Holz bei der Herstellung von Schulbänken oder Arbeits- und Schreibtischen in öffentlichen Ämtern ein.

Diese Gegenstände spiegeln praktische Nützlichkeit, Ausdauer, Effizienz. Der Baum ist sehr widerstandsfähig und bescheiden, und Kargheit des Bodens stört ihn ebenso wenig wie ein raues Klima oder Misshandlungen von Menschenhand. Er ist so anpassungsfähig, dass man ihn zu natürlichen Pavillons oder Bogengängen zurechtbiegen und schneiden kann und er weiterhin lebendig und kräftig bleibt.

Die angeführten Beispiele zeigen die positiven Kräfte von *Hornbeam*, den ständigen Ansporn und die Beständigkeit in der Verfolgung von gesteckten Zielen. Unermüdlich setzt er alle verfügbare Energie ein.

Man erkennt in ihm die zielgerichtete Stärke des Mars, auf die sich auch verschiedene Namen des Baums im Deutschen oder Englischen beziehen: *Hornbaum* bzw. *hornbeam* heißt so viel wie Baum in Rüstung, unverwundbar; *Eisenbaum* oder *ironwood*, wodurch betont wird, dass der Baum oder das Holz hart wie Eisen ist, erinnert außerdem daran, dass man in alten Zeiten Erzvorkommen mit der Wünschelrute aus Hainbuchenzweigen erspürte.

Der Name *Hagebuche* bezieht sich auf die Buchenhecken, die vor Zeiten das Gehöft *umhegten* - die durch menschliches Wirken kultivierte Welt abgrenzte von der wilden Welt der Wälder, Wildtiere und Dämonen. Es scheint, als habe der Baum in jenen Zeiten den Menschen Schutz gewährt, und diese hätten seine Qualität der unermüdlichen Energie und Widerstandskraft gebraucht, um in einer noch ungezähmten Welt überleben zu können.

Es klingt konsequent und logisch, dass Bach die Blüte verordnet für all *"jene, die das Gefühl haben, nicht genügend seelische oder körperliche Kraft zu besitzen, um die Bürde des Lebens zu tragen. Die Angelegenheiten des Alltags erscheinen ihnen zu schwer, auch wenn sie ihre Aufgabe in der Regel erfüllen können.*
Für jene, die glauben, dass sie körperlich oder seelisch einer Stärkung bedürfen, um ihr Tagewerk leicht vollbringen zu können."
Es ist das Mittel für alle, die körperliche oder geistige Kräftigung brauchen. Es hilft bei anämischen Zuständen und mentaler Verausgabung; es verleiht den Schwung und die Spannkraft des Mars.
Die völlige Erschöpfung von *Hornbeam* hat nichts zu tun mit dem Aufbrauchen aller Kraftreserven, das wir von 23 *Olive* her kennen; *Hornbeam* ist die Erschöpfung durch die Routine, durch eine nicht gemäße Lebensführung; es ist die Ermüdung derer, die große geistige Anstrengungen machen müssen, ohne einen Ausgleich zu suchen beispielsweise in sportlicher Betätigung oder handwerklichem Arbeiten.
Der Energie-Austausch zwischen den verschiedenen Ebenen ist daher gestört und das gesamte energetische System geschwächt; mit der Zeit bewirkt das ein immer größeres energetisches Defizit.
Zu Beginn spielt sich die Müdigkeit mehr im Kopf ab, als Idee, als Vorstellung von Erschöpfung; wir sprechen von der Müdigkeit am Montagmorgen oder der Erschöpfung zum Ende des Schuljahres. Typisch dafür ist, dass der Betreffende sich zerschlagen fühlt, kaputt, zu müde, um seine Routinearbeiten hinter sich zu bringen; ergibt sich dagegen die Notwendigkeit für eine Extra-Arbeit, die sich vom Üblichen unterscheidet, erwachen plötzlich alle Lebensgeister wieder, und die gleiche Person kann eine schwierige und ermüdende Arbeit zu Ende

führen. Anschließend ist sie nicht etwa erschöpft, sondern fühlt sich im Gegenteil wie neugeboren. Uns allen ist die Situation des Studenten bekannt, der wochenlang zu Hause über den Büchern hockt und sich auf ein Examen vorbereitet. Er kann nicht mehr, fühlt sich körperlich und geistig am Ende. Er besteht sein Examen, geht aus um zu feiern und tanzt die ganze Nacht, ohne sich im mindesten müde zu fühlen. Das ist die typische vorübergehende Blockade *Hornbeam*.

Einen chronischen Zustand können wir häufig bei Menschen beobachten, die vorwiegend geistig arbeiten und ein Leben in eingefahrenen Gleisen führen. Der moderne Mensch - wenn er nicht das Glück hat, mit Menschen oder Tieren zu arbeiten, auf dem Land oder mit seiner eigenen Kreativität - überfordert ständig seine mentale Seite; es fehlt ein kreativer oder handwerklicher Ausgleich. Irgendeinen Sport auszuüben, ist nicht genug, da er nicht immer ein geistiges Abschalten erlaubt; außerdem unterbricht die Regelmäßigkeit einer sportlichen Betätigung nicht die vollständige Routine. Einleuchtend, dass wir zum Ausgleich nicht Tennis oder Tischtennis empfehlen können, weniger noch das Schachspiel, stattdessen aber jedes Hobby, das eine Prise Abenteuer, Überraschung, Kreativität bringt, wie beispielsweise Bergwandern oder Bergsteigen, Paddeln entlang der Flussläufe, das Anlegen eines Gartens, eines Teiches oder jede andere handwerklich-schöpferische Betätigung.

Menschen im akuten *Hornbeam*-Zustand fühlen sich außerstande, ihren Pflichten nachzukommen. Gewöhnlich glauben sie, dass eine kleine Pause genügt, um wieder Kraft zu tanken, aber je mehr sie sich ausruhen, um so erschöpfter fühlen sie sich. Dennoch schaffen sie es gewöhnlich, bis zum Ende durchzuhalten: ihre Müdigkeit ist eher psychisch, und ihr größtes Problem ist es, jeden Morgen aufs Neue *anzufangen*; danach setzen sie alles Notwendige ins Werk.

Das Leben in den "entwickelten" Ländern ist heute größtenteils durchgeplant und organisiert. Wir sind fast alle Gefangene der Routine unserer Arbeit, unseres Familienlebens, der Fahrten zwischen Wohnung und Arbeitsplatz, der Tennispartie um sechs, des Abendessens um halb acht, der TV-Nachrichten um acht, des Drinks vor dem Fernseher um neun... und dann der siebenstündigen, nicht immer erholsamen Nachtruhe.

Unsere Vorfahren hatten täglich mit neuen Herausforderungen zu kämpfen. Ihr Leben war abhängig von den Jahreszeiten, dem Klima, der Fruchtbarkeit ihrer Felder und Tiere, von Sonne und Regen, Seuchen und Heimsuchungen, Ernte und Vorrat. Wir Heutigen sind nicht einmal mehr abhängig vom Wetter, denn sogar in unseren Autos haben wir Klimaanlagen. Wir führen ein geregeltes Leben, von der Wiege bis zur Bahre. Das notwendige Abenteuer suchen wir uns im Straßenverkehr oder in organisierten Ferien, Typ Abenteuerurlaub, wenn wir uns nicht für die Monotonie eines einsamen Strandes entscheiden...

Ein Mensch, der in der Routine seines Lebens gefangen ist, erlaubt sich keine persönliche, innere Entwicklung, horcht nicht auf die Botschaften seines höheren Ich, und in gewissem Sinn versteinert oder vertrocknet er langsam, ohne sich Gelegenheit zu geben, mittels Kreativität und Spontaneität neue Kraftquellen zu finden, ohne die Möglichkeit zu suchen, seine Persönlichkeit in einem „lebendigeren" Leben zu entwickeln.

Die Blütenenergie von *Hornbeam* strafft uns und richtet uns auf, erfrischt und schenkt neue Energie. Unsere Sinne öffnen sich wieder, auch die inneren, und wenn wir auf unsere innere Stimme horchen, können wir das Gleichgewicht in unserem täglichen Leben finden.

Und wir wissen dann, dass unsere Kraft dazu ausreicht, alle Arbeiten gut zu Ende zu führen.

Hornbeam **schenkt neue Lebensfreude.**

HORNBEAM, SYMPTOME IN BLOCKIERTEM ZUSTAND:
- Erschöpfung, mehr geistig als körperlich
- Erschöpfung durch zu viele "unverdaute" sinnliche Eindrücke
- mentale oder psychische Erschöpfung nach anstrengender intellektueller Tätigkeit, bis hin zu Halluzinationen
- Schwierigkeiten, morgens aus dem Bett zu kommen
- Müdigkeit zum Semesterende, Montagmorgenmüdigkeit
- steht morgens zerschlagener auf, als man abends ins Bett ging
- zweifelt morgens, ob man sein Tagespensum schafft
- glaubt, ohne Anregungsmittel nicht durchzuhalten (Pillen, Tee, Kaffee, Mate, Alkohol, Cola ...)
- wird schon müde, wenn man nur an die Arbeit denkt
- fühlt, dass die Kraft nicht ausreicht für die täglichen Pflichten
- glaubt, nach längerem Krankenlager nicht genug Kraft für den Wiederbeginn zu haben, in Wirklichkeit hat man sie aber
- fühlt sich wie verkatert, weil man zu viel gelesen, ferngesehen, gelernt hat
- führt ein völlig durchorganisiertes routiniertes Leben
- seelische Müdigkeit, durch jahrelanges tägliches Einerlei
- Lähmung angesichts der täglich wiederkehrenden Routine
- unterbricht man die Routine mit einer interessanten Arbeit, vergisst man die Müdigkeit, spürt neue Energie und Lebenslust
- manchmal Müdigkeit wegen Eisenmangel
- Konzentrationsschwäche
- Augenbrennen und Tränen, evtl. Spannung hinter den Augen
- Gewebeschwäche durch Antriebsschwäche und fehlende Spannkraft

VORSCHLÄGE ZUR UNTERSTÜTZENDEN BEGLEITUNG DER THERAPIE:
- die Routine unterbrechen
- ein schöpferisches Hobby (vorzugsweise Arbeiten mit der Erde, Formen von Ton, Teigkneten, Schnitzen, Bildhauern)

- einen spielerischen Sport ausüben (ohne Ehrgeiz!)
- spontane Unternehmungen
- Reisen "ins Blaue", ohne allzu viel Planung

POSITIVE LEITSÄTZE:
- Ich erfülle mein Tagespensum mit Lust und Kraft.
- Mein Kopf ist ausgeruht und beweglich.
- Ich tu was ich mag und mag was ich tu.
- Die Arbeit macht Spaß und fällt mir leicht.
- Freude gibt Kraft.
- Mein Lebenstraum gibt mir Kraft.

Aurora est musis amica.

ROM

Morgenstund hat Gold im Mund.

Frisch gewagt ist halb gewonnen.

BEIDE DEUTSCHLAND

Wer früh aufsteht, dem hilft Gott.

SPANIEN

Auch ein Weg von tausend Meilen beginnt mit einem Schritt.

LAO TSE

Man kann noch weit gehen, auch wenn man müde ist.

FRANKREICH

18   IMPATIENS - IMPATIENS GLANDULIFERA - DRÜSENTRAGENDES SPRINGKRAUT

Das Springkraut ist ein Einwanderer aus dem Himalaya; es kam um 1830 aus Kaschmir nach Europa und verbreitete sich rasch, besonders auf den Britischen Inseln.

Es ist eine einjährige Pflanze, die in kürzester Zeit bis zu zwei Meter hoch wird. Die vielen großen Blätter sind spitzzulaufend und gesägt, mit einem Rand, purpurfarben wie die Stängel.

Die Blüten wachsen aus den Zweigachseln; fünf spiegelsymmetrisch angeordnete Blütenblätter formen eine Haube, wie den Helm eines Londoner *Bobbies*, mit großer "insektenfreundlicher" Öffnung.

Die von Bach ausgewählte Art ist intensiv malvenfarben, mit dunkelroten Tupfen (obwohl er forderte, für die Blütenessenz die hellsten Exemplare auszusuchen, weil sie zarter und weicher seien, wie die hoch entwickelte Persönlichkeit *Impatiens*).

Die Pflanze blüht üppig vom Juli bis zu den ersten herbstlichen Nachtfrösten, indem sie gleichzeitig Knospen, Blüten und Samen trägt.

Der Name rührt nicht nur her von dieser Ungeduld, Blüten und Früchte zu entwickeln, sondern mehr von einer Eigenart dieser Früchte: es sind kleine zarte Schoten, die - wenn sie reif sind - sich auf die leiseste Berührung hin platzend öffnen, ihre Seiten wie winzige Schlangen blitzschnell einrollen und die runden schwarzen Samen wie Geschosse herausschleudern.

Das Kraut gedeiht auf allen Böden, in Sonne oder Schatten, vorzugsweise an den Ufern von Fluss- oder Bachläufen, an feuchten Waldrändern oder in sumpfigen Gründen, die die ausreichende Wasserversorgung für sein schnelles Wachstum und seine Verbreitung sicherstellen.

Schlüsselsymptome: Ungeduld – überschäumende Reaktionen – Reizbarkeit
Tugenden: schnell im Denken und Handeln, mit Gelassenheit, Geduld und Verständnis

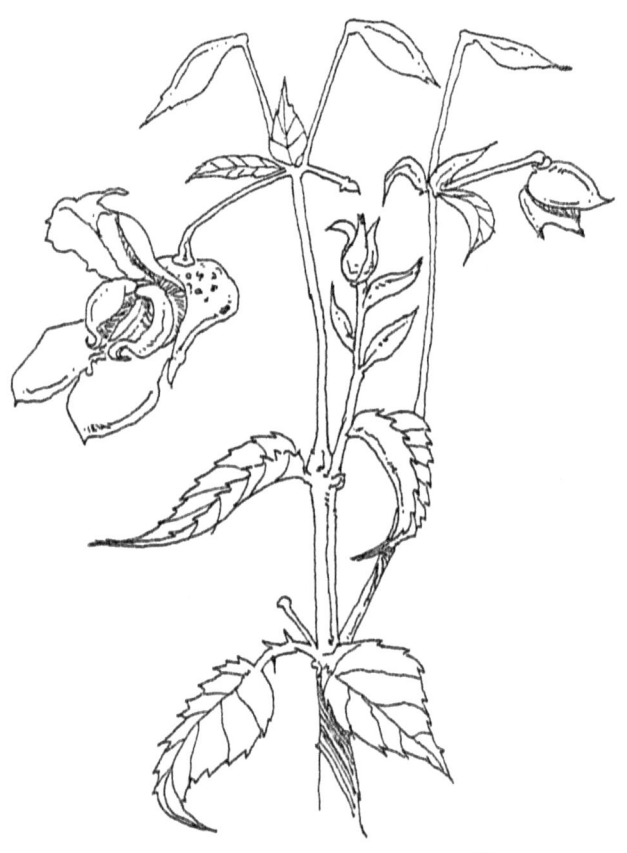

18 IMPATIENS - DRÜSENTRAGENDES SPRINGKRAUT

Impatiens ist die Blüte für Personen, die schnell denken, die auf jede Information sofort reagieren und die am liebsten alles in ihrem eigenen Tempo, d.h. in Höchstgeschwindigkeit erledigen. In blockiertem Zustand fehlt ihnen die Geduld, weshalb sie, wenn sie sich an den langsameren Rhythmus anderer halten müssen, in eine fortdauernde geistige und körperliche Anspannung geraten. Das führt schnell zu Nervosität, Gereiztheit und Ärger mit langsameren Mitmenschen. Daher ziehen sie es meist vor, allein zu arbeiten und zu denken. Laut Bach sind sie *"rasch im Denken und Handeln und wollen alles schnell und ohne Zögern tun. Im Falle einer Erkrankung sind sie darauf bedacht, rasch wieder zu genesen.*
Es fällt ihnen sehr schwer, mit langsamen Menschen Geduld zu zeigen, da sie es für einen Irrtum und eine Zeitverschwendung halten".
Daher sind sie völlig ungeeignet als Lehrer, Chefs oder Ausbilder. Ihnen fehlt die nötige Geduld, um den Fortschritt in den Arbeiten ihrer Schüler oder Untergebenen abzuwarten und zu begleiten. Deshalb nehmen sie ihnen häufig das Arbeitsstück aus der Hand und führen die Arbeit selbst rasch zu Ende. Genauso können sie es auch kaum abwarten, dass jemand zu Ende spricht: sie nehmen ihm das Wort aus dem Mund und beenden seine Rede selbst.
Sie verstehen einfach nicht, dass jeder von uns seinen individuellen Rhythmus hat, und meinen, alle dazu anleiten zu können, mit der ihnen eigenen Schnelligkeit zu arbeiten. *"Sie setzen alles daran, um solche Menschen in ihrem Tun zu beschleunigen."* (Bach)
Es gibt auch *Impatiens*-Charaktere, die nicht in allem die gleiche Eile an den Tag legen: es ist möglich, dass sie mit atemberaubender Geschwindigkeit denken, entscheiden und reagieren, aber wenn sie eine Arbeit vor sich haben oder unterwegs sind, sind sie äußerst langsam, manchmal sogar im

Denken, was sie - im Falle einer Blockade - nicht daran hindert, dass sie sich schrecklich über andere aufregen, die ihre Geduld in irgendeiner Weise auf die Probe stellen. Aber die durch ihre große Reizbarkeit verursachten Wutanfälle gehen ebenso schnell vorüber, wie sie auftauchen. Der typischste Charakterzug aller *Impatiens* scheint die Vorstellung zu sein, dass ihre Zeit unendlich viel wertvoller sei als die der anderen! Wegen der Schwierigkeiten, die das Zusammenleben und -arbeiten mit ihnen mit sich bringt, werden manche von ihnen mit der Zeit sehr einsam und isoliert.
Im Krankheitsfall kommt es vor, dass sie mit ihrem Mangel an Geduld, an Hingabe an die Situation, eine Heilung behindern.
Ihre ständige nervliche Anspannung lässt sie schlecht schlafen, häufig bringt sie auch Hochdruckprobleme, Schilddrüsen- oder andere Überfunktionen mit sich (mit Herzrasen, Durchfall, Schweißausbrüchen, Gewichtsabnahme usw.).
Sie sprechen, denken, essen und bewegen sich mit Hektik und Unruhe. Indem sie geistig und körperlich so schnell arbeiten, verbrauchen sie viel mehr Energie als andere, essen häufiger und mehr, ohne an Gewicht zuzunehmen. Einige von ihnen sind die typischen ewig Dürren!
Auch wenn sie gerade weder sprechen noch agieren, lässt sich ihre *Impatiens*-Blockade nicht verheimlichen: sie laufen hin und her, wie der Tiger im Käfig; trommeln auf den Tisch; spielen mit irgendetwas... Wenn sie sich dagegen in angespannten Situationen zusammennehmen, tauchen plötzliche Ausschläge oder Hautjucken auf.
Da unsere Haut ein sehr sensibles Organ ist, reagiert sie gewöhnlich stark auf Unruhe und Ungeduld, und es kann sich der typische Teufelskreis bilden, indem der brennende Ausschlag oder der Juckreiz ihrerseits die Ungeduld verstärken. Aus diesem Grund geben wir *Impatiens* zu jedem Blütenstrauß für Patienten mit Hautproblemen oder Allergien. In gleicher

Weise wichtig ist die Blüte im Fall einer Blasenentzündung; der Patient ist nach ersten Gaben schon so erleichtert, dass das Brennen und der Harndrang gleichzeitig für längere Zeit nachlassen (kombinieren mit 11 *Elm*!).

Die europäische Volksmedizin hat Aufgüsse des heimischen Springkrauts (*Impatiens noli-tangere*) unter anderem bei Hautirritationen und juckenden Stichen angewendet; in diesen Fällen benutzten die nordamerikanischen Indianer *Impatiens biflora*, und die Chinesen behandelten Hautpilze und Abszesse mit ihrer *Impatiens balsamina*.

Impatiens kann sogar das Familienklima verbessern: es hilft den Eltern, die sich zu viel um die Erziehung ihrer Kinder sorgen, und die unruhige kleine Kinder haben, die sich in keinem Augenblick still verhalten können, nie untätig sind, was in einem Umfeld von Erwachsenen schnell zu Spannungen führt.

Impatiens hat zu tun mit allen, die impulsiv und unruhig sind, und daher mit den Kindern und Jugendlichen, mit den Zicklein und den Böckchen. Es überrascht uns also nicht, dass viele Widder-Geborene die Blüte brauchen: Widder ist das jüngste Zeichen im Tierkreis. Der andere Jugendliche, Merkur, der im Zeichen der Zwillinge herrscht, kennt auch weder Ruhe noch Geduld. Daher beobachten wir auch bei vielen Zwillingen und ebenso bei den Schützen - weil sie den Zwillingen im Tierkreis gegenüberliegen - das typische Verhalten einer *Impatiens*-Blockade.

Thomas Verny hat berichtet, dass Menschen, die als Frühgeburt zur Welt kamen, sich ihr Leben lang wie verfolgt fühlen, zur Eile angetrieben, gepeinigt von dem Gefühl, nie Schritt halten zu können. *Krämer* sieht einige Fälle von *Impatiens* als direkte Folge dieses Geburtstraumas.

Menschen im positiven *Impatiens*-Zustand zeichnen sich weniger durch ihre Engelsgeduld, sondern eher durch ihre große Sympathie, Zartheit und Fähigkeit zum Mitleiden aus.

Sie sind schnell im Begreifen und Handeln. Sie sind auch geschickt, aber sie begreifen durchaus, dass nicht alle Menschen die gleichen Befähigungen und den gleichen Rhythmus haben.

Sie erkennen, dass wir alle Teil des großen Ganzen sind, und dass gerade sie selbst, weil sie mit größerer Intelligenz und Schnelligkeit und anderen Fähigkeiten ausgestattet sind, damit den weniger Begabten helfen sollten. Gelassen sehen sie, dass jedes Ding seine Zeit braucht, dass alles Notwendige geschieht und sich entwickelt, ohne dass sie aktiv eingreifen müssten.

Sie sind von großer geistiger Unabhängigkeit.
Und sie können mit dem Herzen "denken".

IMPATIENS, SYMPTOME IN BLOCKIERTEM ZUSTAND:
- Hyperaktivität, Schnelligkeit
- Nicht-warten-Können
- alles soll schnell und problemlos ablaufen
- immer in Eile und andere zur Eile antreibend
- will allein arbeiten, schnell, ohne Verschnaufpausen
- braucht Unabhängigkeit
- kein Mitleid mit Langsameren, sie reizen ihn, er reagiert ungehalten
- schnelle Entscheidungen, oft ohne vorher nachzudenken
- nimmt aus Ungeduld anderen das Wort aus dem Mund und die Arbeit aus der Hand
- plötzliche Ausbrüche von Wut, die schnell wieder verraucht
- schwebt wegen seiner Eile immer in Unfallgefahr
- Kinder und Erwachsene, die nicht stillsitzen können
- verträgt keine Kritik, reagiert wütend
- muss er irgendwo warten, in einem Amt, einer Bank, läuft er erst anderswo hin, nur um "keine Zeit zu verlieren"

- als Autofahrer beschleunigt er gerne seinen Vordermann durch Hupen oder Aufblenden
- kommt immer extra zu spät, um Warten zu vermeiden
- immer in Bewegung
- Isolierung, weil ihn niemand erträgt

KÖRPERLICHE FOLGEN DER IMPATIENS-BLOCKADE:
- plötzlich auftretende Erschöpfungszustände
- Schmerzen durch Muskelanspannung
- geistige Anspannung, Kopf- und Nackenschmerzen, Krämpfe
- neigt zu Fieberschüben
- Herzrasen; Schweißausbrüche; Schilddrüsenüberfunktion
- Verdauungsprobleme (weil er Essen unzerkaut schlingt)
- Krämpfe und Koliken im Verdauungstrakt
- Schlaflosigkeit, Bluthochdruck, Schmerzen durch nervliche Anspannung

VORSCHLÄGE ZUR UNTERSTÜTZENDEN BEGLEITUNG DER THERAPIE:
- Spannung abbauen durch geeignete Aktivität, z.B. Laufen, Tischtennis, Quick-Stepp, Squash
- vor dem Sprechen tief atmen!
- Antistress-Übungen, wie das Autogene Training

POSITIVE LEITSÄTZE:
- Ich bin ruhig und gelassen.
- Jeder hat seinen eigenen Rhythmus.
- Leistung statt Eile!
- Mit heiterem Sinn sehe ich, was wird.
- Ich lasse alles geschehen nach seiner Zeit.
- Mein Herz ist geduldig.
- Alles unter dem Himmel hat seine Zeit.
  Gelassen öffne ich mich für meine Zeit.

Die 38 Blüten

Das Tao tut nichts, und doch bleibt nichts ungetan.

LAO TSE

*Die Dinge geschehen auf die rechte Weise, zur rechten Zeit;
zumindest, wenn du sie lässt.*

BEN HOFF

Als Gott die Zeit gemacht hat, hat er genug davon gemacht.

IRLAND

Eile mit Weile.

Gut Ding will Weile haben.

*Es ist leichter, ein Wort nachzuschicken,
als eines zurückzuholen.*

ALLE DEUTSCHLAND

Allah schuf die Zeit. Von Eile hat er nichts gesagt.

PERSIEN

*Ein Augenblick der Geduld kann großes Unheil verhüten,
ein Augenblick der Ungeduld ein ganzes Leben zerstören.*

CHINA

*Der bedächtige Elefant kommt schneller voran
als der wilde Hengst.*

VIETNAM

Eile ist die Mutter der Unvollkommenheit.

BRASILIEN

*Die Wurzeln der Geduld sind bitter,
aber ihre Früchte schmecken süß.*

INDIEN

Wenn du keine Zeit hast, dann jage keinen Büffel.

GHANA

Warten können ist das große Geheimnis des Erfolges.

FRANKREICH

Geduld verlieren heißt Würde verlieren.

INDIEN

Die Geduld nicht verlieren, auch wenn es unmöglich scheint, das ist Geduld

JAPAN

19 LARCH - LARIX DECIDUA - EUROPÄISCHE LÄRCHE

Die Lärche ist ein Nadelbaum, der nachweislich bis zu siebenhundert Jahre alt werden und eine Höhe von fünfzig Metern erreichen kann. Der gerade aufrecht wachsende Stamm verjüngt sich zur zarten und biegsamen Spitze hin. Seine Rinde ist rau bis tiefrissig; die weichen Äste biegen sich zur Erde hin.
Die Lärche ist die einzige Konifere, die ihre weichen Nadeln im Herbst abwirft: sie kommt aus den Gebirgen Ost- und Zentraleuropas, wo der Boden im Winter gefriert und daher die Wurzeln kein Wasser aufnehmen können. Die sehr feinen Nadeln erscheinen im ersten Frühling (Ende März, Anfang April) in zarten Büscheln und schmücken mit ihrem hellen Grün Waldränder und Hügel. Die Erscheinung der Lärche ist licht und heiter, wie die der Birke oder mehr noch des *Ginkgo biloba*, dessen Wuchs und dessen Laubfärbung denen der Lärche gleich sind: sehr helles, zartes Grün im Frühjahr und leuchtendes Goldgelb im Herbst, wenn die Blätter fallen.
Die Blüten treten gleichzeitig mit dem Laub auf: im Wechsel mit den Zapfen des Vorjahres erscheinen die weiblichen als kleine,

aufrechte rote Kerzen, die männlichen als hängende, ovale Kätzchen von rötlich-gelber Farbe.
Zur Herstellung des Blütenmittels verwendet man Zweige mit Blüten beiderlei Geschlechts und einigen Nadelbüscheln.

Schlüsselsymptome: Minderwertigkeitskomplexe im Vergleich – durch mangelndes Selbstvertrauen nimmt man von vornherein Scheitern in Kauf
Tugenden: Selbstwertgefühl – Selbstvertrauen bis hin zur Kühnheit – Beständigkeit in der Ausführung von Projekten

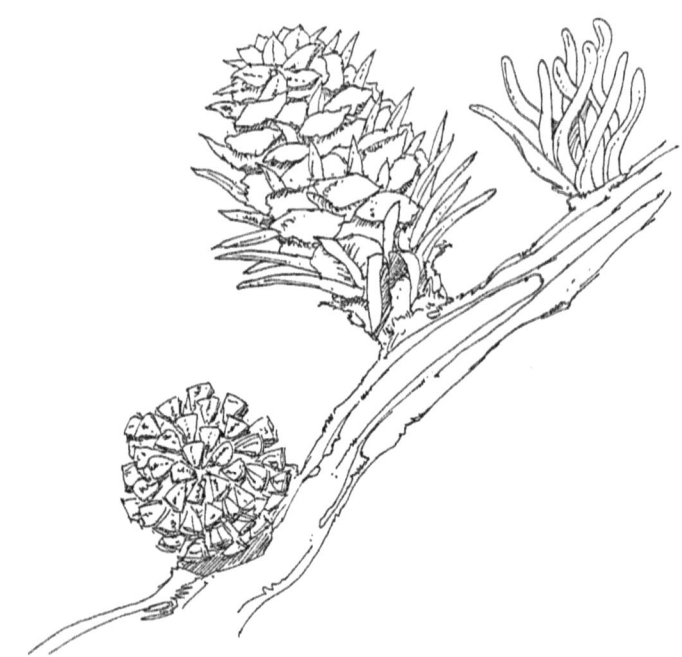

19 LARCH - EUROPÄISCHE LÄRCHE

Die Lärche scheint zwar schwach und verletzlich, aber sie ist, selbst unter extremen Bedingungen, äußerst widerstandsfähig. Von gleicher Art ist die Persönlichkeit *Larch*, viel tüchtiger und stärker, als es den Anschein hat. Das Holz wächst zwar schnell, ist aber robust und hart und wird beim Bauen genutzt und für Möbel, die viel auszuhalten haben.

Lärchenharz ist antiseptisch, wärmt, heilt und stärkt den Kreislauf und die Augen. Die Nadeln stärken Haut und Nerven und helfen bei Erkältungen.

Die negative Seite des Charakters *Larch* zeigt ein ausgeprägtes Minderwertigkeitsgefühl; die Person schränkt ihre Möglichkeiten selbst ein durch ihre Überzeugung, sowieso immer zu versagen. Negative Erfahrungen oder eine restriktive Erziehung haben sie daran gehindert, Selbstvertrauen zu entwickeln. Sie ist nicht unsicher, hat nicht einmal Zweifel, nein: sie ist *überzeugt* davon, dass sie unfähig ist und also nie Erfolg haben wird.

Immer denkt sie, dass die anderen besser sind, geschickter in allem, nimmt ihr Versagen vorweg, ohne etwas zu riskieren und ohne einen Versuch zu machen, der hinreichend ernst gemeint ist, um irgendetwas zu erreichen.

Sie gesteht sich nicht die Möglichkeit zu, durch Erfahrungen zu lernen und zu wachsen. Sie hält es für vernünftig, nichts zu versuchen, das sie nicht erreichen kann, und lässt anderen den Vortritt, die ihnen viel geeigneter zu sein scheinen.

Sie traut sich nichts zu; darum akzeptiert sie fraglos die selbstgesteckten Grenzen, die jede Entwicklung verhindern, und damit auch jedes an Erfahrungen, Höhen und Tiefen, Versagen und Erfolgen reiches Leben. Wenn diese Menschen dem Drängen anderer nachgeben und etwas wagen, haben sie gewöhnlich auch kein Glück, denn sie erwarten ja nur ein Fiasko. Und damit haben sie wieder den Beweis ihrer eigenen Unfähigkeit.

Es gibt noch einen anderen Typ von *Larch*-Charakteren, der sich - all seinen Minderwertigkeitsgefühlen zum Trotz - lange Zeit, oft das ganze Leben hindurch, abmüht und ständig gegen seine Angst vor dem Misserfolg ankämpft, um das Notwendige zu erreichen, oder das, was die Umgebung von ihm verlangt. Mit großer Willenskraft erreicht er sein Ziel, ohne sich danach für befähigter zu halten: er denkt, dass er seinen Erfolg nicht seinen Fähigkeiten, sondern "nur" seinem starken Einsatz verdankt. Diese Personen fühlen sich weiterhin minder begabt als andere, ohne sich darüber klarwerden zu können, dass sie selbst mit ihrer erfolgreichen Arbeit in ihrer Umgebung Neid oder Bewunderung auslösen könnten.

Sie fürchten sich vor jeder ungewohnten Situation: Reisen, Fremde ansprechen müssen usw. Häufig erröten sie oder fangen zu stottern an. Manchmal sind sie ungeschickt oder straucheln aus purer Angst, zu versagen. Diese Angst wirkt lähmend und niederdrückend. Zumindest kostet es sie jedes Mal große Anstrengung, diese Hemmungen zu überwinden.

Neidlos, mit Respekt und Bewunderung, beobachten sie ihre Kollegen und Freunde, auch wenn diese in Wirklichkeit weniger geschickt sind als sie selbst. Sie fühlen sich so gering, dass sie ihren Platz mit der größten Selbstverständlichkeit für andere räumen, die dann vielleicht die Früchte *ihrer* Arbeit ernten.

Diese Bescheidenheit, dieser völlige Mangel an Selbstvertrauen, lässt sie nicht nur ihre eigenen Fähigkeiten nicht sehen, sondern auch ihre Verzweiflung nicht fühlen und den brennenden Wunsch, endlich auch einmal Erfolg zu haben.

Die Blockade *Larch* kann vorübergehender Natur sein, zum Beispiel in Situationen auftreten, in denen jemand sich auf die Probe gestellt fühlt - bei Prüfungen, Beförderungen, wenn ein junger Mensch sich einer wichtigen Person der Öffentlichkeit nähert, oder einfach einer schönen Frau: er fühlt sich unwürdig und hat Angst, sich zu blamieren oder lächerlich zu machen. Für die Umgebung entbehren solche Momente nicht einer gewissen Komik, der Betreffende wirkt außerdem oft feige, weil er nicht den geringsten Versuch macht, sein Gefühl von Unzulänglichkeit und Unfähigkeit zu verbergen. Freiwillig ordnet er sich in jeder Situation unter.

Mit der Blütenenergie von *Larch* können diese Personen den nötigen Antrieb und die Entschlossenheit erlangen, sich voll einzubringen, sich selber aufs Spiel zu setzen, denn die selbsterrichteten Schranken lösen sich auf, und das Selbstvertrauen und parallel dazu die Fähigkeiten beginnen sich zu entfalten. Es wächst die Überzeugung, dass man Hindernisse überwinden kann, und auch ein Misserfolg wirkt nicht mehr niederschmetternd. Dieses "gesunde" Selbstvertrauen verhilft zu einer objektiveren Einschätzung eigener und fremder Fähigkeiten, ohne Stolz oder übertriebene Bescheidenheit. Es fördert auch das Durchhaltevermögen in widrigen Situationen.

Im positiven *Larch*-Zustand sagt und denkt der Betreffende nicht mehr, er sei unfähig, sondern sucht Lösungen und packt Probleme an, mitunter mit unerwarteter Kühnheit. Während er im Zustand der Blockade oft jede Form von Kritik heftig zurückweist - und sich dennoch zutiefst davon beeindrucken lässt, fühlt er sich im positiven Zustand so sicher, dass Kritik ihn nicht weiter berührt, sie perlt an ihm ab, wie Wasser an einem Regencape.

Bei Taubstummheit und Stottern verordnet man *Larch*; wenn ein Schock der auslösende Faktor war, kombiniert man mit 29 *Star of Bethlehem* oder 26 *Rock Rose*.

Bei Impotenz ergänzt man die individuelle Mischung mit *Larch*.

Die Blüte hilft Studierenden und Schülern jeden Alters bei Lernschwierigkeiten - daher sollte sie Bestandteil jeder *Examensmischung* sein.

Jeder junge Mensch passiert als Heranwachsender und während der Pubertät Etappen der Unsicherheit. Wenn in diesen Altersstufen Probleme auftauchen, sollte man immer auch an *Larch* denken. Es wirkt ausgezeichnet in Verbindung mit 11 *Elm*, das das Selbstvertrauen stärkt.

In der Kombination mit 1 *Agrimony* und anderen Blüten hilft es denjenigen, die ihre "Minderwertigkeit" vergessen oder kompensieren wollen und in Gefahr sind, dem Alkoholismus, der Anorexie, Bulimie (Magersucht, Fresssucht) oder anderen Süchten zu verfallen.

Larch hilft auch frisch Geschiedenen oder getrennt Lebenden, die schwierigen Momente des Zweifels, der Missachtung, des Fehlens von Selbstwertgefühl und -vertrauen zu überbrücken.

Laut Krämer müssen viele Blüten mit Yin-Charakter mit der Basisblüte *Larch* kombiniert werden, wie z.B. 1 *Agrimony*, 4 *Centaury*, 5 *Cerato*, 12 *Gentian*, 20 *Mimulus*, um in der Therapie bestmögliche Resultate zu erzielen.

In vielen Fällen sind die typischen Züge von *Larch* so charakteristisch, dass sie angeboren scheinen, aber, wenn wir ihnen auf den Grund gehen, stoßen wir fast immer auf eine unangemessene Erziehung: Eltern oder andere Verantwortliche, die unfähig waren, ein Kind durch Lob, Ansporn und Motivation wachsen zu lassen und niederschmetternde Kritik zu vermeiden, oder die aus übertriebener Ängstlichkeit und Mangel an Vertrauen zu viele Verbote aufstellten.

Wenn ein Kind nicht die Möglichkeit hat, seine eigenen Grenzen zu finden, seine Kräfte und Fähigkeiten zu messen, fehlt ihm der nötige Anreiz, etwas zu wagen und zu reifen. Wenn es weder die Genugtuung eines Erfolges aus eigener Kraft kennenlernt noch das gute Funktionieren seiner Intuition, kann es keine solide Basis an Selbstvertrauen und Selbstwertgefühl entwickeln.

In seinem Buch *Heal thyself* (Heile Dich selbst, 5. Kapitel) beschreibt Bach die Elternschaft als ein göttliches Privileg, ein Mittel, um unseren Kindern mit Liebe und Schutz zur Seite zu stehen, damit sie selbst Erfahrungen sammeln und das Leben "erlernen" können, in Freiheit, Unabhängigkeit und Individualität.

Dieser im ersten Viertel des zwanzigsten Jahrhunderts geschriebene Text bewahrt seine Aktualität und Modernität noch bis heute. Alle für das gesunde Heranwachsen der Jugend Verantwortlichen sollten versuchen, den Richtlinien und Zielsetzungen dieses weisen Mannes zu folgen: dass Eltern und Lehrer sich nur als Dienende, Helfende und Vermittler für die ihnen anvertrauten Kinder und Jugendlichen zu verstehen haben.

Ein nach den von Bach aufgestellten Regeln erzogener Mensch wird die positiv entwickelte Persönlichkeit *Larch* verkörpern können.

LARCH, SYMPTOME IN BLOCKIERTEM ZUSTAND:
- fehlendes Vertrauen in den eigenen Wert, in Fähigkeiten und Kenntnisse
- Unsicherheit
- leicht entmutigt erwartet man schon im Beginn Misserfolge, daher Gefahr der *self-fulfilling prophecy*
- Minderwertigkeitsgefühle, ohne Neid oder Groll
- Bewunderung für andere und deren Erfolge
- Schwanken und Abwarten aus Mangel an Selbstsicherheit
- Krankheiten als Entschuldigung für Untätigkeit
- wachsende Angst vor Prüfungen oder vergleichbaren Situationen
- Misserfolg beim Studium für Studenten und Schüler
- Gefühl von Unfähigkeit, Ohnmacht und Nutzlosigkeit

- keine Äußerungen zu den eigenen Problemen, sie tragen still daran
- völliges Fehlen von Risikobereitschaft, sogar bei Jugendlichen
- denkt und sagt immer, dass andere fähiger sind
- Gefühl der Unfähigkeit und des Versagens kann leicht zur Depression *Gentian* führen (siehe Kapitel 12, *Gentian*)
- berufliche und sexuelle Schwierigkeiten (Impotenz)
- man hilft anderen, vermeintlich Befähigteren, ohne zu sehen, dass man im Grunde die ganze Arbeit selber macht
- Zögern und Hemmungen vor jeder neuen Situation und Begegnung
- Telefongespräche mit unbekannten Personen kosten große Überwindung
- fast panische Angst davor, zu einer Behörde gehen zu müssen
- Hemmungen, auf der Straße jemanden um eine Auskunft zu bitten

VORSCHLÄGE ZUR UNTERSTÜTZENDEN BEGLEITUNG DER THERAPIE:
- zu begreifen suchen, dass wir immer unsere materialisierten Ängste und Hoffnungen leben
- das Selbstbewusstsein stärkende Beschäftigungen und Hobbies suchen
- bewusst wagen, die eigenen Grenzen zu sprengen, z.B. im Sport
- einen Sport ohne Gegner wählen, um sich nicht an anderen messen zu müssen, sondern nur sich selbst stärken
- beobachten und sich klarmachen, dass auch andere Misserfolge haben

POSITIVE LEITSÄTZE:
- Ich vertraue auf mich und meinen Erfolg.
- Jeder Tag bringt neue Möglichkeiten.
- Ich kann es. Ich will es. Ich tu es!
- Ich mache weiter und bin erfolgreich.
- Ich lasse meine Persönlichkeit wachsen.

Man kann viel, wenn man sich nur viel zutraut.
Man muss sich für nichts zu gering halten.
Wer nicht wagt, der nicht gewinnt.
ALLE DEUTSCHLAND

Man entdeckt keine neuen Weltteile, ohne den Mut zu haben,
alle Küsten aus den Augen zu verlieren.
ANDRÉ GIDE

Nur, indem wir einen Sprung ins Unbekannte wagen,
wissen wir, dass wir frei sind.
THORNTON NIVEN WILDER

Führe deine Unzulänglichkeiten ins Feld, und ehe du dich's
versiehst, verbleiben sie dir.
RICHARD BACH

20 MIMULUS - MIMULUS GUTTATUS - GEFLECKTE GAUKLERBLUME

Die Gauklerblume stammt aus Nordamerika und kam erst zu Beginn des neunzehnten Jahrhunderts nach England. Sie wächst an den Ufern sauberer Flüsse, oft mit dem halben Stängel im Wasser.
Sie ist ein Kraut, dreißig bis fünfzig Zentimeter hoch, mit fleischigem grünen Stängel, an dem gegenständig und ohne Stiel die spitzzulaufenden, gesägten Blätter stehen.
Zwischen Juni und August trägt sie Blüten, die etwa fünfundzwanzig bis fünfunddreißig Millimeter Durchmesser haben.
Ihre fünf zusammengewachsenen Blütenblätter bilden eine "Mundöffnung" mit tiefem Schlund (*scrophularlacea*). Sie sind von kräftigem Goldgelb mit vereinzelten roten Tupfen auf der unteren Lippe.
Der Stempel hat zwei Lippen, die sich bei Berührung schließen; so bewahrt er sicher die aufgebrachten Pollen, auch im Wasser.

> *Schlüsselsymptome:* Bewusste Ängste mit konkretem Inhalt – Schüchternheit
> *Tugenden:* Mut und Vertrauen, um sich der Welt mit all ihren Gefahren zu stellen – große Sensibilität und Feinheit

Mimulus und 18 *Impatiens* waren die ersten Blüten, die Bach fand. Beide verkörpern menschliche Grundzüge und gehören daher zu den *Zwölf Heilern*. Die Pflanze der Gauklerblume zeigt vollkommen die positiven Züge des Charakters *Mimulus*. Statt sich einen stillen und geschützten Platz zu suchen, wo sie in Sicherheit wachsen und sich vermehren könnte, setzt sie ihr

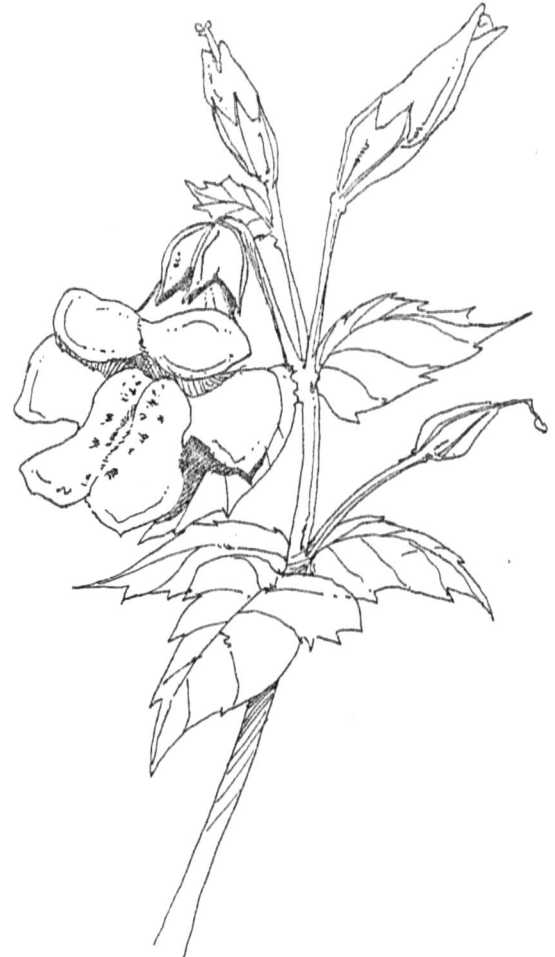

20 MIMULUS - GEFLECKTE GAUKLERBLUME

Leben und das ihrer "Kinder" aufs Spiel, indem sie sozusagen zwischen Wasser und Erde lebt. Der Fluss reißt viele Pflanzen samt den Wurzeln mit sich und auch die meisten Samen. Aber dennoch überleben viele, und in jedem Sommer sind viele Ufer mit einem goldenen Teppich von Gauklerblumen bedeckt.

Dieses zarte und furchtlose Kraut stellt sich mutig allen Gefahren des Lebens an exponierten Orten – sogar an der Oberkante von Wasserfällen fand ich sie! Es demonstriert uns die Freiheit eines Lebens ohne Angst, selbst in feindlicher Umgebung. Ihr rotgetüpfeltes, kräftiges Sonnengelb strahlt Kraft und Gelassenheit aus, und eine Lebensfreude, die uns das Herz weit macht und uns unsere Sorgen vergessen lässt - wie es mitunter einem Clown gelingen mag, einem Gaukler, Spaßmacher, worauf ja neben der deutschen Bezeichnung Gauklerblume noch andere Namen der Pflanze Bezug nehmen: *monkey flower* oder *mimulus*.

Nicht übertriebene Angst ist eine Lebenshilfe; sie macht uns aufmerksam auf gefährliche Situationen und hindert uns daran, uns blind in Gefahr zu begeben. Die blockierte Persönlichkeit *Mimulus* ist allerdings von Natur aus und oft grundlos ängstlich, überempfindlich, schüchtern und äußerst schreckhaft.

Ihre Ängste sind konkret; im Gegensatz zu denen von 2 *Aspen* sind sie bewusst und haben reale Ursachen: sie hat Angst vor Hunden oder Einbrechern, Krankheit und Schmerz, vor dem Zahnarzt, vor Autounfällen, vor dem Fliegen, dem Alleinsein, dem Krieg oder der Atomkraft. Sie hat Angst, die Arbeit zu verlieren, einen geliebten Menschen, ihr Geld oder was immer es sei. Sie ist so empfindlich, dass alle starken Sinneseindrücke sie stören: Lärm, Licht, Hitze und Kälte und selbstverständlich Aggressivität und Sprechen mit erhobener Stimme in ihrer Umgebung.

Die *Mimulus* fürchten als Schüler den Lehrer, als Erwachsene ihren Vorgesetzten. Sie äußern ihre Ängste nie, aber im Gespräch mit Freunden oder in der Sprechstunde tauchen unzählige Ängste auf, mitunter auch echte Phobien.

Es scheint, als mache das Leben selbst ihnen Angst. Sie kommen schon so empfindlich zur Welt: schrille Geräusche und blendende Helle erschrecken sie mehr als andere Kinder. Sie bringen ihre vorgeburtliche Angst vor dem Leben mit in diese feindliche Welt und das grausame Leben. Schon ihre Haltung und Mimik zeigen Sehnsucht nach dem Uterus an: sie verkriechen sich in sich selbst, ziehen den Kopf zwischen die Schultern wie die Schildkröten; sie sind still oder sprechen leise, fast flüsternd, gerade so, als wollten sie vermeiden, dass jemand Notiz von ihnen nimmt. Häufig sind ihre Statur und ihre Züge zart, weshalb sie leicht bei anderen Beschützerinstinkte wachrufen.

Wegen ihrer Ängstlichkeit und Zurückgezogenheit sind sie angespannt und nervös, erröten leicht, haben feuchte Hände, stottern oder kichern nervös, wenn sie sprechen. Wenn sie an etwas Furchterregendes denken, werden sie schon bleich.

Sie meiden alles, was viel Lärm, Licht und Menschenansammlungen mit sich bringt. Wegen der großen Anspannung, oder auch, um irgendeinem Ereignis aus dem Wege zu gehen, erkranken sie häufig. Typisch sind Kopfschmerzen, Durchfall und Blasenbeschwerden.

Die *Mimulus*, die sich in der Öffentlichkeit bewegen müssen, können sich mitunter so gut verstellen, dass sie stark wirken. Kennt man sie jedoch besser, sieht man, dass es sie entsetzlich viel Überwindung kostet, aus ihrer geschützten "Klause" herauszukommen, um an Versammlungen mit vielen Personen teilzunehmen.

Die Notwendigkeit, in der Öffentlichkeit aufzutreten und die Angst gerade davor ist, wegen der großen Sensibilität von *Mimulus* das spezifische Dilemma vieler Künstler, speziell vieler Schauspieler: *Mimulus* ist eine typische Blüte für die Fischegeborenen, bei vielen Schauspielern ist das Zeichen Fische stark betont.

Mimulus-Personen fühlen sich zu Hause am wohlsten, eingeschlossen und versteckt; sie vermeiden es, allein auszugehen, sie brauchen die schützende Begleitung von

Freunden oder verständnisvollen Angehörigen, um sich sicher zu fühlen. Manchmal bemerkt die Umgebung ihr überempfindliches Verhalten, ohne sich allerdings darüber im Klaren zu sein, dass diese Menschen schwerste Probleme haben.

Gewöhnlich verhalten sie sich still, sind in sich zurückgezogen; wenn sie sich ungerecht behandelt fühlen, zum Beispiel am Arbeitsplatz, ziehen sie es vor, sich nicht zu verteidigen oder zu beschweren. Sie erkranken manchmal, nur um irgendwelche Konfrontationen zu vermeiden. Lassen sich solche einmal nicht umgehen, brauchen sie eine enorme Willensanstrengung, um ihre Angst zu überwinden.

Wegen ihrer großen Schüchternheit haben viele von ihnen Probleme mit dem anderen Geschlecht, besonders die Männer; *Mimulus*-Frauen dagegen finden leicht männlichen Schutz.

Sehr häufig treten Phobien gegen Situationen oder Dinge auf. Eine Phobie ist immer schwerer und langsamer zu heilen als die Angst.

Die Phobie entsteht, wenn die Person etwas vermeiden, vor etwas fliehen will. Manchmal war das Erlebnis, das zuerst beklemmende Angst auslöste, so stark und schreckenerregend, oder für die Augen der Umgebung so lächerlich, dass der Patient mit allen Mitteln versucht, es zu verdrängen. Die Angst bleibt allerdings gegenwärtig; so deckt er das Geschehen häufig mit einer Phobie zu, die völlig irrational sein kann. Die Phobie erlaubt ihm, in gewissen Situationen angstfrei zu leben, ohne sich darüber klarwerden zu müssen, wo ihre Wurzeln liegen. War der Auslöser ein Schock, kombiniert man mit 29 *Star of Bethlehem*, war das Geschehen von Panik begleitet, mit 26 *Rock Rose*. *Star of Bethlehem* reinigt von den Schlacken und Folgen alter Schocks und Traumata; außerdem kann es helfen, die Ursachen aufzuspüren, wie ein Katalysator.

Jeder Allergiker hat *Mimulus*-Züge, was zu einem Teufelskreis führt: wegen der Allergie-Schübe hat er Angst vor den Allergenen, und Allergien hat er aufgrund seiner feinen, überempfindlichen, ängstlichen Konstitution, seiner Zartheit. Daher sollte jeder Blütenstrauß für Allergiker unter anderem *Mimulus* enthalten.

Bach sagt, dass diese Blüte hilft, *"die Furcht vor den Dingen der Welt zu überwinden, (...) die Ängstlichkeiten im täglichen Leben"*. Wie *Rudolf Steiner* wies auch Bach schon vor hundert Jahren darauf hin, dass die Angst in der Welt zunehmen würde. In unserem materialistischen Zeitalter, das Besitz so wertschätzt, ohne zu unterscheiden, ob es sich um Güter, um Menschen oder um unseren Körper handelt, haben wir große Verlustängste.

Wir fürchten, materielle Güter zu verlieren oder nicht zu erlangen, und Gesundheit, Jugend, Schönheit, Liebe einzubüßen. Schließlich wird die Angst größer als die Lebenslust. Und so dürfen wir die Lektion von *Mimulus* verstehen, der Pflanze, die ihr Leben aufs Spiel setzt auf dem schmalen Grat zwischen Erde und Wasser, und die uns eine Vorstellung gibt von Kraft, Vertrauen und Lebensfreude.

Es ist schwirig für diese Menschen, Heilung zu finden ohne therapeutische Unterstützung. Allerdings kann die Blütenessenz in kurzer Zeit Wunder wirken, besonders bei kleineren Kindern und einfacheren Menschen. Das überraschendste Erlebnis hatte ich mit einer etwa sechzigjährigen Frau, schweigsam, überaus schüchtern, die jahrelang zum Reinigen ins Haus kam. Sie sprach fast nicht und antwortete auf Fragen vorwiegend mit ja oder nein. In einem für sie sehr schwierigen und beklemmenden Augenblick gab ich ihr *Mimulus*. Schon am folgenden Tag war sie wie umgewandelt: sie tadelte mich und sagte Dinge, die sie in all den Jahren vorher nie zu äußern gewagt hätte. Mit ihrem gesunden Menschenverstand kritisierte sie auf einmal das Verhalten aller Hausbewohner, kommentierte jeden unserer Schritte, bis sich die Lage nach zwei oder drei Tagen normalisierte. Von diesem Moment an - seit nunmehr etlichen Jahren - verwandelte sie sich in eine couragierte Person, die arbeitet, ohne viel zu schwätzen. Wenn sie es aber für angemessen hält, etwas zu kommentieren oder sie will etwas fragen, tut sie das ohne Angst und ohne Hemmungen, in vernünftiger, ruhiger und feiner Weise. Sie hat sich tatsächlich und in dauerhafter Weise gewandelt, nachdem sie im Lauf der Jahre, bei verschiedenen Gelegenheiten, vier oder fünf Fläschchen mit *Mimulus* eingenommen hat.

Bei stärker mental veranlagten Menschen wird die Veränderung weniger leicht sein, wie man besonders deutlich bei den Allergien sieht. Zwei parallel zu gehende Wege führen langsam zum Erfolg: der Schutz der empfindlichen Konstitution und das "Abgewöhnen" der Ängste. Die Blütenessenz fördert und unterstützt diese Arbeit des Patienten.

Er braucht sein persönliches Refugium, nach Möglichkeit wenigstens ein eigenes Zimmer, wohin er sich zurückziehen kann, um wieder Kraft zu tanken und zu entspannen in einem gesunden und angenehmen Ambiente, das seine zarten Nerven und empfindlichen Sinne schützt.

Mit dem Rückhalt dieser Sicherheit und Privatheit (und der Unterstützung durch die Blütenenergie!) kann er sich ein neues, angstfreies Leben erarbeiten. Er muss sich klarmachen, dass Angst auch ein mentales Problem ist, das man mit dem Kopf besiegen muss.

Ein Beispiel: obwohl auf dem Land aufgewachsen, hatte ich aufgrund früher Erfahrungen Angst vor vielen Tieren, besonders vor Hähnen, Hunden, Gantern und Pferden. Mit etwa einem Jahr wollte mein Sohn bei unseren Spaziergängen im Park alle Hunde streicheln. Um ihn nicht mit meinen eigenen Ängsten anzustecken und um seine Annäherungen kontrollieren zu können, zwang ich mich dazu, ihn zu all diesen Begegnungen zu begleiten. Zu Anfang kostete es mich schreckliche Selbstüberwindung: mit gesträubtem Haar, kalten Schweißausbrüchen, trockenem Mund und Knoten im Hals. Aber mit dieser Anstrengung überwand ich die größte Angst innerhalb von wenigen Wochen (und damals noch völlig ohne Blütenmittel!). Eine hervorragende Übung, mit der ich vor allem auch erreichte, dass mein Sohn eine unverkrampfte Einstellung zu Hunden erhielt, respektvoll, aber ohne Furcht. Und die einzigen Tiere, denen ich heute auf dem Land noch nicht begegnen möchte, sind die Stiere und - wenn sie sehr nah und sehr groß sind - die Pferde. So konnte es passieren, als einmal nachts bei Freunden im Stall ein Pferd, völlig unerwartet und lautlos den Kopf aus der vermeintlich leeren Box neben mir streckte *und mich sanft am Ohr zupfte!,* dass ich im ersten Schrecken blindlings hinausrannte. Natürlich hat die Furcht einen sehr machtvollen instinktiven Anteil: aber das muss nicht verhindern, dass wir sie geistig besiegen können, indem wir uns auf angstauslösende Situationen – zum Beispiel Begegnungen mit Tieren – mental vorbereiten.

In der Praxis können wir also versuchen, uns unsere *sinnlosen* Ängste systematisch abzugewöhnen, beginnend mit den aktuellsten, d.h. denen, die gerade am hinderlichsten sind. Indem er sich auf diese konzentriert, sich vorstellt, wie sie verschwinden, kleine Übungen erarbeitet, um sie zu überwinden, legt der Patient sie gleichzeitig ab und mit ihnen ein paar andere Ängste mehr. Wenn er die Therapie bewusst und mit Einsatz durchführt, wird er von seiner Angst kuriert werden. Die Person *Mimulus* im positiven Zustand hat große Sensibilität und Feinheit. Sie zeigt Mut und Kühnheit auch angesichts schwieriger Situationen. Mit feinem Verständnis kann sie den Ängstlichen helfen, weil es sie selbst so viel

Anstrengung gekostet hat, ihre eigenen Ängste zu überwinden und Gelassenheit und Selbstvertrauen zu erlangen.

Wer seine Furcht besiegen will, sollte zuerst dankbar erkennen, dass er mit großer Empfindsamkeit und damit auch Empfindlichkeit ausgestattet ist, die es ihm ermöglichen, andere Dinge wahrzunehmen als die meisten seiner Mitmenschen. Dann sollte er erkennen können, dass der Ursprung der Angst meist materieller Natur ist.

Öffnet man sich für die Einheit des großen Ganzen, lässt man all seine Ängste und Einschränkungen sterben. **Auf dem spirituellen Weg macht man sich frei davon, etwas besitzen zu wollen. Man lernt, dass alle Güter nur vorübergehender Natur sind, und jede Angst, etwas davon zu verlieren, irdisch.**

Solange wir an den weltlichen Dingen haften, verlässt uns die Furcht nicht. In dem Maße, in dem wir nach und nach loslassen können, finden wir zu größerer Freiheit und zu einer bisher nicht gekannten Freude und Gelassenheit.

MIMULUS, SYMPTOME IN BLOCKIERTEM ZUSTAND:
- an der Realität orientierte, konkrete Ängste (Hunger, Armut, Krankheit, Erdbeben, Krieg, Mäuse, Hunde, Flugzeuge, Autos, die Zukunft, Verluste ...)
- Schüchternheit, Furcht vor dem Leben
- Angst, Furcht als Hauptcharakterzug
- Angst vor Einsamkeit, aber auch Angst vor fremden Menschen
- Angst vor ungewohnten Situationen
- Überempfindlichkeit (Helligkeit, Lärm, Kälte ...)
- Allergien
- Phobien (Klaustrophobie, Agoraphobie, Phobien vor Dingen oder Situationen ...); da in Verbindung mit 29 *Star of Bethlehem*
- plötzliche Krankheit vor einer angstauslösenden Situation
- Vermeiden von Menschenmassen oder Versammlungen

- große Hemmungen vor dem Kontakt mit Ämtern, Behörden, Unbekannten
- Hemmungen, jemanden um eine Auskunft zu bitten
- ängstliche Anspannung, die Stammeln, Stottern oder nervöses Lachen bewirkt
- zarte äußere Erscheinung, feine Züge
- zurückhaltender und empfindsamer Charakter
- Säuglinge, die ohne erkennbaren Grund weinend erwachen
- Kinder, die nicht allein einschlafen können oder wollen
- Kinder, die ständig an der Mutter hängen, das Gesicht in deren Röcken vergraben

VORSCHLÄGE ZUR UNTERSTÜTZENDEN BEGLEITUNG DER THERAPIE:
- seine große Sensibilität als etwas Besonderes und Positives sehen
- einen geschützten Raum schaffen, in den man sich zurückziehen und wo man neue Kraft schöpfen kann
- die Ängste mit dem Verstand zu besiegen versuchen
- sich Übungen ausdenken, mit deren Hilfe man systematisch gegen die Ängste angehen kann; allmählich immer mehr von sich fordern

POSITIVE LEITSÄTZE:
- Mein Herz ist tapfer.
- Tag für Tag wachsen mein Mut und meine Freiheit.
- Jede genommene Hürde stärkt mich.
- Meine Sensibilität ist ein Gottesgeschenk.

Die 38 Blüten

*Nur durch Kampf erreicht man etwas; in der Kunst
ist der Kampf die Mühe, die man sich gibt.*

JEAN INGRES

Die Weisen kennen ihre Grenzen, die Dummen nicht.

BEN HOFF

*Wo ich hindurch muss, ist gar nicht so wichtig;
wichtig ist, wohin ich gehe.*

ANDRÉ GIDE

*Wer den ganzen Tag zuhause bleibt,
kann nicht in die Gracht fallen.*

NIEDERLANDE

*Wer allzu sehr den Tiger fürchtet, zittert schon,
wenn er nur seinen Namen hört.*

VIETNAM

Wovor einer Angst hat, daran wird er dereinst sterben.

SPANIEN

Wer über den Dingen steht, wird nicht von ihnen erdrückt.

CHINA

Wer nicht wagt, der nicht gewinnt.

Die Welt gehört den Tapferen.

Der Mensch denkt, und Gott lenkt.

ALLE DEUTSCHLAND

Man hat nur Angst, wenn man mit sich selber nicht einig ist.

HERMANN HESSE

Ich hebe meine Augen auf zu den Bergen,
von welchen mir Hilfe kommt.
Meine Hilfe kommt von dem Herrn,
der Himmel und Erde gemacht hat.
Er wird deinen Fuß nicht gleiten lassen;
und der dich behütet, schläft nicht.
Siehe, der Hüter Israels schläft noch schlummert nicht.
Der Herr behütet dich;
der Herr ist dein Schatten über deiner rechten Hand,
dass dich des Tages die Sonne nicht steche
noch der Mond des Nachts.
Der Herr behüte dich vor allem Übel, er behüte deine Seele;
der Herr behüte deinen Ausgang und Eingang
von nun an bis in Ewigkeit.

PSALM 121; 1-8

21 MUSTARD - SINAPIS ARVENSIS - ACKERSENF

Der Ackersenf ist eine einjährige Staude von fünfzig bis siebzig Zentimetern Höhe, mit großen gegenständigen, gelappten und gezahnten Blättern. Diese sind behaart, wie der Stiel, und von dunkelgrüner Farbe.

Zwischen Mai und September öffnen sich die Blüten, indem sie nacheinander, den Stiel hinauf aus den Blattachseln wachsen; daher kann man in der unteren Region schon die Samenschoten finden, während an der Spitze kaum die Blütenknospen zu erkennen sind.

Die leuchtend schwefelgelbe Kreuzblüte wird aus vier Kelch-, vier Blütenblättern und vier Staubblättern gebildet.

Die Pflanze ist in den kargsten Gegenden Nordeuropas heimisch; sie wächst im Brachland, auf frisch gepflügtem Ödland und an den Randzonen neu angelegter Wege. Jede

Pflanze produziert den Sommer über Tausende von schwarzglänzenden Samen, die viele Jahre hindurch im Erdreich ruhen können, bis die Bedingungen zum Aufkeimen günstig sind: zum Beispiel, wenn die Erde durch den Pflug aufgebrochen wird. Dann können in sonnenarmen, wüsten Gegenden, sozusagen aus dem Nichts und über Nacht, Tausende von Senfpflanzen aufgehen; wie Unkraut bedecken sie ausgedehnte salzhaltige oder alkalische Böden, gleichsam einen aus Sonnenlicht geknüpften Teppich bildend.

> *Schlüsselsymptome:* tiefe Depression, Melancholie, die ohne erkennbare Ursache auftritt und wieder verschwindet
> *Tugenden:* tief empfundene Lebensfreude – unerschütterliche Gelassenheit und Ausgeglichenheit

Bach verordnete *Mustard* "für jene, die zuweilen schwermütig oder gar verzweifelt sind, als ob eine kalte, dunkle Wolke sie überschattete und ihnen Licht und Lebensfreude verberge. Vielleicht ist es gar nicht möglich, solche Phasen zu begründen oder zu erklären".

Unerklärlich wie das Auftreten der Depression wirkt auf uns das der Pflanze: es gibt oft scheinbar keine Ursache für das plötzliche Erscheinen dieser Blume, die unser Herz fröhlich macht.

Die Kreuzblütler haben eine starke Beziehung zu den Kräften des Schwefels, der sich in ihren Blättern, Stielen, Samen und der Wurzel einlagert und in der schwefelfarbenen Blüte zeigt. Sie reichern die kargsten Böden zwischen Nordsee und Polarkreis mit den Sonnenkräften des Schwefels an. Sie sind die Pioniere, die das Feld bereiten für andere Pflanzen. Für die

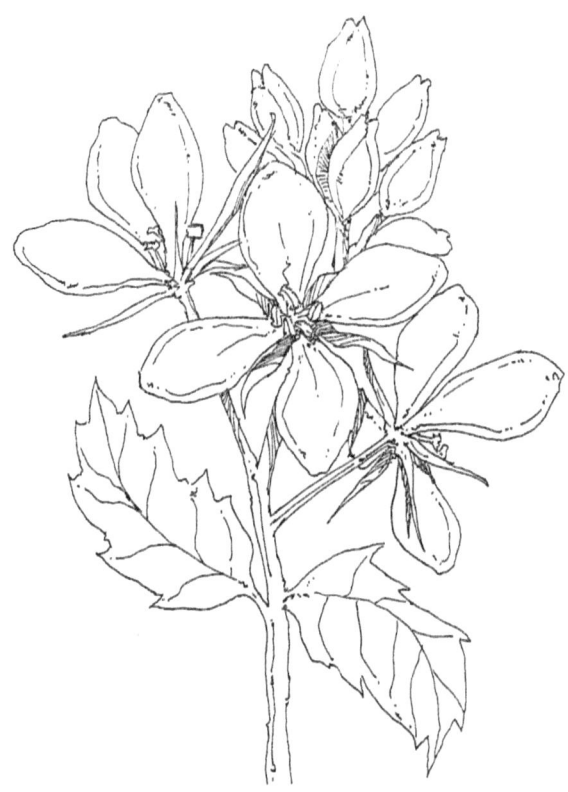

21 MUSTARD - ACKERSENF

Alchimisten war der *sulphur* das Erdfeuer, der Sonnenträger.
Für den großen Arzt Paracelsus war *sulphur* die Lebensenergie, das Feuer, der Lebensfunke, die Seele, die mit dem *sal* (dem Salz, dem Körper) und dem *mercurium* (dem Quecksilber, dem Geist) den Menschen bildete (siehe Kapitel Ideen und Wirkungsweise der Blütenessenzen). Ihm zufolge äußert sich Ungleichgewicht im "Schwefelhaushalt" in Fieber und kann zum Tod oder in die Melancholie führen.

Die alten europäischen und asiatischen Ärzte nutzten das "Feuer" des Senfs zur Stärkung, zur Beschleunigung der

Verdauung und um das Gemüt aufzuheitern. Bis zum heutigen Tag wendet man es als "Ableiter" über die Haut an, in Form von Senfpflastern, bei Rheuma, Hexenschuss und Entzündungen der Atemwege.

Auf geistiger Ebene stärkt der wilde Senf mit seinem Feuer die Sonnenkräfte unserer Seele und hilft so gegen die Melancholie. *Mustard* vertreibt die finstern Wolken und weckt die Lebensfreude. Während die reaktive Depression von 12 *Gentian* immer ihre Ursache in niederdrückenden Ereignissen hat, kennt die endogene Depression von *Mustard* häufig weder Ursache noch Vorwarnung. Plötzlich und unerwartet hüllt sie die Person in diese schwarze Wolke, die alle Lebensäußerungen reduziert und jede Fröhlichkeit, Lebensfreude und Initiative erstickt.

In ihrer leichten Form kann sie sich als eine plötzliche, unerklärliche Traurigkeit äußern, wie sie oft an dunklen Herbst- oder Wintertagen auftritt, oder wenn Nebel die Sonne verbirgt. Manchmal empfindet die betreffende Person nur während eines oder mehrerer Tage ein Unbehagen, schlechte Laune, unerklärliche Müdigkeit.

Aber die endogene Depression in ihrer schweren Form wirkt lähmend auf den Betroffenen. Er fühlt eine innere Leere; das Leben ist sinnlos für ihn, alles erscheint grau, dunkel, und er ist kraftlos, hat keinen Appetit und ist Gefangener der Melancholie. Es gibt keinen Ausweg. Gefühle und Sinne sind wie erfroren. Häufig kommt es nur deshalb nicht zum Selbstmord, weil die Antriebskraft fehlt.

Mitunter kann diese dunkle Gefangenschaft viele Wochen lang anhalten, bis sich eines Tages der Betreffende erhebt und wieder "fühlt": freudig sieht er das Sonnenlicht; nimmt er die Düfte des Gartens auf; hat er Lust, etwas zu essen; fühlt er so tiefe Freude und solche Lebenslust, solche überströmende Dankbarkeit, wie sie möglicherweise keiner nachempfinden kann, der diese dunkle Nacht der Seele, die Depression, nicht an sich selbst erfahren hat.

In der Psychotherapie treten oft als Ursachen für die endogene Depression weit zurückliegende Ereignisse zutage (u.a. Schockerlebnisse wie großer Verlust oder Vergewaltigung, aber auch der psychische Druck, wie er durch ständigen Konkurrenzkampf, übergroßen Ehrgeiz, Leistungserwartung usw. entsteht).

Für Scheffer ist die *Mustard*-Blockade karmisch bedingt: statt ihre Seele zu läutern und zu einem göttlichen Instrument zu entwickeln, missbrauchte eine spirituell hochentwickelte Persönlichkeit in früheren Leben ihre kosmischen Kräfte in egoistischer Weise zu eigenem Vorteil. Die Blockierung *Mustard* zeigt die Trauer der Seele über ihren Verlust: getrennt von ihrem Ursprung, isoliert und machtlos, erleidet sie tiefste Traurigkeit. Die tiefe Sehnsucht nach dem geistigen Licht hilft, die Trauer bewusst anzunehmen und so hinter sich zu lassen.

Die Blockade *Mustard* ist manchmal die dunkle Nacht, die uns von Schlacken reinigt, die den Weg bereitet für eine neue Entwicklungsstufe. Der Depressive muss die dunkle Energie annehmen und umformen, um auf diese Weise der Welt mehr "helle" und positive Energie zu bringen. Er muss Sonne in die Welt tragen, wie die kleine gelbe Blume, die den mageren Boden der Einöden bedeckt.

Bach sagt, dass *Mustard* dem Leben wieder Freude bringt. Die Schwefelkräfte tragen das Sonnenlicht in die Finsternis. Wenn der Patient in der Lage ist, diesen Prozess bewusst zu sehen, lernt er, jeden Tag mit Freude und Heiterkeit zu leben.

Laut *Götz Blome* ist *Mustard* eine wertvolle Hilfe bei larvierter Depression (Unwohlsein oder Schmerzen ohne pathologischen Befund, deren Ursache eine verborgene, larvierte Depression sein kann).

Andererseits vermutete der Homöopath Dr. *Sergio Mario Rozenholc* folgendes: wenn in Zeiten der Trauer Blütenessenzen die seelischen Symptome zum Verschwinden bringen, können körperliche Störungen auftreten. Das zeigt einmal mehr wie wichtig es ist, unseren Schmerz zu leben und zu fühlen! **Wir dürfen dieses für die Ablösung wichtige Gefühl nicht zudecken, sondern müssen uns eine Zeitlang die Trauer, die Tränen und die dunklen Stunden erlauben.** Wenn die Stärke der Trauer das Leben unerträglich macht oder unsere psychophysische Gesundheit bedroht, ist es Zeit, Hilfe zu suchen, evtl. durch eine homöopathische oder Blütentherapie.

Eine Person, die bewusst durch die dunkle Nacht einer *Mustard*-Blockade gegangen ist, verkörpert den positiven Blütenzustand; sie ist sich der dunklen Momente bewusst und kann sie als etwas Vorübergehendes und Notwendiges erleben: sie weiß, dass jeder Sieg über die Depression die Welt ein wenig heller macht. Darum ist sie mehr als andere in der Lage, jeden Tag aufs Neue die positiven, die Sonnenseiten des Lebens zu sehen und froh und dankbar zu genießen.

Mustard erleichtert und dämpft den Schock, der häufig zu Beginn der Behandlung mit 9 *Clematis* auftritt, weil der Träumer plötzlich und unsanft aus den Wolken geholt wird und in der harten Wirklichkeit landet (siehe Kapitel *Die Konsultation beim Therapeuten*).

<u>MUSTARD, SYMPTOME IN BLOCKIERTEM ZUSTAND:</u>
- unerklärliche Melancholie
- Niedergeschlagenheit, die ohne ersichtlichen Grund kommt und wieder geht und tiefe Traurigkeit auslöst
- endogene Depression oder sehr große Trauer
- witterungsabhängige Traurigkeit, bei Fehlen von Sonnenlicht (winterliche Depression in den nördlichen Ländern)

- durch Hormonumstellungen ausgelöste Traurigkeit (Pubertät,
  Menopause, Unterleibsoperation, nachgeburtliche Depression
  [siehe Kapitel Formeln, *Rund um die Geburt und das
  Neugeborene*]; auch beim PMS, dem prämenstruellen Syndrom,
  wenn die Symptome denen von *Mustard* entsprechen)
- Gefühl von Lähmung, Bewegungsunfähigkeit, Eingesperrtsein;
  man will tatsächlich im Bett bleiben, in einem abgedunkelten
  Raum
- eine schwarze Wolke legt sich auf die Seele und sperrt das
  "normale" Leben aus - man kann keinerlei Verbindung
  herstellen zwischen seinem Leben und diesem Zustand der
  Traurigkeit
- man kann seinen Zustand nicht vor anderen geheim halten
- man verharrt in sich gekehrt, ohne Ereignisse der Außenwelt
  wahrzunehmen, in völliger Passivität
- Gefühl, in einem finsteren Loch zu sitzen, ohne die nötige
  Kraft, sich wieder herauszuarbeiten
- der Verstand hilft nicht!
- verschwindet die Depression, fühlt man sich befreit und
  dankbar
- u.U. Leben in ständiger Angst vor der nächsten Depression,
  weil man unfähig ist, sie zu kontrollieren und ohne Hilfe
  herauszukommen
- Leberstörungen, die ein Hinweis auf eine larvierte Depression
  sein können (*melancholia* = schwarze Galle!)

VORSCHLÄGE ZUR UNTERSTÜTZENDEN BEGLEITUNG DER THERAPIE:
- sich der Traurigkeit hingeben, sie akzeptieren
- dem Wunsch nachgeben, sich in ein dunkles Zimmer
zurückzuziehen, traurige Musik zu hören, im Regen zu spazieren
usw.

Die 38 Blüten

- sich an heiteren und frohen Tagen die wunderbaren Seiten des Lebens und der Schöpfung bewusstmachen, damit tiefe Dankbarkeit und Freude entstehen können
- Barockmusik hören (sehr gut von Bach, Pachelbel, Vivaldi)

POSITIVE LEITSÄTZE:
- Mein Herz ist heiter und frei.
- Ich bin reine Freude.
- Mein Leben ist Licht und Heiterkeit.
- Ich begrüße die schmerzvollen Tage.
- Heiteres Licht füllt mich mit Freude und Harmonie.
- Ich fühle und verströme Harmonie und Freude.

Jede dunkle Nacht hat ein helles Ende.
NISAMI

Auf Regen folgt Sonnenschein.
DEUTSCHLAND

Laut - als sähe sie ihres Käfigs Stäbe nicht - singt die Nachtigall.
SUMA TAIGI

*Happiness is not in our circumstances, but in ourselves.
It is not something we see, like a rainbow, or feel,
like the heat of a fire. Happiness is something we are.*
JOHN B. SHEERIN

*Wir mögen die Welt kennenlernen, wie wir wollen,
sie wird immer eine Tag- und eine Nachtseite behalten.*
C.G. JUNG

*Wende dein Gesicht der Sonne zu,
dann fallen die Schatten hinter dich.*
THAILAND

Gäbe es keine Wolken, würde man die Sonne nicht genießen.
IRLAND

Lachen ist der Bruder der Kraft.
RUSSLAND

*Niedergeschlagenheit lähmt zuerst den Geist
und tötet dann den Körper.*
INDIEN

Die Wehmut ist der Spiegel des Glücks.
BETTINA VON ARNIM

Es wird immer etwas geben, wofür es wert sein wird zu leben.
GEORGE BERNARD SHAW

22 OAK - QUERCUS ROBUR - EICHE

Quercus robur ist eine der etwa fünfhundert Eichenarten, die in den gemäßigten Zonen der nördlichen Halbkugel, bis zum Kaukasus hin, anzutreffen sind. Es ist ein robuster Baum von majestätischem Wuchs, der zwischen dreißig und fünfunddreißig Meter hoch wird und bis zu siebenhundert Jahre leben kann.
Der knorrige Stamm mit der rauen, vernarbten, aufgesprungenen Rinde kann mit der Zeit einen Durchmesser von zwei Metern erreichen.
Die charakteristischen Blätter mit dem unregelmäßig wellig geschnittenen Rand wachsen in Büscheln an den Zweigenden. Sie lassen den Baum nie ganz ohne Laub: die letzten trockenen Blätter, braun und lederartig, fallen erst ab, wenn der nächste Frühling gleichzeitig mit den Blüten die neuen zarten Blätter sprießen lässt, in hellem Goldgrün.

Wenn der Baum fünfzig bis achtzig Lebensjahre erreicht hat, trägt er erstmals Blüten und Früchte. Die Blüten öffnen sich von Ende April an bis in den Juni hinein; die weiblichen als unscheinbare kleine, rötliche Knospen; die männlichen in Form von Kätzchen, die wie verknotete Schnüre von den Zweigenden hängen.

Die Eicheln, die eiförmigen Früchte, wachsen in kleinen Gruppen, jede in einem schuppigen, holzigen Napf; sie reifen im ersten oder zweiten Jahr.

In der Volksmedizin setzt man Eichenrinde gegen Tumore ein und zur Stärkung der Gefäße, der Haut und der Schleimhäute und des Darms.

Wegen des in der Rinde enthaltenen Tannins, das man zur Lohgerbung von Leder verwendet, lagen Gerbermühlen und Lederfabriken jahrhundertelang an den Flussläufen am Rande ausgedehnter Eichenwälder.

> *Schlüsselsymptome: Kämpfer, der aus Pflichtgefühl trotz Erschöpfung, Niedergeschlagenheit oder Hindernissen nicht aufgibt*
> *Tugenden: unermüdlicher Arbeitseifer – tüchtiger Arbeiter, der nie die Hoffnung aufgibt – zäh und mutig*

Die Eiche ist der König der Bäume; die Säule, die Himmel und Erde verbindet; die das lebendige Feuer des Himmels auf die Erde bringt (weil sie häufig über sich kreuzenden Wasseradern steht, zieht sie Blitze an!).

Bei allen indogermanischen Völkern und in Japan gilt sie als heiliger Baum. Sie ist den Donnergottheiten geweiht, von Zeus oder Jupiter im mediterranen Raum bis hin zu Thor oder Donar bei den Germanen.

22 Oak – Eiche

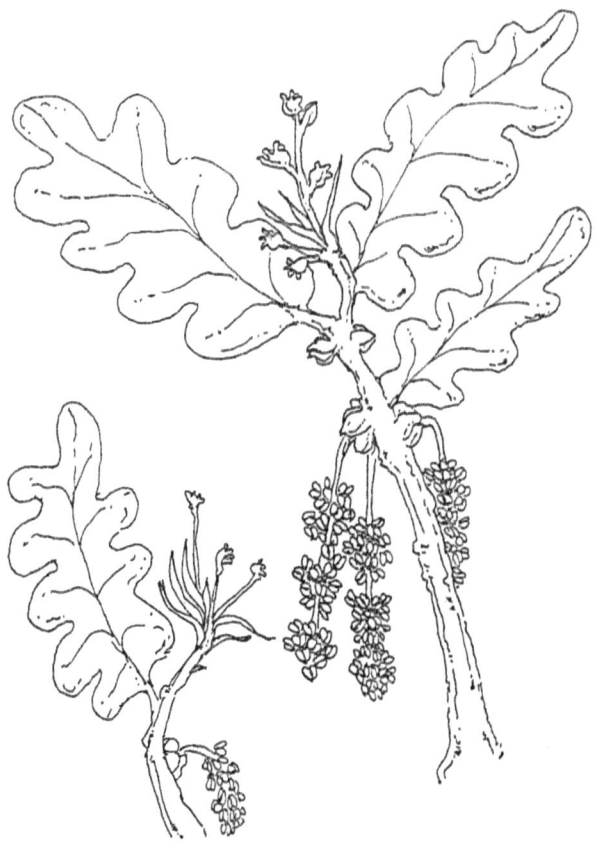

22 OAK - EICHE

Sie ist auch der Baum der keltischen Druiden, deren Riten und wichtige Ereignisse sich alle im Schatten der Eiche abspielten. Abgesehen von ihrer religiösen Bedeutung, ist die Eiche ein Symbol der Kraft, der Standhaftigkeit und Ausdauer, des Sieges, der Gerechtigkeit und der Treue. Wollen wir in Deutschland eine Person mit diesen Zügen beschreiben, sprechen wir von einer "deutschen Eiche". Eine englische Kräuterkundige dagegen nennt die Eiche schlicht den "englischsten aller Bäume".

Der Eichbaum ist der Baum des Donnerers, ein sehr männlicher Baum; die Linde dagegen ist der Baum Friggas, Freyas, der germanischen Venus. Bei den Germanen hielt man unter der Eiche den Gerichtstag ab, das *thing*; unter der Linde fanden die Hochzeiten und Tänze statt.

Ein älterer Herr, der in einem preußischen Internat für Söhne aus vornehmen Familien erzogen wurde, berichtete mir folgendes: jeder Schüler musste sich zu Beginn seiner Internatszeit, zur "Einweihung", gewissen Mannbarkeitsriten unterwerfen, die traditionsgemäß unter der Krone einer stattlichen, vielhundertjährigen Eiche stattfanden, der sogenannten Einweihseiche. Diese Jungen des frühen zwanzigsten Jahrhunderts stellten den Mut und die Zähigkeit jedes neuen Kameraden unter dem heiligen Baum ihrer Väter auf die Probe!

Im französischen Kartenspiel ist eine der Farben das Treff, trèfle, eigentlich der Klee; im deutschen Blatt ist es die Eichel, sie entspricht den Stäben im Tarot. Die Stäbe verkörpern Kraft, Kampf, eiserne Energie des Mars; sie symbolisieren das Feuer innerhalb der vier griechischen Elemente, die bis heute unter anderem in der Astrologie und in der Anthroposophie Gültigkeit haben.

In der britischen Legende verwandeln die Eichen sich in Krieger, denen der Sieg zufällt. Noch heute finden wir die Eiche im Emblem der britischen Kavallerie.

Während der Kriege war eine der höchsten deutschen Auszeichnungen das Ritterkreuz mit Eichenlaub und Schwertern, und selbst heute noch im Bundesheer tragen Stabsoffiziere das silberne und Generäle das goldene Eichenlaub in ihren Rangabzeichen.

Mit Hilfe aller hier beschriebenen Bedeutungen und des Symbolgehalts der Eiche enthüllt sich uns die Persönlichkeit *Oak*, von Bach beschrieben als *"jene, die sich sehr anstrengen und Mühe geben, um wieder gesund zu werden, und auch im täglichen Leben hart kämpfen. (...) Sie sind tapfere Menschen, die gegen große Schwierigkeiten ankämpfen, ohne dass ihre Anstrengungen oder ihre Hoffnung dabei nachlassen"*. Unermüdliche Kämpfer in eigener Sache und zum Wohle derer, die ihnen anvertraut sind, so wie auch die Eiche eine Unzahl von Lebewesen hegt und schützt. In ihrem Schutz und Schatten gedeihen viele andere Pflanzen; sie schützt und nährt Insekten, Vögel, Hirsche und - wie schon der Name deutlich macht - Eichhörnchen. Nicht nur aus den Bildern von Pieter Brueghel dem Älteren und den Darstellungen in zahlreichen Stundenbüchern ist uns die Bedeutung der Eichelmast für die Schweine bekannt; in den Jahren der Missernten und Hungersnöte wurde sogar das Brot mit Eichelmehl gestreckt.

Die Persönlichkeit *Oak* kämpft, vor allem für andere, mit nicht nachlassendem Pflichtgefühl und Anstrengung bis zur totalen Erschöpfung. Und selbst dann gibt sie noch nicht auf, wie der Baum, der, gezeichnet von Blitzeinschlägen, zerrissen vom Sturm, angefault durch die Jahrhunderte, immer noch kämpft und neu austreibt.

Die blockierte Persönlichkeit *Oak* weiß nicht, wann sie ausruhen, wann sie sich geschlagen geben muss. Sie kämpft selbst wenn sie krank ist, nie zeigt sie Müdigkeit oder gibt zu, dass sie an die Grenzen ihrer Leistungsfähigkeit gelangt. Sie ist nicht in der Lage, Hilfe anzunehmen oder einfach einmal eine Pause zu machen, Ferien, frei von Verpflichtungen. Starr hält sie an dem fest, was sie für ihre Pflicht hält. Ihre Form zu denken und zu arbeiten macht es ihr unmöglich, einmal auszuruhen und sich zu entspannen.

Da sie all diese positiven Eigenschaften zu starr lebt, befindet sie sich in ständigem Kampf, in permanentem Stresszustand, mit allen üblichen funktionalen und nervösen Störungen.

Der zähe und unermüdliche Kämpfer fühlt sich nur gut, wenn er kämpft und gewinnt. Dabei vergisst er völlig, dass selbst der Widerstandsfähigste Grenzen hat, dass er ab und zu Kraft tanken muss, um weiter die täglichen Pflichten zu bewältigen. Dass es noch keine Niederlage ist, wenn er einmal um Hilfe bittet.

Da er so unendlich pflichtbewusst ist, sich nie Ruhe gönnt und Anzeichen von Erschöpfung weder erkennt noch beachtet, ist die typische Reaktion der völlige, der Nervenzusammenbruch. Jetzt, da sein Körper ihm ganz oder teilweise den Dienst verweigert, ist er gezwungen, auszuruhen.

Allerdings ist er ein ungeduldiger und unzufriedener Patient. Er fühlt sich unnütz und unglücklich, weil die selbstauferlegte Pflichterfüllung und Aufopferung für andere sein Lebensinhalt sind. Seine Umgebung kann immer auf ihn zählen. Um ihre Hoffnungen nicht zu enttäuschen, strengt er sich jetzt so an, gesund zu werden, dass es ihm schwerlich gelingen kann.

Wenn ein Kranker sich mit aller Macht gegen seine Krankheit stemmt, statt sie zu akzeptieren, sich ihr in gewisser Weise auszuliefern, ruhig ihre Entwicklung abzuwarten, während sein Körper ausruhen und die völlige Genesung vorbereiten kann, muss man immer an *Oak* denken.

In langen Rekonvaleszenzzeiten bringt *Oak* Entspannung und neuen Antrieb.

- *Oak* scheint der Gegenpol zu 13 *Gorse*: statt wie jener die Hoffnung allzu leicht aufzugeben, kämpft er trotz seiner Schwäche und chronischen Erschöpfung weiter bis zum völligen Zusammenbruch.

- Dagegen rührt die Erschöpfung von 11 *Elm* von einer durch vorübergehende Unsicherheit ausgelösten Schwäche her.
- Ein möglicher Zusammenbruch von 31 *Vervain* hat seine Ursache in der Arbeitsüberlastung dessen, der freiwillig und fanatisch die Arbeit anderer mitübernimmt.

Für *Krämer* ist *Oak* die Dekompensation nach *Impatiens* und *Olive*, weil der Betreffende aus purer Ungeduld sich keine Ruhe gönnt, selbst nicht im Erschöpfungszustand. Ich sehe es umgekehrt so, dass ein Typ *Oak*, der keine Ruhe und Entspannung kennt, leicht in die Erschöpfung *Olive* gerät.

Die Symptome im blockierten oder entwickelten Zustand überschneiden sich leicht; es folgt daher eine Aufzählung der

CHARAKTERISTIKA DER PERSÖNLICHKEIT OAK:
- ist gewissenhaft, zuverlässig, geduldig
- kann alles erreichen mit Willenskraft, Zähigkeit und Ausdauer
- arbeitet ebenso zuhause wie am Arbeitsplatz
- arbeitet mitunter nur aus Verantwortungs- und Pflichtgefühl
- übernimmt freiwillig Verantwortung, auch wenn es unnötig ist
- verbirgt selbst völlige Erschöpfung, beschwert sich nie
- kämpft tapfer gegen alle Hindernisse an, ohne den Mut zu verlieren

IM ZUSTAND DER BLOCKADE:
- fühlt sich schlecht an Feiertagen, wenn nichts zu tun ist
- "Muße" ist ein Fremdwort; nimmt sich kaum Zeit, etwas zu genießen
- ist unglücklich, wenn Krankheit sie an Pflichten hindert
- fordert zu viel von sich, arbeitet bis an die Grenzen ihrer Leistungsfähigkeit

- häufige Erschöpfungszustände wegen zu hoher Anforderungen an sich selbst
- gönnt sich nie Ruhe, daher erhöhte Gefahr von Zusammenbruch oder plötzlich ausbrechender Krankheit, die zum Ausruhen zwingt
- wegen zu viel Verantwortungsgefühl ist die Schulter-Nacken-Partie verspannt
- ihre physische und psychische Zähigkeit wird von anderen bewundert
- kann Schwäche nicht zugeben, gibt sich nie geschlagen
- der typische *Workaholic*, sucht gar keine Zerstreuung
- schafft selbst bei Krankheit weiter
- nur am Wochenende lässt die Anspannung nach, sie "erlaubt" sich Kopfschmerzen, Mattigkeit, Untätigkeit, aber nur bis Montag!

Das Mittel *Oak* hilft Zusammenbrüche vermeiden.
Oak erleichtert den verbissenen "Kampf" um die Gesundung.
Oak verhilft zu außergewöhnlichen Erfolgen, ohne Übertreibungen.

VORSCHLÄGE ZUR UNTERSTÜTZENDEN BEGLEITUNG DER THERAPIE:
- körperliche und geistige Bedürfnisse ernstnehmen, sich vor Übermüdung und Übertreibung hüten
- die Muße erlernen, das Nichtstun, das dolce-far-niente, beginnend mit einer kurzen täglichen Zeitspanne
- Entspannungs- und Anti-Stress-Übungen, wie zum Beispiel das Autogene Training, Tai-Chi oder Yoga
- einen spielerischen Sport ohne Ehrgeiz ausüben
- sich "unnütze" Dinge erlauben: Parkspaziergänge, Spiel mit Kindern, ein Hobby, Musik hören, selbst musizieren, singen

POSITIVE LEITSÄTZE:
- Ich schaffe es mit Kraft und Gelassenheit.
- Ich arbeite zügig und ruhe dann aus.
- Das Leben gibt mir Zeit für beides, für die Anstrengung und für die Entspannung
- Ich bin auch verantwortlich für meinen Körper und seine Gesundheit.
- Freude schafft Energie.
- Der Energiefluss nährt mich.

Das Glück wohnt dort, wo man singt.

JAPAN

Die Klugen kennen ihre Grenzen, die Dummen nicht.

BEN HOFF

Bürde dir keine Last auf, die über Deine Kraft geht.

RUSSLAND

Ausdauer ist der Schlüssel zur Freude.

ARABIEN

Erholung tut Leib und Seele wohl.

Beharrlichkeit führt zum Ziel.

BEIDE DEUTSCHLAND

Tages Arbeit, abends Gäste;
Saure Wochen, frohe Feste!

Und doch vermögen in der Welt, der Tollen,
zwei Hebel viel aufs irdische Getriebe:
Sehr viel die Pflicht, unendlich mehr die Liebe.

BEIDE JOHANN WOLFGANG VON GOETHE

Die 38 Blüten

*Ein jegliches hat seine Zeit,
und alles Vornehmen unter dem Himmel hat seine Stunde.
Geboren werden und Sterben,
pflanzen und ausrotten, was gepflanzt ist,
würgen und heilen, brechen und bauen,
weinen und lachen, klagen und tanzen. (...)
Man arbeite, wie man will, so hat man keinen Gewinn davon.
Ich sah die Mühe, die Gott den Menschen gegeben hat,
dass sie darin geplagt werden.
Er aber tut alles fein zu seiner Zeit,
und lässt ihr Herz sich ängsten, wie es gehen solle in der Welt;
denn der Mensch kann doch nicht treffen das Werk, das Gott
tut, weder Anfang noch Ende.*

PRED. 3; 1-4, 9-11

*Gott schätzt mich, wenn ich arbeite,
aber er liebt mich, wenn ich singe.*

RABINDRANATH TAGORE

23 OLIVE - OLEA EUROPEA - ÖLBAUM

Die Heimat des Ölbaums sind die sonnigen und trockenen Landschaften rund um das Mittelmeer und in Australien und Neuseeland.

Der kleine Baum (von fünf bis fünfzehn Metern Höhe) ist äußerst widerstandsfähig; er wächst sehr langsam und kann ein Alter von über tausend Jahren erreichen, weshalb er meist von verknotetem und gekrümmtem Wuchs ist. Von den sieben Ölbäumen im Garten Gethsemane sagt man, dass sie schon die Gebete des Christus hörten.

Der Baum scheint unzerstörbar: man kann ihm Äste abschlagen, der Stamm kann faulen, ungeachtet aller Widrigkeiten der Zeiten und der Witterung hat er immer noch Energiereserven und verjüngt sich mittels neuer Triebe. Bis in seine letzten Lebensjahre hinein, nicht selten mit bis zu 700 Jahren noch beschenkt er uns mit seinen Früchten.

Seine Rinde ist grau, seine lederartigen Blätter graugrün mit silbriger Unterseite. Sie wachsen gegenständig, sind schmal lanzettförmig und erreichen 45 bis 60 Millimeter Länge.

Je nach Standort blüht er im Mai oder Juni. Die Blütendolden wachsen an Stielen aus den Blattachseln; ihre zwanzig bis dreißig kleinen cremig-weißen Einzelblüten haben vier Blütenblätter in der Form von Kugelsegmenten, die zwei große gelbe Staubgefäße und den niedrigen Stempel umschließen.

Die ovalen Früchte mit dem langgestreckten Fruchtstein enthalten sehr viel wertvolles Öl, was der Grund für die Kultivierung des Baumes ist.

Weil ihm dort die lebensnotwendige Sonne fehlt, findet sich kein Ölbaum auf den britischen Inseln. Bach erbat sich daher und erhielt auch von Freunden aus Italien die nach seiner Sonnenmethode präparierte Blütenessenz.

> *Schlüsselsymptome:* körperliche und geistige Erschöpfung – äußerste Müdigkeit
> *Tugenden:* Vitalität durch ständigen Energiefluss – innerer Friede – Lebenskraft, die bewirkt, dass man sich trotz Belastung und Druck weder erschöpft noch geschlagen gibt

Im südlichen Raum des Nahen Ostens wird der Ölbaum seit dem dritten vorchristlichen Jahrtausend kultiviert. Seine Früchte und das daraus gewonnene Öl bildeten mit dem Brot die Ernährungsgrundlage ganzer Völker während Tausenden von Jahren.

In Griechenland war der Ölbaum die heilige Pflanze der Göttin Athene; seine Blätter verkündeten Sieg und formten den Siegerkranz für den in der Schlacht oder im Olympischen Spiel erfolgreichen Mann - lange vor der Verwendung des Lorbeers.

Für Juden und Christen versinnbildlicht er den Frieden und die Versöhnung Gottes mit der Menschheit. Im jüdischen Tempel verlöschen nie die mit Olivenöl gespeisten Lampen, die Symbole der Aussöhnung. In unserer Zeit ist die Taube mit dem Ölzweig das weltweit am meisten verbreitete Friedenssymbol.

Auch die Salbung und letzte Ölung für die Schwerstkranken und Sterbenden werden mit Olivenöl vorgenommen.

Die Salbung des neuen Königs war eine heilige Handlung, die den sterblich Geborenen mit der Welt des Göttlichen verband und ihm auf magische Weise Kraft und Schutz verlieh. Nach der Salbung war er unberührbar, gleichsam ein Gott.

Seit dem Altertum nutzt man profanere Salben in vielen Krankheitsbildern. Von den Griechen und Römern wissen wir beispielsweise, dass sie bei Erschöpfungszuständen und nach großen körperlichen Anstrengungen Massagen mit Olivenöl anwendeten.

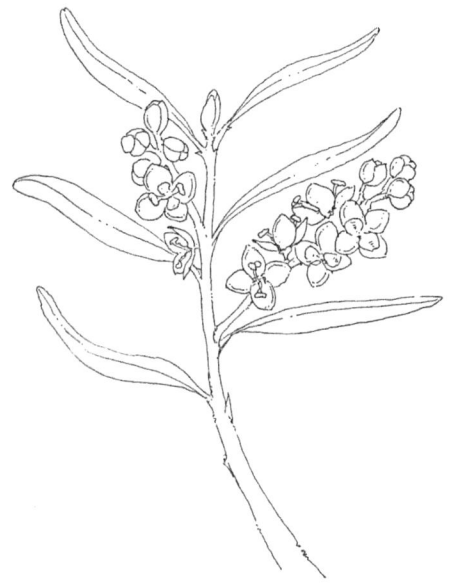

23 OLIVE - ÖLBAUM

Edward Bach suchte und fand alle seine Blüten in Wales, außer dem Ölbaum und dem Weinstock, die beide traditionelle Kulturpflanzen sind, vor allem im mediterranen Raum. Um ihre Heilkräfte zu erkennen, konnten ihm die keltischen Traditionen seiner Heimat nicht helfen. Es ist vorstellbar, dass der Symbolgehalt des Ölbaums seine Aufmerksamkeit weckte, als er das Heilmittel suchte für all jene, *"die geistig oder körperlich viel gelitten haben und so erschöpft und ermüdet sind, dass sie keine Energie mehr spüren, auch nicht für die leiseste Anstrengung. Für sie sind schon die täglichen Verrichtungen äußerst mühsam und bar jeden Vergnügens".* (Bach) Die Oliven und das daraus gewonnene Öl sind große physische Energiespender, und was Noah aus der körperlichen und

seelischen Erschöpfung half, die er nach der Sintflut und den zwölf in der Arche verbrachten Monaten fühlte, war möglicherweise nur der tröstliche Anblick des Ölzweigs, den die Taube ihm brachte.
Und als Jesus jene Nacht auf dem Ölberg verbrachte, um im Garten Gethsemane mit Zweifeln und Furcht zu seinem Vater zu beten, erhob er sich am nächsten Morgen gestärkt und mit erneuerter Kraft, um seinen schwierigen Gang nach Golgata tun zu können.
Olive hilft bei chronischen Erschöpfungszuständen, nach monate- oder jahrelanger Krankheit oder anderen Prozessen, die körperlich, seelisch oder geistig erschöpfen.
Es ist auch das Heilmittel für all jene, die ihre Kraftreserven dadurch aufgezehrt haben, dass sie nicht genügend schliefen, sich nicht entsprechend ihrer Lebensweise ernährten, zu viel arbeiteten ohne sich Erholungspausen zu gönnen oder schwierige seelische Prozesse durchliefen. Mitunter brauchen diejenigen, die sich für andere aufopfern, all ihre Energiereserven auf, sodass nichts davon für sie selbst übrigbleibt.
Im negativen Zustand von *Olive* kann man einfach nicht mehr: man will nichts Anderes als schlafen und sich erholen. Man ist unfähig selbst zu leichteren Arbeiten, schafft es kaum, die Füße vom Boden zu heben um sich fortzubewegen; man will nichts hören, nichts sagen, nichts essen, nicht aus dem Haus gehen. Man ist an die Grenze seiner physischen Leistungsfähigkeit und Widerstandskraft gelangt. Man ist blass, der Blutdruck ist niedrig, die Stimme schwach und ausdruckslos.
Ist dieser Zustand die Folge einer kurzzeitigen großen Anstrengung, kann die Person sich vielleicht aus eigener Kraft mittels viel Schlaf und gutem Essen erholen. Mitunter verschafft der Körper sich die notwendige Ruhepause auf dem Umweg über eine kleine Grippe, eine heftige Migräneattacke

oder Ischiasschmerzen, die ihn einen oder mehrere Tage ans Bett fesseln.

Ist der Zustand chronisch, und die Person schont sich auch jetzt nicht, wird sie ernstlich erkranken.

Wenn jemand häufig in eine Blockade *Olive* verfällt, wie das der Fall zu sein pflegt beim Typ *Oak,* sollte er seine Arbeits- und Lebensgewohnheiten ändern: er muss lernen, mit seiner Lebenskraft besser hauszuhalten.

Alle kommen wir auf die Welt mit einer Aufgabe, die es zu erfüllen gilt. Unser Instrumentarium dafür sind Geist und Körper, und wir müssen beide pfleglich behandeln, damit sie uns für die Dauer unseres Lebensweges nützen. Dazu gehört, dass wir Alarmsignale unseres Körpers beachten und Erholungspausen einlegen, ehe wir zusammenbrechen. In Zeiten erhöhter Anforderungen müssen wir versuchen, ausreichend zu schlafen, uns vernünftig zu ernähren und Extra-Anstrengungen zu vermeiden.

Ein Negativ-Zustand *Olive* lehrt uns etwas Wesentliches: wir sind nicht die allmächtigen Herren unserer Energie. Bescheiden erkennen wir unsere Abhängigkeit von göttlichen Kraftquellen, die wir nicht beherrschen, weil unsere menschlichen Möglichkeiten begrenzt sind. **Wenn wir zugeben können, dass wir im Grunde schwach sind, abhängig von diesen kosmischen Quellen, und wenn wir gleichzeitig mit unseren Kräften besser haushalten, erleben wir, dass uns in Zeiten erhöhten Energieverbrauchs höhere Quellen speisen.**

In einer akuten *Olive*-Blockade stärken uns die Blütentropfen unmittelbar, aber wir können nicht auf eine ärztliche Untersuchung verzichten - vor allem nicht bei einem chronischen Zustand. Meistens liegt ein Eisenmangel vor oder eine Funktionsstörung von Leber oder Nieren.

Im positiven *Olive*-Zustand scheint man eine private Kraftquelle zu haben, eine schier unerschöpfliche Energie und Vitalität.

Man kann unter größter Belastung und Dauerstress mit Lust und Gelassenheit arbeiten. Man spürt seine Grenzen und schaltet notwendige Erholungspausen selbstverständlich ein. Man lebt mit der Überzeugung, dass man im gegebenen Augenblick die notwendige Hilfe bekommen wird, wenn man sich nur in Acht nimmt und immer das Gleichgewicht zwischen Spannung und Entspannung zu halten sucht.
Der Erschöpfungszustand von *Olive* ist körperlich, seelisch oder mental, und *er ist real!* Nur darum kann das Blütenmittel so entschieden zur körperlichen Stärkung beitragen, wenn jemand krank ist aufgrund physischer oder psychischer Erschöpfung.
Olive ist eine echte Energiebombe, geradeso wie die Olive mit ihren Kalorien; es bringt uns sofort wieder auf die Beine.
Im Gegensatz dazu ist die Erschöpfung von 17 *Hornbeam* seelisch, scheint ein reines Phantasie-Produkt; der Betreffende glaubt, dass er nicht mehr kann, fühlt sich schlaff und lustlos, aber wenn er erst einmal mit der Arbeit angefangen hat, kommt er auch damit voran und hat die dazu notwendige Kraft.

OLIVE, SYMPTOME IN BLOCKIERTEM ZUSTAND:
- körperliche oder geistige Erschöpfung
- unnatürlich erhöhtes Schlafbedürfnis
- Erschöpfung nach längerer Krankenpflege
- Müdigkeit nach lange anhaltender Überlastung oder Krankheit
- Erschöpfung nach seelischen Ausnahmesituationen, Kämpfen
- typische Erschöpfung der Sportler, Studenten, jungen Mütter, die sich eine Zeitlang zu sehr verausgabt haben
- Rekonvaleszenten, Stressopfer
- kann mit seiner Energie nicht haushalten, achtet nicht auf Anzeichen von Müdigkeit
- Wechsel zwischen Zeiten erhöhter Anstrengung und totaler Erschöpfung
- gibt aus Energiemangel auf und fällt in eine physische und

psychische Depression
- plötzlicher Haarausfall, oft kreisrund *(alopecia areata)*
- kann nicht mehr, will nur noch schlafen
- kann sich kaum noch auf den Beinen halten vor Müdigkeit
- hat zu nichts Lust, nichts macht Freude

VORSCHLÄGE ZUR UNTERSTÜTZENDEN BEGLEITUNG DER THERAPIE:
- viel schlafen
- regelmäßig essen, vor allem Nahrungsmittel, die uns Energie geben und leicht verdaulich sind (Getreide, Hülsenfrüchte, Honig, Obst, Gemüse; als "Kraftcocktail" Omas Hausmittel: ein Glas Rotwein mit Traubenzucker und rohem Eigelb verquirlt!)
- Kontakt mit der Natur: Spaziergänge im Wald, am Fluss oder am Strand; Wochenendausflüge aufs Land; kurze Sonnenbäder; den nächtlichen Sternenhimmel "in sich aufnehmen")
- Gleichgewicht suchen zwischen Spannung und Entspannung, Arbeit und Vergnügen
- Tai-Chi oder Yoga praktizieren, um inneres Gleichgewicht zu finden

POSITIVE LEITSÄTZE:
- Ich spüre, wie kosmische Energie mich durchfließt.
- Ich öffne mich für neue Energieströme.
- Ich erlaube mir auszuruhen.
- Die Kraftquellen sind unerschöpflich.
- Ich erbitte Kraft für meine Mission.
- Ich schütze meinen Körper und seine Bedürfnisse.

Die Weisen kennen ihre Grenzen, die Dummen nicht.
BEN HOFF

Erholung tut Leib und Seele wohl.
DEUTSCHLAND

Ein heißes Bad erfrischt den Körper, ein heißer Tee den Geist.

JAPAN

Das Bett ist die beste Medizin.

ITALIEN

Schlafen ist so gut wie Mittagessen.

FRANKREICH

Dem Gesunden heilen alle Wunden.

RUSSLAND

24 PINE - PINUS SYLVESTRIS - KIEFER, FÖHRE

Die Kiefer wächst auf sandigem, kalkhaltigem Boden, in trockenen Wäldern überall auf der nördlichen Halbkugel.
Sie ist von aufrechtem Wuchs und erreicht, je nach Standort, eine Höhe von fünfunddreißig bis fünfzig Metern. Sie ist einhäusig und immergrün; ihre fünf bis sieben Zentimeter langen flachen Nadeln wachsen paarweise in Büscheln.
Die Blüten erscheinen am Ende der Wachstumsperiode, im Mai; die weiblichen, rot und zapfenförmig, nehmen schon die Form der Frucht, des Zapfens vorweg. Die männlichen bilden Trauben aus gelben Staubkügelchen am Boden der neuen Schösslinge. Während sich die jungen Zapfen heranbilden, wachsen und reifen und verholzen noch die vom Vorjahr - erst nach zwei Jahren sind die öligen Samen unter den holzigen Schuppen entwickelt.
Die raue Kiefernrinde verströmt einen angenehm bitteren Duft, den typischen Harzgeruch.
In früheren Jahrhunderten wurde das Kiefernharz nicht nur zur Haltbarmachung von Weinen verwendet (noch heute oft für

den berühmten griechischen Retsina!), sondern vor allem zur Gewinnung von Terpentin, das für viele Zwecke benutzt wurde.

Schlüsselsymptome: Schuldgefühle – Selbstvorwürfe – ewige Reue
Tugenden: Fähigkeit, sich selbst und anderen zu vergeben – ausgewogenes Verantwortungsgefühl, ohne Selbstanklagen

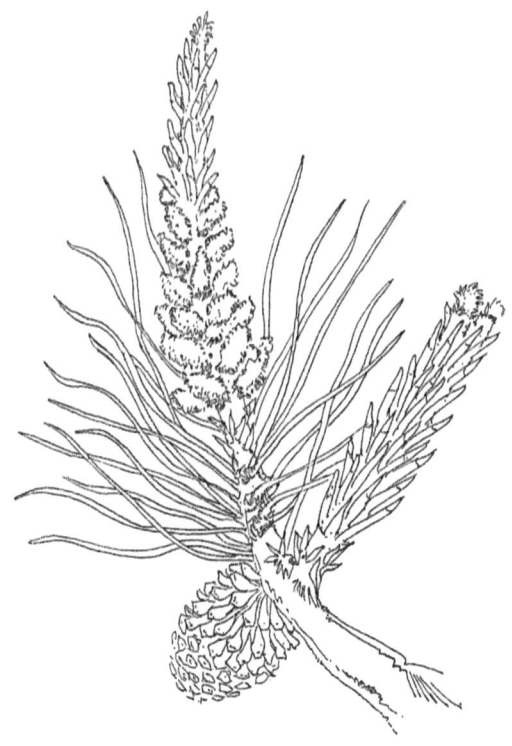

24 PINE - KIEFER, FÖHRE

Die Kiefer ist geprägt durch die Eigenschaften von Mars und Saturn: das Rostrot der Rinde an Stamm und Ästen erinnert ebenso an den Kriegsgott (Feuer und Eisen!) wie der Gebrauch der harzhaltigen Kienspäne und Kienfackeln in früheren Jahrhunderten; sie brannten heller und waren preiswerter als Bienenwachskerzen zur Erleuchtung der Häuser.
In der Volksheilkunde wie in der Homöopathie setzt man aus *Pinus sylvestris* gewonnene Mittel vor allem wegen ihrer Fähigkeit ein, Hitze zu erzeugen und saturnische Krankheiten zu bekämpfen, also alle Erscheinungen, die mit Knochen und mit der Versteifung von Gelenken zu tun haben, Rheuma und Gicht, extreme Abmagerung (Kachexie), Rachitis, Skrofulose, chronische Bronchitis, Austrocknung und Verhornung der Haut.
Kiefernprodukte sind harntreibend und regen den Blutkreislauf an, besonders in Haut und Schleimhäuten; sie wärmen den Organismus mit dem Feuer des Mars: nichts erleichtert Rückenschmerzen so sehr wie ein heißes Kiefernbad!
Saturn zeigt sich auch in den holzigen weiblichen Blüten und Zapfen der Kiefer, in ihrem kalten und dunklen Habitat bis jenseits des Polarkreises, in ihrer großen Widerstandskraft: wie nachgewiesen wurde, kann ein *Pinus aristata* in Nordamerika über viertausendfünfhundert Jahre alt werden!
Wegen ihrer Langlebigkeit und weil sie auch im Winter das grüne Nadelkleid behält, ist die Kiefer - wie alle immergrünen Nadelbäume - ein Symbol der Unsterblichkeit, der Wiedergeburt und der Auferstehung. In Japan, China und Korea gilt sie als einer der sieben "edlen" Bäume, denn sie widersteht der Kälte, den Stürmen und Widrigkeiten, vornehm und aufrecht wie ein Krieger des Kaisers.
Bach verordnete *Pine* für *"alle die. die sich selbst die Schuld zuweisen. Sogar wenn sie erfolgreich waren, denken sie, dass sie es hätten besser machen können und sind immer unzufrieden mit ihren Anstrengungen und Ergebnissen. Sie sind*

unermüdliche Arbeiter und leiden sehr unter den Fehlern, die sie sich anlasten. Manchmal, wenn ein Irrtum auch auf eine andere Person zurückzuführen ist, klagen sie sich dennoch deshalb an".

Die Persönlichkeit *Pine* sucht immer nach Gründen, um sich schuldig zu fühlen, um zu leiden. Sie lädt immerfort Schuld auf sich (und an ihrer Haltung sieht man, wie diese Last den Rücken schmerzt und die Schultern niederdrückt!) und ist nicht in der Lage, sich durch eine Buße selbst zu reinigen, noch weniger, sich selbst zu vergeben. An dieser starren Haltung erkennen wir den alten Saturn.

Im Horoskop bedeutet ein negativer Aspekt dieses alten Feindes der Wärme, der Lebenslust, des freien Energieflusses immer Starrheit, harte Arbeit, Leiden auf unserem Weg. Vor allem eine Opposition von Saturn und Venus verbietet uns, weltliche Annehmlichkeiten zu genießen, die Freuden der Venus, stattdessen bringt sie uns das lähmende und kalte Gefühl der Schuld.

Selbst zum Fest der Hoffnung, des Lichtes und der Gnade Gottes erscheint Saturn, der alte Gegenspieler als Zuchtmeister: in Nordeuropa kommt aus den dunklen und kalten, mit Schnee bedeckten Kiefernwäldern der Weihnachtsmann oder Knecht Ruprecht, der alte Helfer des Nikolaus und des Christkindes. In jedem Dezember erschreckt er alle, indem er hereingepoltert kommt und seine Rute schwingt, um die "bösen", die "schuldigen" Kinder zu strafen. Aber dann strahlt der Weihnachtsbaum: ein mit Kerzen bestückter Nadelbaum, der uns in der langen Nacht des nördlichen Winters, in der Dunkelheit der schuldig gewordenen, sündenbehafteten Menschheit zeigt, dass das Licht im Dunkel existiert, dass es Gnade und Vergebung gibt, dass Gottes Sohn als Mensch geboren ist.

Schuldgefühle können gelegentlich auftreten, vorübergehend sein; dann ist es leichter, sie zu besiegen. Schwieriger ist der

charakterlich bedingte *Pine*-Zustand mit seiner verwirrten Seele und den typischen Reaktionen, die die Person schon während der ersten Jahre ihrer Kindheit "einübt".
Finden wir in einem Geburtshoroskop einen stark betonten Skorpion oder schwierige Aspekte zu Planeten in diesem Zeichen, haben wir es häufig mit einer starken *Pine*-Charakteristik zu tun: der Betreffende kann weder sich noch anderen verzeihen. Kleine Kinder - nicht nur die, die mit Strafen und Verweisen erzogen werden - fühlen sich "schuld" an allem, was in ihrem Umfeld geschieht, weil sie sich in ihrer kindlichen Ichbezogenheit für allmächtig halten und für die Verursacher und "Schöpfer" jeder Situation, besonders im Familienkreis. Sind sie *Pine*-belastet, ist es ganz natürlich, dass sie sich daran gewöhnen, sich verantwortlich und schuldig für alles zu fühlen.
Diese konfuse Situation, dies verworrene und verwirrende Verhalten pflegen sie immer, auch noch als Erwachsene, zu wiederholen, weil sie nicht in der Lage sind, eine Grenze zu ziehen zwischen eigener und fremder Verantwortlichkeit. Ständig fühlen sie sich schuldig, nicht den Anforderungen zu genügen. Sie verlangen sehr viel von sich selbst und sind unfähig, sich selbst oder anderen zu verzeihen. Sie geben sich die Schuld an den Fehlern und Irrtümern anderer, in der Annahme, dass tatsächlich *sie* diese verursacht hätten. Sie fühlen sich weniger wertvoll als andere, weshalb sie auf viele Dinge verzichten, vor allem auf Vergnügungen und Genüsse, weil sie sie "nicht verdient" zu haben glauben. Wenn sie sich für irgendetwas schuldig fühlen, können sie es nie vergessen, es sich nie vergeben. Schlimmer noch: mitunter suchen sie sich in masochistischer Weise zu strafen.
Viele sieht man in schwierigen, häufig gewalttätigen Beziehungen; dies ist eine Art von Selbstbestrafung dafür, dass sie "unwürdig" für andere Partnerschaften sind, weil sie "kein besseres Leben verdienen"!

(Natürlich sind diese Beziehungen viel komplexer, aber eine gründlichere Beschreibung geht über den Rahmen dieses Buches hinaus.)

Sie fühlen sich sogar schuldig, wenn sie ihre eigenen Grenzen oder Rechte gegen andere verteidigen müssen. Fraglos nehmen sie die Erbsünde auf sich oder jede nur denkbare Schuld, jedes Verbrechen ihrer Vorfahren, ihres Volkes...

Exzessive Schuld ist eine Form von Hochmut; Omnipotenz und Impotenz sind nur zwei Seiten der gleichen Münze. Wenn ich mich verantwortlich fühle für den Hunger der Welt, heißt das, ich glaube imstande zu sein, ihn zu besiegen. Aber ich bin nicht der Allmächtige Gott, in gewissen Situationen bin ich völlig hilflos. Ich kann beten, mich mit Verantwortlichen in Verbindung setzen und für ein größeres Bewusstsein arbeiten – aber es hängt nicht von mir allein ab, die Welt zu ändern. Und Schuldgefühle bringen gar nichts ein...

Diese immerwährende Reue "frisst" sehr viel Energie, weil man die negativen Gefühle mit seiner eigenen Lebenskraft nährt, und - was noch schwerer wiegt - wenn man in starken Blockaden gefangen ist, kann Energie nicht frei fließen, und man selbst schließt sich vom Lebensquell, von der notwendigen Energiezufuhr ab.

Die Einnahme von *Pine* hilft die alten emotionalen Knoten, die Blockaden zu lösen, uns von dieser Verwirrung, dieser inneren Unordnung zu reinigen, der Unfähigkeit, uns oder anderen zu verzeihen, damit wir dann unsere individuelle Persönlichkeit entwickeln können, in Übereinstimmung mit den Zielen unseres höheren Selbst.

Schuld und Schuldgefühle sind eine Bremse, eine Schranke, die unsere persönliche Entwicklung aufhält. Es hat auch keinen Sinn, uns aus Schuld- oder Verantwortungsgefühl für andere zu opfern.

Wir müssen die Bedingungen unseres Menschseins akzeptieren, was Irrtum und Schuld mit einschließt und die Möglichkeit, durch diese beiden und die Vergebung zu lernen und zu reifen. Leben beinhaltet Kampf; sichtbare Kämpfe in der materiellen Welt und innere Kämpfe mit unserem "inneren Widersacher", unserem Saturn. Unsere Schlachten bestimmen den Wert unserer Siege; nur im Kampf erstarken wir, wie das Eisen durch Feuer und Wasser und unter den Schlägen des Hammers zum Stahl gehärtet wird. Wir müssen lernen, unsere Bedingungen und unsere Mängel zu begrüßen, weil wir uns mit ihrer Hilfe vervollständigen.

Nachdem wir durch das Fegefeuer der Schuld gegangen sind, durch die Läuterung mittels Reue und Bestrafung, nach dem Empfang des Aschenkreuzes auf der Stirn (das tatsächlich physisch verabreicht wird nach dem Karneval, am Aschermittwoch), das heißt: nachdem wir dazu bereit sind, uns selbst wie auch allen anderen zu vergeben, können wir Saturn hinter uns lassen, den gestrengen Meister unseres Karmas, und können in freier Selbstverantwortung ein neues Leben anfangen. *Pine* hilft uns, oft erst nach langer Einnahme, uns aus den verwirrenden Fesseln alter Schuld zu befreien. Dann können wir die Sicherheit finden, wirklich geliebt zu sein und "würdig", um in der Freiheit unserer Eigenverantwortlichkeit zu leben. Haben wir dies einmal erreicht, steht uns ungeheuer viel freigesetzte Energie zur Verfügung!

Ich will hier nur kurz auf die segensreiche Einrichtung der Beichte und der Absolution hinweisen, die in früheren Jahrhunderten oder für einfachere Menschen sehr hilfreich war und ist. Für uns Heutige, bewusst Lebende ist aber die selbständige bewusste Auseinandersetzung mit Schuld und Vergebung wichtiger und wertvoller als es die Vergebung mittels einer Institution sein kann.

Die Freiheit, Irrtümer zu begehen, schließt die Freiheit ein, sie zu erkennen, die Schuld dafür auf uns zu nehmen, sie zu bereuen und danach uns selbst zu vergeben und nicht weiter wegen der gleichen Sache Gewissensbisse zu haben, an ewiger Reue zu leiden. Und wenn *wir* jemandem verzeihen, muss dies echt und für immer sein: Vergebung darf nicht an Erwartungen von Wohlverhalten oder Loyalität geknüpft sein.

Personen im transformierten *Pine*-Zustand haben großes Verständnis für ihre Mitmenschen und deren Irrtümer und Gefühle; sie sind zurückhaltend mit Kritik, bescheiden und gewöhnlich auch äußerst geduldig.

In alten Riten stand die Kiefer für die außerhalb der gesellschaftlichen Normen gelebte Sexualität. Nicht erst durch das Werk *Sigmund Freuds* wissen wir um die enge Beziehung zwischen Sexualität und Schuldgefühlen. Wir haben auch Kenntnis von Zeremonien, in denen sich Priester von Schuld reinigten, indem sie ihre Männlichkeit, durch Selbstkastration, der Großen Mutter, der höchsten Göttin opferten.

Die rigide Sexualmoral der Katholischen Kirche bis heute ist bekannt.

Daher weckt Sexualität, die nichts mit dem Zweck der Empfängnis zu tun hat, Schuldgefühle in vielen Gläubigen. Wir wissen alle, welche Verstörungen diese Haltung in Generationen von treuen Katholiken erzeugt hat. Es sieht so aus, als ob *alles*, was irgendwie mit Sexualität zu tun hatte, tabu gewesen sei, und allein daran zu denken oder sie zu erwähnen, Sünde. Fast all meine argentinischen Patienten der älteren Generation zeigen starke Züge der Blockaden 10 *Crab Apple* und *Pine*; durch ihre Erziehung in einer katholischen Gesellschaft sind sie gleichsam imprägniert mit Schuld- und Schamgefühlen.

Die Botschaft der Kiefer ist das Versprechen der Weihnacht: das Licht entsteht aus der Finsternis, Gott verzeiht den Menschen

noch einmal. **Jeder Tag ist neu, ist jungfräulich, wenn wir ihn ohne Schuldgefühl und Vorwurf beginnen.**
Und an jedem Tag ist es uns möglich, ein neues Leben zu beginnen, auf der Grundlage von heute!

PINE, SYMPTOME IN BLOCKIERTEM ZUSTAND:
- Selbstvorwürfe, übertriebene Schuldgefühle
- Unfähigkeit, sich oder anderen zu vergeben
- Schuldgefühle, weil man seinen Ansprüchen nicht genügt
- mit einem sehr starken Über-Ich, *topdog*, fühlt man sich als *underdog*, der Strafe verdient (siehe *Fritz Perls*)
- hat mehr seine Grenzen im Auge als seine Möglichkeiten
- sehr verantwortungsbewusst, sorgfältig, detailliert
- fühlt sich ständig schuldig für alles, inkl. die **Fehler** anderer
- Eltern, die sich für alle Schwierigkeiten und jedes Versagen ihrer Kinder verantwortlich und damit schuldig fühlen
- auch: Kinder, die sich für die Fehler ihrer Eltern schämen
- ein ewig schlechtes Gewissen
- ständige Entschuldigungen für irgendetwas, bis hinein in Redewendungen wie folgende: *ich bedaure..., es tut mir leid..., ich bitte um Entschuldigung dafür, dass ich nicht...*
- weist verdientes Lob immer zurück: *aber das war doch meine Pflicht..., das musste ich doch tun..., aber das ist doch nicht der Rede wert..., jeder hätte das an meiner Stelle getan...*
- weist Geschenke oder Hilfe stets zurück, weil er glaubt, er hätte sie nicht verdient
- fühlt sich selbst im Erfolg schuldig, weil er glaubt, er hätte mehr erreichen können
- sucht die Schuld für jedes Versagen immer bei sich
- entschuldigt sich sogar für seine Krankheiten und Depressionen oder dafür, dass er ein Versagen von anderen nicht verhindern konnte
- erinnert sich immer wieder an vergangene Situationen von

Schuld und Versagen und möchte "sterben" vor Reue und
  Scham
- kann nie seine Jugendsünden vergessen und sich vergeben
- kann sich in der Sexualität nicht entspannen, weil er sich
  immer auf den anderen konzentriert, fühlt sich danach
  schuldig, weil er nicht wie jener genießen konnte
- selbstzerstörerische Tendenzen: fühlt, dass er "unwürdig" ist,
  erwartet, oder genauer: <u>erhofft</u> Bestrafung
- schwach entwickeltes Selbstwertgefühl, schon die Tatsache,
  überhaupt geboren zu sein, erfüllt ihn mit Schuld
- kann sich nicht freuen, weil er das erstens "nicht verdient"
  hat und zweitens "noch zu viel zu tun" ist
- fühlt sich sogar schuldig, wenn andere in seiner Gegenwart
  still sind; fragt nach, was er tun kann; entschuldigt sich; kann
  nicht glauben, dass nicht er es ist, der diese Laune verursacht
- häufig sehr erschöpft, "gestresst" aufgrund seines
  überentwickelten Verantwortungsgefühls
- mitunter unbewusste religiöse Konzepte von "gut" und
  "schlecht" und Sexualität als Sünde
- Kinder oder Partner von *Chicory*-Typen haben häufig
  Schuldgefühle – von *Chicory* induziert

VORSCHLÄGE ZUR UNTERSTÜTZENDEN BEGLEITUNG DER THERAPIE:
- unerreichbare Ziele aufgeben und neue, realistischere
  formulieren
- verstehen, dass jedes Wesen Liebe auch "unverdient" haben
  darf und dass es keine Schuld gibt, die nicht entsühnt und
  vergeben werden kann
- sich bewusst "etwas Gutes tun": ins Theater oder Kino gehen,
  etwas Gutes essen, ein Buch außerhalb der Pflichtlektüre
  lesen...
- den Tag mit energetisierenden Übungen beginnen

- Übungen zur Erhaltung von Gleichgewicht und Harmonie
(Chakren - Ausgleich mittels Reiki, Tai-Chi oder Yoga)

POSITIVE LEITSÄTZE:
- Nobody is perfect.
- Ich mag mich mit all meinen Fehlern.
- Ich tue was ich kann - so gut ich es kann.
- Ich lasse mich führen durch mein höheres Selbst.
- Ich vergebe mir und anderen, wie Gott uns vergeben hat.
- Jeder Irrtum lässt mich wachsen.
- Auch das Unvollkommene macht Freude.
- Meine Irrtümer sind verzeihlich. Niemand ist vollkommen.
- Ich verdiene Liebe wie alle Wesen.
- Ich bin liebenswert trotz meiner Schwächen.

Errare humanum est. - Irren ist menschlich.
ROM

Nobody is perfect. - Niemand ist vollkommen.
ENGLAND

Wer nichts macht, macht nichts falsch.
ITALIEN

Alles was durch menschliche Schuld verlorenging, kann auch durch menschliche Anstrengung wiedererlangt werden.
I GING - DAS BUCH DER WANDLUNGEN

Wem nie verziehen wurde, der kann nicht verzeihen.
RUMÄNIEN

Gott hat mehr Liebe und Erbarmen, als je ein Mensch verschulden kann.
NIKOLAUS LENAU

*... und vergib uns unsere Schuld, wie auch wir vergeben
unseren Schuldigern. ...*

MATH. 6;12

<u>Lied des Harfners</u>
*Wer nie sein Brot mit Tränen aß,
Wer nie die kummervollen Nächte
Auf seinem Bette weinend saß,
Der kennt euch nicht, ihr himmlischen Mächte!*

*Ihr führt ins Leben uns hinein,
Ihr lasst den Armen schuldig werden,
Dann überlasst ihr ihn der Pein;
Denn alle Schuld rächt sich auf Erden.*

JOHANN WOLFGANG VON GOETHE

25 RED CHESTNUT - AESCULUS CARNEA - ROTBLÜHENDE KASTANIE

Die rotblühende Rosskastanie ist eine Kreuzung zwischen der weißblühenden und der kalifornischen Art *Aesculus pavia*. Sie ist ein zierlicherer Baum als der im Kapitel 7 *Chestnut Bud* beschriebene, erreicht nur etwa eine Höhe von zehn bis fünfzehn Metern. Die Rinde ist gefurcht, und die schlanken Äste beugen sich nach unten. Sie ist schwach und anfällig für Fäulnis. Ende Mai gibt die enorme Knospe am Ende jeden Zweiges gleichzeitig die Blütenstände und die aus fünf bis sieben riesigen "Fingern" gebildeten Blätter frei. Die zygomorphen, spiegelsymmetrischen Einzelblüten haben einen Durchmesser von ein bis zwei Zentimetern; ihre Farbe spielt von Rosa bis zu hellem Rot. Sie wachsen in lockeren Kerzen von zehn bis zwanzig Zentimetern Höhe.

Die Frucht wird gebildet aus dem Perigonium, einer ovalen, lederartigen Kapsel mit kurzen Stacheln, die ein bis drei harte, glänzende Samen enthält, die dunkelbraun sind mit einem weißlichen Nabelfleck.

Aesculus pavia kam über Asien nach Europa, wo sie mit der Schönheit ihrer rosafarbenen Blütenkerzen und ihres im Sommer so angenehmen Schattens Ludwig XIV. entzückte, der sie von da an in seinen Parks und Alleen anpflanzen ließ. Das übrige Europa ahmte auch darin bald den Sonnenkönig nach, und es wurde Mode, den Baum in allen großen Gärten anzupflanzen, wo wir ihn und seinen Bastard *Aesculus carnea* bis heute finden können.

> *Schlüsselsymptome:* übertriebene Angst und Sorge um andere
> *Tugenden: Leben in ruhiger Sicherheit, in kosmischer Geborgenheit – Annahme des Schicksals auch für andere*

Für die Anwendung der rotblühenden Kastanie gilt alles bereits im Kapitel 7 *Chestnut Bud* Gesagte. Der medizinische Gebrauch der Früchte, mitunter der Rinde, der Blätter und Blüten bei Rheuma, Gefäßveränderungen (Angiopathien) und Gefäßkrämpfen (Angiospasmen) gibt uns wichtige Hinweise zum Verständnis des Blütenmittels von Bach.

Der Persönlichkeit *Red Chestnut* fehlt im blockierten Zustand das Grundvertrauen in das Schicksal, in das Leben selbst; sie lebt in großer Unsicherheit und Beklemmung.

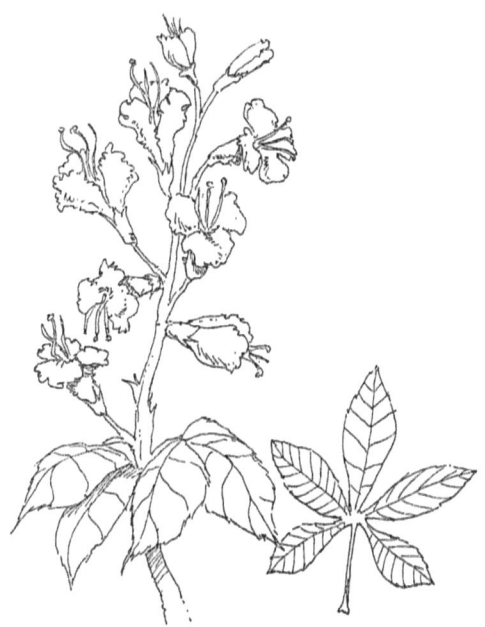

25 RED CHESTNUT - ROTBLÜHENDE KASTANIE

Die Worte *Enge* und *Angst* gehen auf die gleiche indogermanische Wurzel zurück wie das spanische *angostura* (Enge) und *angustia* (Angst, Beklemmung). Angst verursacht Muskelspannung, Verkrampfung, Krämpfe von Blutgefäßen, eine verengte Kehle ("Knoten im Hals", *Angina*), nervöse oder spastische *Angina pectoris*. Die verspannten Muskeln, die engen Gefäße hindern die Blutzirkulation, den freien Fluss der Energie. Angst und Beklemmung stoppen den Energiefluss, diese Bewegung, die so notwendig ist für das Leben selbst.
Ist eine Person "eng", *angustiada* im spanischen Wortsinn, so kann sie angsterfüllt sein, beklommen, oder eingeschlossen, von außen gepresst, oder auch in übertragenem Sinn "engherzig", geizig.

Der Geiz hat einen starken Bezug zur Angst. Jemand, der Angst davor hat, zu verlieren, loszulassen, möchte Menschen oder Dinge besitzen, will Geld oder andere Reichtümer zusammentragen und Personen aus seinem Umkreis anbinden, kontrollieren; neben anderen Krankheiten pflegt er an Rheuma zu leiden (siehe Kapitel 8 *Chicory*).

Viele Menschen, denen jegliches Vertrauen in den Sinn des Schicksals fehlt, projizieren ihre Ängste und zeigen größte Besorgnis für andere, selbstverständlich vorzugsweise für die, die sie lieben.

Diese perverse Form von Schutz und Fürsorge ist wie eine Erweiterung der Blockade *Chicory* (siehe auch Kapitel *Die 12 Schienen*). Die symbiotische Lebensgemeinschaft zweier Personen - die wir häufig in Eltern-Kind-Beziehungen oder bei Partnern mit *Chicory*-Problematik finden - sehen wir akzentuiert in einigen Fällen, wo einer der Beteiligten unter einer starken *Red Chestnut*-Blockade leidet und den andern als Projektionsfläche und Objekt verwendet, um daran seine eigenen Ängste, Unsicherheiten und Zweifel festzumachen. Indem er letztere projiziert, erleidet er eine Selbstentfremdung, er interessiert sich nicht mehr für seine eigenen Angelegenheiten, flieht damit vor der eigenen Weiterentwicklung und verhindert gleichzeitig, dass der andere sich aus eigenen Mitteln fortentwickeln kann. Er fungiert wie ein starker energetischer Sender - und der andere hat keine Möglichkeit, sich gegen die starken negativen Projektionen zu verteidigen.

Bach verordnet *Red Chestnut* all jenen, *"für die es schwer ist, sich nicht ständig um andere zu sorgen. Häufig haben sie es aufgegeben, sich um sich selbst zu sorgen, aber sie leiden sehr um ihre Lieben, indem sie sich ständig irgendein Unheil vorstellen, das jenen zustoßen könnte"*.

25 Red Chestnut – Rotblühende Kastanie

Wenn unser Denken mit starken Gefühlen gekoppelt ist, wie in Situationen von Not und Angst, großer Freude, Liebe, usw., strahlt es Energien aus und beeinflusst so die Situation.

Wenn wir uns vor einem Unglück fürchten, bilden wir schon die konkrete Grundlage dafür, dass es eintreffen kann. Unsere Furcht überträgt sich auf den anderen, erzeugt in ihm Schwäche und Unsicherheit. Daher suchte Bach das Heilmittel für alle, die ihre Ängste übertragen; er wollte sie beruhigen und ihre Gedanken harmonisieren. Wenn wir nicht aufhören, starke Angst um unsere Lieben zu empfinden, können wir wie mit Magneten Unheil auf sie ziehen: Krankheit, Unfall, schlechte Prüfungsergebnisse und anderes.

Wie wir im Kapitel über 7 *Chestnut Bud*, sahen, hat die Rosskastanie viel mit der Sorge ums Überleben zu tun, innerhalb der Familie, des Stammes, Clans und in schwierigen Zeiten mit magerer Ernte. Das Blütenmittel hilft bei übertriebener Sorge im Familienkreis, denn Angst ist ein schlechter Ratgeber.

Die beste - und häufig die einzige - Hilfe, die wir unseren Lieben in schwierigen und leidvollen Situationen geben können, sind unsere Liebe und unser Mitgefühl, denn diese können ihnen die nötige Kraft zur Selbsthilfe geben, auch im Krankheitsfall, um sich selbst zu heilen.

Die Vision des Baums in voller Blüte, ganz Rosa und Rot, erinnert uns an die herzerwärmende Kraft der Liebe. **Wenn unsere Liebe mit Vertrauen gepaart ist, ist sie eine machtvolle Waffe, eine starke Hilfe für die von uns Geliebten, dann können wir auch positive Kräfte über große Entfernungen zu ihnen schicken.** Wir können in kritischen Situationen Gebrauch machen von unserem starken "Sender" und mittels unserer positiven Gedanken anderen Mut und Kraft übermitteln.

Der positive Zustand von *Red Chestnut* gibt uns die Sicherheit der völligen Geborgenheit in der kosmischen Ordnung, die unser aller Leben stützt und führt. **Wir kennen nicht den Plan für das Leben jedes Einzelnen in unserer Umgebung. Aber mit Liebe und Vertrauen können wir beobachten, wie sich jedes Leben unter göttlichem Schutz entfaltet.**

Wer förmlich besessen ist von der Sorge um das Wohlergehen anderer, sollte *Red Chestnut* kombiniert mit 35 *White Chestnut* einnehmen.

Um einem Schwerkranken zu helfen, empfiehlt sich die Einnahme von *Red Chestnut* für seine besorgten Angehörigen, damit sie ihn nicht beeinflussen und ihm die für die Genesung notwendige Energie entziehen können.

Das Mittel hilft auch all denen, deren Beruf leicht eine Projektion oder Identifikation mit anderen mit sich bringt, also beispielsweise Pflegern, Psychologen, Erziehern, Astrologen.

Es ist außerdem sehr hilfreich in der Verbindung mit 33 *Walnut* in jeder Etappe der Abnabelung, des Ablösungsprozesses zwischen Mutter und Kind: in der Abstillphase, beim Eintritt in den Kindergarten, in die Grundschule bis hin zu dem Moment, wenn das Kind aus dem Haus geht und noch immer symbiotische Bindungen zwischen beiden bestehen.

RED CHESTNUT, SYMPTOME IN BLOCKIERTEM ZUSTAND:
- ist gedanklich ständig mit dem Wohlergehen anderer beschäftigt
- sorgt sich mehr um andere als um sich selbst
- lebt in ständiger Spannung und Sorge, dass den Lieben etwas zustoßen könnte
- Eltern können nicht einschlafen, bis ihre heranwachsenden Kinder im Haus sind
- Eltern und Großeltern sind unruhig, wenn die Kleinen im Kindergarten, auf der Straße, in der Schule sind
- wenn ein Familienmitglied später als erwartet heimkommt, quält die Angst den *Red Chestnut*-Charakter sogar physisch (z.B.

Krämpfe, Herzschmerzen, schmerzhafter Knoten im Hals, Spannungskopfschmerz)
- stellt sich immer ein Unheil vor, das eintreten könnte
- erwartet immer Anrufe der abwesenden Familienmitglieder, um zu wissen, dass es ihnen gut geht
- Eltern behüten und beobachten ihre Kinder ständig
- bei leichten Erkrankungen eines Kindes greifen Eltern schon zu starken Medikamenten, um dem Kind Leiden zu „ersparen" und weil sie befürchten, dass es eine schlimmere Krankheit hat
- solche überbehüteten Kinder sind gewöhnlich schwach und ängstlich durch den elterlichen Einfluss, und weil sie keine Gelegenheit haben, sich durch Sport und Bewegung an frischer Luft zu stärken

VORSCHLÄGE ZUR UNTERSTÜTZENDEN BEGLEITUNG DER THERAPIE:
- Beschäftigung mit Autogenem Training und *mind control* und wie man die Kraft der Gedanken sinnvoll einsetzen kann
- Reiki anwenden bei sich selbst und auf Entfernung für andere!
- sich die Person, um die man in Sorge ist, von weißem Licht umhüllt vorstellen (im Krankheitsfall von violettem Licht!)
- im Augenblick eines negativen Gedankens sich von ganzem Herzen das positive Gegenteil desselben vorstellen
- sich in jeder Situation die guten Ergebnisse vorstellen, die daraus entstehen können

POSITIVE LEITSÄTZE:
- Wir sind alle in Gottes Hand.
- Alles wird gut.
- Ich strahle Frieden und positive Energie aus.

Du bist du und ich bin ich.
Ich sorge für meine Sachen und du sorgst für die deinen.
FRITZ PERLS

Tausend Gründe sich zu grämen, tausend Gründe sich zu
bangen halten Tag für Tag den Toren, nicht den weisen Mann
gefangen.
HITOPADESA DE NARAJANA

Sorge, aber sorge nicht zu viel:
es kommt doch, wie Gott es haben will.
ALBUMSPRUCH

Ein Mensch lebt kaum hundert Jahre,
aber er macht sich Sorgen für tausend.
CHINA

Ich danke dir dafür, dass du mich MEINE Erfahrungen
machen lässt. Du lässt mich ICH sein; danke!
PETRA SCHMIDT

Dass die Vögel der Sorge und des Kummers
über deinem Haupt kreisen, kannst du nicht ändern;
aber dass sie Nester in deinem Haar bauen,
das kannst du verhindern.
CHINA

26 ROCK ROSE - HELIANTHEMUM NUMMULARIUM - GEMEINES SONNENRÖSCHEN

Das gelbe Sonnenröschen ist eine winterharte Pflanze von etwa zehn Zentimetern Höhe, mit einem verzweigten Stiel, der in Bodennähe verholzt. Es wächst auf sonnigen, trockenen Wiesen und auf den felsigen Hängen der Mittelgebirge, wie es der englische Name andeutet: *Rock Rose*, Felsenrose.

Seine kleinen ovalen Blätter sind behaart, mit einer pelzigen weißen Unterseite.

Es blüht von Ende Mai bis in den August, September hinein, während der längsten Tage im Jahr, wenn die Sonneneinstrahlung am stärksten ist.

Die goldgelben Blüten von zwei bis zweieinhalb Zentimetern Durchmesser öffnen sich nacheinander und welken schnell.

In geöffnetem Zustand formen die fünf Blütenblätter eine flache Scheibe; durch ihre Goldfarbe und das Gelb von Staubblättern und Stempel erinnern sie wirklich an eine Goldmünze, wie es auch der wissenschaftliche Name ausdrückt, der griechischen Ursprungs ist: "Sonnenblume in Münzform".

Auf den Weiden der Hügel formt das Gemeine Sonnenröschen einen strahlenden Teppich aus Licht, indem es die lebenspendenden Strahlen der Sonne aufnimmt und reflektiert.

> *Schlüsselsymptome:* Terror – Panik – extreme Angstzustände
> *Tugenden:* Tapferkeit und Heldenmut – Selbstlosigkeit

Die tradierte Medizin verschiedener Völker kennt das *Helianthemum nummularium* wegen seiner adstringierenden und antiseptischen Wirkung zur Desinfizierung und besseren

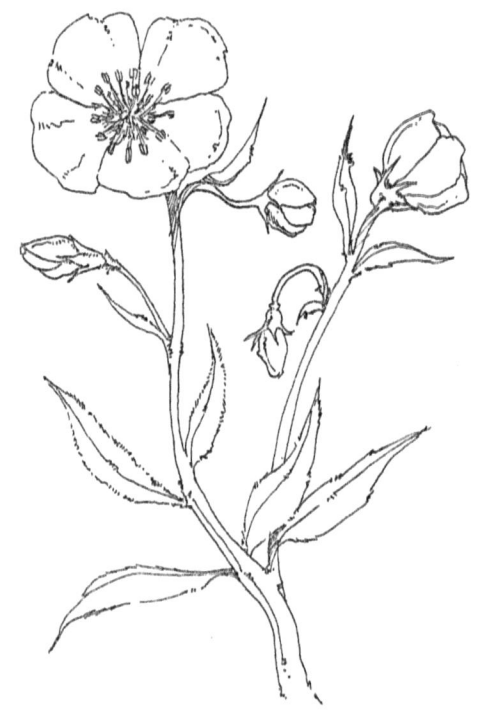

26 ROCK ROSE - GEMEINES SONNENRÖSCHEN

Heilung von Wunden; in der Homöopathie stärkt es das Immunsystem und die Abwehrkräfte von Personen mit lymphatischen Beschwerden und hilft gegen Erkältungskrankheiten.

Es wirkt wie die Sonne selbst: adstringierend, bewahrend und mumifizierend. Es fördert und ordnet Zersetzungsprozesse in den Geweben.

Das Sonnenröschen gehört zur Familie der *cistaceae* und ist daher mit dem Teestrauch verwandt (der heiligen Pflanze der Taoisten, die ihnen zufolge das Leben verlängert, die Lebensgeister weckt und die dunklen Stimmungen, die schlechte Laune verscheucht) und mit der Heilpflanze *Hypericum perforatum*, dem Johanniskraut, dessen kleine gelbe Blüten denen des Sonnenröschens sehr ähnlich sind, das auch blüht, wenn die Sonne in ihrem Zeichen, dem Löwen steht, und das man ebenfalls zur Blutstillung und Wundheilung benutzt.

Außerdem bringt es das Sonnenlicht auf eine andere Ebene: schon Paracelsus setzte es ein, um depressive und verwirrte Erregungszustände, die mit "dunklen", krankhaften Phantasien einhergingen, zu besänftigen. Die Vorstellungen dieses Arztes des beginnenden sechzehnten Jahrhunderts stehen mitunter in überraschender Nähe zu den Intuitionen Dr. Bachs.

Paracelsus war eingebettet in das Weltbild seiner Epoche: die Sonne *ist* das Herz unseres Sonnensystems, und sie beherrscht unser Herz. Sie steht für das Leben selbst, den Tag, das Licht und die Erleuchtung.

So wie die Sonne den Mond beleuchtet, holt sie unbewusste Inhalte ans Licht und hilft uns bei der Bewusstmachung; dann können alle Ängste und Beklemmungen der dunkleren Bewusstseinsschichten von uns abfallen. Die Sonne schenkt uns Leben. Ihr Licht ist unverzichtbar für die Entwicklung und Gesundheit der Pflanzen und Tiere und des Menschen selbst. Bei Tageslicht verschwinden die dunklen Ängste, die Albträume, und mit den ersten Sonnenwochen des Frühlings heilen die winterlichen Depressionen.

Das Goldgelb des Johanniskrauts und des Sonnenröschens ist die Farbe des Sonnenchakras. Die Sonne ist Feuer, Energie, Schöpferkraft. Sie beherrscht das Sonnenchakra, das *Manipura*, das für die Völker Asiens der Sitz der Kampfkraft, der Überlebensinstinkt ist. In China und Japan setzt der Kämpfer bei Kampfsportübungen in den entscheidenden Momenten des Kampfes mit einem kurzen Schrei alle notwendige Energie in der Zone des Solarplexus frei (die *Chi*- oder *Ki*-Kraft).

Umgekehrt, wenn wir einen starken Stoß in diese Zone erhalten, lässt uns die unmittelbare Reaktion der Nerven und Blutgefäße des Sonnengeflechtes völlig ungeschützt: das Chakra blockiert, und wir fühlen in diesem Energiezentrum etwas wie eine Lähmung, ein Loch; wir können sogar ohnmächtig werden. Den gleichen lähmenden und blockierenden Effekt erleben wir in Situationen von panischem Schrecken. Das Wort "panisch" leitet sich her von dem griechischen Gott der Wälder und Wiesen, dem gehörnten und ziegenfüßigen Pan, der unerwartet in der Mittagshitze erscheint und damit Mensch und Tier so erschreckt, dass sie wie gelähmt sind. Auf diese Weise kann er sogar ein ganzes Heer anhalten, um seinen Freunden zu Hilfe zu kommen.

Das Sonnenchakra regelt die Bauchspeicheldrüse. Im Zustand von Panik oder Stress kann jemand mit Disposition zu Diabetes plötzlich mit einem extrem hohen Zuckeranstieg reagieren.

Einer meiner Brüder war etwa vier Jahre alt, als er diesen "Schlag in die Magengrube", als den wir einen durch einen panischen Schrecken verursachten *Rock-Rose*-Zustand empfinden, präzise mit den Worten umschrieb: *Ich hab' einen Schreck in den Bauch gekriegt!* Dieser Bruder neigte als Kind zu heftigen Ausbrüchen von Jähzorn (siehe auch Kapitel *Die 12 Schienen*, Schiene 8: 26-1-6).

Ein Augenblick des Schreckens kann eine totale Desintegration bewirken, die Trennung des Astralkörpers vom physischen Leib; dies kann einem Unfallopfer genauso zustoßen wie einem sensiblen Unfallzeugen. In jedem Fall kann es verhängnisvoll sein, auch bei Überlebenden von Naturkatastrophen oder solchen, die durch menschliches Verhalten verursacht wurden, wie z.B. ein Krieg, ein Schiffsunglück, ein großer Brand, Verfolgung, ein Terrorangriff.

Wenn die dreigliedrige Einheit Geist-Seele-Körper getrennt wird, läuft sie Gefahr, sich völlig aufzulösen dadurch, dass die

Silberschnur reißt, die den physischen mit dem Astralleib verbindet, was den physischen Tod zur Folge hat.

Diese Tatsache erklärt die überragende Bedeutung von *Rock Rose* als Bestandteil des 39 *Rescue Remedy*, der Notfalltropfen. Haben Schreck und Verzweiflung einer Notsituation einen Menschen "außer sich gebracht", hilft *Rock Rose* unmittelbar die getrennten Körper wieder zu integrieren. Für Bach *"ist es das Notfallmittel für Fälle, in denen es keine Hilfe mehr zu geben scheint. Bei Unfällen oder plötzlichen Krankheiten, oder wenn ein Kranker sehr erschreckt ist oder sein schwerer Zustand große Besorgnis in seiner Umgebung auslöst"*. In diesem Fall verabreicht man das Mittel dem Patienten und seinen Angehörigen und vermeidet somit, dass diese ihm mit ihrer Sorge die zum Heilen so notwendige Energie rauben. *"Ist der Kranke bewusstlos, kann man ihm die Lippen mit den Tropfen befeuchten, kann auch andere hinzufügen, (...) wie zum Beispiel 9 Clematis."* (Bach)

Rock Rose gibt uns den Mut, alle Hindernisse im Kampf um die geistige Freiheit zu besiegen. Es schenkt uns das Licht der Sonne, die geistige und spirituelle Klarheit selbst in Augenblicken größter Angst und Verwirrung. Das strahlende Gelb des Sonnenröschens symbolisiert den offenen Geist, befreit durch das von der Sonne beförderte Bewusstsein; sein Gold stärkt das Herz, erleuchtet uns in den dunklen Momenten der Seele, in Furcht und Panik.

Laut Bach müssen wir Heutigen - trotz und mit all unser Angst - noch kämpfen, aber unsere Bestimmung wird sein, den Weg zum Licht zu finden und die Furcht in der Menschheit auszurotten. *"All unsere Ängste müssen wir auslöschen. Sie sollten niemals in der menschlichen Seele wohnen, und sie nisten sich dort nur ein, wenn wir unseren göttlichen Ursprung aus dem Auge verlieren. Furcht ist uns fremd, weil wir, als*

Kinder des Schöpfers, Funken des göttlichen Lebens sind, unbesiegbar und unzerstörbar." (Bach)

Wie die Sonne Ängste und Schatten der Nacht verscheucht, befreit das Sonnenröschen uns von unserer großen Furcht in schreckenerregenden Situationen. Es stärkt unser Herz und unser Energiezentrum für Stresssituationen, das Sonnenchakra, in der Magengegend. Und wie uns das Herz Synonym für Tapferkeit ist, ist es andern Völkern der Magen. Wenn jemand sagen will, dass er nicht genug Mut hat, etwas zu riskieren, sagt er in den Vereinigten Staaten *"I don't have the stomach"*, und im spanischen Sprachraum *"no tengo el estómago para ..."*, "dazu habe ich nicht den Mut, das Herz", wörtlich übersetzt "ich habe nicht den Magen". Wenn wir Deutschen uns trauen, "fassen wir uns ein Herz". Und Richard I., englischer König und tapferer Held des dritten Kreuzzugs, wurde *Lionheart* genannt, *Coeur de lion*, *Corazón de león*: in allen Sprachen war er "Löwenherz".

Die Tapferkeit, wie sie in diesen Wendungen ausgedrückt wird, hat viel mit dem positiven Zustand von *Rock Rose* zu tun: **wenn wir durch existenzielle Ängste und die Panik der Todesfurcht hindurchgegangen sind, erlangen wir echte Tapferkeit. Richtige Helden sind nicht die Dummen, die die Gefahr nicht kennen, der wahre Held ist immer jemand, der seine lähmenden Ängste niederkämpft, mit ganzem Herzen oder "mit dem Magen", um mit gestärktem, verdoppeltem Mut aus diesen dunklen Momenten wieder herauszukommen.**

Und so wie also der blockierte Zustand von *Rock Rose* ein vorübergehender ist, das Ergebnis von erschreckenden und furchterregenden Erlebnissen, erreichen wir den positiven Zustand, indem wir durch den ersten, den negativen, hindurchgehen.

Beispiele für diesen entwickelten, positiven Zustand sind jene Helden in Krieg und Katastrophen, die mit ihrem selbstlosen, "todesverachtenden" Mut das schier Unmögliche erreichen, weil Stress ebenso wie *Rock Rose* enorme Energien freisetzt, über die wir gewöhnlich nicht verfügen. Dies wird möglich aufgrund einer Stresssituation (der gesamte Organismus ist in Bereitschaft, Kampf oder Flucht sind möglich, unter anderem, weil Blutdruck und Adrenalinspiegel steigen, der Herzschlag beschleunigt, die Muskelspannung erhöht ist, alle Sinne geschärft sind und man instinktiv reagiert, um keine Zeit durch Nachdenken zu verlieren, man hat also auch "keine Zeit" für lähmende Ängste!).

Auf diese Weise kann eine Handvoll Soldaten eine feindliche Stellung stürmen und einnehmen, auch wenn der Feind in der Übermacht ist; einer Mutter gelingt es, ihr Kind vor einem mit hoher Geschwindigkeit sich nahenden Fahrzeug in Sicherheit zu bringen; ein Mensch kämpft sich durch die Flammen eines Hauses, aus dem er ein Kind weinen hört.

Die Tatsache, dass wir durch die Blockade von *Rock Rose* **hindurchgehen und sie überwinden**, macht uns fähig, schnellstens und instinktiv zu reagieren, in körperlichem Stresszustand, ohne nachzudenken. In dieser Verfassung können wir Dinge bewältigen, die uns unter normalen Bedingungen unmöglich wären.

Wenn auch der negative Zustand das Ergebnis eines Erlebnisses ist, begegnen wir in der Praxis doch häufig einer augenscheinlich angeborenen Blockade, oft verursacht durch den Geburtsschock. Für jedes Kind ist die Geburt ein traumatischer und schockierender Akt: das kleine Wesen muss aus der Sicherheit des Uterus mit seinen angenehmen Bedingungen hinaus in eine schwierige und grausame Welt. Die Wehen verursachen ihm Schmerz und Angst, gleich nach seinem Austritt nimmt es ein Übermaß an Licht wahr, die Kälte und sein eigenes Gewicht sind ihm lästig, weil es nicht mehr in

den lauen Wassern und dem angenehmen Halbdunkel des mütterlichen Schoßes schwimmt.
Dieser Augenblick ist so schwierig, dass schon jede "normale" Entbindung das Neugeborene einem Schock mit all seinen möglichen Folgen aussetzt. Daher empfehlen wir, jeder Gebärenden und dem Neugeborenen *Rescue Remedy* zu geben, oder zur Erleichterung des Schocks und zur Vermeidung seiner Folgeerscheinungen 29 *Star of Bethlehem,* besonders auch, wenn beispielsweise das Kind mit der Nabelschnur um den Hals geboren wird. Bei schwierigem Geburtsverlauf, bei zu lang andauernder Wehentätigkeit oder wenn das Ungeborene Sauerstoffmangel erleidet, haben wir es mit einer Situation von Panik für das Kleine, von Schrecken, von Todesangst zu tun und müssen dem Neugeborenen so schnell wie möglich einige Tropfen *Rescue Remedy* oder *Rock Rose* verabreichen. Es genügt, die Tropfen auf die Schläfen, die Fontanelle, den Nacken, die Herzgegend, den Solarplexus oder auf die Pulse der Handgelenke zu geben (siehe auch Kapitel *Formeln rund um die Geburt und das Neugeborene*).
Die Mehrzahl unserer Patienten kam ohne Bachblüten zur Welt. Also empfiehlt es sich, im ersten Gespräch nach den Umständen ihrer Geburt zu fragen. Weiß der Betreffende nichts darüber, helfen einige Symptome, um über die Einnahme von *Rock Rose* zu entscheiden. Manchmal erlitt jemand - noch im Mutterleib - Todesangst wegen Abtreibungsversuchen oder eines Unfalls der Mutter. Es bewirkt Panik im Ungeborenen, wenn die werdenden Eltern über eine mögliche Abtreibung diskutieren!
Ich kenne Kinder mit starken Zügen von *Rock Rose*, weil ihre Eltern sie abtreiben wollten. Ein vierjähriger Junge z.B. wurde jede Nacht unter Schreien wach, mit Entsetzen und Schrecken, in kalten Schweiß gebadet. Tagsüber reagierte er mit Panik auf jede Bewegung seiner Mutter. Kam eine ihm unbekannte

Person ins Haus, setzte er sich unter den Tisch und umklammerte weinend die Knie seiner Mutter.

Eine Freundin von mir fiel aus der Straßenbahn, als sie mit ihrem ersten Sohn in der zehnten Woche schwanger war. Es war ein Sturz aus etwas mehr als einem Meter Höhe aufs Pflaster und ein großer Schrecken. Ihre Knie waren verletzt, aber dem Fötus schien nichts passiert zu sein. Als die Kindsbewegungen anfingen, bemerkte sie, dass das Kind auf jede brüske Bewegung von ihr und auf jedes laute Geräusch mit heftigstem Strampeln reagierte, gleichsam erschreckt.

Damals sprach in Deutschland niemand von den Bachblüten, aber es ist offensichtlich, dass der Sohn dieser Frau mit einer chronischen *Rock-Rose*-Blockade zur Welt kam. Während des ersten Jahres wachte er jede Nacht schreiend auf. Jede ungewöhnliche Situation verursachte ihm Panik, und er hatte immer feuchte Handflächen. Mit der Zeit besserte sich die Situation; ich bin überzeugt, unter anderem, weil er viele Monate hindurch gestillt wurde. Aber der Junge entwickelte sich dennoch getreu der entsprechenden Schiene (siehe Kapitel *Die 12 Schienen*, 8: 26-1-6): schon als Säugling kompensierte er mit dem Zustand 1 *Agrimony*, um sich nicht den erschreckenden Erinnerungen seiner Seele stellen zu müssen. Jahrelang war er der fröhliche, gute Kamerad, Typ *Agrimony*, ohne in einen akuten Zustand der Dekompensation 6 *Cherry Plum* zu geraten. Als junger Mann war er immer von Freunden umgeben, ging jede Nacht aus, hörte pausenlos Musik, nur um ein Alleinsein mit sich selbst zu vermeiden. Die unterdrückten Seeleninhalte schufen sich von Zeit zu Zeit Luft in Form von plötzlichen allergischen Reaktionen, vor allem Ekzemen; in hohen Fieberanfällen, die ohne erkennbare Ursache schnell auftauchten und wieder verschwanden; in Migräneanfällen schon in den ersten Lebensjahren, wegen der starken

Anspannung. Auch wenn er im Allgemeinen beherrscht war, explodierte er dann und wann wütend und brüllend.

Ich habe das Beispiel so ausführlich geschildert, weil erstens eine unbehandelte Blockade *Rock Rose* ein Hindernis sein kann bei der Behandlung anderer Blockaden; und zweitens die Schiene 8 mir die wichtigste in der therapeutischen Arbeit zu sein scheint, auch wenn der Patient nicht immer bis zum dekompensatorischen Zustand von *Cherry Plum* in seiner gefährlichsten Form kommt (siehe Kapitel *Cherry Plum*).

Chronische *Rock Rose* -Blockaden können auch durch Dauerstress ausgelöst werden. Immer mehr Patienten klagen, dass sie "am Solarplexus leiden", was sich in Magenproblemen, gestörter Verdauung und anderen Beschwerden im Bauchraum äußern kann.

Diese stressbedingten Störungen sind eine echte Zeitkrankheit. Bis zum Beginn des vergangenen Jahrhunderts führte man im Allgemeinen ein beschaulicheres Leben. Natürlich gab es in jedem Haus Schicksalsschläge, Angst- und Schock-Situationen, die das Sonnenchakra angreifen: alle Erschütterungen, alle starken Emotionen manifestieren sich im Solarplexus, der sozusagen unsere physische Entspannungszentrale darstellt. In früheren Zeiten bot der geregelte ruhige Ablauf des täglichen Lebens meistens genug Zeit, um sich von starken seelischen Erschütterungen wieder zu erholen. Das Leben schien auch sicherer: man hatte Projekte, machte Pläne, die das ganze Leben betrafen, nicht nur die unmittelbare Zukunft. Die Berufswahl erfolgte gewöhnlich gemäß den Neigungen - und nicht orientiert am Stellenmarkt. Nach Zeugnis- und Prüfungsstress kamen Ferien mit viel Spielmöglichkeit und Muße. Der Feierabend war heilig und diente der Erholung - nicht anstrengender Zerstreuung oder Nebenbeschäftigung. Familien blieben zusammen, sofern der Tod nicht eingriff. Man lebte und starb am gleichen Ort, an dem man geboren war.

Ich will hier nicht ein nostalgisches Bild der "guten alten Zeit" zeichnen; ich weiß sehr wohl, dass für die meisten Menschen früher das Leben äußerst hart war - aber durch den ruhigeren Rhythmus waren sie ihm eher gewachsen. Durch die veränderten Umstände wirken das Leben selbst und sein hektischer Rhythmus heute krankmachend. Stress und Stressfolgen, die funktionellen Störungen, sind in allen Schichten Auslöser Nummer eins für den Besuch beim Arzt!

Und in den letzten Jahren häufen sich die Klagen über das Krankheitsbild *Panikattacken*, die einen besonders schweren Eingriff ins tägliche Leben bedeuten; ohne Behandlung können die Betroffenen sich sogar gezwungen sehen, ihren Beruf zu wechseln oder ganz aus dem Arbeitsleben auszuscheiden.

Keiner kann heute mehr sein Leben in Ruhe planen: Beruf, Heirat, Hausbau, Kinder. Nein: Scheidungen, Umzüge, stärkere Generationskonflikte, Arbeitsplatzwechsel, Zukunftsangst, emotionale Konflikte, Verschuldung, aufregende Reisen; dazu noch Schläge, die "von außen" kommen, wie die in letzter Zeit sich häufenden Terrorakte fanatisierter Extremisten. In manchen Ländern ist die wirtschaftliche Situation so unsicher, dass man kaum für eine Woche vorausplanen kann. Die Unsicherheit wächst noch, wenn dazu eine willkürliche und inkohärente Politik kommt, die jenen Dauerstress verursacht, der in einen akuten und gleichzeitig chronischen *Rock-Rose*-Zustand münden kann. Und die zur Erholung notwendigen Pausen werden angefüllt mit aufreibenden Aktivitäten! Heute steht Nervenkitzel für viele an erster Stelle der Freizeitbeschäftigungen.

Wen dieses atemlose Leben krankmacht, der muss außer in seiner Denkweise auch etwas im äußeren Ablauf ändern, muss Ruhepausen einschalten und lernen, sich zu entspannen.

Dauerstress äußert sich besonders häufig im Einflussbereich des Sonnenchakras, aber auch in anderen seelischen und körperlichen Bereichen. Heute sind in zunehmendem Maße schon jüngere Kinder Stressopfer, eine Entwicklung, der wir eigentlich nur im Elternhaus gegensteuern können.

Für den Therapeuten ist es wichtig, diese krankmachende Gesamtsituation vor Augen zu haben, denn häufig trifft er gerade auch auf jüngere Patienten, die keine "besondere" Paniksituation hinter sich haben und dennoch ein chronisches *Rock-Rose* -Bild zeigen, sie geraten schon wegen geringer Befürchtungen oder Aufregungen in Panik: ihr Sonnenchakra hatte einfach keine Zeit, sich zwischen den vielen "Schlägen in die Magengrube" zu erholen.

Und nicht immer sind es die selbsterlebten: Kinder – vor allem die jüngsten – erfahren, was ihre Eltern oder andere ihnen nahestehende Personen erleiden, als „Stress aus zweiter Hand" und zwar in besonders harter Weise, weil sie keinerlei Einflussmöglichkeit haben. Schlimmer noch: sie werden mit ihren Sorgen und dem daraus resultierenden Stress alleingelassen, weil Eltern gewöhnlich nicht mit ihren Kindern über „Probleme der Große>n" sprechen. **Aber alles, was wir fühlen ohne darüber sprechen zu können, wandert in den „Drucktopf", in dem sich unsere künftigen Probleme vorbereiten, unter anderem die immer mehr ins Blickfeld geratenden Panikattacken** (siehe Kapitel *Die 12 Schienen*, 8: 26-1-6), bei denen auch in schweren Fällen Blütenessenzen die entscheidende Hilfe bringen können.

ROCK ROSE, SYMPTOME IN BLOCKIERTEM ZUSTAND UND SITUATIONEN, IN DENEN DIE BEHANDLUNG ANGEZEIGT IST:
- Paniksituation nach Unfällen und Katastrophen
- plötzlicher großer Schrecken, Schicksalsschlag
- psychische und physische Traumata
- Traumata, die massiven Haarausfall (oder *alopecia areata*) bewirken

- Panik in schwieriger oder ausweglos erscheinender Situation
- plötzlich auftretende Ängste und Beklemmungen, mit Reaktion des neurovegetativen Systems (Herzrasen, feuchte Hände, Atemnot, der Solarplexus ist wie ein Stein oder wie ein Loch…)
- plötzliche schwere Krankheit (Tropfen für Patient und Angehörige)
- Todesangst in gefährlichen Situationen, bei Fast-Unfällen oder Anfällen von Asthma oder Pseudo-Krupp
- man "verliert fast den Verstand" vor Angst oder Entsetzen, das Herz bleibt fast stehen, man verstummt, ist wie gelähmt, die Sinne nehmen nichts wahr
- Sonnenstich oder Hitzschlag
- akute oder chronische Stresssituation
- chronische Magen- oder Darmbeschwerden
- heftige undefinierbare Leibschmerzen, "Stein" im Magen
- nach Drogenkonsum über einen längeren Zeitraum hinweg oder auch nur nach einem einzigen Trip
- Kleinkinder mit Herzklopfen und feuchten Handflächen
- Kleinkinder mit nächtlichem Erschrecken, Albträumen
- nach Unfällen, für Opfer und Zeugen
- bei plötzlich aufgetretener Blindheit, Taubheit, Lähmung, wenn sie durch Schreck verursacht sein können
- *immer* bei Tinnitus oder Hörsturz

VORSCHLÄGE ZUR UNTERSTÜTZENDEN BEGLEITUNG DER THERAPIE; DAS EINZIG MÖGLICHE IM AKUTEN ZUSTAND IST:
- Gebete oder Mantras sprechen
- mit Reiki behandeln, direkt oder auf Entfernung
- bei Bewusstlosigkeit das Mittel auf Lippen und Schläfen tropfen; bei Säuglingen auf Schläfen, Fontanelle, Herzgegend, Solarplexus

DANACH, UND FÜR PERSONEN IM CHRONISCHEN ZUSTAND:
- Übungen, die das neurovegetative System stärken, zum Beispiel Tai-Chi und alle asiatischen Kampfsportarten
- Autogenes Training ist besonders hilfreich
- Atemübungen, speziell zur Entspannung des Bauchraums
- Sonnengeflecht schützen, indem man sich einen geistigen Schutzschirm vorstellt, einen Lichtschirm

BEI STARKEN BESCHWERDEN UND BLOCKIERTEM SONNENCHAKRA:
- einige Tropfen *Rock Rose* aus der *Stockbottle* über dem Solarplexus verreiben, Behandlung mit Reiki, evtl. unterstützt durch Kristalle

POSITIVE LEITSÄTZE:
- Gott liebt und schützt mich.
- Ruhe und Kraft erfüllen mich.
- Durch Innenschau erstarke ich.
- Ich bin Teil des Großen Ganzen.
- Mein Geist ist unzerstörbar.
- Ich bin in Gottes Hand.

Wenn man vor dem Wolf flieht, kommt einem der Bär entgegen.

FINNLAND

Manche werden für tapfer gehalten, weil sie Angst haben, davonzulaufen.

ENGLAND

*Tages Arbeit, abends Gäste;
saure Wochen, frohe Feste!*

JOHANN WOLFGANG VON GOETHE

Ich bin im Ganzen gegen das Heroische, und so auch gegen die Stoa, eher misstrauisch, und so habe ich es in meinem eigenen Leben mit seltenen Ausnahmen gehalten, dass ich für den kürzesten Weg durch die Welt der Schmerzen den ansah, der mitten durch den Schmerz hindurchführt.

HERMANN HESSE

[Jesus] sagte ihnen aber ein Gleichnis davon, dass man allezeit beten und nicht lass werden sollte.

LUC. 18;1

Der Herr ist mein Hirte;
mir wird nichts mangeln.
Er weidet mich auf einer grünen Aue
und führet mich zum frischen Wasser.
Er erquicket meine Seele;
er führet mich auf rechter Straße
um seines Namens willen.
Und ob ich schon wanderte im finstern Tal,
fürchte ich kein Unglück;
denn Du bist bei mir,
Dein Stecken und Stab trösten mich.
Du bereitest vor mir einen Tisch
im Angesicht meiner Feinde.
Du salbest mein Haupt mit Öl
und schenkest mir voll ein.
Güte und Barmherzigkeit
werden mir folgen mein Leben lang,
und ich werde bleiben im Hause des Herrn,
immerdar.

PSALM 23; 1-6

27 ROCK WATER - WASSER AUS HEILKRÄFTIGEN QUELLEN

Natürliches, über Felsen sprudelndes Quellwasser ist das einzige nicht aus Blüten hergestellte "Blütenmittel" Edward Bachs. Quellwasser ist genauso wie die Pflanzen Teil des großen Kreislaufs des Lebens auf unserem Planeten. Das Leben braucht alle vier klassischen Elemente (nach *Empedokles*):

- die *Erde* versorgt die Pflanzen mit den nötigen Mineralien;
- das *Feuer* der Sonne liefert Pflanzen, Tieren und Menschen die notwendige Energie;
- die *Luft* ermöglicht Atmung und Assimilation, ferner die Windbestäubung der Getreide und Gräser und der meisten Bäume;
- das *Wasser* schließlich ist die Trägersubstanz für Mineralien und Gase, für Kälte und Wärme und für die Spermatozoen; und es ist das Lebenselement der Wassertiere und -pflanzen.

Im Allgemeinen enthält der Körper des Menschen und der vieler Säugetiere, neben anderen Bestandteilen, 65 bis 70% seines Gewichtes in Wasser. Manche Pflanzen enthalten sogar über 90%, selbst ein sehr trockenes Samenkorn enthält noch immer 15 bis 20% des feuchten Elementes.

Der Kreislauf des Wassers ist ewig:

27 Rock Water – Wasser aus heilkräftigen Quellen

Des Menschen Seele
Gleicht dem Wasser:
Vom Himmel kommt es,
Zum Himmel steigt es,
Und wieder nieder
Zur Erde muss es,
Ewig wechselnd.

(JOHANN WOLFGANG VON GOETHE: AUSZUG AUS DEM
GESANG DER GEISTER ÜBER DEN WASSERN)

Auf seinem Weg führt das Wasser viele Dinge mit sich, klärt und reinigt diese und anderes; steigt es zum Himmel auf, lässt es alle Unreinheiten hinter sich; es fällt zur Erde, wird in ihr filtriert und reichert sich an mit Mineralien, bis es wieder sprudelnd an die Oberfläche tritt.

Aber dieser Ablauf ist nicht rein physischer oder chemischer, sondern auch metaphysischer Natur, wodurch das Wasser sich immer erneuert und zu höchster Lebenskraft auflädt, bis es wieder dem Schoß der Erde entquillt.

Paracelsus lobte die Heimat und ihre Früchte und Quellen. Bezogen auf die Heilkräuter, schien es ihm natürlich, dass überall diejenigen wachsen, die die Bewohner der Gegend gegen die bei ihnen üblichen Beschwerden brauchen. *"Die drei Stützen der Gesundheit sind das Wasser, die Luft und der Kohl. (...) Natürliches Quellwasser ist der authentischste Energiequell. Speziell die Quellen der Heimat enthalten alle für den Körper notwendigen Kräfte. Daher ist es sehr gesund, wann immer möglich aus den Quellen zu trinken oder darin zu baden."*

In allen Kulturen, die in Harmonie mit der Natur leben, werden die natürlichen Quellen und ihre Gottheiten verehrt. Je nach Lage, Mineralreichtum und Energiefeld schreibt der Mensch dem Wasser heilende, inspirierende oder fruchtbringende Kraft zu.

Die Mythen enthüllen die erneuernden Eigenschaften des Wassers, künden Wunder vom "Jungbrunnen". Sie machen glauben, dass die Seelen sich von allen Erinnerungen, Verhärtungen und Unreinheiten in einer großen heiligen Quelle befreien. Verjüngt und gestärkt brechen sie von dort auf zu neuer Lebensreise (das Märchen vom Storch, der die Kinder aus dem See fischt!).

Moderne Wasserforscher wie der Japaner Masaru *Emoto* und der französische Biologe Jean-Pierre *Garel* haben nachgewiesen, dass Wasser sich programmieren lässt, dass es also Informationen unterschiedlichster Art aufnehmen, speichern, transportieren und wieder abgeben kann. Welche Möglichkeiten öffnen sich damit zur Heilung der Wasserläufe, der Landschaften und der ganzen Biosphäre!

Die analytische Chemie hat den Ruf von der Heilkraft vieler Quellen bestätigt; schwieriger wird es sein, die durch das Baden in bestimmten Quellen erlangte Fruchtbarkeit "zu beweisen", es sei denn, wir greifen die Idee von der Programmierbarkeit des Wassers auf. In dem Dorf Amorsbrunn, in der Nähe von Amorbach im Odenwald, steht eine Marienkapelle, die über einer Quelle erbaut wurde, die mehrere Becken speist. Noch heute zeigt man das Becken, in dem 1740 die junge Maria Theresia, spätere Kaiserin von Österreich, einige Bäder nahm; sie war verzweifelt, dass sie in vier Jahren glücklicher Ehe noch kein Kind empfangen hatte. Im darauffolgenden Jahr schenkte sie dem Thronfolger Josef das Leben, dem ersten ihrer sechzehn Kinder.

Im Spanien des ausklingenden zwanzigsten Jahrhunderts kurbelten die Bewohner des Dorfes Daimalos eine Art Fruchtbarkeits- oder Ehe-Tourismus an, um die Gemeindekasse zu sanieren; Angelpunkt der Bemühungen war eine Quelle, der

schon die Mauern vor Jahrhunderten heilende Kräfte zuschrieben und solche, die zu Nachwuchs führen und die eheliche Liebe stabilisieren sollen. In der Bevölkerung ist der Glaube an diese Kraft nie erloschen, bis heute pilgern junge Frauen zu der Quelle.
Viele Heilige, Seher und Sibyllen wohnen an heiligen Quellen, um die spirituelle Fruchtbarkeit ihrer reinen Wasser zu nutzen.

<u>Schlüsselsymptome:</u> Selbstkasteiung – strenge Moral – Wunsch, als Vorbild und Beispiel anerkannt zu werden – starres Beharren
<u>Tugenden:</u> Idealismus, gepaart mit Anpassungsfähigkeit – Disziplin und Beständigkeit – kann Erfahrungen genießen und nutzen

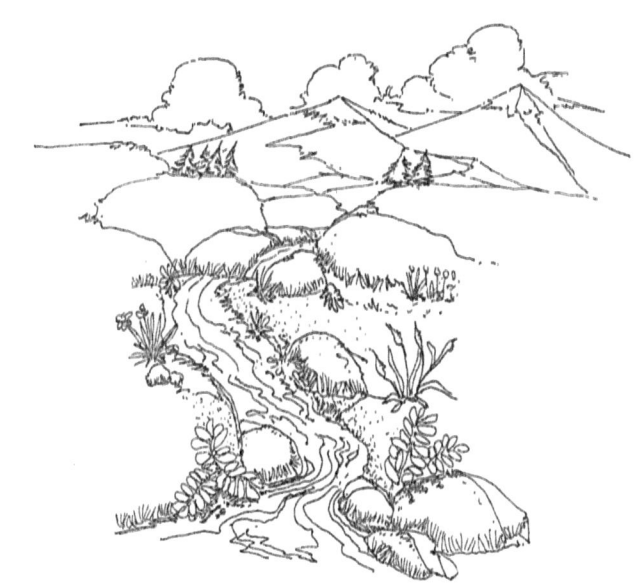

27 ROCK WATER - WASSER AUS HEILKRÄFTIGEN QUELLEN

Der Schlüssel zum Verständnis der Persönlichkeit *Rock Water* liegt im Namen selbst, wörtlich *Felsenwasser*. Die positiv entwickelte Persönlichkeit ist wie das Wasser: flexibel vermeidet sie unnötige Zusammenstöße, indem sie sich an jede Situation anpasst. Sie kann ein Ideal verfolgen ohne selbstauferlegte Askese und Selbstkasteiung. Sie weiß, dass "alles fließt" wie das Wasser und kann sogar ihre Meinungen und Prinzipien als Irrtümer erkennen und revidieren. Da sie sehr diszipliniert ist, ist sie in der Lage, ihre Ideale zu verwirklichen.
Die negative, blockierte Persönlichkeit ist hart und unnachgiebig wie der Fels. In vielen Fällen ist sie starrer Verfechter einer Religion, einer politischen oder sozialen Idee, oder einer speziellen Lebensform. Es sieht so aus, als wolle sie sich schon auf Erden in einen Heiligen verwandeln, indem sie die höchste Reinheit anstrebt - die Reinheit der Gebirgsquellen - mit Hilfe der Askese und der Selbstkasteiung. Sie versteht nicht, dass die Form nicht die Entwicklung ersetzt, dass Disziplin allein nicht den Heiligen macht, dass das Geistige sich nicht erzwingen lässt durch strenge körperliche Übungen und Diät.
Rock Water hat starke Bezüge zu Steinbock und - teilweise - auch zu Wassermann; Herrscher ist in beiden Fällen Saturn. Um die blockierte Persönlichkeit zu beschreiben, beobachten wir also, wie ein schlecht aspektierter Saturn sich auswirkt: er steht immer für Begrenztheit, Selbstdisziplin, Starrheit und Strenge. Er erzieht uns mittels der Beschränkungen, die er uns auferlegt, er hilft uns, unsere Spiritualität zu entwickeln durch unseren Erdanteil, unsere physische Materie.
Saturn verkörpert unser Bewusstsein von der Realität. Mit Hilfe seiner Logik, Disziplin und Konzentration können wir Ideen verwirklichen. Er ist es, der uns mit seiner Geduld, seinem Ernst und Pflichtgefühl unterstützt, damit wir ein verantwortliches, praktisches und wirklichkeitsorientiertes Leben führen können.

Aber durch seine Strenge und Unbeweglichkeit sind wir gehemmt, leiden wir Mangel und Einsamkeit.

Er kann sich auch körperlich auswirken, mit Starre und Unbeweglichkeit in den Gelenken, denn seine gestaltende und formgebende Kraft ist repräsentiert durch unser Skelett, die Knochen und die Haut. Saturn ist der unnachgiebige Alte, der Veränderungen scheut, der nicht weichen will; daher verschlingt der Göttergroßvater, der Titan Saturn seine Kinder; er will den Lauf der Zeit aufhalten, den freien Fluss der Energien und will starr an Vergangenem festhalten. Das kann auf körperlicher Ebene zu Nierensteinen, Rheuma, Ablagerungen in Gefäßen und Gelenken führen, den typischen Erkrankungen von *Rock Water*. Und wieder stoßen wir auf Paracelsus, der schon vierhundert Jahre vor Bach schrieb, dass eine starre Denkweise zu Gelenksteifheit führt!

Die unausgeglichene Persönlichkeit verwandelt Tugenden wie Verantwortlichkeit und Selbstdisziplin in negative Züge, wegen ihrer übertriebenen Selbstkontrolle und Selbstkritik. Ohne jedes Augenmaß unterwirft sie sich einer politischen, religiösen oder sozialpolitischen Mission und hemmt damit den freien Fluss des Lebens selbst. Mit ihrer egozentrischen Sicht verwechselt sie innere Gründe mit äußerlichen Ergebnissen. Mit der strengen Diät dessen, der Glaubensregeln oder gesunde Ernährung gleich starr verfolgt, kann sie sich weder in einen Heiligen verwandeln, noch froh und glücklich leben; sie zeigt uns im Gegenteil das ausgezehrte und bittere Gesicht des alten Saturn. Häufig, indem sie sich strengen Übungen unterzieht, unterdrückt sie körperliche Bedürfnisse und tötet jegliche Lebensfreude ab, nur, um anderen ein Beispiel zu sein. Sie erkennt nicht, dass ein diszipliniertes aber flexibleres Leben auch Raum hat für Genuss und Freude, und dass es inneren Frieden und Ausgeglichenheit ausstrahlt, die eher dazu einladen, diesem Beispiel zu folgen.

Die negative, blockierte Persönlichkeit ist gefangen in ihrem Egoismus und Materialismus: indem sie sich völlig auf ihre Haltung und ihren Weg konzentriert, will sie eine Entwicklung erzwingen, die nur der erreichen kann, der seinem höheren Selbst folgt und - sein kleines Ich vergessend - den anderen, der Menschheit dient.

Die blockierte *Rock-Water*-Persönlichkeit muss auf ihre irrealen Ideale verzichten. **Wenn es ihr gelingt, aus dem Gleis zu springen und alte Gewohnheiten und Dinge hinter sich zu lassen, kann sie ihren "Jungbrunnen" finden und etwas völlig Neues in Gang setzen.**

Die Blockade *Rock Water* kann auch vorübergehender Natur sein, man unterdrückt - aufgrund besonderer Lebensumstände - vitale Bedürfnisse, oder aus Scham, Furcht oder Schuldgefühl Aspekte seiner Persönlichkeit, oder trifft eine "vernünftige" Entscheidung, die das Herz nicht akzeptieren kann; all dies verursacht großes seelisches Leid.

Die Persönlichkeit *Rock Water* mischt sich nicht aktiv in das Leben anderer ein, sondern versucht in erster Linie, sich selbst zu vervollkommnen und dann durch ihr Beispiel zu überzeugen.

ROCK WATER, SYMPTOME IN BLOCKIERTEM ZUSTAND:
- hohe Ideale und übertriebene Moralvorstellung
- will ein beispielhaftes Ideal vorleben
- will alles perfekt machen und ist überzeugt, dass er weiß, wie und leidet, wenn er es nicht schafft
- sucht Anerkennung durch andere, ohne es zugeben zu können
- erlaubt sich weder Genuss noch Freude, weil er glaubt, dass sich das nicht mit seinen hohen Prinzipien vereinbaren lässt
- Unterdrückung körperlicher und seelischer Bedürfnisse
- große Selbstdisziplin in allen Lebensbereichen, von der Arbeit bis zur Ernährung

- extreme Ansprüche an sich selbst, folgt seinen Richtlinien bis zur Selbstverleugnung
- falsch verstandene Spiritualität, die er nach "Rezepten" sucht
- oft dogmatischer Anhänger einer Religion, Sekte, Gesundheitslehre
- strenger und intoleranter Makrobiot, Vegetarier, "militanter" Nichtraucher, Antialkoholiker etc.
- wartet auf Erleuchtung, indem er sein Leben ausschließlich mit Übungen und Meditation verbringt
- Selbstvorwürfe, wenn er seine Regeln nicht befolgen kann (siehe auch 24 *Pine!*)
- erreicht keine tiefe Meditation, weil er zu sehr "will"
- einmal für den "rechten" Weg entschieden, verzichtet er völlig auf Entscheidungsfreiheit und eigenen Willen
- glaubt, dass irdische Genüsse die spirituelle Entwicklung hindern
- opfert seine seelischen und körperlichen Bedürfnisse einem strengen "reinen" Weg
- lebt einen Weg um des Weges willen
- wegen übertriebener Selbstkontrolle fehlt ihm jede Herzlichkeit und Spontaneität (darunter leiden am meisten seine Kinder!)
- die Starrheit der inneren Haltung zeigt sich mit der Zeit in Gelenksteifheit, Rheuma und Arthrose, Arteriosklerose, Nierenstein
- unregelmäßige Menstruation, weil man Körperliches unterdrückt
- Stresssymptome wie Kopfschmerz, funktionelle Erkrankungen, vor allem aber Schmerzen in Rücken und Bewegungsapparat

VORSCHLÄGE ZUR UNTERSTÜTZENDEN BEGLEITUNG DER THERAPIE:
- sich mitunter "weltliche" Freuden und Genüsse gönnen
- versuchen, herauszufinden, was man selbst braucht und wünscht, statt fremden Fahnen zu folgen
- tägliche Gewissenserforschung, ehrlich seine Gefühle zulassen
- Entspannungsübungen
- spielerische Sportarten betreiben, wie Tanzen, Roll- oder Schlittschuhlaufen, einfaches Ballspiel ohne Regeln

POSITIVE LEITSÄTZE:
- Schöpferische Freude durchströmt mich.
- Ich vertraue mich dem Lebensstrom an.
- Ich vertraue der Weisheit meines Körpers.
- Ich lasse mich leiten von meiner Intuition.
- Alles entwickelt sich natürlich und ruhig.
- Ich bin flexibel und offen für neue Erfahrungen und Freuden.

Panta rhei. - Alles fließt.
HERAKLIT ZUGESCHRIEBEN

Die Kutte machet nicht den Mönch.

Man muss nicht päpstlicher sein als der Papst.
BEIDE DEUTSCHLAND

Wasser ist das älteste Heilmittel.
FINNLAND

Auf der Welt gibt es nichts, das so weich und nachgiebig ist wie das Wasser. Doch um Hartes und Starres zu bezwingen, kommt nichts ihm gleich. Dass Schwaches das Starke bezwingt und Weiches das Harte besiegt, jedermann auf Erden weiß es, doch keiner handelt danach.
LAO TSE

*Die Dinge geschehen auf die rechte Weise zur rechten Zeit.
Zumindest, wenn du sie lässt, wenn du mitgehst und nicht
mit aller Macht versuchst, dagegen anzugehen.*

BEN HOFF

*Gott schätzt mich, wenn ich arbeite,
aber er liebt mich, wenn ich singe.*

RABINDRANATH TAGORE

*Der Pfad der falschen Freiheit führt zur Gefangenschaft;
der Pfad der Disziplin dagegen führt zur Freiheit.*

HAZRAT INAYAT KHAN

*Unbewegliche Armee kann nie die Schlacht gewinnen;
unbiegsamer Baum zerbricht im Sturm.*

LAO TSE

28   SCLERANTHUS - SCLERANTHUS ANNUUS - EINJÄHRIGER KNÄUEL

Der Einjährige Knäuel ist ein Kraut, das auch auf sandigen und sehr kargen Böden gedeiht; Bach konnte es im Jahre 1930 noch auf vielen Wiesen und Roggenfeldern finden. Heute, nach starkem Einsatz von Unkrautvernichtungsmitteln, hat es sich mehr auf Brachland und Schutthalden zurückgezogen.
Es ist nicht leicht, den Einjährigen Knäuel zu finden, er ist unauffällig und scheint sich zu verbergen. Mit seinen eng verknäuelten Zweigen formt er kleine raue Krautkissen und kriecht, eng ans Erdreich geschmiegt, über den Boden.
Die kleinen stachligen Blätter wachsen paarweise um den Stiel herum, an dessen Ende sich die grünen Dolden finden, ohne Blütenblätter; die rau behaarten Kelchblätter formen kleine

Die 38 Blüten

Krönchen (von kaum vier Millimetern Durchmesser) um die graugrünen Stempel und Staubgefäße herum.
Das Kraut blüht von Juni bis Oktober. Der botanische Name kommt aus dem Griechischen und bedeutet "raue, harte Blume".
Der in Wäldern wachsende Knäuel ist eine äußerlich ähnliche, aber mehrjährige Pflanze, deren Blüte für unsere Zwecke ungeeignet ist.

Schlüsselsymptome: psychisch-physische Instabilität – Stimmungsschwankungen – Unentschiedenheit zwischen zwei Möglichkeiten
Tugenden: inneres und äußeres Gleichgewicht – Anpassungsfähigkeit – heitere Entschlossenheit – schnell im Entscheiden und Handeln

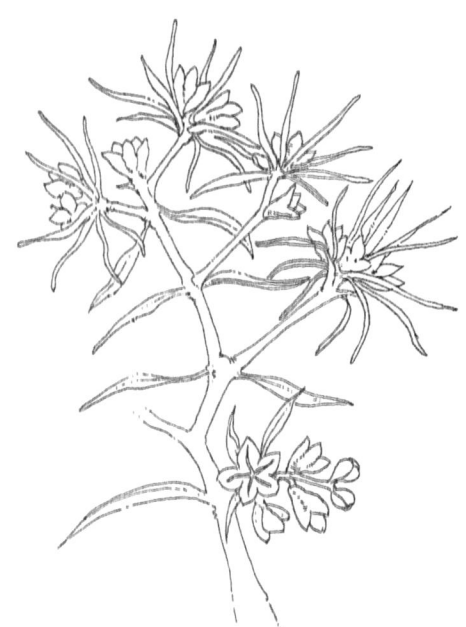

28 SCLERANTHUS - EINJÄHRIGER KNÄUEL

Allein durch seinen knäuelförmigen Wuchs gibt uns der *Scleranthus* ein treues Bild der blockierten Persönlichkeit; er wirkt unentschlossen, als könne er nicht in eine einzige Richtung wachsen, nicht einmal Farbe bekennen, also Partei ergreifen für Blüten von entschiedener Farbe. Kaum wagen sich die Kelchblätter zu zeigen, bei all ihrer Unauffälligkeit verbergen sie sich auch noch in den Blattachseln.
In der Volksmedizin scheint die Pflanze unbekannt.
Scleranthus hat zu tun mit der Entscheidungskraft, der Entschlossenheit und der Beständigkeit, einigen sehr erdverbundenen Tugenden Saturns.
Und so wie die Pflanze zwischen Saturn - mit seiner Kargheit und Härte - und Merkur - mit seiner Unentschlossenheit - hin- und hergerissen zu sein scheint, bewegt der Charakter sich zwischen den beiden, durch die Planeten verkörperten, Extremen.
In der Blockade sind die Personen äußerst unbeständig in Stimmung und Meinung. Es sind *"jene, die sehr darunter leiden, sich nicht zwischen zwei Dingen entscheiden zu können, weil abwechselnd das eine, dann das andere ihnen richtig erscheint. Sie sind im Allgemeinen stille Menschen, die ihre Schwierigkeiten allein tragen, da sie nicht geneigt sind, mit anderen darüber zu sprechen."* (Bach) Da sie ihre Probleme allein lösen wollen, kann eine Entscheidung im Extremfall Jahre brauchen.
Die blockierte Persönlichkeit glaubt nicht daran, dass ihr Schicksal höheren Gesetzen folgt, und dass in allen Ereignissen und Handlungen ein tieferer Sinn steckt. Sie hört nicht auf ihre innere Stimme, schwankt ohne Ziel und Richtung zwischen den Extremen, immer angezogen von den entgegenwirkenden Kräften; sie kann einfach nicht den richtigen Weg für sich erkennen und verschleudert bei diesem Hin und Her ungeheuer viel Energie. Sie ist dem Leben selbst gegenüber unentschieden,

ohne seine Sinnhaftigkeit offen in Frage zu stellen. Indem sie von einem Standpunkt zum andern springt, wechselt sie ihre Meinung beim geringsten Einfluss von außen.

Sie kann weder ihre Impulse noch ihre Ideale in sinnvoller Weise nutzen; sie kann sich einfach nicht auf eine Sache konzentrieren. So verliert sie viel Zeit, ohne dass ihre Persönlichkeit sich entwickelt.

Die *Scleranthus* im niedrigen Schwingungszustand sind zyklothymisch, starken Stimmungsschwankungen unterworfen; damit und mit ihrer Unsicherheit und Unzuverlässigkeit ermüden sie alle in ihrer Umgebung.

In gewissen Situationen kann ihre Unentschiedenheit sogar gefährlich sein. Seit über hundert Jahren kennt jeder deutsche Offizier folgenden Ausruf, der dem preußischen Generalstabschef, Helmuth Graf von Moltke zugeschrieben wird:

"Eine Entscheidung, meine Herren, eine Entscheidung! Es ist besser, eine falsche Entscheidung zu treffen als gar keine!"

Die körperlichen Begleiterscheinungen und Folgen der Unsicherheit und Unentschiedenheit sind das physische Abbild des Seelenzustandes: Schwindel, Übelkeit, Hautreizungen, Blutdruckschwankungen, unregelmäßige Menstruation, erratische Schmerzen und anderes mehr.

Die Dualität des Charakters zeigt das Wort Zweifel gut an, das tatsächlich von zwiefältiger, von zweifacher Option kündet. Die von *Scleranthus* bevorzugten Zeichen des Tierkreises sind also logischerweise die doppelten Zeichen Waage und Zwillinge. Die Waage sucht immer das Gleichgewicht, die Ausgewogenheit zwischen zwei Gesichtspunkten oder Extremen; im Grunde sucht sie immer die Gerechtigkeit herzustellen, die Harmonie mit dem Anderen, weshalb sie oft in die Unentschiedenheit und Unsicherheit von *Scleranthus* verfällt. Und die Zwillinge aufgrund ihrer großen Neugier und ihrer mannigfaltigen

Interessen sind auch instabil in Charakter und Meinung, hüpfen zwischen den verschiedenen Möglichkeiten hin und her. Wenn sie das Blütenmittel nehmen, verschwinden nach und nach die durch ihre Unsicherheit hervorgerufenen Zweifel und Ängste. Sie können allmählich sogar eine gewisse Entschiedenheit entwickeln.

Wenn wir es akzeptieren können, dass es ein höheres ordnendes Prinzip in jedem Leben gibt, dass jedes Geschöpf seine Bestimmung hat, dann können wir uns unsere Ziele bewusstmachen und lernen, Entscheidungen zu treffen, selbst in dem Wissen, dass wir uns irren können, dass aber eine falsche Entscheidung immer besser ist als gar keine: wenn wir unentschieden verharren, findet keine Entwicklung statt.

Wenn wir das Blütenmittel nehmen, können wir es mit der Zeit zu Entschlossenheit und Gleichgewicht in den drei Ebenen unserer Persönlichkeit bringen:

<u>Im seelischen Bereich</u> sind wir nicht mehr diesen brüsken Stimmungswechseln ausgesetzt; selbst Manisch-Depressive werden stabiler.

<u>Im körperlichen Bereich</u> hilft das Mittel bei allen Beschwerden, die mit Instabilität zu tun haben, bei jeder Art von Allergien und allen Hautreizungen und -erkrankungen (die Haut reagiert *immer* bei "irritierenden Gefühlen", sei es äußerlich in Form von Flecken und Warzen, als Ekzem oder Juckreiz, sei es auf den Schleimhäuten, in Form von Schnupfen, Bronchitis, Asthma). Darum ist *Scleranthus* nicht nur Bestandteil aller Mischungen für Reisen, Klimawechsel, etc., sondern auch für Haut und Allergien.

<u>Auf geistiger Ebene</u> hilft es bei der Entscheidungsfindung.

Die positiv entwickelte *Scleranthus*-Persönlichkeit hat guten Kontakt zu ihrem höheren Selbst, was ihr Sicherheit und Ausgeglichenheit in jeder Beziehung gibt. Mit Spontaneität und

Anpassungsfähigkeit trifft sie im passenden Moment die richtige Entscheidung. Wegen ihres heiteren Wesens ist ihre Gesellschaft überall geschätzt.

Sie bewegt sich durchs Leben mit der nachtwandlerischen Sicherheit, die wir am Seiltänzer bewundern: auf dem Seil kann <u>ein</u> Augenblick der Unsicherheit, des Zögerns das Ende sein. Er braucht völlige innere Sicherheit und totales Vertrauen, und mit diesen starken Verbündeten bewegt er sich auf dem Seil mit der gleichen Entschlossenheit, mit der wir andern auf der festen Erde laufen; aber er ist in jedem Moment aufmerksam und beweglich, bereit, gegebenenfalls spontan zu reagieren.

SCLERANTHUS, SYMPTOME IN BLOCKIERTEM ZUSTAND:
- energetische Instabilität, kann sich auf allen Ebenen äußern
- heftige Stimmungsschwankungen
- Unentschlossenheit wegen fehlenden Gleichgewichts
- Zweifel bei zwei Optionen, Zögern, Schwanken, Unfähigkeit Partei zu ergreifen
- Schwanken zwischen Freude und Kummer; häufig vorübergehend, zum Beispiel bei Verliebtheit; chronisch mitunter ausgeprägt bis zur manisch-depressiven Psychose
- Konzentrationsmangel durch plötzliche Richtungswechsel im Denken und in der Unterhaltung
- wegen ihrer wetterwendischen und unsicheren Persönlichkeit genießen sie normalerweise kein Vertrauen
- verlieren Energie, erschöpfen sich, indem sie zögern und schwanken
- selbst geschüttelt von den Extremen, suchen sie keine Hilfe, sondern versuchen, allein zu einer Entscheidung zu kommen
- fangen tausend Dinge an, ohne eine Sache zu Ende zu führen
- wegen ihrer Unentschlossenheit verlieren sie nicht nur viel Zeit, sondern verpassen auch viele Gelegenheiten im Leben
- fahrige, abrupte Gesten

- Hautirritationen, die plötzlich kommen und gehen, je nach dem mehr oder weniger ausgeglichenen Zustand der Nerven
- Warzen, Ekzeme, Hautflecken, Juckreiz
- extreme Wechsel zwischen Hunger und Appetitlosigkeit, Fieber und Untertemperatur, Verstopfung und Durchfall, Aktivität und Lethargie
- Übelkeit im Auto, Schiff, Flugzeug und durch Klimawechsel
- Symptomverschiebungen und/oder erratische Schmerzen
- Schwangerschaftserbrechen (hier wirkt es oft Wunder!)
- PMS - Prämenstruelles Syndrom und andere hormonelle Störungen

VORSCHLÄGE ZUR UNTERSTÜTZENDEN BEGLEITUNG DER THERAPIE:
- Tai-Chi, Zazen, Autogenes Training zur Stärkung der Konzentration und des körperlichen, seelischen und mentalen Gleichgewichts
- Sportarten, die Gleichgewicht und Konzentration stärken (z.B. Roll- und Schlittschuhlauf, Schwebebalken, Jonglieren)
- alle Extreme vermeiden; bewusst versuchen, eine Richtung einzuhalten, auch einmal begonnene Arbeiten zu Ende führen
- sich möglichst in der "goldenen Mitte" bewegen
- den persönlichen Rhythmus für alle Dinge des Lebens finden

POSITIVE LEITSÄTZE:
- Meine Entscheidung ist sicher und spontan.
- Ich bin zentriert in meinem höheren Selbst.
- Aus meiner Mitte heraus finde ich meinen Weg.
- Ich bewege mich in der goldenen Mitte.
- Ich folge dem Lebensrhythmus, ständig wechselnd.

Wer zögert, der bereut.

ALBANIEN

Die 38 Blüten

Nie zu lange besinnen! Das Leben ist nicht lang genug dazu.

Wer nicht wagt, der nicht gewinnt!
BEIDE DEUTSCHLAND

*Die Zeit vergeht, und ehe man sich's versieht, ist für
die Blumen, die man im Herbst nicht gesät hat,
die Zeit gekommen, nicht zu blühen.*
ANONYM

Auch ein Weg von tausend Meilen beginnt mit einem Schritt.
LAO TSE

*Himmelhoch jauchzend,
Zu Tode betrübt:
Glücklich allein
Ist die Seele, die liebt!*
JOHANN WOLFGANG VON GOETHE

*Feiger Gedanken
Bängliches Schwanken,
Weibliches Zagen,
Ängstliches Klagen
Wendet kein Elend,
Macht dich nicht frei.
Allen Gewalten
Zum Trutz sich erhalten,
Nimmer sich beugen,
Kräftig sich zeigen,
Rufet die Arme
Der Götter herbei.*
JOHANN WOLFGANG VON GOETHE

Der schlimmste Weg, den man wählen kann,
ist der, keinen zu wählen.

FRIEDRICH DER GROßE

Die Welt ist wie eine lockende Tänzerin:
für eine Weile tanzt sie mit jedem.

ARABISCH

29 STAR OF BETHLEHEM - ORNITHOGALUM UMBELLATUM - DOLDIGER MILCHSTERN

Dieses Liliengewächs ist eine mehrjährige Zwiebelpflanze, die auf trockenen Böden wächst. Sie ist eingewandert aus dem Mittelmeerraum und gehört schon lange zur transalpinen, mitteleuropäischen Flora, weit verbreitet auf Wiesen und in Gärten und Parks.

Der mit milchiger Flüssigkeit gefüllte Stängel ist etwa zwölf bis fünfzehn Zentimeter hoch und trägt eine lockere Dolde aus sechs bis zehn weißen Blütensternen. Die Blüten öffnen sich im März und April und nur in den Sonnenstunden oder an sehr hellen Tagen. Während die schmalen, halmartigen Blätter, die aus der Zwiebel wachsen, grün sind mit einem weißen Streifen in der Mitte, haben die sechs weißen Blütenblätter einen grünen Streifen an der Außenseite; den verdanken sie ihrer Doppelfunktion als Kelch- und Blütenblatt, es ist der an der Außenseite der langgestreckten Knospe sitzende Teil.

Die Blüten wirken dadurch sehr zart und zerbrechlich; sie zeigen die perfekte Symmetrie der Lilien. Inmitten des strahlend weißen Sechssterns erhebt sich die Stempelkuppel, umgeben von der Krone der sechs weißen Staubgefäße mit den goldgelben Köpfchen.

Schlüsselsymptome: jede Art von Schockerlebnissen und ihre Folgen
Tugenden: Selbstschutz in widrigen Situationen – Leib und Seele bleiben frei von den Schlacken traumatischer Ereignisse

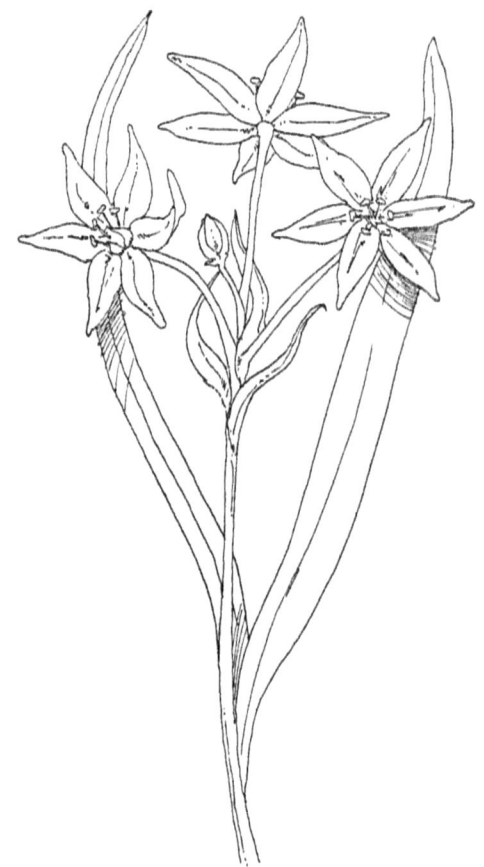

29 STAR OF BETHLEHEM - DOLDIGER MILCHSTERN

Die weiße Blüte vermittelt den Eindruck höchster Perfektion und Reinheit. Die weißen Lilien sind die Blüten der Gottesmutter, des Erzengels Gabriel der Verkündigung und vieler Heiliger. Der Legende nach trug der Jesusknabe einen Kranz von Milchsternen. Die englische Bezeichnung *Star of Bethlehem*, Stern von Bethlehem, bezieht sich nicht nur auf diese Legende, sondern weist auch auf die Häufigkeit der Blume in Palästina und Syrien hin.

In der abendländisch-christlichen Mythologie und Ikonografie spielt die weiße Lilie, zusammen mit der Rose, eine ebenso wichtige Rolle wie der Lotos in der buddhistischen und hinduistischen Welt.

Seit Urzeiten begegnen wir der archetypischen Dualität der Rose und der Lilie. Das Pentagramm der Rose spricht von Materie, Magie, Eros (siehe Kapitel 37 *Wild Rose*). Die Lilie verkörpert höchste Reinheit. Mit der Symbolik der Zahlen drei und sechs weist das Hexagramm auf die Harmonie nach der Dualität, auf das Durchdringen der Materie durch die göttliche Dreiheit; die Vereinigung und Harmonisierung der entgegengesetzten Pole. Der Sechsstern ist das Siegel Salomos und der Stern Zaratustras und Davids. Während die Rose - die Blume der Venus - durch kräftigen Wuchs ihre Lebenskraft demonstriert, wirkt der Milchstern im Gegensatz dazu immateriell, durch die Zartheit der Blätter und den weichen, "milchgefüllten" Stängel, und weil er nicht aus einer starken holzigen Wurzel, sondern aus einer tropfenförmigen, saftgefüllten Zwiebel wächst.

Lilien und Milch sagt man himmlischen Ursprung nach - nicht nur im griechischen Mythos, der die Lilie aus einigen Tropfen Milch aus der Brust der Göttin Hera-Juno entsprießen lässt. Beide stehen in Beziehung zum Mond, dem weiblichen Prinzip, den Flüssigkeiten, dem Immateriellen.

Star of Bethlehem ist die einzige Blüte im System Edward Bachs, die die perfekte Symmetrie der Sechs aufweist. Sie spielt eine wichtige, besondere Rolle im Blütensystem.

Möglicherweise besteht ein Zusammenhang zwischen *Star of Bethlehem* und dem fünften, dem Kehlchacra oder *Vishudda*, was "der Reine" bedeutet. Dieses Chakra ist dem zunehmenden Mond zugeordnet, dem silbernen, und symbolisiert, wegen dieses und anderer Bilder, die Reinheit. Es hat seinen Sitz über der Kehle, dem Organ, das im Falle eines Schocks vom Typ *Star of Bethlehem* stark betroffen ist - das Gleiche gilt für das Gehör, das außerdem ein dem fünften Chakra zugeordneter Sinn ist.

In der Volksmedizin ist die Pflanze unbekannt; aber es gibt verschiedene homöopathische Zubereitungen der Zwiebel, unter anderem für seelische oder körperliche Depression und für Magenerkrankungen. In der arabischen Welt verzehrt man seit alters her die Zwiebeln: roh, geröstet oder getrocknet.

Star of Bethlehem ist der große Seelentröster, das Blütenmittel *"für jene, die in großer Bedrängnis oder in Umständen sind, die sie sehr unglücklich machen.*

Der Schock einer schlimmen Nachricht, der Verlust eines lieben Menschen, der Schreck nach einem Unfall und ähnliche Umstände.

Für jene, die sich eine Zeitlang gar nicht trösten lassen wollen, bringt dieses Heilmittel Erleichterung." (Bach)

Es lindert die Folgen physischer und psychischer Erschütterungen, gleich, ob sie sich vor kurzem oder vor längerer Zeit abspielen.

Ein Schock ist immer ein energetischer Schlag, gleich, ob er uns auf körperlichem, seelischem oder geistigem Gebiet trifft. Unser Energiesystem antwortet mit Auflösung (wir "sind außer uns"). Der lebendige Energiefluss ist für einen Augenblick gehemmt; die drei Wesensglieder des Menschen, seine drei Ebenen, geraten aus dem Gleichgewicht, was über kurz oder

lang schwere gesundheitliche Störungen verursachen kann, mitunter sofort Kollaps, Ohnmacht, Herztod; manchmal kommen wir mit dem Schrecken davon, ohne sichtbare schwere Folgeschäden. **Ein Schock bleibt immer gleichsam gespeichert im energetischen System, legt wichtige vitale Zentren lahm. Viele energetische Traumata somatisieren sich erst nach Jahren. In irgendeiner Weise wurden wir verletzt und sind somit verletzlicher geworden. Jedes zusätzliche Trauma vergrößert die bestehende Wunde, sodass wir jedes Mal empfindlicher, oft geradezu hysterisch reagieren.**
Das Hexagramm als magische Verbindung zweier Dreiecke symbolisiert die Integration, die Harmonie, das Gleichgewicht; die Essenz der Blüte mit dem Sechsstern hilft uns wieder zu *re-integrieren*, uns wieder in die natürliche innere Ordnung zu finden, in einen ausgeglichenen und harmonischen Zustand.
Ein Schockzustand ist immer vorübergehend, aber seine Folgen dauern an, auch wenn der Betroffene sein gegenwärtiges Unbehagen nicht mit vergangenen und verdrängten traumatischen Situationen in Beziehung setzt, oder mit dem plötzlichen Verlust eines geliebten Menschen, mit der Trauer, die einer Menschenseele den größten Schmerz überhaupt verursachen kann.
Wir kennen auch Personen mit angeborener Blockade *Star of Bethlehem*. Sie weigern sich sozusagen, aktiv am Leben teilzunehmen; möglicherweise sind ihre Lebensäußerungen reduziert und ihre Reaktionen schwach und verlangsamt (nicht zu verwechseln mit 9 *Clematis*-Patienten!).
Sie handeln nicht gemäß den Weisungen ihres höheren Selbst. Ihnen fehlen das Gleichgewicht und der innere Friede, die ihnen helfen würden, in angemessener Form auf Ereignisse und Störungen von außen zu reagieren. Ihr geschwächtes energetisches System reicht nicht aus, sie zu schützen. Also verweigern sie die aktive Teilnahme, ziehen sich in ein

Schneckenhaus zurück, um keinen neuen Schmerzen und Enttäuschungen ausgeliefert zu sein. Auf diese Weise verschlimmern sie ihren Zustand, weil sie nichts, auch die kleinste Aufregung nicht, verarbeiten.

Diese Blockade kann von den Geburtstraumata und all ihren Schocks herrühren (siehe auch Kapitel 26 *Rock Rose* und *Die Konsultation beim Therapeuten*), weshalb wir der ersten Mischung immer *Rock Rose* oder *Star of Bethlehem* zufügen. Um zu entscheiden, welches Mittel das Richtige ist, beobachten wir, wo ein Schreck sich gewöhnlich manifestiert: ist der Hals wie „zugeschnürt", wählen wir *Star of Bethlehem*; ist das Sonnenchakra wie „mit einem Stein verschlossen", ist *Rock Rose* unsere Blüte.

Laut Scheffer kann die chronische Blockade von Drogenkonsum verursacht sein, oder von alter Schuld, die jemand durch Missbrauch von Macht oder Magie auf sich geladen hat.

In jedem Fall zeigt sich das Blütenmittel *"als Seelentröster und Schmerzstiller"* (Bach). Es kräftigt das Energiesystem, schenkt geistige und körperliche Frische, reinigt Leib und Seele von den Schlacken unangenehmer Erlebnisse. Damit bereitet es den Patienten darauf vor, mit anderen angezeigten Blütenmitteln zu arbeiten.

Die positiv entwickelte Persönlichkeit *Star of Bethlehem* hat ein sehr flexibles energetisches und Nervensystem, die auf jede Herausforderung mit schneller Erholung reagieren; das ist der größte Selbstschutz angesichts widriger Umstände. So bleibt die Seele frei von Spannungen und Schlacken unverarbeiteter schockierender Ereignisse.

Star of Bethlehem spielt eine Schlüsselrolle beim 39 *Rescue Remedy*. Nach Re-integrierung der Persönlichkeit können die selbstheilenden Kräfte zu wirken beginnen, es geht keine für die Wiederherstellung eines Unfallopfers wertvolle Zeit verloren. Die Blüte hilft unmittelbar. Bei Ohnmacht gibt man

Star of Bethlehem oder *Rescue Remedy* oder 9 *Clematis* direkt auf Lippen, Schläfen oder Puls (siehe auch Kapitel *Spezialmischungen und Formeln: Rescue Remedy*). Es ist so harmonisierend, dass es nicht nur den natürlichen Heilprozess einleitet, sondern auch auf der Gefühlsebene hilft: es beruhigt und tröstet unmittelbar, schwächt Kummer und Schmerzen ab und nimmt uns die Spannung; wir können sofort wieder befreit atmen. Wir fügen es auch der Mischung bei, die die junge Mutter zur Geburtsvorbereitung oder unmittelbar nach der Entbindung nimmt, und die das Neugeborene mit der Muttermilch aufnimmt, wenn man sie ihm nicht direkt verabreicht (siehe *Spezialmischungen und Formeln: Rund um die Geburt und das Neugeborene*).

Im Falle von plötzlich auftretenden Sinnesstörungen sollte man immer diese Blüte probieren. Auch bei Schluckbeschwerden, "Kloß im Hals"; manchmal kann man ein schockierendes Erlebnis "einfach nicht schlucken", die Kehle blockiert.

Nach einem großen Verlust im Gefühlsbereich sollte man *Star of Bethlehem* während der ersten ein bis zwei Jahre wiederholt verordnen, ggf. in Verbindung mit 8 *Chicory*, 15 *Holly* oder 16 *Honeysuckle*.

Schwankt man zwischen 26 *Rock Rose* und *Star of Bethlehem*, greift man am besten zu *Rescue Remedy*, das beide Blüten enthält.

STAR OF BETHLEHEM, SYMPTOME IN BLOCKIERTEM ZUSTAND:
- alle Arten von Schocks und ihre psychischen und physischen Folgen
- der Schock kann ausgelöst worden sein durch: Operation, Unfall, Enttäuschung, schlechte Nachrichten, eine verletzende Auseinandersetzung, einen plötzlichen Verlust oder anderes

- der Ursprung des Traumas kann unbewusst sein, wie die Geburtstraumata, oder aus Schwangerschaft oder Kindheit stammen,
- man braucht Trost, kann ihn aber vielleicht nicht annehmen
- mögliche körperliche Symptome können sein: unsicherer Gang, fehlendes Körpergefühl, Hör- oder Sehstörungen, belegte Stimme, Schluckbeschwerden, Sprechschwierigkeiten ("stumm vor Schreck")
- physische Schocks können sein: Bruch, Infarkt, harter Stoß, Hirnquetschung, Gehirnerschütterung, Schleudertrauma...
- unerwünschte Schwangerschaft, Abort
- das Nicht-vergessen-Können einer Enttäuschung, eines Verlusts, einer Kränkung; das "Wiederkäuen" unangenehmer Erlebnisse
- Depression aufgrund traumatischer Ereignisse (gegebenenfalls mit 12 *Gentian* oder 21 *Mustard* kombinieren)
- mögliche Folge nach zwei bis drei Monaten kann starker Haarausfall sein, mitunter kreisrund *(alopecia areata)*
- mögliche alte Schockfolgen: funktionelle Herzbeschwerden, Schluckbeschwerden, Störungen der Schilddrüsenfunktion, Gallenstörungen, Sexualprobleme, Hysterie, Neurose, Phobie

DAS BLÜTENMITTEL
- verabreicht man vor und nach chirurgischen Eingriffen und Geburten
- gibt man Kindern, die sich bei jeder Aufregung in vorgeburtliche Haltung flüchten, oder die nur Mamas Busen tröstet
- soll den Organismus von alten Schockfolgen reinigen, daher z.B. bei Phobien in der Kombination mit 20 *Mimulus*
- gibt ausreichend Energie, um auch alte verdrängte Traumata bewusst zu machen und abzuarbeiten
- hilft viele Depressionen vermeiden, weil es Trost spendet

- hilft Frauen mit PMS (prämenstruellem Syndrom), bei der Menstruation, der nachgeburtlichen Depression und jeder durch große Veränderungen ausgelösten Depression (zusammen mit 33 *Walnut* und 12 *Gentian* oder mitunter 21 *Mustard*)

VORSCHLÄGE ZUR UNTERSTÜTZENDEN BEGLEITUNG DER THERAPIE:
- in schweren Fällen Übungen zum Aufarbeiten energetischer Traumata, wie Familienaufstellung, Rückführung, Hypnose, *Rebirthing,* Regressionstherapie,
- Lymphdrainage, Biodynamische Psychotherapie mittels Massagen (nach Gerda *Boyesen*)
- Musik hören, speziell der Renaissance und des Barock

POSITIVE LEITSÄTZE:
- Mein Körper atmet entspannt.
- Meine Seele findet Trost im göttlichen Licht.
- Ich lasse all meine Blockaden los.
- Energie durchströmt alle meine Ebenen.
- Ich selbst habe die Kraft, mich zu stellen und zu heilen.

Wer beim ersten Mal nicht erschrickt,
erschrickt auch beim zehnten Mal nicht.
SPANIEN

Es fließt mir das Herz über vor Dankbarkeit gegen die Musik,
die mich so oft erquickt und aus großen Nöten errettet hat.
MARTIN LUTHER

Jede wahr und tief empfundene Musik, ob profan oder kirchlich,
wandelt auf jenen Höhen, wo Kunst und Religion sich
jederzeit begegnen können.
ALBERT SCHWEITZER

30 SWEET CHESTNUT - CASTANEA SATIVA - EDELKASTANIE, ESSKASTANIE

Die Esskastanie ist nicht mit den Rosskastanien verwandt; sie gehört zu den *fagaceae*, wie Buche und Eiche. Aus Westasien stammend, wird sie seit Tausenden von Jahren in Nordafrika und Südeuropa kultiviert; vor zweitausend Jahren brachten die Römer sie nach Nordeuropa.
Der Baum ist beeindruckend, nicht nur wegen seiner zwanzig, dreißig Meter Höhe, sondern auch wegen seines kräftigen Wuchses. Eine bejahrte Esskastanie kann leicht zehn Meter Stammumfang haben.
Die großen glänzenden Blätter sind lanzettförmig und stachelig gezähnt; im Herbst färben sie sich golden.
Die Blüten erscheinen im Juli, im Hochsommer, wenn das Laub längst ausgebildet ist. Die männlichen Blüten sind cremig-weiß durch die Staubgefäße; sie werden gebildet durch Bündel von langgestreckten, aufrechten Ähren (von etwa zwanzig bis fünfundzwanzig Zentimetern Höhe). Die weiblichen Blüten sind bescheidene hellgrüne Kätzchen, die in den Stielachseln oder am Fuß der männlichen sitzen.
Der Baum blüht und trägt Frucht frühestens mit zwanzig Jahren. In der sehr stachligen Samenhülle finden sich jeweils zwei oder drei Fruchtkerne. Diese Samen sind süß und genießbar (wie aus der Gattungsbezeichnung *fagacea*, das Essbare, hervorgeht); tatsächlich war die Esskastanie eines der Grundnahrungsmittel in Europa, nachdem Karl der Große im neunten Jahrhundert ihren Anbau angeordnet hatte, bis zum siebzehnten Jahrhundert, in dem die Kartoffel ihren Siegeszug durch Europa antrat (ebenfalls befördert durch einen Monarchen, Friedrich den Großen von Preußen). Bis zum heutigen Tag hat die Esskastanie ihren Platz in der feinen Küche und speziell in herbstlichen und Wildgerichten.

Schlüsselsymptome: Untröstlich-Sein – Angst in ausweglos scheinenden Situationen – äußerste Beklemmung – Verzweiflung, hart an der Grenze der Belastbarkeit – Gefühl von Eingesperrt-Sein

Tugenden: Fähigkeit, von einer Situation in eine andere zu "springen" – Vertrauen in die Notwendigkeit beängstigender Erfahrungen, das, einmal erlangt, erhalten bleibt

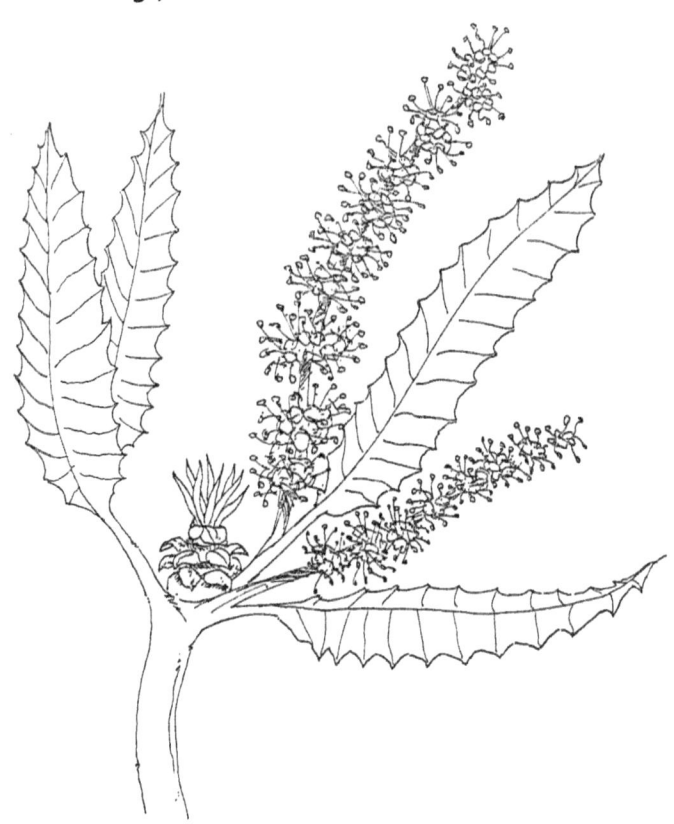

30 SWEET CHESTNUT - EDELKASTANIE, ESSKASTANIE

In den negativen wie positiven *Sweet Chestnut*-Zuständen erkennen wir jeweils charakteristische Einflüsse von Saturn und Jupiter. Die kalte und dunkle Nacht der Seele, diese äußerste Grenzsituation, zeigt uns das pessimistische, hagere Gesicht Saturns; das Vertrauen, die Mäßigkeit und die Ausgeglichenheit dagegen sind Geschenke seines Sohnes Jupiter, der der Herrschaft des Vaters ein Ende machte.

In der Volksheilkunde kennt man seit der Antike Heilmittel aus der Rinde, den Blättern und Fruchthüllen des Baums, die aufgrund der darin enthaltenen Gerbstoffe leicht giftig sind. Sie finden Anwendung gegen Husten, Durchfall, Verletzungen, Entzündungen. Die gelehrte deutsche Nonne Hildegard von Bingen empfahl im zwölften Jahrhundert die Kastanie zur Anregung und Reinigung einer durch Unmäßigkeit erkrankten Leber. Einige nordamerikanische Indianerstämme kennen einen Heiltrunk aus den Blättern der *Castanea dentata* als Gegengift gegen Schlangenbisse.

Alle Kulturen betrachten den Baum als wohltätig und so mächtig, dass seine Samen als Amulette gegen die Mächte des Bösen getragen wurden.

Bach hatte solches Vertrauen in die Eigenschaften der Blüte, dass er sie empfahl *"für jene Phasen, die manche Menschen zuweilen erleben, in denen die Seelenqual so groß ist, dass sie unerträglich scheint.*
Wenn man meint, seelisch oder körperlich bis zum Äußersten seiner Belastbarkeit geführt worden zu sein und jetzt nachgeben, zusammenbrechen zu müssen. Wenn es den Anschein hat, dass man nichts Anderes mehr als Zerstörung und Auslöschung gewärtigen könnte."

Die Blockade *Sweet Chestnut* ist eine der intensivsten und schmerzhaftesten. Die Person glaubt sich an der Grenze ihrer Belastbarkeit, sieht sich ungeschützt und hilflos vor dem Nichts.

Sie fühlt sich eingekreist, hat das Gefühl, als ob sie in nächster Zeit von den Trümmern ihres bisherigen Lebens begraben würde. Es ist eine dieser Grenzsituationen, wie sie jede starke Krise begleiten, wie sie den erbitterten Widerstand der Seele angesichts einer entscheidenden und notwendigen Transformation zeigen. Nachdem sie durch diese *"dunkle Nacht der Seele"* (Bach) gegangen ist, hat sich die Persönlichkeit gewandelt. Sie ist völlig aus dem Gefüge, und sie beginnt, einen neuen Lebensabschnitt zu planen, mit einem erweiterten und neuen Bewusstsein.

Eine Blockade *Sweet Chestnut* ist eine besondere Gnade, ein schmerzhaftes und wertvolles Geschenk, denn immer durchlaufen wir sie vor dem Erreichen neuer, mitunter spiritueller Entwicklungsstufen. Die Persönlichkeit braucht die Einsamkeit und ausweglose Verzweiflung, um sich für das Neue zu öffnen und die Transformation vorzubereiten.

Trotz ihrer tiefen Niedergeschlagenheit verheimlichen diese Personen ihren Zustand vor ihrer Umgebung. Daher ist es oft schwierig, ihn zu erkennen; man muss ein feines Gehör für das haben, was zwischen den Worten gesagt wird, für Ausdruck und Formulierung.

Die Betroffenen sehen keinen Ausweg aus ihrer Verzweiflung; sie haben keine Empfindungen und keine Tränen mehr. Sie fühlen sich von Gott verlassen, glauben zu zerbrechen, aber sie geben auch angesichts der Trostlosigkeit nicht auf. Darum, und wegen ihrer starken Selbstkontrolle, besteht praktisch keine Selbstmordgefahr.

Nach einem Schicksalsschlag kann eine Blockade *Sweet Chestnut* plötzlich und unerwartet auftreten; aber immer gibt es eine Vorgeschichte. Die Verzweiflung von *Sweet Chestnut* ist das Ergebnis, die Antwort von Menschen, die ihre schmerzhaften Gefühle und Erschütterungen unterdrücken. In extremen Situationen steigen alle unterdrückten Inhalte, alle unterbewussten Konflikte an die Oberfläche. Die Folge ist eine abgrundtiefe Verzweiflung, vor allem, wenn ein plötzlicher Schlag der Person ihre Lebensaufgabe nimmt.

Selten findet man auch Menschen vom Charakter *Sweet Chestnut*. Im chronisch blockiertem Zustand erleben sie jeden Entwicklungsschritt durch extreme Ereignisse und brüske Veränderungen, sie kennen überhaupt keine allmähliche Entwicklung.

Menschen im positiv entwickelten Zustand *Sweet Chestnut* haben großes Vertrauen in ein gütiges Schicksal oder in Gottes Hilfe. Sie wissen, dass in Augenblicken schwerster Prüfungen wunderbare Fügungen möglich sind.

Der Wuchs der Esskastanie, die sich der Sonne entgegenreckt, lenkt unsere Aufmerksamkeit nach oben, zum Licht, füllt uns das Herz mit Sonnenkraft, die uns in allen Transformationen stärkt. Der Baum hat eine außergewöhnliche Lebenskraft. Es gibt tausendjährige Exemplare, die den gleichen Überlebenswillen und die gleiche erneuernde Kraft haben wie der Ölbaum: es sprießen immer neue Triebe aus alten Stämmen und Ästen.

In dieser Weise hilft uns die Blütenessenz: in der tiefsten Verzweiflung und Hoffnungslosigkeit lässt sie in uns neuen Lebensmut keimen, Vertrauen in einen verborgenen Sinn hinter allen Geschehnissen und Schicksalsschlägen; sie stärkt uns für neue Herausforderungen und einschneidende Veränderungen, wie sie schmerzhaften Krisen zu folgen pflegen.

Auch in den dunkelsten Tagen erinnert sie uns daran, *"dass die Kinder Gottes nie Angst haben sollten, dass wir nur jene Aufgaben bekommen, die wir auch erfüllen können, und dass wir alle, die wir es intensiv anstreben, ans Ziel gelangen werden aus eigner Kraft und mit Gottvertrauen"*. (Bach)

Das Mittel hilft so schnell wie *Rescue Remedy*. Es zeigt uns in der Krise die Möglichkeit einer existenziellen Transformation

und ermutigt uns, den neuen Weg zur Selbstverwirklichung zu gehen.
Wir können uns aus der Asche erheben wie der Vogel Phönix und voll Hoffnung neuen Horizonten entgegensehen.

SWEET CHESTNUT, SYMPTOME IN BLOCKIERTEM ZUSTAND:
- Hoffnungslosigkeit, Verzweiflung (viel stärker als 13 *Gorse!*)
- an der Grenze der Widerstandskraft
- Angst vor dem totalen Zusammenbruch
- extreme innere Unruhe, Beklemmung
- Depression mit großer Seelenangst
- die "dunkle Nacht der Seele"
- manchmal Weinen und Schreien, ohne es erklären zu können
- oft völlige Appetitlosigkeit
- extreme Grenzsituation, man weiß nicht weiter
- totales Verlorenheitsgefühl, Isolierung
- man fühlt, dass etwas Neues entstehen will, ist aber ohne Hoffnung
- Gefühl, verrückt zu werden
- man fühlt sich eingesperrt, ausweglos gefangen oder vor einem Abgrund

VORSCHLÄGE ZUR UNTERSTÜTZENDEN BEGLEITUNG DER THERAPIE:
- Spaziergänge und Aufenthalte im Freien, in Natur und Sonne
- Meditieren über das Prinzip der Evolution durch Leid
- Auseinandersetzung mit dem Erlösungsgedanken
- Meditieren über "Pforten"-Darstellungen: Wege aus dem Dunkel zum Licht

POSITIVE LEITSÄTZE:
- Leid lässt mich wachsen.
- Hinter jedem Schmerz steckt ein Sinn.
- Mein höheres Selbst ist unzerstörbar.

Die 38 Blüten

- Ich lasse mich leiten durch Gottes Liebe.
- Ich lasse mich führen durch die schöpferische Kraft der Liebe.
- Auf jedes Gewitter folgen Sonne und Frieden.

Gott lässt sinken, aber nicht ertrinken.

Wenn die Not am größten, ist Gott am nächsten.
BEIDE DEUTSCHLAND

Wenn eine Tür sich schließt, öffnet sich eine andere.
SPANIEN

Immer wenn du glaubst, es geht nicht mehr,
kommt von irgendwo ein Lichtschein her,
dass du es noch einmal wieder zwingst
und von Sonnenschein und Freude singst;
leichter trägst des Alltags harte Last -
und wieder Kraft und Mut und Glauben hast.
DEUTSCHER ALBUMSPRUCH

Das ist das Geheimnis der Gnade: es ist niemals zu spät.
FRANÇOIS MAURIAC

Das, was für die Raupe das Ende der Welt ist,
ist für ihren Herrn ein Schmetterling.
RICHARD BACH

Nicht immer freut man sich der Ruhe und des Friedens.
Und doch sind Unglück und Zerstörung nicht das Ende.
Wenn das Gras vom Steppenfeuer verbrannt ist,
sprosst es im Sommer neu.
MONGOLEI

*Gott, Deine Gerechtigkeit ist hoch, der Du große Dinge tust.
Gott, wer ist Dir gleich? Denn Du lässest mich erfahren
viele und große Angst und machst mich wieder lebendig und
holst mich wieder aus der Tiefe der Erde herauf.*
PSALM 71; 19,20

31 VERVAIN - VERBENA OFFICINALIS - VERBENE, EISENKRAUT

Zur Familie der *verbenaceae* gehören über zweitausend Pflanzen, darunter so verschiedene wie der tropische Teakbaum und die mediterrane *verbena officinalis*, die Bach in sein System aufnahm. Letztere gedeiht auf kalkhaltigen, mageren Böden und braucht viel Sonne.

Sie ist eine Staude, bis zu einem Meter hoch, mit winterhartem Wurzelstock und jährlich neu austreibenden Stielen. Diese sind fest, zäh, behaart und im Querschnitt quadratisch. In Bodennähe wachsen die wenigen gegenständigen Blätter; sie werden nach oben hin immer kleiner, sind spitzzulaufend und unregelmäßig gelappt und gezahnt.

Die höchstens vier Millimeter kleinen Blüten wachsen in sehr aufrechten Ähren und öffnen sich allmählich von unten nach oben aufsteigend. Jede einzelne bildet einen winzigen gelappten Kelch, blasslila oder zart rosafarben. Alte Kräuterbücher geben als Blütezeit die Wochen zwischen Johannistag (24.Juni) und Michaelisfest (29. Sept.) an, bzw. zwischen Mittsommer und herbstlicher Tag- und Nachtgleiche.

Schlüsselsymptome: übertriebener Enthusiasmus – Anspannung – Fanatismus – Verzweiflung und Verbitterung angesichts von Ungerechtigkeit
Tugenden: Begeisterungsfähigkeit, gepaart mit Selbstkontrolle – ruhiges und selbstsicheres Denken – "ansteckender" Idealismus

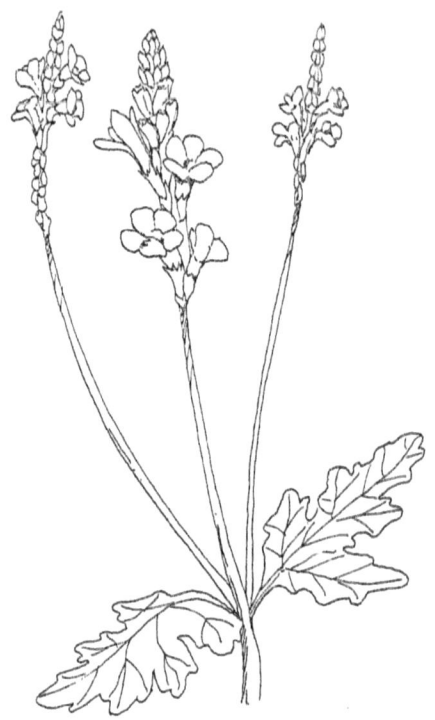

31 VERVAIN - VERBENE, EISENKRAUT

Trotz ihres bescheidenen Auftretens taucht die Verbene in Bräuchen und Riten des gesamten indogermanischen Kulturraumes auf. So gibt es die verschiedensten Riten zum Schneiden oder Ausgraben der Staude. Man gebrauchte sie für

Verwünschungszauber und Exorzismus, zum Reinigen und Weihen von Altären oder Opferstätten.
Die alte Medizin ordnete die Pflanze sowohl der Venus als auch deren Liebhaber Mars zu. Bei der Herstellung von Liebestränken und Arzneien gegen Frauenkrankheiten und für leichte Geburten vertraute man der Göttin. Mars stand Pate, wenn man mit Hilfe des Krauts Eisen zu Stahl härtete, Hieb- und Stichwunden heilte oder Amulette herstellte, die unverwundbar in der Schlacht machen sollten.
In der astrologischen Kräuterkunde empfiehlt auch Hildegard von Bingen (1098-1179) die Verbenen für alle sowohl Mars als auch Venus zugeordneten Krankheiten und Schwächen.
Im Jahr 1537 schreibt Paracelsus (1493-1541) über die Analogie von Mikrokosmos und Makrokosmos, indem er von der Beziehung des Planeten Mars zur Pflanze spricht: *"Wer den Mars am Himmel kennt, weiß auch um die Eigenschaften des Eisens und des Eisenkrautes und um die Charaktereigenheiten der Menschen vom ausgeprägten Mars-Typus"*. Er verordnet

das Kraut Personen mit zu starkem, also negativem Mars-Charakter, so wie es vierhundert Jahre später sein Kollege Edward Bach empfiehlt *"für jene mit festen Prinzipien und fixen Vorstellungen, die sie für richtig halten und nur sehr selten ändern.*
Sie haben das starke Verlangen, alle zu ihren eigenen Ansichten über das Leben zu bekehren.
Sie sind willensstark und zeigen viel Mut, wenn sie überzeugt sind von den Dingen, die sie andere lehren möchten. Sind sie krank, halten sie sich noch lange auf den Beinen und bleiben an ihrer Arbeit, wenn andere ihre Pflichten schon längst aufgegeben hätten". (Bach)
Hier wird deutlich, dass es sich bei *Vervain* in erster Linie nicht um einen vorübergehenden Zustand handelt, sondern um

einen charakterlichen; es ist die Blüte für die hyperaktive, intensive, impulsive Persönlichkeit, die ihre Kräfte erschöpft, indem sie für eine bessere Welt oder für eine Idee kämpft. In ihren Adern fließt das Blut der Missionare, Revolutionäre, Märtyrer.

Auch wenn sie sieht, dass es in der Welt immer schwieriger wird, resigniert sie nicht, sondern bereitet sich begeistert zum Kampf. Sehr idealistisch konzentriert sie sich auf ihre Idee; dabei lässt sie alles außer Acht, was nichts mit der gewählten Aufgabe zu tun hat. Dogmatisch, dickköpfig und davon überzeugt, dass ihre Meinung die einzig richtige ist, versucht sie, oft fanatisch, alle Welt davon zu überzeugen. In ihrem übertriebenen Eifer wirkt sie leicht lästig und ermüdend auf andere, womit sie ihrer Sache häufig einen schlechten Dienst erweist - sie schadet ihr eher, als dass sie sie unterstützt. Sie kann nicht begreifen, dass nicht alle sich ihrem Kampf und ihrer Meinung anschließen; das kann sie zur Verzweiflung bringen.

Persönlichkeiten vom Typ *Vervain* sind bereit, alles ihrer Mission zu opfern: Familienleben, Freizeit und sogar Gesundheit oder Leben.

Aus Liebe zur Sache sind sie Tag und Nacht einsatzbereit und versuchen, alles nicht nur hundertprozentig, sondern wenn möglich zweihundertprozentig richtig zu machen. Sie verausgaben sich leicht, obwohl sie viel Kraft haben. Da sie immer mit ganzem Willen und vollem Einsatz hinter allem stehen, verbrauchen sie oft zu viel Energie.

Wie der Typ 22 *Oak* erkranken sie häufig wegen fehlender Abwehrkräfte. Sie halten nicht vernünftig Haus mit ihren Kräften, sondern setzen sie zu stark ein, indem sie zu überzeugen versuchen, besser gesagt, zu besiegen, und auch wenn sie kämpfen, leiden und sich opfern für ihre Ideen. Sie wollen immer die Besten sein, Mittelmaß ertragen sie nicht.

Nie gönnen sie sich Ruhe, und weil sie alles mit zu viel Anstrengung machen, werden sie nicht nur leicht selbst krank und erschöpfen ihre Umgebung, sondern zerbrechen auch leicht alles Mögliche, was sie in die Hand nehmen. Ihre Muskeln sind verspannt, vor allem um die Augen herum und in der Schulter-Nacken-Partie, was häufig zu Kopfschmerz führt. In ihrer Unfähigkeit, sich zu entspannen, und mit ihrer Überaktivität schaffen sie selbst eine andauernde Stresssituation, mit allen physischen und psychischen Folgen. Typisch ist der verspannte und schmerzende Nacken. Oft erkennt man auch am typischen "Knoten im Bauch", dem „Stein im Magen", dass das Sonnenchakra in Mitleidenschaft gezogen ist (siehe Kapitel 26 *Rock Rose*). Funktionale Störungen können sich mit der Zeit in organischen Schäden manifestieren, speziell alles, was mit Anspannung und Nervosität, Über- und Unterfunktionen zu tun hat.

Will man schwereren Gesundheitsstörungen vorbeugen, muss man diesen Teufelskreis aus pausenloser Hyperaktivität durchbrechen. Der Patient muss verstehen lernen, dass es kein System gibt, das unter Dauerbeanspruchung nicht Schäden zeigt.

Die Haltung, stets besser zu wissen als andere, was nottut, der Bekehrungseifer, mit dem sie alle von ihren Ideen überzeugen wollen, mit dem sie mitunter sogar versuchen, das Leben der anderen besser einzurichten, sind typische Züge der Schütze-Geborenen; es überrascht also nicht, dass die schwachen Stellen von *Vervain* auch die der Schützen sind: Ischias und Hüften.

Der Charakter *Vervain*, der sein Leben aufs Spiel setzt, um die Welt zu verbessern - oder wenigstens die Lebensbedingungen in irgendeinem Sektor auf unserem Planeten - dieser engagierte, energische und willensstarke Charakter ist notwendig in den Entwicklungsprozessen der Menschheit. Wir

brauchen ihn, wie der Brotteig die Hefe braucht, um zu arbeiten. In seiner positiv entwickelten Ausprägung kann der Typ *Vervain* seine Ideale ohne Stress und Lärm verwirklichen. Die kleinen Blüten des Eisenkrauts, bescheiden selbst mit ihrer blassen Malvenfarbe, weisen uns mit der Ruhe, die sie ausstrahlen, hin auf eine Welt im Gleichgewicht, ohne Hast, Spannung und Konflikte.

Das Blütenmittel hilft uns, innere Harmonie zu finden und die Gegensätze auszugleichen. Die positiv entwickelte Persönlichkeit versucht, die allgemeinen Lebensbedingungen zu verbessern, um mehr Frieden und Gerechtigkeit zu schaffen. Sie tut dies mit Begeisterung, aber dennoch auf sanfte und ruhige Art, mit Selbstdisziplin und ohne Druck auszuüben. Sie versucht niemanden gegen seinen Willen zu überzeugen, kann im Gegenteil gut zuhören und gegebenenfalls die Meinung anderer akzeptieren. Mit ihrem inneren Feuer und dem ihr eigenen Enthusiasmus inspiriert und fasziniert sie andere. Sie setzt ihre Energie gezielt und beharrlich ein, fähig, jederzeit ihre Meinung zu revidieren; denn ihr Weitblick und ihre visionäre Vorstellungskraft schließen mehr als nur eine einzige Möglichkeit oder Idee ein.

VERVAIN, SYMPTOME IN BLOCKIERTEM ZUSTAND:
- idealistisch, impulsiv, intensiv
- Weltverbesserer bis zum Fanatismus
- begeistert von einer Idee, will er alle davon überzeugen
- erträgt keine Ungerechtigkeit; unterstützt die Hilflosen und verteidigt die Schutzlosen, ein "Retter der Witwen und Waisen"
- ein Revolutionär, kämpft für seine Ideale
- merkt in seinem Eifer nicht, wenn er kein Gehör findet
- verlangt sich selbst viel ab, will alles perfekt machen
- ruht und rastet nicht, bis er am Ziel ist

- energisch und mutig, riskiert er den Kopf für eine Idee oder für seinen hilflosen Nächsten
- übertreibt mit seinem Überzeugungseifer, ermüdet alle und bewirkt daher oft eher das Gegenteil des von ihm Erhofften
- mischt sich impulsiv und spontan in das Leben anderer ein
- teilt ständig Ratschläge aus, um die ihn keiner gebeten hat
- ist davon überzeugt, dass er viel besser als alle andern weiß, was in einer Situation zu tun ist
- ist fähig, andere auch durch gewissen Druck zu "überzeugen"
- ist ein unruhiger und nervöser Typ, der schnell spricht und sich bewegt
- macht sich selber Dauerstress, daher funktionale Störungen
- neigt zu Ticks
- kann sich nicht entspannen, daher oft Schlaflosigkeit
- erschöpft sich schnell aufgrund seiner Überaktivität
- psychische und physische Anspannung, Kopfschmerz, Schmerzen im Schulter-Nacken-Bereich, Spannungsschmerz um Augen und Schläfen, "Knoten" im Sonnengeflecht
- Krämpfe, Koliken, Muskelverspannungen
- hoher Blutdruck, Schilddrüsenüberfunktion
- Bandscheiben- und Hüftprobleme, Ischias-Anfälle
- kämpft unter Einsatz aller Kräfte; selbst bei Erschöpfung noch
- hyperaktive (nicht hyperkinetische!) Kinder, die nie schlafen wollen
- Kinder, die immer alles, was sie gerade in der Schule gelernt haben, den anderen zuhause beibringen wollen
- Kinder, die schon früh andere führen, nicht mit körperlicher Überlegenheit, sondern mit Überzeugungs- und Willenskraft
- Kinder, die immer auffallen, weil sie Schwächere verteidigen
- Kinder (und Erwachsene!), die nie Zeit haben, weil sie immer etwas zu "verbessern" haben

Die 38 Blüten

<u>*VORSCHLÄGE ZUR UNTERSTÜTZENDEN BEGLEITUNG DER THERAPIE:*</u>
- einen anstrengenden Sport ausüben, um überschüssige Energie und Stress abzuarbeiten
- tagsüber regelmäßig Erholungspausen einlegen
- Entspannung mit Autogenem Training, Yoga, Tai-Chi
- lernen, dass jeder Mensch seine eigenen Bedürfnisse und Aufgaben hat und selber seine Erfahrungen machen muss
- sich die Aura des anderen vorstellen und respektieren

<u>*POSITIVE LEITSÄTZE:*</u>
- Kraft durchströmt und entspannt mich.
- Jedes Wesen hat seine eigene Aufgabe.
- Mein höheres Selbst inspiriert mich.
- Ich bin offen für neue Eingebungen.
- Aus der Entspannung kommt die Kraft.

Die Dinge geschehen auf die rechte Weise und zur rechten Zeit,
zumindest, wenn du sie lässt, wenn du mitgehst,
statt mit aller Gewalt dagegen anzugehen.

BEN HOFF

Wenn man den Bogen überspannt, bricht er.

DEUTSCHLAND

Die Gleichgültigkeit ist eine Lähmung der Seele,
ein vorzeitiger Tod.

ANTON TSCHECHOW

Gott schätzt mich, wenn ich arbeite,
aber er liebt mich, wenn ich singe.

RABINDRANATH TAGORE

*Gott, gib mir die Gelassenheit,
Dinge hinzunehmen, die ich nicht ändern kann;
den Mut, Dinge zu ändern, die ich ändern kann
und die Weisheit, das eine vom anderen zu unterscheiden.*
REINHOLD NIEBUHR

*Mit Halbheiten wird nichts Ganzes gewonnen,
der höchste Preis darf den höchsten Einsatz fordern.*
THEODOR FONTANE

Dem tätigen Menschen kommt es darauf an, dass er das Rechte tue; ob das Rechte geschehe, darf ihn nicht kümmern.
JOHANN WOLFGANG VON GOETHE

*Jeder hat in tiefstem Dank derer zu gedenken,
die Flammen in ihm entzündet haben.*
ALBERT SCHWEITZER

32 VINE - VITIS VINIFERA - WEINREBE

Seit dem vierten vorchristlichen Jahrtausend wird die Rebe in Mesopotamien, dem Nildelta und dem Jordantal angebaut. Ihre Herkunftsgebiete sind neben Mesopotamien der Persische Golf und das Kaspische Meer. Vom zweiten vorchristlichen Jahrhundert an beginnt ihre Verbreitung in Südeuropa und Nordafrika. Die römischen Kohorten brachten sie später allen unterworfenen Völkern.
Bis zum Jahr 1520, als die ersten Rebstöcke nach Mexiko gelangten, war der Wein nur in der Alten Welt anzutreffen, auf allen mineralreichen Böden, die starker Sonnenbestrahlung ausgesetzt waren. Heute gibt es keinen bewohnten Erdteil ohne Weinbau und Kellereiwirtschaft.

Weil dort die notwendige Sonne fehlt, überlebten in Südengland nur wenige Weinstöcke. Edward Bach erbat sich daher die Blütenessenz von Schweizer Freunden.
Die Rebe ist - wie der lateinische Name sagt - eine Kletterpflanze. Sie ist zäh und langlebig; man kennt Exemplare von über sechshundert Jahren! Ihr Stamm kann bei einem Durchmesser von fünfundzwanzig Zentimetern bis zu zwanzig Meter lang werden; schlangengleich windet er sich über die Erde. Wird der Rebstock dagegen kultiviert, so beschneidet man ihn regelmäßig und bindet ihn auf Spaliere oder an Pfähle. Die elastischen Ranken ergreifen jeden Halt, um daran hochzuklettern, wickeln sich fest um ihn herum und erstarren dann.
Die großen, charakteristischen Blätter haben drei bis fünf Spitzen.
Um in extrem trockenen Sommern Wasser zu finden und zu überleben, kann die Pflanze ihre Wurzeln bis zu einer Tiefe von zwanzig Metern ins Erdreich oder in Felsspalten vortreiben.
Die kleinen grünen Blüten sehen aus wie Kügelchen, weil ihre Blütenblätter in der Form von winzigen Helmen zusammengewachsen sind. Sind die sechs gelben Staubblätter um den grünen Stempel herangereift, öffnet sich die Blüte und die vier Kugelsegmente fallen herab.
Die wohlriechenden Blüten wachsen in Trauben aus den Blattachseln; sie öffnen sich je nach Lage zwischen Mai und Juli.
Die Frucht ist eine Traubenbeere von blauer, roter, gelber oder grüner Farbe, die bis zum Herbst reift. Mit ihrem Reichtum an Vitaminen und Mineralien schenkt sie uns ein wertvolles Nahrungsmittel und Getränk.
Der Anbau von Wein hatte - wie der von Getreide und Ölbäumen - besondere Bedeutung im gesamten Mittelmeerraum und Mesopotamien. Die Bibel ist in all ihren Teilen voll von Textstellen über die Rebe und den Wein. Schon

vor Zeiten nutzte der Mensch die Gärung der Trauben zur Weinherstellung: *"Noah aber fing an, und ward ein Ackermann, und pflanzte Weinberge. Und da er von dem Wein trank, ward er trunken und lag in der Hütte aufgedeckt."* (Gen.9; 20-21)

Schlüsselsymptome: Machtgier – Autoritätsanspruch – unflexibel, will andere dominieren
Tugenden: natürliche Autorität – große körperliche und Willensstärke – Führereigenschaften – Hilfsbereitschaft

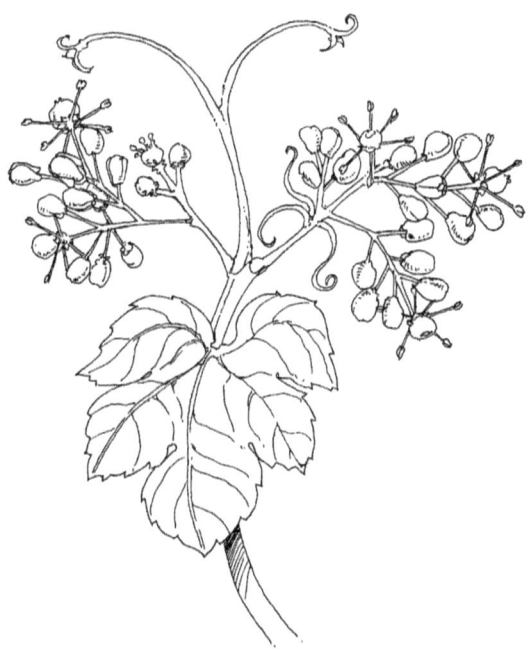

32 VINE - WEINREBE

In der volkstümlichen und in der Naturheilkunde benutzt man gekochte Weinblätter, um Wunden und Entzündungen zu desinfizieren. Die Weinbeere und der daraus gepresste Saft werden wegen ihrer entwässernden und abführenden Eigenschaften geschätzt. Viele Fastenkuren in aller Welt stützen sich auf die Traube oder den Wein.

Mäßig genossen, beugt Rotwein der Arterienverkalkung vor und Weißwein einem Nachlassen der Sehkraft (mittels Anregung der Blutzirkulation in Gehirn und Augenhintergrund).

Die Schroth-Kur (nach dem österreichischen Naturheilkundigen Johann Schroth, 1800-1856) stützt sich auf eine Diät aus trockenem Weißwein mit Haferschleim oder trockenen Brötchen; sie wird empfohlen zur Heilung schwerer chronischer Krankheiten inklusive Fettleibigkeit.

Der Traubenzucker, die Dextrose, gelangt sehr schnell in den Blutkreislauf und versorgt uns daher unmittelbar mit neuer Energie. Reiner Traubenzucker und Trauben, selbst in Form von Rosinen, sind daher beispielsweise von Sportlern sehr geschätzt zur raschen Erhöhung der Energiereserven.

Es gibt unzählige Rezepte mit Wein zur Stärkung der körpereigenen Abwehr, wie zum Beispiel Punsch oder Glühwein, um heilsames Fieber herbeizuführen, oder den Heiltrunk aus dem Mark der Aloé mit Honig und Wein, der nach alten Methoden in Eichenholzfässern gereift ist.

Man kann beobachten, dass in Weinanbaugebieten ein Menschenschlag wohnt, der von fröhlicher Gemütsart ist, körperlich kräftig und auffallend langlebig, wie der Rebstock. Es sieht so aus, als ob nicht nur die Arbeit im Weinberg, der Umgang mit der Pflanze, sondern auch der Kontakt mit dem mineralreichen Boden und der starken Sonne die Lebenskräfte stärkt.

Der Wein wie auch die Traube erhöhen die körpereigenen Abwehrkräfte durch die Stärkung der Ich-Kräfte. Die

Eigenschaften des Weins und der Pflanze selbst helfen uns die Beziehung des Rebstocks zum Charakter *Vine* zu verstehen.

Der Weinstock ist eine der stärksten Kletterpflanzen; indem sie sich mit ihren Reben an anderen Pflanzen hochrankt, indem sie sie als Halt benutzt und sie immer mehr bedeckt, beherrscht sie sie mit der Zeit völlig. Das erreicht sie nicht durch einen stattlichen Wuchs, sondern nur durch ihren "Willen" zu dominieren. Sie setzt sich durch mittels ihrer enormen Vitalität, genauso wie die Persönlichkeit mit negativem Charakter *Vine* andere dominiert mittels ihres Egoismus und Durchsetzungsvermögens.

Sie hat keine Verbindung zu ihrem höheren Selbst, zu ihrer Spiritualität. Sie ist von einem unüberbietbaren Egoismus und beherrscht die anderen. Wenn jemand, den wir als zurückhaltend und ruhig kennen, zu viel Wein genießt, kann er uns ebenfalls das dunkle Gesicht von *Vine* zeigen; der Trunkene gleicht manchmal dem Charakter *Vine* in seiner negativen und demaskierten Form.

Indem der Alkohol des Weins ins Blut gelangt, überflutet er sehr schnell das zentrale Nervensystem; er hebt unsere Hemmungen und Beschränkungen auf, den Respekt und die Rücksichtnahme auf andere, er grenzt unsere physische und psychische Sensibilität ein, stärkt gewöhnlich unseren Egoismus und trennt uns von unserem höheren Selbst.

"In vino veritas" hieß es bei den alten Römern, weil das berauschende Getränk verborgene Instinkte ans Tageslicht bringt, häufig verbunden mit Gewalttätigkeit.

Die Rebe hat ihren Platz seit alters her in den Mysterienkulten. Noah, der *"in einer gewissen Beziehung in der nachatlantischen Zeit (nach der Sintflut) Stammvater wird, (...) erlebt als erster die Wirkung des Alkohols. (...) der Alkohol (...) hatte nämlich eine Mission im Laufe der Menschheitsentwickelung. (...) [Er hatte] die Aufgabe, den Menschen so weit in die Materie hinunterzuziehen, damit der Mensch egoistisch wurde, und dass der Alkohol ihn dahin brachte, das Ich für sich zu beanspruchen und es nicht mehr in den Dienst des ganzen Volkes zu stellen".* (Rudolf Steiner)

Die dem Bacchus-Dionysos auf seinen rauschhaften Zügen folgten, betranken sich, und wurden in ihrer Enthemmung und Ekstase so wild, dass sie Tiere und Menschen zerrissen. Der Gott Dionysos sprengt Mauern und Fesseln, befreit von Sorgen und Ängsten; der Christus auch, aber in anderer Weise.

Wir lesen, wie die jüdische Kultur im Materialismus erstarrte. Da kam Jesus Christus, um die Menschen aufzurütteln, zu wecken, damit sie sich verwandeln könnten. Rudolf Steiner sagt, *"dass diese Mission des Alkohols erfüllt ist und dass für die verschiedenen Zeiten sich eben Verschiedenes schickt. Aber es tauchte auch in derselben Epoche, wo die Menschheit durch den Alkohol am tiefsten in den Egoismus heruntergezogen ist, die stärkste Kraft auf, die dem Menschen den größten Impuls geben kann, um wieder den Zusammenschluss mit dem geistigen Ganzen zu finden".* Christus sagt, dass der unabhängige, selbständige Mensch sich mit der Gottheit verbinden kann durch seine Liebe, wenn sie die freiwillige Gabe des selbständigen Ich ist.

Im Geheimnis der christlichen Kommunion verbinden wir uns mit Gottes Sohn, der zur Erde herabgestiegen ist, in die Materie. Er hat sich selbst geopfert, aus Liebe, aus Mitleid mit der Menschheit; der Abendmahlswein ruft sein Opfer in Erinnerung. Er hat sein Blut für uns vergossen, hat sich uns gegeben aus Liebe und Selbstlosigkeit. Indem wir den Wein trinken, das Blut des Gotteslammes, erinnern wir uns dieses Opfers und spüren die Möglichkeit, dem Egoismus zu entrinnen, uns mit Gott zu vereinigen, mit dem großen Ganzen. Aber zweifellos haben wir uns in diesen zweitausend Jahren seither wiederum von den geistigen Quellen entfernt, auch die

Christen. Ein Großteil der Menschheit ist gefangen im Materialismus, im Egoismus und im Egotismus, beherrscht von den Instinkten, wie der Betrunkene.

In diesen so vom Materialismus geprägten Jahren überrascht uns kaum die wachsende Tendenz in der Medizin, die uns mit Hilfe von Maschinen, Organverpflanzungen und jüngst auch durch Klonen sozusagen unsterblich machen will. Hierher gehört auch das Thema der sogenannten Schönheitsoperationen, durch welche Männer wie Frauen aller Altersstufen ihr Antlitz und ihren Körper den herrschenden Schönheitsidealen anzugleichen oder die „alt machenden" Spuren natürlicher Reifung zu tilgen suchen.

Diese Verirrungen werden herbeigeführt durch den überhöhten Stellenwert, den die Materie, also der physische Leib einnimmt. Wenn wir nicht genug Bewusstsein entwickeln, die gegenwärtig herrschenden Konzepte zu verändern, werden wir wieder einmal Hilfe „von oben" brauchen.

Diese Überlegungen machen deutlich, dass der Wein, der Rebstock, seine bescheidene Blüte - und folglich auch das Blütenmittel - viel mit der Eigenliebe, dem Ego zu tun haben. Außerdem hat die darin wirksame Energie eine heftige, aufbrausende Qualität.

In blockiertem Zustand ist der Charakter *Vine* getrennt von seinem höheren Selbst, und aus eben diesem Grund wird er - in seiner sichtbarsten Form - zum Sklaven seines niederen Selbst, seiner Instinkte. Er will seine Mitmenschen beherrschen, ist eine unflexible und äußerst willensstarke Führerpersönlichkeit. Er ist sehr fähig, ein großes Organisationstalent mit unerschöpflicher Energie. All dies gibt ihm eine große Selbstsicherheit. Er glaubt, dass er niemanden braucht, und so sind freundschaftliche Gefühle, Mitleid und Nächstenliebe Fremdwörter für ihn. Wie die Rebe benutzt er andere, um so hoch wie möglich aufzusteigen. Die *Vine* haben das Zeug zum Tyrannen, sie herrschen mit eiserner Hand, erbarmungslos.

Ihr diktatorisches Auftreten und Handeln hat für sie nichts Negatives, da sie vollkommen davon überzeugt sind, das Korrekte zu tun; sie zweifeln nicht daran, die Berechtigung zum Führen zu besitzen und haben den Ehrgeiz und die Fähigkeit, andere zu deren Gunsten zu leiten.

Sie erlauben keine Kritik an ihren Handlungen, weil sie glauben, immer recht zu haben. Im Gegensatz zu 31*Vervain* können sie keine andere Meinung gelten lassen; für sie gibt es nur *eine* Wahrheit: die ihre!

In ihrer erschreckendsten Form verschafft es ihnen Genuss, andere zu verletzen und zu quälen, sei es körperlich oder seelisch. Ihr Sadismus kann durchaus mit Masochismus gepaart sein, in diesem Fall richtet der Tyrann seine Handlungen gegen sich selbst.

In seiner freundlichsten Ausprägung zeigt *Vine* die typischen positiven Züge des Löwen: er ist eine Führerpersönlichkeit mit großem Selbstvertrauen, der seine Talente zeigen will und ohne Aggressivität herrscht. Er kann gut organisieren, ohne sich im Detail zu verlieren. Er führt andere kraft seines gewinnenden und unwiderstehlichen Wesens: er kann der Retter in Notfallsituationen sein durch sein sicheres und rasches Handeln.

Die Assoziation von *Vine* mit dem Zeichen des Löwen führt zu der Überlegung, ob *Vine* mit dem Herzchakra, dem *Anahata* verknüpft ist. Die Barnard stellen diesen Bezug her aufgrund der grünen Weinblüte.

Das Herz ist in vielen Kulturen nicht nur der Sitz der Liebe, sondern auch der Kraft und des Mutes (siehe auch Kapitel 26 *Rock Rose*).

Anahata bedeutet Glaube, Liebe, Hingabe. Der Charakter *Vine*, wenn er eine gewisse ethische Einstellung hat, kann mit seinem

Herzen und durch Liebe alle egoistischen Züge umwandeln, um mit seinen Gaben dem großen Ganzen zu dienen.

Der Herrscherplanet des Löwen, die Sonne, ist unentbehrlich für alles Lebendige, nicht nur, um die Trauben mit ihrer starken Energie anzureichern: in ihrer Großzügigkeit schenkt sie uns bedingungs- und selbstlos ihr Licht und ihre Kraft.

Die im Zeichen des Löwen Geborenen können, wie die *Vine*, gute Schauspieler sein oder andere Künste ausüben; beide sind gewöhnlich sehr kreativ.

Auch bei den in Skorpion und Schütze Geborenen finden sich viele Züge von *Vine*. Die Astrologin Graciela *Latini* beobachtet bei vielen Klienten mit einem starken Skorpion-Anteil die Charakteristiken von *Vine* versteckt hinter den Zügen von 24 *Pine*, einer typischen Skorpion-Blüte. Im Laufe der Behandlung mit *Pine* wird erst allmählich der Charakter *Vine* sichtbar.

Recht häufig trifft man auf eine Wechselbeziehung zwischen *Vine* und 4 *Centaury*. Diese zwei augenscheinlichen Antagonisten schließen sich nicht wechselseitig aus. Es kommt oft vor, dass zum Beispiel ein äußerst autoritärer Chef sich im Familienkreis leicht lenkbar oder gar unterwürfig zeigt. Von den despotischsten Militärs, häufig hochrangigen Offizieren, erzählt man, dass sie sich im Haus ihren ehrgeizigen und herrschsüchtigen Ehefrauen unterordnen. Diese Rollenwechsel sind abhängig von der Prädisposition jedes Einzelnen und seines Gegenübers, von ihrer Willensstärke und der Art der Beziehung. Es gibt Verbindungen von Personen vom Typ *Vine* und *Centaury* mit gegenseitiger Billigung. Wenn *Centaury* das Verhalten von *Vine* legitimiert, indem es ihm sein autoritäres Verhalten erlaubt, kann dieser immer tyrannischer werden, bis zu körperlicher oder seelischer Grausamkeit. Dieses Verhalten kann man ebenso häufig im Kindergarten wie bei Ehepaaren beobachten.

Manchmal dienen die Züge von *Vine* dazu, die Willensschwäche von *Centaury* zu kompensieren oder das Minderwertigkeitsgefühl von 19 *Larch* oder 10 *Crab Apple*, wie wir es bei besonders kleinen Menschen sehen können oder bei solchen, die sich von der Natur weniger begünstigt vorkommen als andere; diesen Mangel versuchen sie durch vorgetäuschte Stärke zu verbergen.

Der Irrtum der Persönlichkeit *Vine* besteht in ihrer beschränkten Weltsicht, die sie dazu verführt, ihre gewaltige Energie und vielseitigen Talente nur zur Befriedigung ihres persönlichen Ehrgeizes und ihrer Wünsche zu nutzen.

Die Blütenessenz gibt ihnen den Anstoß, die Zielsetzung zu überprüfen und zu verändern und ihren Mitmenschen mit ihren Fähigkeiten zu helfen und zu dienen. **Die *Vine* können große Führer sein, die zu delegieren und zu stützen wissen und sich dabei ganz in den Dienst einer großen Sache stellen. In dem Maße, in dem Bewusstsein und Selbstkritik zunehmen, sind sie weniger autoritär und egoistisch, nimmt ihre Machtgier ab. In Notsituationen und bei Katastrophen nutzen Sie ihre natürliche Autorität und ihre Fähigkeit, andere zu leiten. Ihre Weisheit und ihre Liebe können dergestalt zunehmen, dass sie mit ihrer starken und fähigen Persönlichkeit, mit ihrer natürlichen Herrschergabe beim Aufbau einer besseren Welt mitwirken können.**

Die Gralslegende, die Sage von Parzival, zeigt uns, wie ein Mensch sein Gewissen und sein Verantwortungsgefühl, selbstlose Liebe und Mitgefühl entwickeln kann. Indem er lernt, sein Ich zu kontrollieren, seine Begierden und Wünsche zu beherrschen, wird Parzival befähigt, einen ganz besonderen Platz zu erreichen, als Hüter des Grals, dem Sinnbild und der Essenz der Spiritualität.

VINE, NEGATIVE UND POSITIVE SYMPTOME:
- Machtgier, Herrschsucht, unflexibler Führungsstil
- große Willensstärke und manchmal auch Körperkraft
- Egoismus und Eitelkeit
- große Fähigkeiten, gepaart mit starkem Ich
- herrische, tyrannische Handlungsweise
- dominiert auf Biegen und Brechen, oft gewalttätig, grausam
- manchmal Sadismus und/oder Masochismus
- herrscht durch bewusste Einschüchterung
- lässt keine Auseinandersetzung zu, fühlt sich immer im Recht
- handelt in Gefahrensituationen richtig, sicher und schnell
- kommandiert gerne, zweifelt nicht an seiner Überlegenheit
- lässt nicht locker, bis alles so gemacht wird, wie _er_ es für richtig hält; ist er krank, gibt _er_ die Art der Behandlung an

- sehr selbstsicher, unerschütterlicher Glaube an den Erfolg
- glaubt, dass seine Überzeugungen allgemein gültig sind
- Künstler mit Ehrgeiz, Willensstärke und großer Selbstdisziplin
- erwartet Gehorsam von seinen Untergebenen, Schülern, Kindern, unterbindet eigenes Denken und Meinungsfreiheit
- skrupellos, erbarmungslos, unnachgiebig
- mitunter folternde Polizisten oder Offiziere
- oft mit Liebenswürdigkeit maskierte Willenskraft, setzt sich durch
- herrschsüchtiger Chef oder Kollege, zuhause in allem fügsam
- Kinder, die all ihre Kameraden mit Gewalt oder Grausamkeit, Körperkraft, Drohungen und Einschüchterungen beherrschen
- innere Starrheit und Spannung können u.a. zu Bluthochdruck, Gelenkschmerzen und Arterienverkalkung führen

VORSCHLÄGE ZUR UNTERSTÜTZENDEN BEGLEITUNG DER THERAPIE:
- Tai-Chi oder Yoga, um die starke Energie auszugleichen
- den andern anhören, um seine Meinung fragen

- in Gruppen arbeiten als einer unter Gleichberechtigten
- z.B. an einen Mächtigen wie Friedrich den Großen denken, der nie mehr sein wollte, als "der erste Diener" seines Staates!

POSITIVE LEITSÄTZE:
- Ich achte deine Gefühle und deine Meinung.
- Vorschlagen statt Vorschreiben!
- Ich will - aber mit Verständnis und Rücksichtnahme.
- Ich lasse geschehen, wenn ich nicht agieren muss.
- Herrschen ist Dienen.
- Ich respektiere dich.

Dein Wille geschehe, wie im Himmel so auf Erden.
MATH.6;10

Die menschliche Natur ist zu schwach, als dass sie die Macht verachten könnte.
CICERO

Trachte so zu leben, dass du der Gewalt nicht bedarfst.
LEO TOLSTOI

Wer mit dem Leben spielt,
Kommt nie zurecht;
Wer sich nicht selbst befiehlt,
Bleibt immer Knecht.
JOHANN WOLFGANG VON GOETHE

Wer gefürchtet wird, bekommt das Seine.

Wer nichts ertragen kann, kann nicht herrschen.
BEIDE SPANIEN

Zu Hause eine Spinne, draußen ein Tiger.
SRI LANKA

Der Klügere gibt nach.

DEUTSCHLAND

Ein Tag ohne Wein ist wie ein Tag ohne Sonne.

FRANKREICH

Zehn Wissende ersetzen noch keinen Handelnden.

KAMBODSCHA

Unter einem guten General gibt es keine schlechten Soldaten.

CHINA

Eine Armee ohne Kommandeur ist wie ein Tiger ohne Kopf.

VIETNAM

33 WALNUT - JUGLANS REGIA - WALNUSSBAUM

Der Nussbaum stammt aus dem Südosten Europas, aber wegen seiner süßen Samenkerne und dem wertvollen Nussholz findet man ihn heute kultiviert in allen gemäßigten Zonen Europas, Asiens, Nordamerikas und an wenigen Plätzen in den Anden.
Wie der Rebstock breitete der Nussbaum sich zuerst durch die römischen Eroberer in ganz Europa aus. Auch Karl der Große verfügte seinen Anbau im gesamten fränkischen Herrschaftsgebiet. Wegen seiner süßen und ölhaltigen Frucht gilt er als Baum Jupiters. Die Signatur des Göttervaters zeigt sich auch in seiner Höhe (von bis zu dreißig Metern) und seinem majestätischen Wuchs mit der ausladenden Krone.
Die großen lanzettförmigen Blätter sind von fünf bis zehn kleineren ovalen Nebenblättern begleitet; sie entfalten sich im April und sind anfangs rötlich-bronzefarben; erst im Sommer werden sie grün. Sie verströmen einen kräftigen, herben Duft.

Ein Nussbaum blüht nicht vor Erreichen von etwa fünfundzwanzig Jahren. Die männlichen Blüten sind dicke, gelblichgrüne Kätzchen, die an den Zweigen des Vorjahrs hängen. Die weiblichen sind grün, klein und feigenförmig; sie sitzen ohne Blütenstiel auf den Spitzen der neuen Triebe. Aus dem sich verjüngenden Ende wachsen zwei federförmige orange-rosa Stempel. Blütezeit ist im April und Mai; die weiblichen Blüten öffnen sich zuerst. Die Befruchtung erfolgt durch Windbestäubung.

Die runden grünen Früchte enthalten unter ihrer lederartigen Schale einen gefurchten, holzigen "Stein" von hellem Braun, der sich in zwei Schalenhälften öffnen lässt. Darin ist der Samenkern enthalten, tief gefaltet und gefurcht, süß und sehr ölhaltig.

Das Nussholz gehört zu den sogenannten Edelhölzern und ist in aller Welt beliebt zur Herstellung feiner Möbel.

> *Schlüsselsymptome: schwaches Ich – schwache Persönlichkeit, daher wenig Widerstandskraft bei Veränderungen – große Anfälligkeit für Einflüsse von außen*
>
> *Tugenden: Beständigkeit des Ich in Wechseln und Transformationen – Selbstverwirklichung und Identifikation – innere Unabhängigkeit und Standhaftigkeit – Mut zum Neubeginn*

Der Nussbaum ist auf mancherlei Weise mit der Geschichte des Menschen verknüpft; wegen seines Symbolcharakters und auch wegen seiner vielfachen Verwendung in der Heilkunde.

In seinem großen Schatten wächst keine andere Pflanze, seine Krone birgt weder Vögel noch Insekten; es scheint da eine erschreckende Zurückweisung, eine totale Ablehnung anderer Lebewesen zu geben.

Diese Kraft zur Abweisung erstreckt sich bis auf abgetrennte Pflanzenteile: man hängt seine aromatischen Blätter in den Kleiderschrank, um Motten und anderes Ungeziefer fernzuhalten.

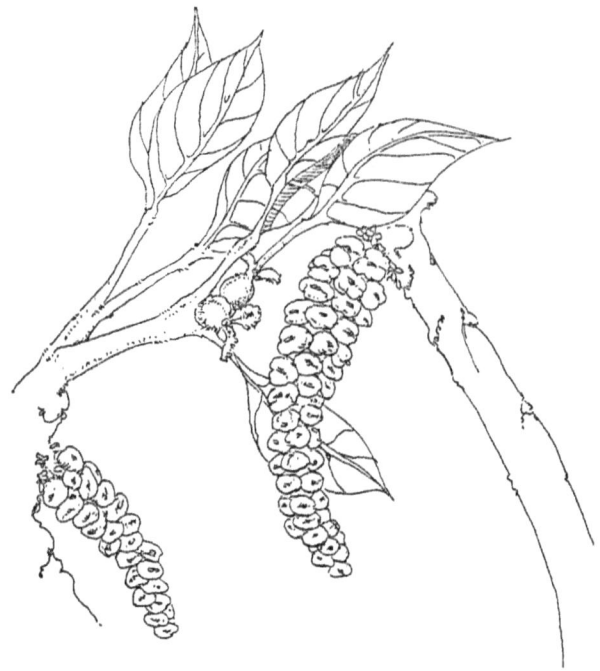

33 WALNUT – WALNUSSBAUM

Es ist die gleiche Fähigkeit, die Edward Bach im Nussbaum suchte: Schutz gegen fremde Einflüsse.
Die Volksmedizin empfiehlt Aufgüsse aus Blättern und Perigonien (lederartige Fruchtschalen um die holzige Kernschale herum) als reinigend und entgiftend. Sie werden bei vielerlei Störungen eingesetzt, vor allem, wenn diese mit Verunreinigungen oder fehlender Widerstandskraft zu tun haben. Dieser Sud ist berühmt für seine Eigenschaften zur

Stärkung Heranwachsender und zur Heilung von Kleinkindern bei Konjunktivitis (Bindehautentzündung), Skrofulose und Lymphknotenentzündungen. Er hilft auch bei Erkrankungen der Atemwege und der Haut, wie bei Akne, Herpes, Ekzemen.

Man setzt den Nussbaum in Beziehung zu Anfang und Ende wichtiger Lebensperioden und des Lebens selbst. Er enthält toxische und entgiftende Substanzen und hat z.B. den Ruf, schädlich zu sein aber auch fruchtbringend. Interessant in diesem Zusammenhang ist der wissenschaftliche Name *juglans*, von *iovis glans*, d.i. Eichel Jupiters!

Der Baum des Vaters aller olympischen Götter ist Inbegriff von Reichtum, Überfluss, Kraft und Fruchtbarkeit. Seine Frucht, die Walnuss, assoziiert man mit der Gesamtheit, dem Kopf, dem Gehirn und dem Denken. Seit dem fünfzehnten Jahrhundert erregten die Analogien der Form und Beschaffenheit der Nuss mit ihrem Kern, ihrer harten Schale und dem Perigonium einerseits, zu dem Kopf mit dem Gehirn, dem Schädel und der Kopfhaut andererseits, die Aufmerksamkeit der Ärzte. Also empfahl man die Nuss als "Gehirnnahrung"; nicht umsonst ist sie mit den Rosinen wichtigster Bestandteil des sogenannten Studentenfutters: heute wissen wir, dass das in der Nuss enthaltene Cholin wichtig ist für Konzentration und Gedächtnis.

Jahrhundertelang hatten die Nuss und der Nusszweig ihren Platz in den Riten, die die Übergänge von einer Lebensphase in eine andere begleiten, diese großen Einschnitte, die oft eine Veränderung in der gesellschaftlichen Rolle, dem sozialen Status einer Person bezeichnen. Ich denke in erster Linie an Ereignisse wie Geburt und Tod, Verlöbnis, Heirat, Beginn der Witwenschaft.

Gerade für diese Gelegenheiten unterstützt und stärkt das Blütenmittel die Persönlichkeit, indem es sie mit den notwendigen Abwehrkräften versorgt für die erhöhten Anforderungen in wichtigen Übergangssituationen.

Daher hat *Walnut* auch seine Berechtigung in den Entwicklungsperioden im Leben, wie Zahnen, Abstillen, Pubertät, Mutterschaft, Wechseljahre, und in der Endphase tödlich verlaufender Krankheit. Ebenso verordnen wir das Mittel in Zeiten "äußerer" Veränderungen, wie Umzug, Eintritt in den Kindergarten, Schulwechsel, Berufswechsel, Scheidung, Verlust des Partners.

Wir dürfen nicht vergessen, dass jede einschneidende Veränderung uns die Möglichkeit schenkt für etwas Neues und Besseres. Das griechische Wort *crisis* bedeutet Chance, Gelegenheit!

Aber die Blütenessenz schützt nicht nur unsere Seele, sie stärkt unsere Ich-Kräfte und macht uns innerlich unabhängiger: indem sie uns so stärkt, wirkt sie nach außen wie ein „energetisches Regencape", das uns vor fremden Einflüssen schützt, die unser "Kraftfeld" in Krisen- und Übergangszeiten invadieren und schwächen. Sie befreit uns, damit wir unseren Weg konsequent weiterverfolgen können. Sie ist das Mittel für *"jene, die bestimmte Ideale und feste Zielsetzungen im Leben haben und diese verfolgen, bei seltenen Gelegenheiten jedoch versucht sind, sich von ihren eigenen Vorstellungen, Zielen und Arbeiten ablenken zu lassen durch die Begeisterung, die Überzeugungen oder Ansichten anderer.*

Dieses Heilmittel gibt ihnen Standhaftigkeit und schützt sie vor Beeinflussung von außen". (Bach)

Was uns auf dem Weg zu unseren Zielen verwirren kann, sind nicht nur fremde Meinung und Kritik, sondern auch die starren Strukturen der gesellschaftlichen Konventionen und die Fesseln der alten Sitten und Bräuche.

Walnut stärkt uns, damit wir die Ziele unseres höheren Selbst verstehen und unbeirrbar verfolgen. Geschützt vor allem in Übergangszeiten, können wir von neuem frei beginnen und unseren Überzeugungen treu bleiben.

Walnut hilft uns, Fesseln zu durchtrennen, die uns an alte Beziehungen oder Situationen binden, die wir längst als beendet ansehen, in die wir aber immer noch verstrickt sind. Diese Bande können ausgehen von der Macht und Wirksamkeit von Gewohnheiten, Sitten, alten Lieben und Beziehungen, und manchmal auch von überholten Entscheidungen.

Diese Fesseln, die uns keine freie Entwicklung erlauben, können karmisch sein, aus früheren Leben, unsichtbar und daher besonders stark.

All unsere Ängste vor Verwünschung, Zauber, bösem Blick und anderem beeinflussen unser energetisches Feld und unsere Entscheidungen.

Bei diesen Gelegenheiten - wie auch im Falle von karmischen Einflüssen - kann *Walnut* uns von den Fesseln befreien. Mit Recht nannte Bach die Blüte *spellbreaker*, Bannbrecher. Sie ermöglicht uns die Kreativität und Spontaneität, die für jeden neuen Aufbruch nötig sind.

Die Essenz kappt auch Bindungen zu geliebten Verstorbenen; sie lindert nicht nur den Schmerz des Trauernden, sie erlaubt dadurch gleichzeitig dem Toten, seinen Weg ungehindert von Fesseln fortzusetzen.

Jeder einzelne von uns hat sein besonderes Ziel und Schicksal.

Um dieses zu erreichen, *"müssen wir unsere Einzigartigkeit entwickeln und uns von allen weltlichen Einflüssen befreien, damit wir, nur unserer Seele gehorchend, (...) uns in unsere eigenen Herren verwandeln. (...) Wir müssen uns die absolute und vollständige Freiheit erobern, damit alle und jede einzelne von unseren Taten, auch alle und jeder einzelne von unseren Gedanken, ihren Ursprung in uns selbst haben"*.

Als Edward Bach diese Zeilen schrieb, war die Welt noch wesentlich ruhiger. Daher bezog er sich nur auf spezielle Einflüsse, die von Menschen der Umgebung, von der eigenen

Haltung oder der persönlichen Geschichte ausgehen, aber auch von der öffentlichen Meinung und der herrschenden Moral, die uns in gewisser Weise beeinflussen.

Aber heute gibt es alle möglichen Medien, die uns pausenlos mit ihren Botschaften, Moden und Indoktrinationen überschwemmen. Im Zeitalter der ständigen Übertragung von Meinungen und "Werten" durch die Massenmedien - vor allem durch Fernsehen und Radio und insbesondere Internet - sind wir unentwegt und mehr denn je einer Massensuggestion ausgesetzt. Der Motor dieser ganzen Maschinerie sind die Interessen einiger mächtiger Gruppen, die uns - unter anderem - mit dem Terror des Massenkonsums "beglücken".

Noch gefährlicher wird es, wenn eine Regierung die Medien kontrolliert mit dem Ziel, nicht nur die Bürger des eigenen Landes, sondern alle Menschen, die ihre Nachrichten erhalten können, für ihre nicht immer friedlichen und humanitären Überzeugungen und Pläne zu gewinnen.

Die fortwährende Berieselung mit fremden Meinungen stellt unsere Entschiedenheit und Beständigkeit auf eine harte Probe. Es ist einfacher, das zu denken, was man uns einflüstert, als uns eine eigene Meinung zu bilden und zu vertreten.

Das zeitgenössische Problem der Massensuggestion berührt neben *Walnut* auch die Thematik von 4 *Centaury* und 5 *Cerato*; störenden Einflüssen bei der Bildung einer eigenen Meinung sind ebenfalls ausgesetzt die Persönlichkeiten 28 *Scleranthus* und 36 *Wild Oat*; diese Blockaden können in Momenten größerer Schwäche durch äußere Faktoren beeinflusst und u.U. sogar ausgelöst werden.

Die Problematik von *Walnut* scheint in unserer Zeit der Veränderung und Wandlung ein Massenphänomen zu sein.

Wenn wir das im Sinn haben, können wir beobachten, dass vielen Patienten - vor allem Kindern und Heranwachsenden - von Zeit zu Zeit eine Behandlung mit *Walnut* wohltut, um ihre

Energien auszugleichen und die Gesundheit zu festigen. Wenn wir diese Möglichkeit vernachlässigen, ist der von uns bereitete Blütenstrauß oft unfertig und erfolglos: die betreffende Person kann sich nicht genug konzentrieren und ihren eigenen Wunsch und die Willensstärke einsetzen, um die Selbstheilung zu ermöglichen.

Sensible Personen, die täglich in die lärmerfüllten Zentren der Großstädte gehen müssen, erschöpfen sich physisch, psychisch und mental nur, weil sie so vielen verschiedenen Einflüssen ausgesetzt sind.

Walnut hilft ihnen, ihre Chakras zu schützen und ihre Energie weder zu verlieren noch zu blockieren. Es macht sie immun gegen fremde Einflüsse und öffnet sie damit gleichzeitig für ihre Intuition.

Alle, die intensiv mit den Problemen anderer arbeiten müssen - wie Ärzte, Psychologen, Astrologen, jede Art von Therapeuten - können sich mit *Walnut* und 4 *Centaury* vor den energetischen Einflüssen ihrer Klienten schützen (siehe Kapitel 14 Heather). Wie der Aufguss der Blätter den physischen Körper reinigt, "reinigt" die Blütenessenz den Geist von unerwünschten Einflüssen, *"und erlaubt uns, frei zu leben und uns den anderen zu geben, aus eigener Entscheidung und nur durch diese"*. (Bach)

Ich glaube nicht, dass es viele Menschen mit einem Charakter *Walnut* gibt. Ich vermute, dass sowohl die Blockade als auch mitunter der positive, entwickelte Zustand gelegenheitsbedingt und vorübergehender Natur sind.

Aber es gibt doch Personen, die sich nicht an Konventionen gebunden fühlen, sondern ihre ureigene Weise finden müssen, in der sie leben, arbeiten und Verbindungen mit anderen eingehen können. Für sie ist der Selbstausdruck wichtiger als das Einordnen in irgendein Schema. Solche Menschen finden wir unter Künstlern, Freidenkern, Abenteurern und manchmal auch als revolutionäre Wissenschaftler, wie es Dr. Bach selbst war.

Die Blockade tritt vorzugsweise auf in Zeiten wichtiger Veränderungen und Krisen; auch während des heftigen Kampfes um eine gute Sache, wenn fremde Interessen das Projekt stören wollen.

So brauchen in diesen Jahren ständiger energetischer Wandlungen immer mehr Menschen die Hilfe der Blütenessenz: fast alle durchlaufen wir Zeiten, in denen wir Fremdeinflüssen stärker ausgesetzt und somit verwundbarer sind, was *Walnut* im Moment zu einer der am häufigsten verordneten Essenzen macht.

Der positiv entwickelte Zustand scheint in der Mehrheit der Fälle der zu sein, den man erreichen kann, indem man durch die Blockade hindurchgeht und sie überwindet - mit gestärktem Selbst und großer innerer Unabhängigkeit.

Eine begeisterungsfähige Person, wie zum Beispiel 31 *Vervain*, die erfolgreich alle Hindernisse auf dem Weg zur Realisierung ihrer Pläne überwindet, läuft Gefahr, sich den energetischen Einmischungen starker Gegner zu beugen.

Wenn es ihr gelingt, gegen fremde Einflüsse zu bestehen, die Krise von Zweifel und Schwäche durchzustehen, wachsen ihre Kraft und Selbstsicherheit, und sie kann eine Person im positiv entwickelten *Walnut*-Zustand verkörpern; sie lässt alles hinter sich, was sie bei diesem Vorhaben hindern könnte: Einflüsse aus der Vergangenheit, persönliche Bindungen und Sicherheiten, um unbeirrt ihren Weg zu verfolgen, frei von fremden Meinungen, mitunter auf recht unorthodoxe Weise, nur der inneren Stimme ihres höheren Selbst *ge*-horchend.

<u>*WALNUT*, SYMPTOME IN BLOCKIERTEM ZUSTAND;
TYPISCHE SITUATIONEN, UM DAS MITTEL ANZUWENDEN:</u>
- Mühe, sich auf neue Bedingungen einzustellen
- Zeiten des Übergangs oder Wechsels, Lebenskrisen
- Schwierigkeiten beim Lösen überholter Bindungen und beim Neuanfang
- hat gewöhnlich klar umrissene Ziele, fühlt sich aber gelegentlich davon "abgelenkt" (mit 36 *Wild Oat* kombinieren!)
- eine wichtige Entscheidung wurde bereits getroffen, aber man kann sie noch nicht in die Tat umsetzen
- will sich von fremden Einflüssen und Hemmungen befreien
- muss eine Veränderung akzeptieren
- während der von Saturn beeinflussten Transite und Jahresabschnitte
- wenn jemand aufgrund äußerer Ereignisse sein ganzes Leben neu überdenken muss
- wenn ein sonst unabhängiger Mensch sich in Krisenmomenten von Konvention und Sitte, Moral, persönlichen Bindungen, Kritiken verunsichern lässt
- evolutive Veränderungen wie Geburt, Abstillen, erstes und zweites Zahnen, Pubertät, Schwangerschaft, Wechseljahre, Sterben
- wichtige äußere Wechsel wie Eintritt in Kindergarten, Schule, Arbeitsleben; Heirat, Verlust des Partners oder anderer Angehöriger, Berufswechsel, Umzug; Pensionierung, Invalidität
- nach Beenden einer Liebesbeziehung zum Beispiel, bleibt man noch in einige Fesseln verstrickt
- Pubertätsakne
- fliegende Hitze oder andere Beschwerden der Wechseljahre

<u>*WALNUT*</u>
- stärkt das Ich und die innere Unabhängigkeit
- kappt Fesseln

- bricht Bann, Zauber und Frustration
- stärkt in eigenen Entscheidungen
- schützt empfindliche Therapeuten davor, die Symptome ihrer Patienten zu "übernehmen" (in Verbindung mit *Centaury*)

VORSCHLÄGE ZUR UNTERSTÜTZENDEN BEGLEITUNG DER THERAPIE:
- gesund leben in Übergangszeiten (Ernährung, Schlaf, Pausen!)
- auf die innere Stimme hören
- Meditation zur Stärkung der Ich-Kräfte; Herz- und Kronenchakra kontemplieren
- Märchen lesen und bedenken, in denen der Held leiden muss, weil er nicht seinem höheren Selbst gehorcht (in Gestalt des weisen Alten, des klugen Königs, des Wundervogels oder anderer) und wo er sich verleiten lässt durch schlechte Ratgeber, besitzgierige Angehörige, seine eigene Ungeduld oder seine Wünsche, die ihn manchmal alles Erreichte wieder verlieren lassen
- sich vorstellen, wie eine schützende Kuppel aus unzähligen Bergkristallen um einen entsteht:

> *Kristallene Glocke:*
> *stülp dich über mich,*
> *form dich um mich her,*
> *lass nichts als Licht herein zu mir.*

POSITIVE LEITSÄTZE:
- Andere mögen reden, ich folge meiner inneren Stimme.
- Ich bin beständig.
- Ich verfolge treu meinen Weg.
- Ich lasse los und lasse geschehen; frei erreiche ich mein Ziel.

Die 38 Blüten

MEDITATIONSWORTE, DIE DEN WILLEN ERGREIFEN:
>Sieghafter Geist,
>Durchflamme die Ohnmacht
>Zaghafter Seelen.
>Verbrenne die Ichsucht,
>Entzünde das Mitleid,
>Dass Selbstlosigkeit,
>Der Lebensstrom
>Der Menschheit,
>Wallt als Quelle
>Der geistigen Wiedergeburt.
>
> RUDOLF STEINER

Wahre Freiheit ist in uns selbst.
Wenn die Seele frei ist, gibt es nichts in der Welt,
um uns zu binden - überall finden wir Freiheit,
im Himmel wie auf Erden.

HAZRAT INAYAT KHAN

Man entdeckt keine neuen Weltteile, ohne den Mut
zu haben, alle Küsten aus den Augen zu verlieren.

ANDRÉ GIDE

Das beste Mittel gegen Sterben ist Gebären.

KAMERUN

What we called the beginning is often the end.
And to make an end is to make a beginning.
The end is where we start from.

>*Was wir Anfang nennen, ist oft das Ende.*
>*Und am Ende steht oft ein neues Beginnen.*
>*Das Ende ist, wovon wir neu ausgehen.*
>
> T.S. ELIOT

Der Mensch ist zur Freiheit verdammt.

JEAN PAUL SARTRE

... Und solang du das nicht hast,
dieses: Stirb und werde!
Bist du nur ein trüber Gast
auf der dunklen Erde.

JOHANN WOLFGANG VON GOETHE

... Es muss das Herz bei jedem Lebensrufe
Bereit zum Abschied sein und Neubeginne. (...)
Es wird vielleicht auch noch die Todesstunde
Uns neuen Räumen jung entgegensenden,
Des Lebens Ruf an uns wird niemals enden...
Wohlan denn, Herz, nimm Abschied und gesunde!

HERMANN HESSE

34 WATER VIOLET - HOTTONIA PALUSTRIA - SUMPFWASSERFEDER

Die Wasserfeder ist eine *primulacea* der gemäßigten Klimazonen Europas; sie ist winterhart und lebt nur wenige Jahre. Mit ihren Wurzeln findet sie Halt im sumpfigen Grund sauberer, stehender oder langsam fließender Gewässer (*palustris* bedeutet: sumpfig, schlammig).

Der feine Stiel erhebt sich aufrecht und blattlos etwa zwanzig Zentimeter über die Wasserfläche. Die großen gefiederten Blätter bleiben im Wasser; sie halten so das stolze Gleichgewicht der Pflanze.

Die bescheidenen quirlständigen Blüten erscheinen im Mai und Juni und sind dreifarbig: die tiefe Blütenmitte mit den fünf Staubblättern und dem Stempel ist gelb, nach außen hin sind die fünf Blütenblätter erst weiß, von der Hälfte an bis zum Rand zart malvenfarben.

Nach der Befruchtung zieht sich der Stiel mit den runden Samenkapseln unter die Wasseroberfläche zurück, wo die Samen ausreifen.

> *Schlüsselsymptome: Stolz – Zurückgezogenheit – Einsamkeit – kümmert sich nicht um die Angelegenheiten anderer*
> *Tugenden: Vornehmheit und Würde –- Gelassenheit – weiser und angenehmer Ratgeber – fühlt sich bescheiden als Teil des Großen Ganzen*

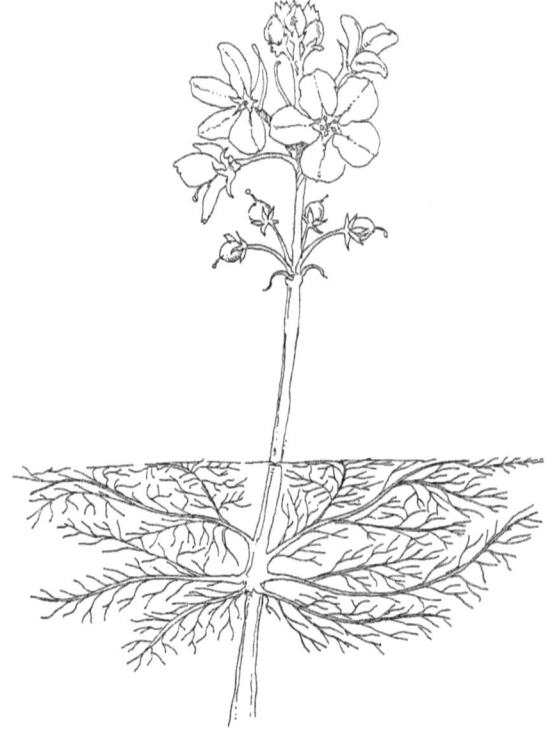

34 WATER VIOLET - SUMPFWASSERFEDER

Der Lebensraum und der Wuchs der Pflanze geben uns die ersten Hinweise zum Verständnis der entsprechenden Persönlichkeit. Aus dem Schlammgrund von Seen oder Wasserläufen emporwachsend, ist sie fast unsichtbar und damit unerreichbar für uns. Aus freiem Entschluss lebt sie in Einsamkeit, wie der Typ *Water Violet*. Durch ihre aufrechte und vornehme Haltung strahlen beide Unberührbarkeit und Unzugänglichkeit aus.

Dieser Ausdruck von Stolz und Herablassung, fast Geringschätzung, verstärkt die Einsamkeit dieser Menschen.

In der englischen Volksmedizin nutzte man die Wasserfeder in Fällen von Ekzemen, Skrofulose und vaginalem Weißfluss.

Nehmen wir die körperlichen Folgen einer blockierten *Water Violet*-Haltung vorweg - Steifheit und Schmerzen in manchen Gelenken - können wir sagen, dass die Pflanze beeinflusst wird von den Planeten Merkur und Saturn, und dass die Wirksamkeit der Mittel davon abhängt, welche der beiden Kräfte im Einzelfall die Oberhand hat.

Die Einsamkeit, die unsensible und starre Haltung - körperlich wie seelisch - verweisen auf unseren alten Freund Saturn; er zeigt sich auch in der Skrofulose, einer Entzündung der Lymphknoten, die auf eine starre Person schließen lässt, die sich abkapselt und ihren Schmerz nicht einmal sich selber eingesteht.

Merkur dagegen beherrscht die Flüssigkeiten und die Kommunikation, den Kontakt: sowohl der Weißfluss als auch das Ekzem deuten auf Kontaktschwierigkeiten. Beim Ekzem will oder kann die Haut keinen Kontakt mehr ertragen und verkapselt sich, verhärtet bis zur Verhornung. Dieser saturnische Prozess kann durch das Einwirken merkurialer Kräfte umgekehrt werden, in Offenheit gegenüber Kontakten, in das Genießen von Kommunikation. Im Allgemeinen lässt

Merkur wieder fließen, was unter dem Einfluss Saturns erstarrt ist.

Wie der Lotos - die mystische Pflanze des Ostens - senkt *Water Violet* seine Wurzeln tief in den Schlamm und reckt dann aus dem reinen Wasser seine vollkommene Blüte, unbefleckt, spirituell. Der Lotos gilt als heilige Pflanze der Ägypter, Buddhisten und Hindus. Er symbolisiert die Erleuchtung. Er ist die Materialisation höchster Schönheit und Reinheit.

Wie alle Sumpf- und Wasserpflanzen umgibt auch die Persönlichkeit *Water Violet* immer ein besonderer Hauch: sie ist fein und aristokratisch. Gewöhnlich ist sie begabt, intelligent, von angeborener Souveränität, scheint sie vollkommen. Sie vermeidet enge Kontakte, erträgt sie nicht, macht sich nicht gemein, sucht immer ihre persönliche Unabhängigkeit und Selbständigkeit. Sie schafft einen gewissen Abstand zu ihren Mitmenschen, der sie mit der Zeit einsam machen kann.

Mit der Sumpfwasserfeder fand Dr. Bach das Mittel *"für jene, die in Gesundheit und Krankheit lieber allein sind. Sehr stille Menschen, die sich lautlos bewegen, wenig und in sanftem Ton sprechen. Sie sind sehr unabhängig, fähig und selbstsicher, fast ganz unbeeinflusst von den Meinungen anderer. Sie sind zurückhaltend, lassen andere in Ruhe und gehen ihre eigenen Wege.*

Oft sind sie intelligent und talentiert. Ihre Ruhe und ihr innerer Frieden sind ein Segen für ihre Umwelt".

Sie legen eine ungewöhnliche Würde und Vornehmheit an den Tag. Da sie so verschieden von anderen ist und sich fühlt, sondert sich die Persönlichkeit *Water Violet* gern ab. Sie hat nichts gemein mit anderen, nimmt nicht an den Gesprächen und Vergnügungen von Personen teil, die sich von ihr sehr unterscheiden; dennoch leidet sie an dieser selbstverschuldeten Einsamkeit, ohne sie ändern zu können. Der Abstand, den sie zeigt, hält alle anderen fern, weil sie

Hemmungen haben, sich einer so überlegenen und selbstgenügsamen Person zu nähern, mehr noch, wenn diese mitunter unverhüllten Stolz und Überheblichkeit zur Schau trägt. Aber die Schwierigkeiten in der Annäherung sind wechselseitig: die blockierte *Water Violet*-Person hat Probleme im Umgang mit anderen, sie ist unfähig zu "normaler" Verständigung und Kontakten. Dies schafft noch mehr Abstand. Trotzdem gibt es immer wieder Menschen, die versuchen, diese unsichtbare Schranke zu überwinden, um Rat zu erbitten oder um sich ihre Probleme von der Seele zu reden; denn der *Water Violet*-Charakter gilt als sehr objektiv und hilft gerne, wenn er darum gebeten wird. Wenn solche "Eindringlinge" sein energetisches Kraftfeld zu sehr schwächen, zieht er sich körperlich und seelisch zurück. Weil sie ihn zu sehr erschöpfen und er sie auch für unter seiner Würde hält, vermeidet er im allgemeinen Polemiken und emotionale Konflikte.

Er selbst sucht nirgendwo Rat, zieht es vor, alles allein zu lösen, zeigt keine Gemütsbewegung und erlaubt anderen nicht, sich in seine Angelegenheiten zu mischen.

Obwohl auch er davon überzeugt ist, alles besser zu wissen, mischt er sich - im Gegensatz zu 8 *Chicory*, 31 *Vervain*, 32 *Vine* - nicht ein.

Die Blockade zeigt sich in der verschlossenen Haltung: in seiner Unfähigkeit zur Kommunikation, der Mauer, die er errichtet, um alle anderen fernzuhalten. Mit seinem Hochmut isoliert er sich von allen und von seinem eigenen höheren Selbst. Er unterbindet so das freie Fließen von Energie. Dass er seine Isolation selbst bewirkt, bedeutet nicht, dass er sie genießt; er leidet häufig auch sehr unter seiner Einsamkeit, ohne die Kraft oder den Mut zu haben, deren Mauern zu durchbrechen.

Die Blockade *Water Violet* ebnet den Weg für die Blockade 3 *Beech* mit ihrer blinden Arroganz und ihrer Kritiksucht.

Water Violet ist eine der wenigen Persönlichkeiten, die meist schon entwickelt zur Welt kommen, in positivem Zustand, während die meisten Typen, die den anderen Bachblüten entsprechen, ihr positives Potenzial im Laufe der Jahre entwickeln müssen.

Bei *Water Violet* herrschen also die negativen Züge nur zeitweise vor. Aber je nach Behandlung durch die Umgebung ist es möglich, dass der Stolz mit der Zeit die Oberhand gewinnt über die Bescheidenheit und die Person sich mehr und mehr distanziert. Mit der Zeit wandelt sie sich in einen unberührbaren Einzelgänger, den alle fliehen. In dem Maße, in dem sein Stolz zunimmt, wächst der Abstand zu seinen Mitmenschen und verringern sich sein Verständnis und jegliches positive Gefühl ihnen gegenüber.

Die Starrheit in Ideen und Haltung verursacht Probleme in der Beweglichkeit, weil sein Überlegenheitsgefühl, seine Arroganz und sein Stolz ihm nicht gestatten, den Nacken oder die Knie zu beugen; diese Gelenke pflegen sich zu verhärten, rheumatisch zu schmerzen.

Die *Water Violet* sind gewöhnlich sehr geschätzt als Lehrer, Chefs, Eltern, Ärzte. Nie verlieren sie ihren Abstand und ihre Gelassenheit, nie nehmen sie an Auseinandersetzungen und Intrigen teil: sie versuchen, alles ruhig und diskret zu erledigen, ohne dabei ihre Mitarbeiter, Schüler, Kunden usw. zu "belästigen". Sie versuchen, deren Unabhängigkeit und Verantwortungsgefühl zu stärken, um unaufdringlich vom Hintergrund aus leiten zu können und nicht befehlen und zwingen zu müssen.

Wenn jemand sich sehr von der Masse abhebt, aufgrund seiner Lebensumstände oder durch eigene Kraft (ein ausgezeichneter Athlet, ein extrem begabtes Kind, "der" Modemusiker, ein Millionenerbe, der Protagonist eines im Fernsehen übertragenen Ereignisses ...), kann die Blockade *Water Violet* gelegentlich auftreten. Der Stolz - berechtigt oder nicht - errichtet eine Schranke zwischen dem Betreffenden und "dem Rest der Welt". Diese Schranke verhindert positive Gefühle und freundschaftliches Verhalten anderen gegenüber. Vor allem verhindert der Stolz eine positive persönliche Entwicklung, sehr auffällig im Falle einiger "Wunderkinder" oder früh berühmter Jugendlicher. *Water Violet* begegnet uns ebenso häufig in Menschen, die aus besonders reichen Häusern kommen, wie auch bei ursprünglich sehr Armen, die aber später in "bessere" Verhältnisse kamen; bei Personen, die eine Eliteerziehung genossen haben als auch bei jenen, die in einer hochproblematischen Familie aufwuchsen; sie alle zeichnen sich eben dadurch aus, dass sie anders sind als ihre Umgebung, und schon das Anderssein kann sie - je nach Veranlagung - mit Stolz erfüllen, oder, wie im Falle einer problematischen Herkunft, eine schützende Schranke errichten lassen.

Water Violet muss lernen, dass ihre Talente und ihre Überlegenheit - sofern sie existieren! - sie dazu verpflichten, den weniger Begabten zu helfen. Sie muss die Barrieren abbauen, um anderen helfen und sie inspirieren zu können.

Im positiven Zustand ist sie tolerant und unabhängig; sie strahlt Gelassenheit und eine gesunde Sicherheit aus; sie ist gern mit sich allein. Ihre Haltung und Gesten sind vornehm, würdevoll und angenehm, und sie handelt bescheiden, mit Weisheit und Liebe.

Edward Bach erkannte, dass die Sumpfwasserfeder ein Mittel für alle ist, die an der Welt leiden, ein Mittel, das uns verstehen hilft, dass das Leid uns reinigt und heilt, damit wir befreit unseren Mitmenschen und der Welt dienen können. Bach unterstreicht, dass nur der seine Pflicht tut, der sich dem Leben aktiv stellt und sich nicht zurückzieht.

Die Pflanze aber befindet sich auf erschreckendem Rückzug. Schon in den dreißiger Jahren war sie recht selten zu finden,

Die 38 Blüten

und heute hat sie praktisch keinen Lebensraum mehr: zahlreiche Bäche und Flüsse wurden in Kanäle umgewandelt, mit großer Fließgeschwindigkeit und fast ohne Schlammgrund; Sümpfe wurden trockengelegt, und alle Gewässer sind mehr oder weniger verseucht. Dass die Sumpfwasserfeder in unserer brutalen und materialistischen Welt im Begriff ist, ausgelöscht zu werden, stellt die Errungenschaften unserer Gesellschaft ernsthaft in Frage.

Zu anderen Zeiten galt das Individuum, die Persönlichkeit des herausragenden Einzelgängers, als Vorkämpfer, als Antriebskraft in Wissenschaften und Künsten. Heute leben wir in einer gleichmachenden Gesellschaft; es gibt extrem begabte Kinder, die in den staatlichen Schulen noch immer nicht ausreichend gefördert, wenn nicht gar verdummt werden. Das Zeitalter der Vermassung kennt keine Individualisten oder *outsider:* auch Wissenschaftler forschen und arbeiten größtenteils im Team, und Politiker sind heute mehrheitlich nur noch das Gesicht oder Aushängeschild einer Partei oder einer Gruppe.

Selbst die Sprachen der einzelnen Völker sind heute - wegen der Vorherrschaft einer Weltmacht - durchsetzt mit englischen Ausdrücken, und nicht nur auf technischem Gebiet.

Aber wir sollten uns nicht mit Klagen und Resignation darüber aufhalten, dass es in dieser Zeit der Massen keinen Platz mehr zu geben scheint für die Vornehmen und für die Individualisten: sie sind noch da! **Und gerade heute brauchen wir dringend diese Beispiele der unberührbaren Standhaftigkeit, die uns vormachen können, wie man der brutalisierenden modernen Vermassung entgegenwirkt.**

Für die Persönlichkeit *Water Violet* gibt es heutzutage eine besondere Aufgabe, wie sie viele zeitgenössische Künstler bereits erfüllen: sie darf sich nicht in ihren Elfenbeinturm zurückziehen, auch wenn die Berührung mit der Welt sie

leiden lässt. Bescheiden und mitfühlend sollte sie ihren Mitmenschen zur Seite stehen, ohne dabei auf ihre Individualität und Selbständigkeit zu verzichten, einen freien Austausch von Energien erlaubend.
So wird sie ihre vornehmste Aufgabe finden: Inspiration und Beispiel für andere zu sein, indem sie Vertrauen, Sicherheit und Ruhe ausstrahlt.

WATER VIOLET, SYMPTOME IN BLOCKIERTEM ZUSTAND:
- zieht es vor, unabhängig und allein zu sein und zu handeln
- sucht selbst in Unglück und Krankheit keinen Beistand
- ruhiges und zurückhaltendes, verschlossenes Wesen
- meist geschickt, intelligent und begabt
- distinguiert, vornehm, höflich und charmant, manchmal mit verdecktem Hochmut und Stolz und kaum verhüllter Arroganz
- will sich mitunter aus allem zurückziehen
- Kontaktschwierigkeiten, findet nicht aus ihrem "Elfenbeinturm"
- Schwierigkeiten der anderen bei Annäherung, es existiert eine unsichtbare Schranke
- überzeugt, etwas Besseres zu sein, alles besser zu wissen, mischt sich aber nicht ein, ist tolerant
- verbittet sich Einmischung Außenstehender
- will alles allein durchstehen, die Sorgen mit niemandem teilen
- flieht Polemiken und emotionale Konflikte
- sucht die Einsamkeit, auch zum Schutz vor unerwünschten (energetischen) Einflüssen
- isoliert sich, fühlt sich anders, aber leidet an dieser Einsamkeit
- arbeitet still und diskret, erfolgreich in Studium und Beruf
- ist beispielhaft, wegen innerer Unabhängigkeit
- ist als Ratgeber gesucht
- lebt und zeigt keine Gefühle, daher mitunter Depression
- kann nicht gut entspannen, ist immer "einsatzbereit"

- die starre innere Haltung führt zu Unbeweglichkeit
- oft Rheuma in Knien, Nacken und Rücken
- erlaubt sich nicht, zu weinen; und jede unterdrückte Träne macht uns krank!

VORSCHLÄGE ZUR UNTERSTÜTZENDEN BEGLEITUNG DER THERAPIE:
- ein Tier oder einen Garten versorgen, Pflanzen ziehen
- sich dem Schutz Hilfloser widmen (Kinder, Alte, Tiere, Pflanzen)
- das Einzigartige und Positive in jedem Menschen suchen
- sich nicht bei jedem neuen Kontakt zurückziehen
- Freundschaften pflegen
- die Entfernung zu verringern suchen zu anderen und zu sich selbst

POSITIVE LEITSÄTZE:
- Leben ist Nehmen und Geben.
- Ich kann Liebe und Hilfe geben und empfangen.
- Ich höre andere an, bescheiden und voll Verständnis.
- Ich öffne mich und nehme teil.
- Gemeinsam sind wir stark.

Liebe deinen Nachbarn, reiß aber den Zaun nicht ein.

Besser allein als in böser Gemein.

Ein Lächeln ist die kürzeste Verbindung zwischen zwei Menschen.

Dummheit und Stolz wachsen aus einem Holz.

Hochmut kommt vor dem Fall.

ALLE DEUTSCHLAND

34 Water Violet – Sumpfwasserfeder

Ein tiefer Fluss ist still, ein gebildeter Mensch bescheiden.
MONGOLEI

Aus klugen Kindern werden oft alte Narren.
SCHWEDEN

Größe ist immer bescheiden.
INDIEN

Rühme nicht deine Bescheidenheit, sie geht dadurch verloren.
JIDDISCH

Wenn einer glaubt, etwas zu sein, hört er auf, etwas zu werden.
BENGALEN

Reichtümer und Ruhm sind nur Träume unter den Menschen;
Verdienst und Berühmtheit sind nur Möwen,
die auf dem Wasser treiben.
CHINA

Nichts wird ohne Einsamkeit vollendet.
PABLO PICASSO

Und ich erkannte, dass sie die Stille nötig hatten.
Denn nur in der Stille kann die Wahrheit eines jeden
Früchte ansetzen und Wurzeln schlagen.
ANTOINE DE SAINT-EXUPERY

Wo die Eitelkeit anfängt, hört der Verstand auf.
MARIE VON EBNER-ESCHENBACH

Sieh, des Berges Mond
scheint ja voller Nachsicht auch
auf den Blütendieb!
MATSUO BASHO

*Denn welchem viel gegeben ist, bei dem wird man viel suchen;
und welchem viel befohlen ist, von dem wird man viel fordern.*

LUKAS 12;48

*Über alles Geistige und Intellektuelle, über Philosophie
und Theologie erhaben ist die Hilfsbereitschaft von
Mensch zu Mensch - die Aufgabe, Bruder zu sein.*

ALBERT SCHWEITZER

35 WHITE CHESTNUT - AESCULUS HIPPOCASTANUM - WEIßBLÜHENDE ROSSKASTANIE

Dieser Baum ist uns schon bekannt durch 7 *Chestnut Bud*, die Knospe der weißblühenden Kastanie.

Er ist beheimatet auf dem Balkan, von wo aus man ihn im frühen siebzehnten Jahrhundert in allen gemäßigten Zonen Europas einführte, angeregt durch die Schönheit und barocke Pracht seiner Blüten.

Er entwickelt sich gut auf jedem Boden, wenn er viel Licht und genug Raum hat. Wir finden ihn vorwiegend angepflanzt in Parks und großen Gärten.

Er wächst rasch bis zu seiner vollen Höhe von dreißig Metern und erreicht ein Alter von maximal hundertfünfzig Jahren. Der Stamm ist aufrecht und robust, die Rinde tiefgefurcht und abblätternd. Seine Zweige streckt er strahlenförmig weit aus.

Die großen handförmigen Blätter, die aus fünf bis sieben "Fingern" zusammengesetzt sind, entfalten sich gemeinsam mit den Blüten, je nach Standort zwischen April und Juni.

Die üppigen Blüten wachsen in aufrechten Kerzen (von fünfzehn bis zwanzig Zentimetern Höhe), die kurzen Blütenstiele sitzen an einer kräftigen Mittelachse. Die Einzelblüte ist zygomorph, spiegelsymmetrisch, mit tiefem

Kelch und großen, wie ausgefransten Blütenblättern. Sie ist weiß, aber die weißen Staubgefäße ragen weit aus einem rosafarbenen Kelchgrund mit gelben Flecken. Diese Flecken ziehen Insekten an; wenn der Nektar sich erschöpft hat und die Blüte bestäubt ist, werden sie rot.
Nur wenige Blüten sind zweihäusig und haben einen langen, geschweiften Stempel.
Die Frucht gleicht der der rotblühenden Kastanie; in einer lederartigen, ovalen Fruchthülle mit kurzen, kräftigen Stacheln finden sich ein bis drei harte, braunglänzende Samen mit weißem Nabelfleck.

> *Schlüsselsymptome: pausenlos rotierende, unerwünschte Gedanken – man zermartert sich das Gehirn durch quälenden inneren Dialog*
> *Tugenden: Gelassenheit beim Denken, das sich weder durch äußere Einflüsse, noch in schwierigen Situationen verwirren lässt.*

Zum dritten Mal begegnen wir innerhalb des Bachschen Systems der Kastanienblüte. Der therapeutische Nutzen in Medizin und Volksheilkunde entspricht den Beschreibungen in den Kapiteln 7 bzw. 25, über die Kastanienknospe und die rotblühende Kastanie.
Der wissenschaftliche Name *hippocastanum*, Rosskastanie, ließ uns in Kapitel 7 *Chestnut Bud* der Beziehung zwischen dem Blütenmittel und dem Pferd nachgehen, mehr noch dem Zentauren, dem Pferdmenschen.
In den Mythen und Märchen aller indogermanischen Völker spielt das Pferd eine wichtige Rolle. Nicht nur die Reitervölker schätzten das Tier mit dem großen Kopf, dem sie die Fähigkeit zur Vorhersage und Wahrsagerei zuschrieben; Kopf und Schädel werden in vielen Gegenden bis heute als kräftiges Amulett zur

Die 38 Blüten

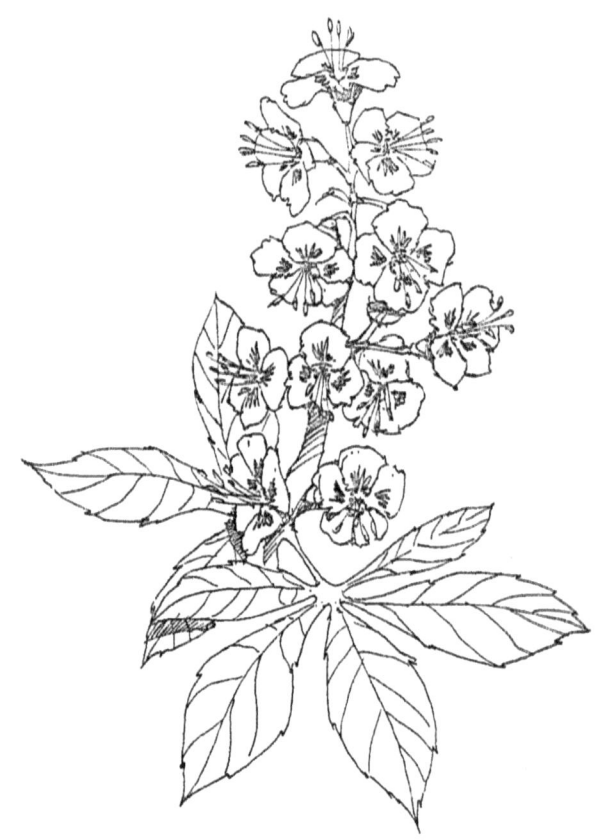

35 WHITE CHESTNUT - WEIßBLÜHENDE ROSSKASTANIE

Abwehr und zum Schutz von Gebäuden gebraucht. Redewendungen, die aus der Pferdezucht oder -haltung kommen, bereichern unsere Sprachen. Den gesunden Menschenverstand nennt man in England *horse sense*, Pferdeverstand, und wenn ein Nordamerikaner jemandem nahelegen will, seine ausufernden Gedanken zu zügeln, sagt er *hold Your horses!*, halte deine Pferde in Zaum!

Parallelen sehen wir auch zu *White Chestnut*: die unerwünscht und pausenlos rotierenden Gedanken lassen sich genauso wenig anhalten wie ein zügelloses, durchgehendes Pferd. Im Deutschen *zügeln* wir unsere Pferde, aber auch unsere Gedanken, Ideen und Phantasien. Die schäumenden Rosse Poseidons, die Springfluten und sturmgepeitschten Wogen, symbolisieren ungezähmte Gedanken und ausufernde, mit uns "durchgehende" Phantasie. Poseidon-Neptun, der das Meer regiert, symbolisiert das Unterbewusste, aus dem Phantasien und unkontrollierbare Gedanken aufsteigen.

In der Blockade *White Chestnut* werden wir, vorwiegend nachts, von all unseren Unsicherheiten, Zweifeln und Ängsten gequält. Sie äußern sich als fortdauernde, unstillbare Gedankentätigkeit, die uns nicht zur Ruhe kommen lässt, wie endlose Schnüre, die uns in einem ausweglosen Teufelskreis gefesselt halten. Wir erleben eine Beklemmung, ähnlich der in *Red Chestnut* beschriebenen, mit dem Unterschied bezüglich der Thematik des Leidens: statt unsere Ängste zu projizieren und uns um das Wohlergehen anderer zu sorgen, richtet sich unsere Besorgnis jetzt auf alles, was uns gerade durch den Kopf geht. Es sieht so aus, als könnten wir kein Problem ruhig und vernünftig angehen; unsere Gedanken beherrschen uns zwanghaft. So lassen sie uns nicht die innere Ruhe und Klarheit finden, die wir brauchen, um uns mit unserem höheren Selbst in Verbindung zu setzen und den nötigen Abstand zu finden, um unsere Probleme lösen zu können.

Wenn der Baum in Blüte steht, mit seinen großen weißen Kerzen, vermittelt er auf die Entfernung ein Bild von Ruhe und Klarheit. Wenn wir uns ihm nähern, verschwimmen die Konturen, die ausgefransten Blüten sind nicht klar gezeichnet, scheinen weiße Flecken zu sein, hingespritzt, um unseren Blick zu irritieren; in gleicher Weise verwirren uns die unerwünschten inneren Dialoge den Verstand.

Bach wählte die weiße Kastanienblüte *"für jene, die sich nicht dagegen wehren können, dass ihnen Gedanken, Vorstellungen und Argumente in den Sinn kommen, die ihnen unerwünscht sind. Das geschieht gewöhnlich in jenen Augenblicken, in denen das momentane Interesse nicht stark genug ist, um ihre Aufmerksamkeit ganz zu fesseln.*
Bedrückende Gedanken drängen sich immer wieder vor, und wenn sie einige Zeit verbannt waren, kehren sie hartnäckig zurück. Sie scheinen sich ständig im Kreise zu drehen und verursachen viel seelische Qual.
Wenn diese unerwünschten, unangenehmen Gedanken da sind, nehmen sie einem den Frieden und machen es unmöglich, nur an die Arbeit, die Freude oder das Vergnügen des Tages zu denken". (Bach)
Die negative, blockierte *White Chestnut*-Persönlichkeit ist unfähig, alle Impulse und Ideen, die ihr Gehirn empfängt, zu ordnen und daraus auszuwählen. Sie kann sich nicht auf das Nächstliegende oder Wichtigste konzentrieren, weil ihr Geist jeden Anstoß aufnimmt, und ihn unentwegt, wie ein Mühlrad, im Kopf herumgehen lässt, sinn- und endlos, vergleichbar einer gesprungenen Schallplatte, die immerfort das gleiche Fragment wiederholt, ohne je anzuhalten oder zum Ende zu kommen.
Scheffer spricht von einer *"egozentrischen, mentalen Habgier"*, die unterschiedslos alle Gedanken an sich rafft und so verhindert, dass jemand die höheren Lebensprinzipien erkennt. Die Ursache der Blockade ist laut Edward Bach gewöhnlich das fehlende Interesse an der Gegenwart. Aber wir sollten uns da nicht verwirren lassen: die Mehrzahl der Personen mit dieser Blockade durchlebt gerade schwierige oder besorgniserregende Situationen, ohne einen Ausweg zu erkennen. Also steht der Text ihrer "Platte mit Sprung" in engstem Zusammenhang mit dem, was sie beunruhigt, wofür sie eine Lösung sucht.

Natürlich gibt es auch, im Gegenteil, den Menschen, der im Moment seine Situation weder lösen kann noch will und sich in rotierende Gedanken flüchtet, die nichts mit dem Grund seiner Sorgen zu tun haben. Er greift gierig jeden geistigen Impuls auf, bis er ausweglos in seinen Gedanken gefangen ist. Diese Flucht können wir häufig bei Schülern und Studenten beobachten, die über Konzentrationsschwierigkeiten klagen (aus diesem Grund gehört *White Chestnut* meist in die Examensmischung).

Für alle, die an dieser mentalen Überfrachtung leiden, verursacht der ewige innere Monolog zweierlei Probleme: erstens können sie sich nicht auf wichtige Arbeiten und Pflichten des Augenblicks konzentrieren, zweitens können sie einfach nicht ausruhen und sich entspannen, weil es ihnen unmöglich ist, ihre Gedanken abzuschalten. Sie sind so in ihren eigenen Sorgen und Gedankenschnüren gefangen, dass sie nicht den nötigen Abstand gewinnen können, um ihre Schwierigkeiten zu beurteilen; sie stehen da wie jemand, der den Wald, in dem er steht, vor lauter Bäumen nicht sieht. Sie sind unfähig, zwischen wichtigen und zweitrangigen Dingen zu unterscheiden. Sie sind mit dem Gedankenkarussell in ihrem Kopf oft so beschäftigt, dass sie oft nicht hören, wenn man sie anspricht, und nicht erkennen, wen sie sehen.

Unter den üblichen körperlichen Folgen fällt eine starke Anspannung des Gesichtes auf, vor allem der Stirn und der mittleren Brauenpartie, mit Schmerzen über und hinter den Augen. Sie runzeln die Stirn, ziehen die Brauen zusammen, knirschen mit den Zähnen, während sie ihre Gedanken gleichsam wiederkäuen.

Gegen den "nervösen", den Spannungsschmerz, empfiehlt es sich, einige Kastanien in der Kleidung zu tragen oder ins Bett zu legen.

Das Blütenmittel kann uns helfen, den Teufelskreis der ständig wiederkehrenden Gedanken zu durchbrechen, Ruhe und geistige Klarheit zu erlangen und wieder Verbindung zu unserem höheren Selbst aufzunehmen.

Wenn wir unsere Mitte und unsere innere Ruhe gefunden haben, sind wir eher in der Lage, unsere Lebensumstände objektiv zu betrachten und unter allen aufsteigenden gedanklichen Impulsen diejenigen auszuwählen, die uns weiterhelfen, und alle außer Acht zu lassen, die nur stören, weil sie unnütz und überflüssig sind.

Personen im positiv entwickelten Zustand von *White Chestnut* strahlen Harmonie und inneren Frieden aus, sie sind konzentriert und entschieden; ihr ruhiger Geist findet konstruktive Antworten und Lösungsmöglichkeiten für alles, was sie bewegt.

Ich möchte noch einmal auf die aktuellen allgemeinen Lebensumstände eingehen. In der ganzen westlichen Welt wurden in den letzten Jahrzehnten die Klagen der Pädagogen, Lehrer und aller mit der Erziehung der Jugend Betrauten immer lauter. Sie beschweren sich über den Mangel an Aufmerksamkeit und Konzentration und über die ständige Zerstreutheit ihrer Schützlinge. Jahre des ständigen engen Kontaktes mit Schülern, Lehrern und Eltern bestätigten mir, dass die weltweite Besorgnis bezüglich dieses Punktes wohl begründet ist.

Leider sind viele Erzieher – Eltern und Lehrer – so sehr überfordert mit ihrer Aufgabe, dass sie es vorziehen, diese Kinder vom Arzt mit Drogen behandeln zu lassen, statt nach geeigneten pädagogischen Mitteln zu suchen. Da es noch keine Langzeiterfahrungen gibt auf diesem Gebiet, sind Tausende von Kindern Versuchskaninchen!

Heutzutage ist die Welt voll von Zerstreuungen, und unser Geist ständigem Bombardement von visuellen und auditiven Reizen ausgesetzt.

35 White Chestnut – Weißblühende Rosskastanie

Es ist schwierig, sich die Lebensumstände unserer Urgroßväter vorzustellen, in einer Kleinstadt oder vielleicht einem Dorf des neunzehnten Jahrhunderts: alles ruhig. Kein Auto. Keine Lautsprecher. Keinerlei Werbung außerhalb der Zeitung (wenn es überhaupt eine gab!). Illustrierte? Flugzeuge? Kino? Radio? Fernsehen? Nachts keine Leuchtreklamen. Gasbeleuchtung nur in den Straßen der großen Städte. Dampflokomotiven, weitab von den bewohnten Zentren. Straßenbahnen und andere Fahrzeuge von Pferden gezogen.

Die Evolution der Menschheit in den letzten hundert Jahren zeigt sich vorwiegend in ihren Erfindungen; Körper oder Geist blieben nahezu unverändert all diesem Neuen ausgeliefert. Zu sehr setzen wir uns und unsere Kinder Sinnesreizen und anderen Anregungen aus und vernachlässigen die Notwendigkeit von Muße, Spiel und Erholungspausen für unsere Sinne. Schon im Kindergartenalter stellen wir unseren Kindern Aufgaben, die sie auf den Konkurrenzkampf "im Leben" vorbereiten sollen; die Zahl der Kinder mit Symptomen von Dauerstress nimmt laufend zu.

Die Toleranzschwelle gegenüber allen Reizen sinkt ständig bei den Sensibleren - während andere immer dickfelliger werden, sich an immer stärkere Stimulantien gewöhnen und nach immer gröberen Reizen und Befriedigungen suchen.

So gesehen macht die moderne Zivilisation uns krank.

Ich will hier nicht behaupten, dass die Blockade *White Chestnut* eine Erfindung des zwanzigsten Jahrhunderts sei, aber ich möchte betonen, dass jemand mit Tendenz zu *White Chestnut* in Momenten der Besorgnis oder des Entscheidungsdruckes in dieser mit Zerstreuungen überfrachteten Welt mehr Schwierigkeiten hat, sich zu konzentrieren und ruhig zu bleiben. Ein Geist, der prädisponiert ist, sich in endlosen inneren Monologen zu verfangen, kann sich nicht gegen dieses

Überangebot von Anregungen wehren, sondern wird zum Spielball von Fremdimpulsen.

Daher bitte ich besonders um eine stärkere Bewusstmachung der Probleme bei der Erziehung und Behandlung der Jüngsten und Schutzlosen.

Ich möchte hier nur kurz ansprechen die ständig wachsende Problematik der permanenten Verfügbarkeit mittels mobiler Telefone und Computer, das Bedürfnis, mit zahlreichen "Freunden" per Internet pausenlos verbunden zu sein – die wachsende Abhängigkeit nicht nur der Jüngeren von ihren Apparaten und Kontakten. Für viele sind die sozialen Netzwerke zum Ersatz für das "echte Leben" geworden...

Der vielleicht besorgniserregendste Gesichtspunkt in diesem Zusammenhang ist der ständige Anstieg der Gewalttätigkeit in aller Welt, in Gang gesetzt und gefördert durch unsere Lebensbedingungen, aktiv und passiv begünstigt durch Film und Fernsehen und die schnelle weltweite Verbreitung entsprechender Szenen und Ereignisse über Internet.

Was wir also tun können und sollten, ist: uns die Mittel ins Gedächtnis rufen, die es uns erlauben, unsere Jüngsten vor einer Vielzahl möglicher Schäden zu schützen.

Wo möglich, sollten wir stärkere Stimulantien zu vermeiden suchen; das heißt etwa: keinerlei Fernsehen für die Kleinsten. Auch kein Spielen mit dem Computer oder Mamis Mobile. Später erlauben wir es, aber in bescheidenem Umfang und immer unter Kontrolle! Schließlich hat jedes Elektrogerät einen Knopf zum Abschalten! Vermeiden wir also auch die ständige Berieselung mit Musik oder Information.

Jedes Kind braucht bis zum Alter von elf, zwölf Jahren noch ziemlich viel Zeit zum kreativen und phantasievollen Spielen, zum Träumen, zum Nachdenken über das Erlebte. Es braucht Stunden der Muße, ohne Anregung von außen. Wenn es keinen Freiraum hat, um seine Erfahrungen mittels Spiel zu verarbeiten, kann es nichts daraus lernen, kann seine Persönlichkeit sich nicht entfalten. Säuglinge und Kleinkinder insbesondere brauchen ruhige, liebevolle Betreuung und eine „natürliche" Umgebung, um elementare und auch komplexere Dinge zu lernen, wie z.B. Beobachtung, Aufmerksamkeit und das Zusammenspiel von Wahrnehmung und zielgerichteter Bewegung. (siehe Kapitel 7 *Chestnut Bud*, die Knospe der weißen Kastanie!)

Vielleicht besteht eine Verbindung zwischen dieser Thematik und einer anderen Erscheinung, die wir in den letzten Jahren beobachten: in dem Maße, in dem die Jugendlichen körperlich früher reifen, verzögert sich ihre geistige und vor allem ihre seelische Entwicklung. Die Diskrepanz im Entwicklungsgrad der verschiedenen Ebenen ist auffallend. **Heutzutage pflegen wir sehr unseren physischen Körper und vernachlässigen fast völlig unsere seelischen und spirituellen Bedürfnisse. All diese Bereiche brauchen jedoch Nahrung und Pflege: wenn wir unseren Kindern nicht die Zeit und Ruhe einräumen, ihre Erfahrungen zu machen und zu überdenken, reifen sie nicht. Und sie werden nicht nur zerstreut und unkonzentriert sein, sondern auch leichter erkranken.**

Aus all diesen Gründen sollten wir soweit wie möglich auf zusätzliche Anregung und Zerstreuung verzichten, vor allem beim Kleinkind. Wir sollten die Einschulung verschieben, bis das Kind mindestens sechs, noch besser sieben Jahre alt ist. Außerhalb der Schule sollten wir seine Zeit nicht zusätzlich mit Sport, gesellschaftlichen Verpflichtungen und Zeitvertreib verplanen. Was es wirklich braucht, sind kreativ ausgefüllte Freiräume, von denen es leider in den meisten Schulen zu wenig gibt. Welche zweifelhaften Ergebnisse erzielen wir für diese Kinder, die angefüllt sind mit Kenntnissen, aber zerrüttete Nerven haben und seelisch und mitunter körperlich krank sind! Der wichtigste Schritt vor der Einschulung kann die Information

über verschiedene Schultypen und ihre Lehrpläne sein. Es gibt an vielen Orten humane und entwicklungs- bzw. kindgemäße Schulen, unsere größten Verbündeten gegen die bequeme Medikamentierung.
Was als Warnung für unsere Kinder gilt, kann auch uns helfen! Nicht nur, wenn eine Tendenz zur Blockade *White Chestnut* vorliegt, ist es geraten, über unsere Gewohnheiten nachzudenken. Wenn wir einige Schwerpunkte verlagern und die *Quantität* unserer Zerstreuungen verringern, können wir ungeheuer viel an Lebens*qualität* gewinnen.

<u>WHITE CHESTNUT, SYMPTOME IN BLOCKIERTEM ZUSTAND:</u>
- ständige ungewollte Wiederkehr von besorgniserregenden Gedanken
- unerwünschte Vorstellungen, fixe Ideen drängen sich auf
- mentale Überaktivität
- Grübeleien über Probleme, man tritt gedanklich auf der Stelle
- diese "gesprungene Platte" lässt sich nicht anhalten
- stumme oder hörbare Selbstgespräche
- Grübeln über bestimmte Ereignisse oder Gespräche: was man besser gesagt oder getan hätte (kombinieren mit 24 *Pine* falls in Verbindung mit Schuldgefühlen und Selbstvorwürfen!)
- der innere Dialog dreht sich im Kreis, ergibt keine Lösungen
- Ideenfolgen, die sich verselbständigen, ungewollt
- fühlt sich eingesperrt, in seinen Gedanken gefangen
- Konzentrationsmangel
- Zerstreutheit, sieht und hört nichts; Unfallgefahr
- Schlaflosigkeit; findet keinen Schlaf oder wacht gegen Morgen auf, mit allen Sorgen, fängt an zu grübeln
- Muskelspannung an der Stirn und über und hinter den Augen
- nervöse oder Spannungskopfschmerzen
- zusammengebissene Zähne, zusammengezogene Brauen
- nächtliches Zähneknirschen, Schmerzen im Kiefergelenk

- chronische Müdigkeit

VORSCHLÄGE ZUR UNTERSTÜTZENDEN BEGLEITUNG DER THERAPIE:
- Atemübungen zur Entspannung
- körperliche Aktivitäten gleichen mentale Überaktivität aus
- Tai-Chi, Yoga, Autogenes Training,
- Sauna, heiße Fußbäder vor dem Schlafengehen
- anregende Getränke vermeiden (Kaffee, Cola, Alkohol, Tee)
- geführte Meditation, in Gruppen oder über einen Text
- Ruheräume schaffen, ohne Musik und Zerstreuung
- kreative Hobbies oder Spiele, die die rechte Hirnhälfte beschäftigen, z.B. kochen, bauen, töpfern, malen, musizieren
- unerwünschte Bilder und Vorstellungen durch Visualisierung abstellen (verbrennen, begraben, versenken, in die Wüste schicken; "reinigen" unter der Dusche oder beim Bad im See)

FÜR KINDER:
- handwerkliche Betätigung und Spiele
- Basteln in Gruppen, mit natürlichen Materialien
- Teigkneten und Brotbacken
- Ballspiele, die Geschicklichkeit erfordern

POSITIVE LEITSÄTZE:
- Mein Denken ist konzentriert, klar, konstruktiv.
- Klarheit, Konzentration, Konstruktivität!
- Alle meine Ebenen sind im Gleichgewicht.
- Friede und Harmonie durchströmen mich.
- Ich konzentriere mich auf das Wesentliche.
- Jede Lösung entspringt meiner inneren Ruhe.
- Die Lösung taucht im rechten Augenblick auf.

Die 38 Blüten

*Dass die Vögel der Sorge und des Kummers über deinem Haupte
schweben, kannst du nicht ändern; aber du kannst verhindern,
dass sie Nester in deinem Haar bauen.*

CHINA

Der Mensch denkt und Gott lenkt.

DEUTSCHLAND

*Wenn man schlafen geht, soll man
die Sorgen in die Schuhe stopfen.*

SCHWEDEN

*Glück hilft nur manchmal, Arbeit immer. Kümmerst du dich
um ein Unglück drei Jahre lang nicht, wird es dir zum Segen.*

INDIEN

*Die Weisheit des Lebens besteht darin,
das Unwesentliche auszuschalten.*

CHINA

*Das Beste ist die tiefe Stille, in der ich gegen die Welt
lebe und wachse und gewinne, was sie mir mit Feuer und
Schwert nicht nehmen können.*

JOHANN WOLFGANG VON GOETHE

*Darum sorget nicht für den anderen Morgen; denn
der morgende Tag wird für das Seine sorgen.
Es ist genug, dass ein jeglicher Tag seine eigene Plage habe.*

MATH.6;34

36 WILD OAT - BROMUS RAMOSUS - WALDTRESPE, WILDHAFER

Der Wildhafer ist eine hohe Graspflanze, die auf feuchten Böden wächst, vorzugsweise im Schatten von Hecken oder Waldrändern. Jede Pflanze besteht aus einigen schlanken, behaarten Halmen von eineinhalb Metern oder mehr.
Der Halm ist umhüllt von schmalen, behaarten Blättern, die nicht breiter sind als fünfzehn Millimeter.
Die Waldtrespe blüht wie der Hafer in lockeren, hängenden Rispen, mit kleinen Ähren an den Enden. Die Blüten haben weder Kelch noch Farbe oder Duft. Es sind harte Spelzen die - wenn sie sich zwischen Juni und August öffnen - zwei winzige federartige Stempel und drei lange und feine Staubgefäße hervorstehen lassen.
Die Bestäubung erfolgt durch den Wind, wie bei allen Gräsern und Getreidepflanzen.

> *Schlüsselsymptome: Unzufriedenheit wegen Zweifeln an der Bestimmung – Unentschiedenheit zwischen vielen Möglichkeiten*
> *Tugenden: Klarheit bezüglich Bestimmung und Lebensziel – Fähigkeit, verschiedene Berufe zu integrieren – Identifikation und Selbstverwirklichung*

Der Wildhafer gehört zur Familie der Süßgräser, *poaceae*, die Gräser und Getreide einschließt. Vor Urzeiten folgten die nomadisierenden Jäger den Zügen der großen Herden, die als Pflanzenfresser über die Grasgründe der großen Ebenen zogen. Das Sesshaftwerden als Voraussetzung für Zivilisationen und Großkulturen begann mit dem Anbau von Getreide; nach den langen Wanderjahren des Nomadenlebens entschieden sich

Die 38 Blüten

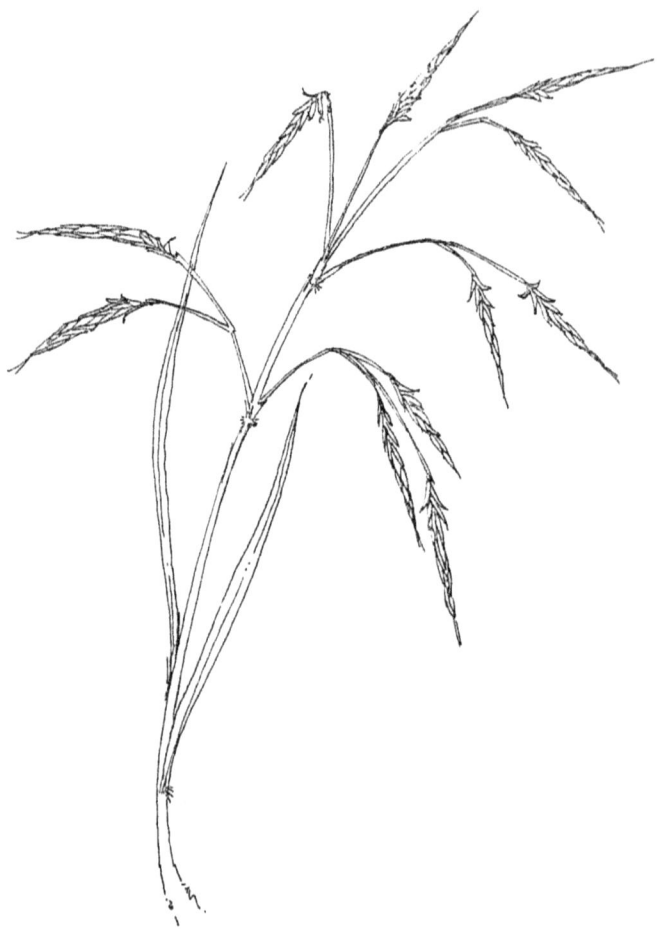

36 WILD OAT - WALDTRESPE, WILDHAFER

viele Stämme für die relative Sicherheit des häuslichen Lebens und des Ackerbaus.

Im Gegensatz zu dem starken und entschiedenen Wachstum der Getreide, wächst der Wildhafer verstreut und vereinzelt; mit seinem feinen, biegsamen Halm ist er ein Spielzeug des Windes, ohne definierte Wuchsrichtung. Weil er sehr hoch und leicht ist, scheint er fast nichts Irdisches an sich zu haben, scheint unsicher zu sein in Bezug auf Sinn und Ziel seines Lebens.

Es ist möglich, dass die unauffällige Pflanze gerade deshalb die Aufmerksamkeit von Dr. Bach erregte, der sie all jenen zudachte, *"die den Ehrgeiz haben, in ihrem Leben etwas Außerordentliches zu leisten, die viel Erfahrung sammeln und alles genießen möchten, was das Leben ihnen zu bieten hat, die sich des Lebens in vollen Zügen erfreuen wollen. Ihre Schwierigkeit besteht darin, zu entscheiden, welcher Beschäftigung sie nachgehen sollen; denn obgleich ihr Ehrgeiz groß ist, fühlen sie sich von keiner Berufung besonders angezogen.*

Dies kann zu Verzögerungen und Unzufriedenheit führen."

Die Blüte ist typisch für Heranwachsende mit weit gefächerten Begabungen, die - gleichsam nomadisierend - sich nicht festlegen wollen, um sich alle Möglichkeiten offenzuhalten. Auch mancher Erwachsene hat diese Charakteristik, scheint unreif zu sein, der ewige Jüngling, der Verpflichtungen meidet und von einer wichtigen Rolle in der Zukunft träumt, von einem Leben außerhalb der eingefahrenen Normen. Er verliert leicht den Kontakt zur Realität, wie die 9 *Clematis*, die Gefangene ihrer Träume und ihrer Luftschlösser sind. Die *Wild Oat* bleiben in der Unentschiedenheit stecken, wegen ihrer vielen Interessen und Begabungen und ihrer Sehnsucht danach, etwas Außergewöhnliches zu leisten. Sie können tausend Dinge anfangen und keines beenden, weil nichts sie befriedigt oder ihnen sinnvoll erscheint. Gelangweilt und enttäuscht, fangen sie mit etwas Neuem an, nur um es auch wieder aufzugeben.

Sie können mehrere Male das Studienfach wechseln, den Beruf, das Haus, den Partner, und finden doch nie Ruhe.

Sie wollen in keiner Weise und mit niemandem eine Verpflichtung eingehen. Daher lieben sie auch alles

Unkonventionelle, wollen in ihrer eigenen, unüblichen Art leben und handeln. Da sie das Außergewöhnliche suchen, kann es sein, dass sie sich mit seltsamen - manchmal gefährlichen - Personen oder Gruppen einlassen oder irgendeiner Sekte verfallen, der sie gewöhnlich bald wieder entfliehen möchten, wenn sie nicht durch starke Beeinflussung und Kontrolle zurückgehalten werden.

Indem sie immer neue ehrgeizige Projekte aufnehmen, sind sie doch nie zufrieden, denn ihre Unentschiedenheit verhindert, dass sie sich einer Sache vollständig verpflichten. Da sie so ihre Energie und ihre Fähigkeiten zersplittern, können sie auch ihre Talente nicht alle voll nutzen. Auf diese Weise wiederholen sich häufig unbefriedigende Situationen, und aufgrund unerfüllter Berufungen oder Wünsche können Depressionen auftreten.

Weil sie ständig im Zweifel sind, ob sie das Rechte tun oder nicht, können sie sich nie richtig verpflichten - aber eine oberflächliche Arbeit befriedigt sie nicht.

Ich möchte hier noch einmal auf die Ähnlichkeit der Worte *Suche* und *Sucht* hinweisen (siehe Kapitel 1 *Agrimony*). Die Persönlichkeit *Wild Oat* scheint in ewiger Jugend zu leben: immer auf der Suche nach dem Sinn, dem richtigen Leben, der Seelenaufgabe. Da sie den rechten Weg nicht sieht, ist es wahrscheinlich, dass sie den falschen einschlägt oder in der Sackgasse einer Abhängigkeit landet, z.B. dem Hunger nach Zerstreuung, nach Vergnügungen; der Fress-, Arbeits- oder Karrieresucht; oder vielleicht dem unstillbaren Drang, Personen des andern Geschlechts zu erobern.

Sie versucht also, die vage Sehnsucht, die innere Leere, völlig unangebracht mit Vergnügungen oder extravaganten Ausschweifungen zu füllen. In ihrer jugendlichen Egozentrik bleibt sie im Materiellen hängen und sucht ihre Befriedigung nur in der Außenwelt.

Aber weder der Kauf von Luxusartikeln, noch exotische Reisen oder eine besonders interessante Arbeit, ein ausgefallener Sport, auch nicht das schnellste und eleganteste Auto können die innere Leere ausfüllen; im Gegenteil verstärken sich die Frustration und Depression, weil die Person im Unterbewusstsein sehr wohl weiß, dass sie den falschen Weg eingeschlagen hat und (noch) nicht ihrer Berufung nachgeht.

Die *Wild Oat* erinnern uns an zwei Tierkreiszeichen, die Zwillinge und - mehr noch - den Schützen. Die entsprechenden Herrscher, Merkur und Jupiter, sind die beiden Planeten mit der "jüngsten" Ausstrahlung, sie haben sehr viel mit dem Verhalten der Heranwachsenden zu tun. Merkur und die Zwillingsgeborenen zersplittern ihre Aktivität und ihren Geist in tausend Dingen gleichzeitig; und Jupiter (dessen Name *Jove* z.B. im Spanischen schon das jugendliche Flair zeigt: *joven, juvenil* für jung und jugendlich) läuft immer Gefahr, sich in der *Suche* zu irren und bei einer *Sucht* zu landen. Das Thema des Schützen ist die spirituelle Suche, die nach dem Wesentlichen, dem Sinn; aber der totale Materialismus, in dem wir heute leben, führt gerade auch viele Schützegeborene auf den falschen Weg des Konsums und der Sucht.

Die Blockade *Wild Oat* ist in der Jugend normal: die Jungen müssen sich erst orientieren, ihnen stehen alle Möglichkeiten im Leben noch offen, und selten sehen sie ihre Zukunft so klar vor sich, dass sie sich ernsthaft auf eine Sache einlassen.

Aber auch der Erwachsene kann vorübergehend von dieser Blockade betroffen sein, vorzugsweise in den schwierigen Jahren der Lebensmitte, der *midlife crisis*, wenn ein Mann fühlt, dass sein Leben ohne Höhen und Tiefen dahingeht, dass seine Blütenträume nicht reiften; es demütigt und deprimiert ihn, dass er seine Bestimmung und seine Wünsche enttäuscht sieht. Dann macht er sich häufig durch pubertäres Verhalten lächerlich: er sucht sich eine jüngere Frau, ein sportlicheres

Auto, trägt jugendliche Kleidung und überfordert sich nicht selten, indem er versucht, jugendliche Kraft zu demonstrieren bei Sport oder Tanz.

Eine vergleichbare Situation durchläuft die Frau zu Beginn der Wechseljahre, oder wenn ihre Kinder aus dem Haus gehen. Die Reaktion kann die gleiche sein, wie wir sie für den Mann beschreiben. Kinder, die in diesem Lebensabschnitt ihrer Mutter geboren werden, verdanken ihr Dasein nicht selten der Angst vor der Leere, die die Mutter auf sich zukommen sah.

Wenn eine Frau Probleme mit der Sexualität hat, kann eine *Wild Oat* - Blockade vorliegen; falls sie nicht bereit ist, Verantwortung zu übernehmen, wenigstens nicht in diesem Lebensbereich.

Aber sowohl ein Mann als auch eine Frau können noch in der Lebensmitte *Wild Oat* positiv leben, wenn sie fähig sind, andere Ziele anzusteuern und etwas völlig Neues anzufangen - manchmal das, was sie in ihrer Jugend erträumten - und so sich endlich ihrer Lebensaufgabe zuzuwenden.

Die positiv entwickelte Persönlichkeit *Wild Oat* pflegt trotz ihrer zahlreichen Talente und Fähigkeiten sich nicht zu zersplittern, sondern schafft es, einer Hauptrichtung zu folgen. Obwohl sie sich auf den verschiedensten Gebieten ausgebildet hat und mehrere Berufe gleichzeitig ausüben kann, verliert sie ihren roten Faden nie aus dem Auge, bündelt und ordnet alles, was sie tut, einem übergeordneten oder höheren Ziel unter. Sie ist voll einverstanden mit allem, was sie realisiert. Mit Begeisterung und Interesse führt sie zu Ende, was sie anpackt, immer mit einer gewissen schöpferischen und fruchtbaren Unruhe, offen für neue Möglichkeiten. Und das Leben bietet ihr immer neue Gelegenheiten, es verläuft abwechslungsreich.

Nimmt eine Person das Blütenmittel ein, beruhigt sie sich, hört auf mit dieser atemlosen Suche und Erwartungshaltung. Indem sie sicherer wird und klarer sieht, kann sie ihre Ziele

ohne große Umwege ansteuern. Selbst wenn ihre Erfahrungen jetzt weniger verschiedenartig sind, lebt sie sie intensiver und weniger oberflächlich; sie versucht, nicht nur immer das Rechte zu tun, sondern es auch gut und richtig zu machen. **Ihre Lebensfreude wächst mit einer Vielzahl von neuartigen Erfahrungen.** Mit der Zeit kann sie guten Kontakt zu ihrem höheren Selbst herstellen, erfühlt auf diese Weise, was jede Situation von ihr erfordert und kann mit ihren vielfältigen Talenten dem großen Ganzen dienen.

Edward Bach sagt, wir *"wollen im Leben die Aufgabe finden, die uns am meisten fesselt und uns ihr verschreiben. Wir wollen diese eine Sache zu einem Teil von uns machen, so dass sie so natürlich ist wie unser Atem. So natürlich, wie es für die Biene ist, Honig zu sammeln, und für den Baum, seine alten Blätter im Herbst abzuwerfen. (...) Wenn wir die Natur erforschen, stellen wir fest, dass jedes Geschöpf (...) seine Rolle darin spielt, seine eigene und besondere Aufgabe darin hat, mit der es das gesamte Universum unterstützt und bereichert".*

Wild Oat ist, gemeinsam mit 15 *Holly*, einer der "Katalysatoren" unter den Blüten. Immer, wenn es so aussieht, als brauche jemand eine Vielzahl von Blüten gleichzeitig, hilft *Wild Oat* die Situation klären. Schon nach einer Einnahme von wenigen Tagen sieht man deutlich, welche Blüten der Patient braucht. Und so wie *Holly* geeignet ist für die raschen, aktiven Menschen vom Typ Yang, gibt man *Wild Oat* den eher langsamen, ruhigen Yin-Typen. Es leitet einen Prozess der Reinigung und Erleichterung ein, der anregend wirkt in passiven Zuständen mit Energiedefiziten.

Die Unentschiedenheit ist der gemeinsame Zug der beiden Blüten, die sich durch das Fehlen von Blütenblättern und Farbe von anderen unterscheiden: dem Wildhafer und dem Einjährigen Knäuel. Aber auch der Unterschied zwischen beiden ist klar: 28 *Scleranthus* kann sich nicht zwischen zwei

Möglichkeiten entscheiden, und aufgrund seiner größeren Erdnähe handelt es sich dabei meist um praktische, aktuelle Probleme, während *Wild Oat*, die leichte, luftige Pflanze, mehr mit Konzepten, Seelenproblemen und Lebenszielen zu tun hat.

WILD OAT, PROBLEME IN BLOCKIERTEM ZUSTAND:
- Orientierungslosigkeit, Ziellosigkeit
- Langeweile, Unsicherheit und Frustration, weil man seinen Weg noch nicht gefunden hat
- weitgestreute Talente und Ideen
- Ehrgeiz, etwas Außerordentliches, etwas Wichtiges im Leben zu leisten; weiß aber nicht, was
- Schwierigkeiten, sich bis zum Ende auf eine Sache zu konzentrieren
- sieht zu viele Möglichkeiten, kann sich keiner richtig widmen
- probiert ständig etwas Neues aus, ohne je zufrieden zu sein
- Beschäftigung mit vielen Dingen gleichzeitig
- lebt in unangemessenen Berufen, Häusern, Beziehungen
- beständig auf der Suche nach Sinn und Ziel, innere Leere
- Unzufriedenheit und Langeweile bis hin zu totalem Fehlen von Lebensfreude wegen unangemessener Lebenssituation
- Depression oder Krisis in der Lebensmitte
- Depression und Unzufriedenheit wegen unerfüllter Träume und Berufswünsche
- aus Mangel an Konzentration vergeudet man seine Energien
- vielfältige, aber ungenutzte Talente und Möglichkeiten
- immer Lust, sich auf neue Projekte zu stürzen
- will und kann sich nicht festlegen, findet sich daher wiederholt in unbefriedigenden Situationen
- vor lauter Orientierungslosigkeit kann man nicht einmal die kleinen Freuden genießen - man erwartet immer etwas
- Tendenz, den Kontakt zur Wirklichkeit zu verlieren
- Depression, weil weder Beschäftigung noch Perspektiven

- ständige Erwartungshaltung; Kompensierung dieser Haltung durch Arbeit, Vergnügen, Konsum, Eroberungen ...

DAS BLÜTENMITTEL HILFT
- Personen vom Typ Yin, die eine Vielzahl von Charakteristiken ohne klare Tendenzen zeigen
- Personen, die durch Kaiserschnitt entbunden wurden (weil sie sich bei der Geburt nicht klar "entscheiden" mussten, sie müssen das erst lernen)
- Arbeitswütigen, Schürzenjägern, allen Süchtigen
- den unentschieden herumvagabundierenden "Nomaden"
- Wurzeln zu schlagen!
- Interessen und Begabungen zielgerichtet zu bündeln, zu fokussieren und so das Lebensziel, die Lebensaufgabe zu finden
- bei sexuellen Schwierigkeiten, wenn sie durch Ablehnen der Eigenverantwortung entstanden sind
- bei undefinierten Krankheitsbildern, wie z.B.: allgemeines, unspezifisches Unwohlsein; Übelkeit ohne konkrete Störungen; Schwäche ohne erkennbaren Grund; Entzündungen, die nicht zum Ausbruch kommen

VORSCHLÄGE ZUR UNTERSTÜTZENDEN BEGLEITUNG DER THERAPIE:
- Meditation und Tai-Chi üben Konzentration und Disziplin
- Erbitten geistiger Hilfe
- weniger neue Pläne schmieden und erst einmal alles Angefangene zu Ende führen
- die verschiedenen Interessen nach Wichtigkeit ordnen, um einige parallel auszuüben (Arbeit, Kurse, Hobby im Haus, etc.), ohne dass ein Berufswechsel nötig ist
- die "weltlichen" Wünsche einem Ziel unterordnen

Die 38 Blüten

<u>POSITIVE LEITSÄTZE:</u>
- Ich finde meinen Weg und meine Aufgabe.
- Ich gehorche meiner Berufung.
- Ich erfülle mein Schicksal.
- Ich öffne mich für die Intuition.
- Ich höre auf meine innere Stimme.
- Mit meinen Talenten diene ich dem großen Ganzen.
- Meine Begabungen sind Teil des großen Ganzen.

Die Zeit vergeht, und ehe man sich's versieht,
ist für die Blumen, die man im Herbst nicht gesät hat,
die Zeit gekommen, nicht zu blühen.

Anonym

Wer lange wählt, geht am Ende leer aus.

Das Alter ist die zweite Kindheit.

Beide Rumänien

Eine Alte, die tanzt, wirbelt viel Staub auf.

Unzufriedenheit findet keine Ruhe.

Feuer, Feuer, viele Töpfe, und in jedem nur eine Erbse.

Ein Hund, der viele Hasen aufscheucht, tötet keinen.

Viel Knoblauch im Mörser kann der Stößel nicht zerstoßen.

Alle aus Spanien

37 WILD ROSE - ROSA CANINA - HAGROSE, HECKENROSE

Eine Wildform der Rose stammt aus den gemäßigten Klimazonen Europas; sie findet sich geschützt an Waldrändern, auf Lichtungen, in Dornenhecken, Hainen und an sonnigen Wegrändern.

Der Strauch mit den langen, gebogenen Zweigen kann bis zu drei Meter hoch werden. Die Zweige sind glatt, aber mit starken, in Wurzelrichtung gekrümmten Stacheln besetzt.

Die Mehrzahl der glänzenden gefiederten Blätter wächst gegen die Zweigspitzen hin. An einem Blattstiel sitzen sieben, manchmal fünf ovale, gesägte Blättchen, von dunklem Grün.

Je nach Standort blüht die Rose zwischen Mai und August. Eine bis drei Blüten sprossen an den Zweigenden. Sie recken sich dem Sonnenlicht entgegen, öffnen weit die fünf herzförmigen Blütenblätter, weiß oder rosafarben, die in ihrer Mitte unzählige orangegelbe Staubblätter haben. Der Stempel verbirgt sich fast in der Tiefe, in der Mitte, geschützt von den Kelchblättern.

Dort entwickelt sich zwischen August und Oktober die Frucht, die charakteristische rote Hagebutte mit ihrer schwarzen Kappe.

> *Schlüsselsymptome:* Resignation – Lustlosigkeit – Apathie
> *Tugenden:* Lebenslust, vitales Interesse an den täglichen Dingen – Hingabe an das eigene Schicksalsgesetz – Freude an der Gestaltung

Von alters her ist die Rose bekannt als "Königin der Blumen". In den Hochkulturen von Kreta, Mesopotamien, Ägypten und anderen wurde selbst die schlichte Wildform verehrt als heilige Blume der Großen Göttin. Sie ist das Symbol der Liebe, des

Die 38 Blüten

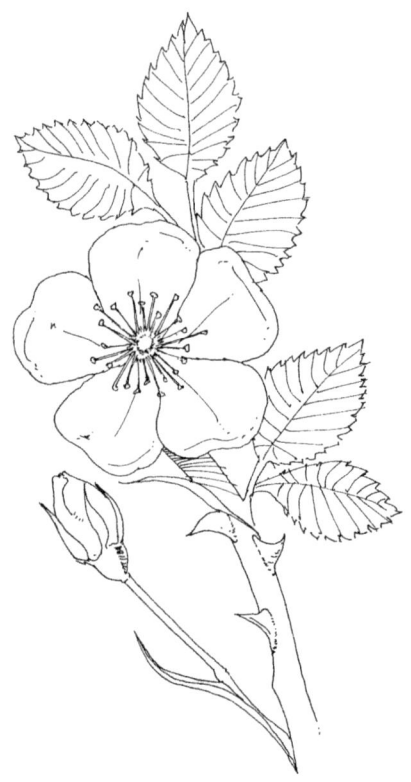

37 WILD ROSE - HAGROSE, HECKENROSE

Blutes, des Weiblichen. Sie hat - wie alle *rosaceae* (siehe Kapitel 6 *Cherry Plum*) - mit Venus zu tun; darum verordnet man bis in unsere Tage Aufgüsse ihrer Frucht, der Hagebutte, um die von Venus geschützten Organe zu reinigen. Der "Wasserdoktor" Sebastian Kneipp beteuerte, dass diese Behandlung Grieß und Steine aus Niere und Blase zum Verschwinden bringe.

Die Hagebutte enthält neben anderen heilenden Substanzen reichlich Vitamin C; sie steigert die körpereigene Abwehr derart, dass man sie sogar bei Krebserkrankungen unterstützend anwendet. Rosenpräparate setzt man ein gegen Sterilität, als Aphrodisiakum und gegen Falten- und Narbenbildung.

Wie so oft ist Mars nicht fern von seiner Geliebten Venus: wir finden ihn in den harten "Dornen", im Rot des Blutes und des Eisens der Früchte und einiger Rosenarten. Mars schreibt man auch die blutstillenden und zusammenziehenden Eigenschaften der Pflanze zu.

Der wissenschaftliche Name *rosa canina*, "Hundsrose", erinnert daran, dass der Rose im Altertum gegen die Tollwut wirksame Kräfte zugeschrieben wurden. Eine andere Erklärung dafür finden wir im Mythos ihrer Herkunft von *Sirius*, dem hellsten Stern im Sternbild des Großen Hundes, des *Canis majoris*.

Die Darstellung der Rose in der bildenden Kunst, der Literatur, in Mythen, Märchen, Legenden und Sitten zeigt - neben ihrer großen Schönheit - ihren symbolischen Stellenwert.

Der Kontrast zwischen den zarten und schönen Blütenblättern und den eisenharten, spitzen Dornen wiederholt sich in der Symbolik: die Rose bedeutet Liebe und Tod, Vergnügen und Weisheit. Sie begleitet orgiastische Fruchtbarkeitsriten, Bankette mit lasterhaften Ausschweifungen und Totenfeiern. In den Orakeln kündet die weiße Form den Tod oder eine tiefgreifende Veränderung; daher bringt man den Kranken in England und in Deutschland keine weißen Rosen.

Eine Unterhaltung *sub rosa*, das heißt, mit einer über dem Tisch aufgehängten Rose, verpflichtete in der Antike alle Gesprächsteilnehmer zu rigorosem Stillschweigen über das Gesprochene.

Um an die Schweigepflicht zu mahnen, findet man im Schmuck der Beichtstühle bis ins achtzehnte Jahrhundert hinein Rosen im Überfluss.

Die alten Griechen und Römer trugen Rosenkränze, um den Geist zu stärken; aus dem gleichen Grund meditieren die Sufis mit einem Tropfen Rosenöl über dem Dritten Auge.
Wie der tausendblättrige Lotos versinnbildlicht die Rose höchste Bewusstheit.
Mit dem Christentum wandelte sich die Bedeutung der Rose. Von einem Symbol der Venus, des sinnlichen Liebesgenusses, wurde sie zum Symbol der Passion Christi und seiner Wundmale.
In der christlichen Ikonografie findet sich die archetypische Dualität der Lilie und der Rose (siehe auch Kapitel 29 *Star of Bethlehem*).
Rose und Lilie sind wie Sonne und Mond, Erde und Himmel, Blut und Milch, Körper und Seele.
Die reine weiße Lilie, angefüllt mit Flüssigkeiten, weich, gleichsam unirdisch, immateriell, ist das Attribut des Jesusknaben und des Erzengels Gabriel der Verkündigung. Die rote Rose, deren Stamm und starker Wurzelstock holzig sind, ist viel "körperlicher" als die Lilie; sie spricht uns von Erde, Liebe und Leidenschaft, aber auch von der Fleischwerdung Christi, und auf Bildern spricht sie von seinem Leiden, Blut und Tod.
Auf vielen Gemälden begleitet die Rose die Jungfrau Maria, die irdische Mutter des Menschensohns. Sie sitzt dort in einem Rosengarten oder wird geschützt von einer Rosenhecke, dem "Rosenhag". Der Rosenkranz ist eine Kette von Gebeten, von "geistigen Rosen" zu Ehren Marias.
Auf dem berühmten und sehr spirituellen Isenheimer Altar von Matthias Grünewald finden sich beide, die Lilie und die Rose, auf dem Weihnachtsbild. Der Leidensweg Christi ist der Weg von der weißen Lilie zur roten Rose.
In alten Zeiten konnte der Mensch nicht aus eigener Anstrengung sein geistiges Ziel erreichen. Wie das Hexagramm, der zusammengesetzte Sechsstern der Lilie, symbolisiert, war

das Eindringen der göttlichen Dreiheit in die Materie notwendig; der Mensch musste von oben her vom Numinosen, vom Geistigen durchdrungen werden. Die rote Rose dagegen symbolisiert den für unser Zeitalter angemessenen Weg: die bewusste Vergeistigung des Menschen. Sie entspricht dem Pentagramm, dem Fünfstern, der entsteht, wenn man einen Stern über die äußere Mitte der fünf Blütenblätter zeichnet, dabei immer eines überspringend.

Um zu verstehen, was uns die Rose lehren kann, verfolgen wir die Bedeutung der Zahl Fünf in der antiken Numerologie: Bei den Ägyptern stand sie für die Tiefe, das Grab, den Tartaros; bei den Hebräern für Gerechtigkeit, Strenge, Furcht; bei den Griechen bestand ein Zusammenhang zwischen dem Wort für Fünf, *penta*, und dem Universum, *pan.* Für Plutarch verkörperte die Fünf die "Ehe", die Polarität, Trennung und Vereinigung der Geschlechter, das Kreative, Schöpferische; bei den Hindus steht sie für die Schaffung der Individualkräfte; Fünf ist die Anzahl der Elemente bei den Chinesen, den Manichäern und bei Aristoteles. Fünf sind die Wesensglieder des Menschen, deren Harmonie Gesundheit anzeigt (Paracelsus und Kepler).

Die fünf Sinne dienen uns zum Be-*greifen* der materiellen Welt; mit den ausgestreckten fünf Fingern der Hand greifen wir in die Materie hinein, um frei zu agieren, so wie die Wurzel des Rosenstocks beim Wachsen in die Erde eindringt.

Das noch aktuelle astrologische Zeitalter, das fünfte, wird vom Sternbild der Fische beherrscht. Der entsprechende Himmelsabschnitt weist sehr wenige Sterne auf, er gilt als dunkle Region, wo Leid, Verzweiflung und Tod herrschen und die Dämonen.

Aber mit dieser Ära entsteht der neue Mensch aus dem alten, der noch von Gott geschaffen und geführt wurde.

In der Anthroposophie ist die Fünf die Zahl der Entscheidung, der *crisis*. Das fünfte Glied des Menschen ist das höhere Selbst, das für Entscheidungsfreiheit steht, für den Willen zum Guten oder zum Bösen.

Für den in den Geheimlehren der Ägypter geschulten Pythagoras war die Fünf das Numinose, das über den vier körperlichen Gliedern des Menschen angebracht war. So entstand das Pentagramm, als Geheimzeichen der *Pythagoräer*. Der Fünfstern, der auf zwei Spitzen steht, zeigt die Proportionen eines Menschen mit ausgebreiteten Armen und gespreizten Beinen; die fünfte Spitze markiert den Ort, wo - nach Sokrates - der reinste Teil der Seele schwebt, ein Stern, der *daimon*, der uns leitet, das Chakra, das uns mit der höchsten Energie verbindet.

Er ist ein heiliges und magisches Symbol. Wie der Rosenhag gewährt er Schutz und Schirm gegen die Mächte des Bösen. Er steht für den freien und schöpferischen Willen, das mögliche Ergebnis des vom Göttlichen durchdrungenen Menschen. Drehen wir ihn, dass er auf einer Spitze steht, scheint er ein fallender Stern oder Engel zu sein, steht so für das Tier in der Apokalypse, den Menschen als bloßes Geschöpf, ohne Freiheit und eigene schöpferische Kraft.

Versuchen wir, alle Bedeutungen und Begriffe zu sichten, die etwas mit der Zahl Fünf oder mit dem Pentagramm zu tun haben, ordnen sie sich zu einer gemeinsamen Aussage. Die Rose, durch ihre Verwandtschaft mit der Fünf und dem Pentagramm, ist eng mit unserem Zeitalter verknüpft.

Getrennt von der "automatischen" Quelle, die uns mit dem Geist durchdrang, müssen wir heute Gebrauch machen von der erreichten Entscheidungs- und Handlungsfreiheit. Selbst schöpferisch, ohne Guru, ohne Meister, muss jeder von uns sich bereiten, den *Meister in sich* zu finden, in Kontakt zu kommen mit seinem Geistigen Ich, seinem höheren Selbst.

Es scheint so, als brauchten wir die dunklen, dämonischen Kräfte und das Leid unseres Zeitalters, damit jeder einzelne seinen inneren Meister und seinen besonderen Weg finde.
Gemäß der Symbolik der roten Rose und ihrer Verknüpfung mit dem Leiden Christi, erreichen wir die Vergeistigung über das Kreuz und den Tod und erhöhtes Leid, und durch die bewusste Läuterung der Triebe und Leidenschaften.
Goethe, der hierin den Schriften des Plutarch folgt, gibt dieser Überzeugung poetische Form im "Lied des Harfners" (Fragment):

> *Wer nie sein Brot mit Tränen aß,*
> *Wer nie die kummervollen Nächte*
> *Auf seinem Bette weinend saß,*
> *Der kennt euch nicht, ihr himmlischen Mächte!*

Das Rosenkreuz, das alte Symbol der ersten Rosenkreuzer, zeigt einen Kranz aus sieben roten Rosen, die sich um den Schnittpunkt der Balken eines schwarzen Kreuzes ordnen. *"Das Kreuz steht für das vernichtete Niedere der Triebe und Leidenschaften; die Rosen dagegen sind Sinnbild für ein Blut, das Ausdruck ist für geläuterte, gereinigte Leidenschaften und Triebe"* (Rudolf Steiner).
An keltischen und germanischen Traditionen kann man das Vertrauen dieser Völker erkennen in die Abwehrkräfte der Rose gegen Dämonen und gegen das Böse. Die Bezeichnungen Heckenrose und Hagrose erinnern an den uralten Brauch, hegende, schützende Rosenhecken um heilige Orte zu pflanzen. Das Motiv wurde in vielen Märchen und Mythen dieser Kulturen, auch Kunstwerken überliefert.
In "Dornröschen" umschließt eine lebende Einfriedung aus wilden Rosen das Schloss, und während hundert Jahren vermag sie niemand zu durchdringen. Der Grund: wenn die Prinzessin,

unsere Seele, in die Pubertät eintritt und ihr Verstand erwacht, vergisst sie ihre wahre, spirituelle und unschuldige Natur und fällt in einen tiefen Schlaf; erst als der Prinz, unser höheres Selbst, kommt und sie küsst, können sie und alle Gefährten ihrer - und unserer - Unschuld wieder erwachen.

Wir erlauben uns eine oberflächlichere Betrachtung des Märchens: der negative *Wild Rose*-Zustand gleicht einem tiefen Schlaf aller Lebensgeister. Er ist die Resignation vor den Anforderungen des Lebens. Die Ursache scheint mitunter geringfügig - wie die Spindel, an der die Prinzessin sich verletzt - aber die betreffenden Personen fallen in Apathie, wie jene, *"die sich ohne genügenden Grund in Gleichgültigkeit allem ergeben, das geschieht, die einfach durchs Leben treiben, es annehmen, wie es sich bietet, ohne irgendeine Anstrengung zu unternehmen, die Dinge zu bessern und etwas Freude zu finden. Sie haben sich dem Lebenskampf klag- und widerstandslos ergeben"*. (Bach)

Die Person fühlt weder Trauer noch Niedergeschlagenheit; die Blockade *Wild Rose* geht viel tiefer als die Verzweiflung von 13 *Gorse*. Sie lebt den Zustand der Dekompensation von 38 *Willow* (siehe Kapitel *Die 12 Schienen*); sie lässt jetzt das Jammern und Klagen, bemitleidet sich auch nicht, fühlt lediglich Resignation. Apathie und Fatalismus sind so groß, ihre Bewegungen so langsam und die Stimme so tonlos, dass alle in ihrer Umgebung vor Langeweile fast einschlafen (wie der Hofstaat der Prinzessin!).

Die Person ergibt sich der völligen Tatenlosigkeit - nicht wie *Willow*, die Besserung fordert – glaubt, dass sich nie wieder etwas zum Guten wenden könnte; sie kämpft nicht mehr, verliert jegliches Interesse daran, zu handeln und etwas zu verändern. Aber nichts bleibt stehen, alles fließt, das Leben ist ein ständiger Wechsel; so nähern wir uns mit *Wild Rose* dem Tod. *"Resignation, die dazu führt, dass man nur ein teilnahmsloser Passagier auf der Lebensreise wird, öffnet unsagbar schädlichen Einflüssen Tor und Tür, die ansonsten niemals Gelegenheit hätten, in uns einzudringen, solange unserem täglichen Leben der Geist und die Freude des Abenteuers innewohnt".* (Bach)

Manchmal stammt die Blockade aus den ersten Tagen des Neugeborenen, wenn die Mutter nicht auf sein verzweifeltes Weinen reagiert. Erschöpft und müde gibt es schließlich auf. Es fühlt sich vollständig verlassen und versinkt in Apathie. Es kann weder Lebensinteresse entwickeln, noch Eigeninitiative, sondern nur noch vegetieren.

Eine unpassende Arbeit, die keinerlei Befriedigung vermittelt, eine unglückliche Ehe, auch eine chronische Krankheit der Person selbst oder eines Angehörigen können in einen negativen *Wild Rose*-Zustand führen: es gibt keine Hoffnung mehr, lediglich Resignation; der Zustand ist passiver als 30 *Sweet Chestnut*, wo die Person sich fast am Ende fühlt, am Rande der Resignation.

Der Betreffende hat keine Kraft mehr, ist immer müde, blass, mit niedrigem Muskeltonus, er spricht möglicherweise mit schwacher, ausdrucksloser Stimme.

Es kann vorkommen, dass die Blockade unterschwellig existiert, schwer zu erkennen ist, weil die Person sie mit Aktivität zu kompensieren trachtet; möglicherweise aus Pflichtgefühl, beeinflusst durch 22 *Oak*; oder auch, indem sie ihren wahren Zustand hinter der jovialen und fröhlichen Maske von 1 *Agrimony* verbirgt.

Eine vorübergehende Blockade kann auftreten nach einem großen Verlust, vor allem nach dem Tod eines Kindes oder nach einer Fehlgeburt; aber auch im umgekehrten Fall, wenn jemand viele Kinder und wenig Mittel hat, sie zu ernähren, und es kündigt sich ein weiteres Kind an.

Liegt eine unsichtbare Blockade vor und wird nicht behandelt, vereitelt sie die erfolgreiche Behandlung auch anderer Blockaden. Wenn jemand irgendwann einmal eine Zeit der Resignation durchlief, ist es wahrscheinlich, dass er immer noch *Wild Rose* braucht, auch wenn es nicht sichtbar ist. Der Blockade geht fast immer ein *Willow*-Zustand voraus; wahrscheinlich manchmal einer von 17 *Hornbeam*, wenn jemand die Routine seines unglücklichen Lebens einfach nicht mehr erträgt und klaglos zu einer apathischen Akzeptanz aller Umstände findet.
Nimmt er das Blütenmittel, wachsen ihm sichtbar neue Kräfte zu. Er scheint befreit aufzuleben. Das Interesse am Leben nimmt wieder zu.
Im transformierten *Wild Rose*-Zustand gewinnt die Lebenslust die Oberhand. Die täglichen Pflichten führen nicht zur Langeweile durch Routine, da man jetzt ein vitales Interesse an den alltäglichen Dingen hat. Es kann sein, dass man stark motiviert wird, neue Ziele anzusteuern. Misserfolge dienen dazu, sie energisch in Erfolge umzuwandeln, und um die eigene Beweglichkeit und Kreativität unter Beweis zu stellen.
In positivem *Wild Rose*-Zustand gestaltet man sein Leben, man verwirklicht sich selbst, indem man den Gesetzen seines höheren Selbst folgt, und man gibt sich angesichts unerwarteter Schwierigkeiten und hoffnungsloser Situationen nicht geschlagen.
Die Blockade *Wild Rose* scheint in den Jahren der Jahrhundert- und Jahrtausendwende zum Massenphänomen geworden zu sein, und es gibt - ich weiß es zumindest von Europa und Südamerika - immer mehr Patienten mit einer Blockade *Wild Rose*.
Viele Menschen fühlen sich ohnmächtig angesichts der großen Herausforderungen unserer Zeit. Wenn sie sehen, dass die Politiker und andere Mächtige und Verantwortliche die

Hoffnungen der Mehrheit enttäuschen, fühlen sie sich schutzlos deren Machtinteressen ausgeliefert und verfallen der Resignation, der Apathie.

Weltweit befinden sich die Völker, die Institutionen, die Wirtschaft in einer Krise. Allen Anstrengungen um den Frieden zum Trotz führen viele Völker immer noch Kriege, während andere ihre Kriegslust unverhüllt zur Schau stellen.

Die allmähliche, aber ständig schneller voranschreitende Zerstörung der Erde und ihrer Bio-Sphäre durch wirtschaftliche Interessen ist ein weiteres Thema.

Wie sehr brauchen wir also gerade heute die Botschaft der Rose! **Wir müssen ganz bewusst durch Dunkelheit und Leid gehen, müssen unseren inneren Meister suchen. Wir müssen aus unserem Dornröschen-Schlaf und unserer Gleichgültigkeit erwachen, um unsere Entscheidungsfreiheit zu nutzen und den zerstörerischen Kräften widerstehen zu können. Die Eigenschaften der Rose werden uns dabei unterstützen: die Liebe, die schöpferische Kraft und die Lebensenergie.**

Unsere Widerstandskraft und zähe Beständigkeit werden uns helfen, damit eines Tages die Menschheit den Materialismus hinter sich lassen und aus ihrem hundertjährigen Schlaf erwachen kann zu einer neuen Spiritualität, die die Erfordernisse der äußeren Welt und der Erde nicht vernachlässigt.

Schon in diesen Jahren kann man Zeichen der Hoffnung wahrnehmen.

Und - seit die Erde sich in ihrem großen Reinigungs- und Wandlungsprozess befindet, sind in verschiedenen Ländern innerhalb mehrerer Blütensysteme Sets mit Rosenessenzen entstanden.

Die Edelrosen sind legitime Töchter der Wildrose, und so helfen uns ihre Essenzen bei der Entfaltung unseres spirituellen Potentials. Stufe für Stufe begleiten sie unseren

Die 38 Blüten

Entwicklungsweg, helfen uns zu reifen und uns zu wandeln, im Einklang mit der Erde, die unsere Unterstützung braucht.
Mit den Rosenenergien lernen wir innerlich weiterzukommen ohne darüber unsere Aufgaben „in der Welt" zu vergessen.

WILD ROSE, SYMPTOME IN BLOCKIERTEM ZUSTAND:
- Resignation angesichts unangemessener Lebenssituation
- Apathie und Resignation auf allen oder nur auf einem Sektor
- kämpft nicht mehr, gibt sich geschlagen
- Fehlen von Energie, Lust, Antrieb und Motivation zu Veränderung oder Verbesserung der Lage
- Resignation trotz günstiger Lebensumstände
- langsam in Gestik und Bewegungen, ausdruckslose Stimme
- geistige Apathie, kein Interesse, unterschwellige Traurigkeit
- sexuelle Apathie: Frigidität, Impotenz, keine Lust
- Eisenmangel, niedriger Blutdruck, Blässe
- Appetitlosigkeit, Arbeitsunlust, Langeweile
- innere Leere durch ereignis- und problemloses Leben
- kraftloses, apathisches Dahinvegetieren, Gleichgültigkeit
- keine Freude, keine Spontaneität, überhaupt kein Gefühl
- Fatalismus nach Jahren unglücklicher Ehe, ungeliebter Arbeit
- Resignation angesichts fruchtloser Versuche, in der Welt etwas zum Besseren zu wenden, den Frieden zu erhalten u.a.
- Resignation angesichts fortschreitender Zerstörung unseres Planeten: Regenwald, Flüsse, Seen, Landschaften, Ozeane
- Überdruss durch Alltäglichkeit, Ereignislosigkeit
- Resignation nach Verlust eines Kindes, nach einer Fehlgeburt
- Resignation durch lange Arbeitslosigkeit: keiner braucht mich!
- Resignation durch Überlebenskampf in der Armut, ohne Aussicht auf Besserung der Situation
- Jahrelanger Gefängnis- oder Zuchthausaufenthalt
- hält Blockade für Normalzustand, ohne Selbstmitleid, Klagen

- bei chronischer Erkrankung gibt der Patient sich auf, kämpft nicht mehr, vernachlässigt seine Pflege und Behandlung
- kommt nur in die Sprechstunde aus Pflichtgefühl oder auf Druck von Angehörigen; kein Vertrauen in die Behandlung

VORSCHLÄGE ZUR UNTERSTÜTZENDEN BEGLEITUNG DER THERAPIE:
- eigene negative Haltung erkennen und Notwendigkeit einsehen, sie zu verändern
- kreative Hobbies, die Kraft und Phantasie erfordern, z.B. Tonarbeiten, Holzschnitzen oder Bildhauern
- Mannschaftssport betreiben, der Wendigkeit und Kreativität erfordert

POSITIVE LEITSÄTZE:
- Froh nehme ich mein Leben in die Hand.
- Das Leben schenkt mir die Möglichkeit der Freiheit!
- Ich nutze meine Freiheit für ein schöpferisches Leben.
- Meine Entscheidung ist: Freiheit und Veränderung!
- Mein Leben wird reicher und froher von Tag zu Tag.
- Wenn ich will, scheint mir morgen die Sonne!

Nicht immer freut man sich der Ruhe und des Friedens.
Und doch sind Unglück und Zerstörung nicht das Ende.
Wenn das Gras vom Steppenfeuer verbrannt ist,
sprosst es im Sommer neu.

MONGOLEI

Es ist besser, eine Kerze anzuzünden,
als über die Dunkelheit zu klagen.

CHINA

Bis zum Tod ist alles Leben!

SPANIEN

Die 38 Blüten

Hoffnung ist das Brot der Unglücklichen.

FRANKREICH

Solange man singt, ist die Kirche nicht aus.

DEUTSCHLAND

*Auch aus Steinen, die in den Weg gelegt wurden,
kann man Schönes bauen.*

JOHANN WOLFGANG VON GOETHE

*Ich habe Brot gekauft und rote Rosen geschenkt bekommen;
wie glücklich bin ich, beides in meinen Händen zu halten!*

KATAHARA HAKUSHU

38 WILLOW - SALIX VITELLINA - DOTTERWEIDE, GELBE WEIDE

Die Weide, wie auch die Espe, 2 *Aspen*, gehört zur Familie der *salicaceae*. Mit ihren dreihundert Arten und zahlreichen Kreuzungen ist sie in allen gemäßigten und kalten Zonen der Nordhalbkugel zu Hause. Einige Arten finden sich auch in Südamerika.

Sie wachsen bevorzugt in feuchten Wiesengründen und im sandigen Gelände entlang der Fluss- und Bachläufe, am liebsten in zeitweiligem Überschwemmungsgebiet. Manchmal wachsen sie direkt im Wasser.

Die von Bach gewählte *salix vitellina* ist eine Unterform der Silberweide, der *salix alba*. Sie wächst sehr schnell bis zu einer Höhe von fünfundzwanzig Metern; der Stamm mit seiner gelblichgrünen, grob gefurchten Rinde verzweigt sich nach vier, fünf Metern. Die biegsamen, dotterfarbenen jungen Zweige haben dem Baum den Namen gegeben: *vitellina*, dotterartig.

Die schlanken lanzettförmigen Blätter mit fein gesägtem Rand sind etwa sechs bis zehn Zentimeter lang. Ihre Oberseite ist glatt und dunkelgrün, die Unterseite bläulich-grün, mit dichten weißen Härchen.
Die Pflanze ist zweihäusig; die grünen weiblichen Kätzchen und die kleinen männlichen wachsen auf verschiedenen Bäumen. Letztere sind die typischen silbrigen runden Kätzchen, die sich im April und Mai üppig mit gelben Pollen bedecken. Sie haben keine Kelchblätter.
Der Baum stellt eine wichtige Bienenweide dar, weil er zu den ersten Blühern im Frühjahr zählt und seine gelben Kätzchen und leuchtenden Tragblätter vor allem Bienen und Hummeln zur Bestäubung anlocken.
Die Frucht ist eine Doppelkapsel, die einen leichten Haarschopf hat, mit dem der Wind sie davonträgt.

> *Schlüsselsymptome:* Verbitterung, Groll, Ressentiment – Aufsässigkeit
> *Tugenden:* Fähigkeit, das Schicksal anzunehmen und aktiv zu erwidern – Selbstverantwortung – Optimismus – Flexibilität – Auflehnung gegen alte Regeln

Die Weide mit ihrer überbordenden Lebensenergie bietet, mit all ihren Unterarten, ein gewohntes Bild an den Ufern der Flüsse, wo sie genug Wasser für ihr rasches Wachstum findet.
Das weiche Holz dient höchstens zu Pfosten, "Weidepfählen"; noch heute nutzt man die starken Wuchskräfte der Weide für besondere Einzäunungen: man steckt frische Zweige in den feuchten Grund, wo sie Wurzeln treiben und ausschlagen.
Der Nutzen der Weide wurde immer bestimmt durch die Biegsamkeit ihrer Ruten, die man zu allen Arten von Korbarbeiten verwendete, auch - bis ins zwanzigste

Jahrhundert hinein - für die geflochtene Basis der Lehmausfachungen von Fachwerkhäusern. Der geringe Wert des Holzes und die Nützlichkeit der Ruten formte das bekannte Bild des Baums: ein niedriger Stamm, aus dessen

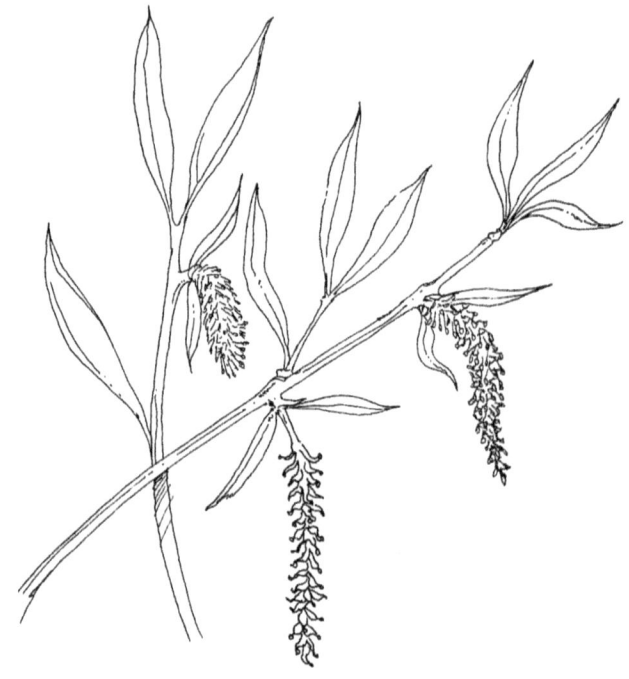

38 WILLOW - DOTTERWEIDE, GELBE WEIDE

grobwuchernden Narben alter Verletzungen strahlenförmig die begehrten glatten und gelben Winterzweige wachsen.
Der Baum ist auch wertvoll durch ein Glykosid, das natürliche Salicin seiner Rinde und Blätter. Daraus bereitete man während Tausender von Jahren Aufgüsse, die man so einsetzte wie heutzutage das *Aspirin*, eine synthetische Salizylsäure (siehe Kapitel 2 *Aspen*). Im Mittelalter waren Heiltees aus

Weidenrinde das übliche Mittel gegen Kopfschmerzen. Das Salicin des Baumes, der im Überschwemmungs- oder Sumpfgebiet gedeiht, lindert Schmerzen, die durch feuchte Kälte hervorgerufen werden, reinigt den Körper von Harnsäure, die rheumatische Beschwerden oder Gichtschmerzen verursacht. Außerdem wirkt es schweißtreibend und damit fiebersenkend - es scheint, als würde das Salicin die hohen Körpertemperaturen in die kalten Wasser seines Ursprungs ableiten.

Das Studium der Märchen und Mythen, Lieder und Bräuche verschiedener Völker zeigt, dass die Weide seit Urzeiten als Zauberbaum gilt, dass sie zu tun hat mit der Melancholie, dem Tod und dem Selbstmord; mit Schicksal, Bann und Entzauberung. Sie ist ein "Mondbaum", wie man aus ihrem raschen Wachsen an Flüssen, Seen und Quellen erkennt, Orten, die immer etwas Beunruhigendes haben. Der Volksglaube bringt sie in Verbindung mit der Nacht und den Katzen, mit Nymphen und Hexen; die Mythologie mit Hekate und Proserpina-Persephone, den Schicksals-, Zauber-, Mond- und Todesgöttinnen.

Die Korkenzieherweide nimmt eine Sonderstellung ein: man sagt ihr nach, dass sie wie mit einer Antenne die negativen Einflüsse der Umgebung anzieht, wie Neid und Verwünschung, und sie auf das nächststehende Haus überleitet, wo sich dann die Missgeschicke häufen.

In alten Zeiten fühlte der Mensch sich in bestimmten Situationen ohnmächtiger als heutzutage. Er war in größerem Umfang abhängig von den Unbilden der Natur und so einem - oft grausamen - Geschick ausgeliefert.

Für jedes Unglück, das ihn betraf, suchte er eine Erklärung außerhalb seiner Person und seines Einflussbereichs. Er machte Götter und Geister, Hexen und übernatürliche Kräfte für alles verantwortlich. Seine einzige Form von "Eigen-

Verantwortlichkeit" war das Gefühl von Schuld, die Strafe verdient. So versuchte er, sein Geschick oder Gott zu beeinflussen, indem er Reue zeigte und Besserung versprach.

In der germanischen und keltischen Kultur ist die Weide der Baum des Unheils, aber wir haben es hier wie immer mit den zwei Seiten der Medaille zu tun: Tod und Geburt, die lebendigen und die finsteren Mächte. Weidenkörbe umschlossen die Menschenopfer, und Weidengeflecht ist bis heute in Nordeuropa beliebt als Material für die Wiegen und Bettchen der Neugeborenen.

Es gab Heilriten, um Krankheiten, körperliche oder seelische Schmerzen auf die Weide zu übertragen. Um sich von großer Sorgenlast zu befreien, konnte man sie in die biegsamen Weidenzweige "einflechten".

Die Weiden, ihre Ruten und die Orte, an denen sie wachsen, spielen auch eine wichtige Rolle in den Riten zur Entzauberung, zum Schutz und zur Verteidigung; allgemeiner gesprochen, um das Geschick und die Launen des Schicksals zu beeinflussen.

Wir Heutigen sind "imprägniert" vom Christentum und beeinflusst von der Aufklärung, dennoch folgen die meisten von uns mehr oder weniger den Spuren ihrer Urväter: geht es uns schlecht, stößt uns ein Unglück zu, fühlen wir uns nicht verantwortlich. Wir suchen die Ursache außerhalb unserer Einflusssphäre, in Verwünschung, dem Neid anderer, einer Laune Gottes, einem bösen Geschick.

Für manche ist es nicht genug, die Verantwortung abzuschieben, sie sind auch unfähig, Leid, Misserfolg und Unglück zu akzeptieren, weil sie davon überzeugt sind, ein gutes und leichtes Leben verdient zu haben. Für sie soll das Leben ein vergnüglicher Sonntagsspaziergang sein, nicht etwa eine Schule oder Prüfung. Diese Personen hatte Edward Bach im Sinn, als er herausfand, wie die Weide über ihr Blütenpräparat, 38 *Willow*, wirkt: *"Für jene, die ein*

Missgeschick oder Unglück erlitten haben und dies schwer ohne Klagen und Verbitterung annehmen können, da sie das Leben vor allem nach dem Erfolg beurteilen, den es ihnen bringt.

Sie haben das Gefühl, so schwere Prüfungen nicht verdient zu haben; sie meinen, es sei ihnen Unrecht widerfahren und werden verbittert.

Oft zeigen sie weniger Interesse und sind weniger aktiv in Bezug auf jene Dinge, die ihnen früher Freude und Befriedigung gebracht haben."

Zwar explodieren sie nicht oder werden aggressiv, aber sie beschweren sich ununterbrochen, ihren Groll und ihre Wut wiederkäuend. Sie vergiften das Klima mit ihrer destruktiven Haltung und ihrem Neid. Sie suchen ständig das Haar in der Suppe. Sie entdecken Schwierigkeiten bei jedem Schritt, sind immer schlecht gelaunt und echte Spielverderber.

Es sieht so aus, als genössen sie ihre Rolle als Opfer, als Misshandelte, die alle Ungerechtigkeit der Welt erleiden.

Sie nähren ihren Neid und ihre Verbitterung, indem sie alles Negative auf sich beziehen. Im Katastrophenfall sehen sie nicht, dass alle leiden, sondern sie betrachten jede Unannehmlichkeit als ihr privates Pech. Diese Haltung entbehrt oft nicht einer gewissen Lächerlichkeit: regnet es, reagieren sie, als würden sie als einzige nass; im Hochsommer beschweren sie sich über die Sonne, als würden alle anderen die Hitze nur genießen.

Es scheint, als würden sie sich unentwegt die rhetorische Frage stellen "Warum ausgerechnet wieder ich?!" - auch wenn allgemeine Schwierigkeiten alle berühren.

Außerdem vergleichen sie ständig ihre Situation mit der der anderen, anscheinend mit dem einzigen Zweck, sich vom Schicksal, den Institutionen, den Ärzten, der Politik usw. ungerecht behandelt zu fühlen: "Ich habe so viel im Leben gelitten, ich verdiene jetzt ein besseres Leben. Was haben der und jener getan, dass sie mehr Glück haben als ich?!"

Manchmal fühlen sie sich schon in jungen Jahren als Opfer, verglichen mit ihren Geschwistern oder Spielkameraden; sie glauben, dass ihre Eltern und Lehrer immer die anderen vorziehen. In einigen Fällen grenzt der negative Zustand von *Willow* an Verfolgungswahn.

Es gibt *Willow-* Personen, die, obwohl schon hochbetagt, immer noch die Schuld für all ihre Fehlschläge den Eltern in die Schuhe schieben. Bedauerlicherweise gibt es in der Psychotherapie immer noch eine Strömung, die diese unreife Haltung unterstützt, statt dem Patienten dabei behilflich zu sein, die Verantwortung für sich und sein Leben selbst zu übernehmen.

Gewöhnlich pflegen diese Menschen all ihre Enttäuschung über nicht gelebte Träume und Ideale; sie übertragen ihre negativen Gefühle auf die geeignete Person oder Institution. Manchmal hüten sie ihren Groll lange, ohne ihn zu zeigen, käuen ihn wieder, schlucken ihn hinunter. Ihre Bitterkeit nimmt zu und schädigt in selbstzerstörerischer Weise ihren Verdauungstrakt: die "heruntergeschluckte" Bitterkeit und Aggressivität kann zur Folge haben, dass der Magen sich selbst verdaut, sich also ein Magengeschwür bildet.

Die Blockade kann Leber-, Darm- und Magenprobleme verursachen, in Form von Gastritis, Geschwüren oder Krebs. Ein anderer Effekt der Autoaggression ist Rheuma. Bei rheumatischen Schmerzen ist es gut, sich zu fragen, wem sie in Wirklichkeit zugedacht waren.- Viele Menschen leiden gleichzeitig an Rheuma und Magen-Darmstörungen.

Der Gesichtsausdruck einer blockierten *Willow*-Persönlichkeit ist bitter. Tiefe Falten, die von den Mundwinkeln zum Kinn verlaufen, zeigen die negative Einstellung deutlich.

Nach Auskünften von Sehern zeigt sich die negative Ausstrahlung auch in einer dunklen, opaken Aura.

Der große Irrtum der *Willow* ist, dass sie jeglichen Zusammenhang zwischen unserer inneren und der uns umgebenden Welt und ihren Ereignissen leugnen. Sie erkennen nicht, dass die subjektiv wahrgenommene Außenwelt der getreue Spiegel unserer Vorstellungen und Erwartungen ist.

Erwarte ich ständig den Misserfolg, werde ich natürlich versagen. Meine Angst zieht das Unglück an. Jede negative Projektion ist fatal, weil sie sich in der materiellen Welt manifestieren wird. Wer immer auf das Schlimmste gefasst ist und sich ewig als Opfer fühlt, wird mit der Zeit Opfer sein.

Willow wirkt wie eine Verstärkung, eine Fortsetzung von 12 *Gentian* (siehe Kapitel 12 *Gentian*, 37 *Wild Rose* und *Die 12 Schienen,* 4: 12-38-37), ein logischer, sehr verbreiteter Prozess. Die vierte Schiene ist zusammen mit der achten, 26-1-6, eine der wichtigsten in der therapeutischen Praxis (*Gentian*: „Es wird wieder alles schiefgehen." - *Willow*: „Ich kann nichts tun." – *Wild Rose*: „Da ist Garnichts mehr zu machen.").

Die blockierte Persönlichkeit ist nicht nur unfähig, einen kausalen Zusammenhang zu erkennen; sie fürchtet und flieht die Eigenverantwortung. Indem sie immer die Ursache, die "Schuld" an ihrem Unglück, nach außen projiziert, hindert sie sich selbst daran, aktiv und konstruktiv in ihr Schicksal einzugreifen.

Darin zeigt sich eine äußerst materialistische und unreife Haltung; der blockierte Charakter *Willow* nährt sich nicht an geistigen Quellen, er ignoriert sein höheres Selbst und seine innere Stimme. Er richtet seinen Blick nur nach außen und sucht - und findet! – bei andern all das Schöne und Gute, das er nicht hat: materielle Güter, Erfolg, gute soziale Stellung, berufliche Anerkennung. Gleichzeitig sieht er mit Bitterkeit und Selbstmitleid alles Unglück und alle Widrigkeiten, die er als - seiner Meinung nach - einziger Unglücklicher erdulden muss.

Blind für die Probleme der anderen, scheint es ihm nur natürlich, dass alle Welt ihm hilft und ihn bemitleidet. Eigentlich verlangt er das direkt von den anderen, während es ihm kaum in den Sinn kommt, selbst anderen zu helfen. Er ist kein Schmarotzer, er fühlt sich lediglich so vom Schicksal übergangen, dass es ihm nur recht und billig erscheint, eine Kompensation seitens der vom Schicksal "Begünstigteren" anzunehmen.

Beim Heranwachsenden ist diese Blockade weit verbreitet und äußert sich vorwiegend in Rebellion gegen die Autorität der Alten und Institutionen, gegen festeingewurzelte Traditionen, Schemata, Sitten. Die Halbwüchsigen lehnen alles ab, aber ihre Aufsässigkeit führt nicht zur aktiven Revolution, die die Bedingungen ändern könnte.

Die Blütenessenz fördert eine Bewusstmachungsarbeit, um das Schicksal annehmen zu können, und stärkt gleichzeitig unsere Eigenverantwortlichkeit und konstruktiven Möglichkeiten.

Das ist Schwerstarbeit für jemanden mit einer charakterlichen Blockade. Es ist viel einfacher, einen vorübergehenden Zustand zu besiegen, wie er zum Beispiel bei jemandem auftritt, der durch Krankheit oder Unfall behindert ist. Es ist verständlich, dass er in einer ersten Etappe auf die Gesunden blickt und bitter fragt "warum ausgerechnet ich?" War die Grundtendenz vorher aktiv und positiv, wird es nicht lange dauern, bis die Person ihren neuen Zustand annehmen und bessern und ihm sogar positive Seiten abgewinnen kann.

Nicht immer sind es die großen Verluste, die schweren Schicksalsschläge, die einen solchen vorübergehenden Zustand *Willow* auslösen. Manchmal genügt ein kleiner Misserfolg, eine verpasste Gelegenheit, ein materieller Verlust, damit jemand, der zu *Willow* tendiert oder *Gentian* verkörpert, sich geschädigt und machtlos fühlt und die anderen, "Glücklicheren", mit Neid betrachtet.

Um aus dem negativen Zustand herauszufinden, muss die Person den alten Groll loslassen und ihre Negativität und ihr

Selbstmitleid besiegen. Danach erst kann sie sich mit ihrem Schicksal aussöhnen.

Wenn sie die Analogien zwischen Mikrokosmos und Makrokosmos kennt und versteht, die Beziehungen zwischen Innenwelt und Außenwelt, zwischen ihrem Denken, Fühlen und Wollen einerseits und den äußeren Ereignissen andererseits, wird sie in der Lage sein, ein selbstverantwortliches Leben zu führen.

Sie wird nie geahnte Möglichkeiten und Wege entdecken und in jeder neuen Situation flexibel zu positiven und konstruktiven Lösungen finden.

Die positiv entwickelte Persönlichkeit *Willow* ist nicht Opfer, sondern der voll verantwortliche Meister seines Schicksals.

Das bedeutet aber nicht, dass wir <u>alles</u> mit unserem Geist und unserem Willen erreichen können. **Es gibt in jedem Leben unveränderliche Bedingungen, Beschränkungen und Abhängigkeiten, die schon bei unserer Geburt festgelegt sind; sie helfen uns, zu lernen und uns zu entwickeln. Alles ist uns dienlich: die Hindernisse, um zu wachsen, wenn wir sie besiegen, und die Talente und Fähigkeiten, um uns zu unterstützen, während wir unsere Aufgabe erfüllen.**

Hält das Leben für eine Person nur Leid und Unglück bereit, scheint uns dies ungerecht und wir sehen keinen Ausgleich. Manchmal muss ein Mensch in seinen ersten Lebensjahren viel erleiden, um die Bescheidenheit und Stärke zu erlangen, die er für seine Lebensaufgabe braucht. Wenn sich sein Leben vollendet, ist er vielleicht selbst in der Lage, eine Art Gleichgewicht oder Gerechtigkeit in allen Erlebnissen festzustellen. Aber manchmal kann man, auch wenn man ein ganzes Leben überblickt, keinen Ausgleich erkennen.

Dann müssen wir verstehen und bescheiden anerkennen, dass wir mit unseren beschränkten Sinnen nicht in der Lage sind, *alles* wahrzunehmen. Wir brauchen dann das Vertrauen in eine höhere Gerechtigkeit, in ein ausgleichendes Karma. Das bedeutet, dass unsere Taten sich ausgleichen, das Verschuldete und das Erlittene während der Dauer eines einzigen überschaubaren Lebens oder, außerhalb der Möglichkeiten unserer Wahrnehmung, in der Folge all unserer Leben.

Mit dieser Sicherheit scheint es leicht, die unveränderlichen Bedingungen anzunehmen und auf dieser Grundlage zu versuchen, die veränderlichen zu verbessern. Dabei wird unsere Kraft wachsen und das Vertrauen, dass immer im rechten Moment die passende Hilfe kommt.

Solche Schicksalsannahme hat nichts mit Fatalismus zu tun, denn dieser schließt immer Resignation ein, Passivität. Nein, im Gegenteil erlaubt uns diese Haltung, alle Verantwortung für unser Leben und unser Karma auf uns zu nehmen.

Der alte Weidenbaum, bedeckt von Wunden und Narben, ist uns ein Beispiel. In jedem Jahr schneiden die Korbflechter seine Ruten ab, und trotzdem ist der Baum nie gekränkt, vergeht er nie vor Selbstmitleid. Nein: seine Antwort auf diese Grausamkeit besteht im schnellen Wachstum neuer geschmeidiger Zweige. Die Verteidigung der Weide ist ihr Optimismus und ihre lebenskräftige Reaktion.

Wenn uns ein Unglück begegnet, sollten wir nicht unsere Energie durch Klagen und Groll verschwenden; wir sollten versuchen, das Unabänderliche mit Gelassenheit zu akzeptieren und - flexibel wie die Weidenruten - die Situation nach unseren Möglichkeiten und Kräften zu verbessern.

Nur, wenn wir die Bedingungen annehmen, können wir darauf ein besseres Leben aufbauen, ein positives Karma, und sind so die Meister unseres Schicksals.

Ein kleines Kind und ein Untertan haben weder die Freiheit noch den Platz für Eigenverantwortung: sie sollen nur gehorchen. Aber in den letzten zweihundert Jahren hat die Freiheit der Völker und der Individuen allgemein zugenommen. **Größere Freiheit schließt immer größere Verantwortung ein;** alle, die gegen die Bevormundung kämpften, haben das gewusst.

Aber es sieht so aus, als hätten wir die Zeit nicht genutzt, um gut zu lernen, wie man mit Freiheit und Demokratie umgeht. Wenn in einem Volk der Wohlstand gedeiht, verwandeln seine Bürger sich leicht in Sklaven ihrer Wünsche und des Konsums; parallel dazu verlangen sie mehr Sicherheit, treten ihre Verantwortung voll an den Staat ab, an die Erziehungseinrichtungen, an die Versicherungen. Sie machen wirklich die Schulen für die Erziehung ihrer Kinder verantwortlich, die Ärzte zur Erhaltung oder Wiederherstellung ihrer Gesundheit, den Staat für ein ständig wachsendes Einkommen und eine sichere Rente. Nur wenige antworten auf die Forderungen ihres Lebens. Die jüngste Generation lernt sich genauso zu verhalten, aufgrund ihrer Erziehung und des Beispiels; einerseits lehnt sie die Verantwortung ab, andererseits verlangt sie laut nach der Freiheit, ihren Launen zu leben.

Für Staaten und Erziehungsanstalten ist es schon immer bequemer, wenn sie es mit willfährigen und passiven Personen zu tun haben; daher unterstützen sie gewöhnlich weder die Erziehung zu Eigeninitiative noch die zu Eigenverantwortung. Je weniger Freiheit ein Land kennt, umso weniger respektiert seine Regierung den Willen und die Bedürfnisse seiner Bürger, und umso stärker wird deren Ohnmachtsgefühl.

Zu diesen Problemen gesellt sich seit den neunziger Jahren ein anderes Phänomen. Es herrscht weltweite Besorgnis über die Zukunft unseres Planeten, seiner Natur und der Menschheit. Gerade in materialistischen Zeiten und Kulturen wächst die Furcht und schwindet das Vertrauen in den Sieg des Lebens.

Viele leben in unerklärlicher Angst wegen der Jahrtausend-Wende, und in konkreten Ängsten vor Naturkatastrophen und jenen anderen, die verursacht werden durch Machtgier, Habsucht oder menschliches Versagen. Weltweit erleben wir Krisen im Bereich der Friedensbemühungen, der Wirtschaft und des Arbeitsmarktes, und in der letzten Zeit mehren sich Terroraktionen fanatisierter radikaler Gruppen.
Weil sie gar keine positiven Aussichten erkennen können, fühlen sich viele Menschen, vor allem die Jugendlichen, machtlos ihrem Schicksal ausgeliefert. Darum ist *Willow* einer der verbreitetsten Seelenzustände in diesen Jahren.
Wir müssen erkennen, wie ungeheuer wichtig die Erziehung ist in Bezug auf die Eigenverantwortung, die Verantwortung dem Leben gegenüber, die die einzig reife, erwachsene Haltung ist.
"Man verlangt von uns nicht, dass wir alle Heilige, Märtyrer oder Berühmtheiten werden. Den meisten von uns sind bescheidenere Aufgaben zugedacht. Aber man erwartet von uns allen, dass wir die Freude und das Abenteuer des Lebens begreifen und die besondere Aufgabe erfüllen, die uns von Gott bestimmt ist." (Bach)

WILLOW, SYMPTOME IN BLOCKIERTEM ZUSTAND:
- ständige Klagen und Beschwerden, ohne dass es zu einem Ausbruch kommt
- Nicht-akzeptieren-Können der Eigenverantwortung
- Schuldzuweisungen an alle anderen und die Umstände
- stille Wut wegen der "Ungerechtigkeit" des Schicksals
- unterdrückter Zorn, statt zu kämpfen oder ihn zu äußern
- ständiger Groll, der das Leben vergiftet, der deprimiert
- Neid auf die, die angeblich alles haben: Gesundheit, Glück, Geld, ein privilegiertes Schicksal, Erfolg usw.

- Ärger, den man herunterschluckt oder ständig wiederkäut
- Selbstmitleid; Bitterkeit (nicht Traurigkeit!)
- Aufsässigkeit, besonders in der Pubertät
- nur Klagen und Beschwerden, keine konstruktiven Ideen
- Schicksalsverweigerung
- fühlt sich preisgegeben, ohnmächtig dem Leben gegenüber
- Unfähigkeit, zu vergeben
- nimmt Hilfe von anderen an, ist selbst nicht bereit, zu helfen
- Gefühl, vom Leben missbraucht zu werden
- tiefe Furchen von den Mundwinkeln abwärts zum Kinn
- dunkle, negative Ausstrahlung (sichtbar in der Aura!)
- Magen-, Darm- und Leberbeschwerden
- körperliche Steifheit durch Fehlen von Flexibilität und Anpassungsfähigkeit (Rheuma, Arthritis)

DIE WILLOW
- können nicht zugeben, wenn ihre Situation sich gebessert hat
- sind verbitterte Spielverderber, dämpfen den Optimismus anderer
- sehen und kommentieren nur das Negative in allen Geschehnissen
- können Negativität nicht zugeben, daher auch nichts ändern
- fühlen sich in jeder Situation als Opfer
- glauben immer, dass sie "eine solche Prüfung nicht verdienen"
- müde von ihren Misserfolgen, wollen sie nicht mehr kämpfen
- wenn sie nicht "nein" sagen, sagen sie höchstens "ja, aber"
- nehmen positive Geschehnisse nur wahr, wenn sie anderen widerfahren

VORSCHLÄGE ZUR UNTERSTÜTZENDEN BEGLEITUNG DER THERAPIE:
- die Verantwortung für etwas Schutzloses übernehmen: ein Kind, ein Tier, einen Garten, eine Pflanze
- das hermetische Prinzip der Analogie Mikrokosmos-Makrokosmos studieren und bedenken: *Wie oben so unten - wie außen so innen.*
- die Vorstellung der karmischen Gerechtigkeit bedenken
- körperliche und geistige Reinigungsmethoden beachten, wie Übungen und Fasten

POSITIVE LEITSÄTZE:
- Ich nehme mein Schicksal in die Hand!
- Pflichterfüllung macht mich stark.
- Ich lebe bewusster, ich lebe glücklicher.
- Jede Erfahrung zählt.
- Ich übernehme die Verantwortung für mich und mein Glück.
- Ich bin frei zu verweigern und leiden oder ruhig anzunehmen.
- Innen wie außen erwarte und sehe ich das Positive.
- Ich habe Rechte und Pflichten.
- Die Freiheit zur Pflichterfüllung heißt Selbstverantwortung!
- Ich bin der Steuermann in meinem Lebensschiff.

Gott gebe mir die Gelassenheit,
Dinge hinzunehmen, die ich nicht ändern kann;
den Mut, Dinge zu ändern, die ich ändern kann;
und die Weisheit, das eine von dem andern zu unterscheiden.
REINHOLD NIEBUHR

Happiness is not in our circumstances, but in ourselves.
It is not something we see, like a rainbow,
or feel, like the heat of a fire.
Happiness is something we are.
JOHN B. SHEERIN

*Wir bekommen selten das, was wir uns wünschen,
aber immer das, was wir brauchen.*

ELISABETH KÜBLER-ROSS

*Alles, was geschieht und uns zustößt, hat einen Sinn;
doch ist es oft schwierig, ihn zu erkennen.
Auch im Buch des Lebens hat jedes Blatt zwei Seiten.
Die eine, obere, schreiben wir Menschen mit unserem Planen,
Wünschen, Hoffen; aber die andere füllt die Vorsehung,
und was sie anordnet, ist selten unser Ziel gewesen.*

NISAMI

*Der ist der Erkenntnis und der Selbstverwirklichung am
nächsten, der mit seinem Schicksal zufrieden und einig ist.
Denn die Zufriedenheit ist diese Fröhlichkeit des Menschen
auch in der Bitterkeit des täglichen Lebens.*

ZUN NUN

*Jeder möchte die Welt verbessern, und jeder könnte es auch,
wenn er nur bei sich selbst anfangen wollte.*

HEINRICH WAGGERL

*Unsere Freiheit besteht darin,
das Maß unserer Unfreiheit zu erkennen.*

FRANZISKA GEBÜRSCH

*Fata volentem ducunt - nolentem trahunt.
 [Den, der ja zu ihm sagt, führt sein Schicksal voran, den,
 der sich ihm widersetzt, schleppt es doch mit sich fort.]*

LUCIUS ANNAEUS SENECA

Das Schicksal bestimmt über Götter und Menschen.

EURIPIDES

Die 38 Blüten

Der Regen fällt auf alle Dächer.

KAMERUN

Wem Schicksal von außen kommt, den erlegt es, wie der Pfeil das Wild erlegt. Wem Schicksal von innen und aus seinem Eigensten kommt, den stärkt es und macht ihn zum Gott.

HERMANN HESSE

FORMELN UND SPEZIALMISCHUNGEN

39 RESCUE REMEDY - NOTFALLTROPFEN:

Rescue Remedy, das Notfallmittel, ist die wichtigste und berühmteste Mischung aus Blütenessenzen; sie wurde von Edward Bach selbst zusammengestellt und gehört - fertig gemischt, in der *Stockbottle* Nr. 39 - zum kompletten Blütenset. Es ist das Mittel für Notsituationen, wie zum Beispiel Unfälle, schwere Verletzungen, jede Art von Schocks. Es hat schon unzähligen Menschen das Leben gerettet. Zwar kann es nicht die Betreuung durch den Arzt ersetzen, aber es überbrückt die Zeit bis zu seinem Eintreffen.

RESCUE REMEDY IST WIE FOLGT ZUSAMMENGESETZT:
- 6 *Cherry Plum* - gegen die Angst, die Kontrolle zu verlieren
- 9 *Clematis* - gegen Bewusstlosigkeit und die Tendenz zur Ohnmacht
- 18 *Impatiens* - gegen Stress und mentale Spannung
- 26 *Rock Rose* - gegen aufkommende Panik und Terrorgefühle
- 29 *Star of Bethlehem* - gegen jede Art von Schock und dessen Folgen, wirkt integrierend auf die Persönlichkeit

Unter Notfall oder Schock verstehen wir alles, was unser energetisches System erschüttert, vom Schreck beim Empfang einer schlechten Nachricht bis zum schweren Unfall mit Bewusstlosigkeit. Wenn das Bewusstsein sich aus dem physischen Körper zurückzieht, hat dieser keine Möglichkeit,

Formeln und Spezialmischungen

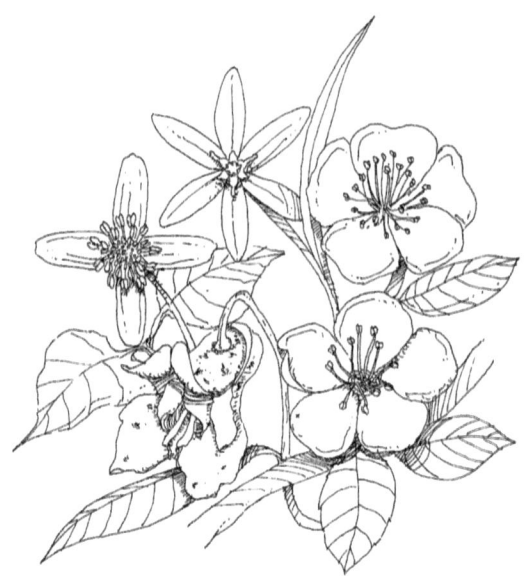

39 RESCUE REMEDY - NOTFALLTROPFEN

sich aus eigener Kraft wieder zu erholen. *Rescue Remedy* verhindert die Desintegration des energetischen Systems, und der Heilungsprozess kann unmittelbar einsetzen.

Bei Unfällen oder plötzlich auftretenden Krankheiten hilft es dem Kranken <u>und</u> seiner Umgebung. Der Kranke ist ruhiger und sein Heilungsprozess verläuft schneller, wenn die ihn umgebenden Personen keine Angst um ihn haben.

Es gibt zahlreiche Gelegenheiten zur Verabreichung des Mittels, weshalb die Vorratsflasche für jeden Haushalt empfehlenswert ist, vor allem in Familien mit Kindern.

<u>INDIKATIONEN FÜR RESCUE REMEDY:</u>
- schwere innere oder äußere Verletzungen
- innere oder äußere Verbrennungen
- Unfälle (bis zum Eintreffen des Arztes)

- jede Art von Schock und Schockfolgen
- akute Schmerzzustände
- (plötzlich auftretende) Erschöpfung durch Unfall oder anderes
- Bewusstlosigkeit, Ohnmacht, Koma
- vor und nach chirurgischen oder zahnärztlichen Eingriffen
- vor, während und nach einer Geburt
- nach Empfang erschütternder Nachrichten
- in schwierigen Momenten (Prozess, Scheidung, Trauerfall, Streit...)
- Zusammenbruch wegen Arbeitsüberlastung
- stressbedingte Schlaflosigkeit
- für Protagonisten oder Zeugen von Unfällen oder anderen schrecklichen Ereignissen
- für Personen, die sich vorübergehend in der Gewalt von anderen (z.B. Geiselnehmern, Geistesgestörten, Einbrechern, Fanatikern) befanden (einen Monat lang einnehmen!)
- für Kinder, die Unfälle oder Horrorfilme sahen

Rescue Remedy **gewährt erste Hilfe im Notfall oder zur Überbrückung schwieriger Lebenssituationen, ist aber nicht geeignet, ein Leben im Dauerstress auszugleichen!**

Die Zubereitung erfolgt wie die der anderen Blütenessenzen (siehe die Kapitel *Verschiedene Diagnose-Methoden...; Zubereitung der Blütenpräparate* und *Einnahme-Dosierung*): auf eine Basis von stillem Mineralwasser und Weinbrand (oder Weinessig) gibt man in die Einnahmeflasche von 30 Millilitern 7 Tropfen aus der Vorratsflasche (nicht 3, wie sonst, da es sich hierbei um ein zusammengesetztes Präparat handelt!), gleichgültig, ob man *Rescue Remedy* alleine oder kombiniert mit anderen Blüten mischt.

Formeln und Spezialmischungen

Es empfiehlt sich, immer eine *Stockbottle* bei sich zu haben, die nicht nur sehr stark ist und über längere Zeit haltbar, sondern unterwegs auch unabhängig macht.

Die Dosis hängt ab vom Einzelfall und den Umständen. In einer Notfallsituation gibt man vermutlich zuerst mehrmals je 1 Tropfen direkt aus der Vorratsflasche unter die Zunge, oder, soweit die Situation dies erlaubt, 3 Tropfen in ein halbes Glas Wasser (oder Fruchtsaft), das der Patient langsam schluckweise zu sich nimmt. Danach setzt man die Behandlung folgendermaßen fort: 3 bis 5 Tropfen aus der Einnahmeflasche alle 10 Minuten, später jede Stunde, indem man langsam die Abstände zwischen den Gaben ausdehnt, je nach Schwere des Zustandes. Ist die Person bewusstlos, träufelt man ihr einige Tropfen auf die Lippen, die Stirn, die Schläfen, den Puls, bei kleinen Kindern auf die Fontanelle oder in die Herzgegend. Das Ergebnis wird immer eine schnelle seelische Stabilisierung sein und ein Heraustreten aus der Bewusstlosigkeit oder dem Schockzustand. Bei größeren Schocks oder Unfällen vermeidet man anhaltende Traumatisierung, indem man die Einnahme etwa einen Monat lang aus der Einnahmeflasche fortsetzt.

Rescue Remedy hilft auch in Form von Kompressen, Bädern, Umschlägen. Für diese Anwendungen gibt man 39 Tropfen aus der Vorratsflasche in die Badewanne, bzw. 7 oder 13 Tropfen in ein großes Glas stilles Wasser – bei Verbrennungen, frischen Wunden und Prellungen am besten in Eiswasser unter Zusatz von Arnikatinktur.

Nimmt man *Rescue Remedy* längere Zeit hindurch ein (zum Beispiel zur "Aufarbeitung" eines nicht ganz frischen Schocks), gibt man 5-mal täglich 3 bis 5 Tropfen aus der Einnahmeflasche unter die Zunge - immer kombiniert mit *16 Honeysuckle*, um an die alte Erinnerung "heranzureichen". Will man die Formel mit anderen Blüten erweitern, behandelt man sie wie eine Einzelblüte, nur, dass man in die Einnahmeflasche 7 Tropfen

Rescue Remedy gibt und von den zusätzlichen Blüten nur je 3 Tropfen.

Die Formel *Rescue Remedy* hat ihre große Wirksamkeit aufgrund der perfekten Zusammensetzung in Tausenden von Fällen während der letzten neunzig Jahre bewiesen. Wenn allerdings eine Person deutlich eine der Blüten aus der Kombination schon vor Eintreten des Notfalles brauchte, sollte man diese Blüte mitunter der Notfallmischung zugeben. Wenn zum Beispiel jemand 18 *Impatiens* einnimmt, weil er in größter Anspannung lebt, in ungeduldiger Erwartung, und während dieser Zeit kommt eine schwere Krankheit zum Ausbruch, wird man *Rescue Remedy* verordnen, um ihn zu stützen. Es kann dann geschehen, dass er wieder so ungeduldig wird, als enthielte *Rescue Remedy* nicht auch *Impatiens*. Es empfiehlt sich daher, in diesem Fall *Rescue Remedy* in Kombination mit 3 zusätzlichen Tropfen *Impatiens* oder evtl. anderer wichtiger Blüten zu geben; was in dem genannten Fall 30 *Sweet Chestnut* sein könnte oder auch eine für die Person typische Blüte. Um eine runde Mischung zu erzielen, die gut „greift", empfehle ich die ungerade Zahl, also Mischungen aus 3, 5 oder 7 Essenzen.

Wenn die *Stockbottle*, die Vorratsflasche, mit *Rescue Remedy* zur Neige geht, kann man Ersatz mischen: man gibt Weinbrand in eine Tropfflasche von 15 Millilitern und fügt hinzu je 3 Tropfen aus der *Stockbottle* von jeder der Blüten, aus denen sich *Rescue Remedy* zusammensetzt (*Cherry Plum, Clematis, Impatiens, Rock Rose, Star of Bethlehem*).

BACH-CREME:

Bei Unfällen und Verletzungen hat auch die *Bach-Creme* Bedeutung: eine Kombination aus *Rescue Remedy* mit 10 *Crab Apple* auf einer fettfreien homöopathischen Salbengrundlage.

Bei frischen kleineren Verletzungen, Verbrennungen, Stößen, Rissen, Zerrungen, Stauchungen usw. gibt man die Creme während einiger Tage häufig auf die entsprechende Hautstelle. Bei Warzen, Hautflecken und chronischem Ekzem muss man die Creme zweimal täglich während längerer Zeit anwenden, um einen Erfolg zu sehen. Um den Juckreiz von Ekzemen oder Insektenstichen zu lindern, mischt man 18 *Impatiens* bei (siehe auch Kapitel *Formeln für die Haut und gegen Allergien*).

EXAMENSFORMEL:

Im Gegensatz zu *Rescue Remedy*, das immer einnahmebereit zur Hand sein sollte, muss man bei allen anderen Formeln, die die Fachliteratur erwähnt, folgendes berücksichtigen: **man erzielt zufriedenstellende Resultate nur, wenn die Seelenzustände, die den verwendeten Blüten entsprechen, auch für den Patienten typisch sind oder im Augenblick auf ihn zutreffen.** Der Therapeut muss jede Formel lediglich als Basis für eine individuelle Mischung betrachten.

Dennoch erreichen wir gute Ergebnisse mit der *Examensmischung*, die wir - je nach Charakter des Klienten - getreu nach der Formel oder aber mit Veränderungen mischen.

DIE FORMEL ENTHÄLT:
- 12 *Gentian* - bei Mutlosigkeit und Zweifel
- 11 *Elm* - für das vorübergehende Gefühl der Unzulänglichkeit
- 9 *Clematis* - um Interesse an der Gegenwart zu stärken und nicht zu träumen
- 19 *Larch* - bei fehlendem Selbstvertrauen und der Angst, zu versagen
- 35 *White Chestnut* - bei Konzentrationsschwäche

Wenn eine Person keine Züge von *Clematis* hat, ist es nicht sinnvoll, diese Blüte hinzuzufügen; alle andern Blüten haben viel zu tun mit der speziellen Situation vor einem Examen oder einer anderen wichtigen Prüfung und helfen der Mehrzahl der Hilfesuchenden in einer entsprechenden Situation. Außerdem mische ich in vielen Fällen 7 *Chestnut Bud* bei, um die Wiederholung von Fehlern zu vermeiden oder 5 *Cerato*, um das Vertrauen in das eigene Wissen zu stärken.

Wenn jemand gleichzeitig andere Blüten dringend braucht, muss man sehen, welche die wichtigsten für ihn in dieser speziellen Situation sind. Einige Therapeuten wenden die Formel wie eine Einzelblüte an, so wie das *Rescue Remedy*, aber ich halte nichts von dieser Idee; ich ziehe es vor, nach dem Leitspruch "weniger ist mehr" die geringstmögliche Anzahl Blüten zu mischen.

Ich erinnere mich an den Fall einer Patientin, die in einem wichtigen und schwierigen Augenblick ihres Studiums zu mir kam. Nach dem Gespräch (sie blieb recht verschlossen und skeptisch) mischte ich ihr die Formel mit *Chestnut Bud*. Nach ein paar Wochen ohne wesentliche Besserung hatten wir ein zweites Gespräch, in dem ich ihr die Deva-Darstellungen von Hanslian vorlegte (siehe Kapitel *Verschiedene Diagnosemethoden; Hautzonen*). Sie befand sich in einer Grenzsituation voll Verzweiflung und Beklemmung, Angst. Außerdem zeigte sie Ungeduld mit sich selbst und fehlendes Selbstvertrauen. Wir mischten 1 *Agrimony*, 7 *Chestnut Bud*, 18 *Impatiens*, 19 *Larch*, 30 *Sweet Chestnut*. Dieser Blütenstrauß bildete die Basisbehandlung, ergänzt durch die *Examensformel* mit *Chestnut Bud* für die Prüfungstage und die Tage unmittelbar davor. Gemeinsam fanden wir einige sehr persönliche Leitsätze für sie heraus. Sie machte außerdem allabendlich Kompressen mit 19 *Larch* und 30 *White Chestnut* auf den entsprechenden Hautzonen (siehe Kapitel *Diagnose und Anwendung,*

Hautzonen); die letztgenannte Blüte betraf die Blockade, die ihr persönlich am hinderlichsten vorkam; *Larch* sah ich als ihre Basisblüte an. Vom ersten Moment dieser Behandlung an besserten sich die Leistungen der Studentin zusehends, im umgekehrten Verhältnis zu den Zweifeln, die sie vorher hatte, und die allmählich verschwanden; nach wenigen Monaten bestand sie das Schlussexamen sehr gut.

Ein anderes Beispiel aus meiner Praxis war ein Student mit typischem *Agrimony*-Charakter, der außerdem die Schuld an jedem Versagen immer auf andere schob. Er kam in die Praxis, besorgt wegen einiger unmittelbar bevorstehender Prüfungen. Ich gab ihm aus der Formel *Clematis, Gentian, Larch*, die alle charakteristisch für ihn waren, und fügte 1 *Agrimony* und 38 *Willow* hinzu. In mehreren Examensepochen hatte er großen Erfolg mit dieser Mischung.

Aber die *Examensmischung* verschreibt man nicht nur Schülern und Studenten, sondern auch Personen in vergleichbaren Situationen, wie zum Beispiel:
- wichtiges Treffen, das im Vorfeld Angst verursacht
- Einstellungsgespräch
- entscheidender Gerichtstermin
- Antrittsrede oder Erst-Vorlesung, usw.

Man nimmt die Tropfen von dem Augenblick an, in dem man weiß, dass man ein Examen oder eine vergleichbare "Prüfung" anstehen hat. Man nimmt gewöhnlich 5-mal täglich 3 bis 5 Tropfen unter die Zunge; aber in Augenblicken mit größerer Angst oder am Prüfungstag selbst, kann man die Tropfen auch häufiger nehmen, bis zu alle 10 Minuten, immer 3 bis 5 Tropfen
- *bei Blüten gibt es keine Überdosis!*

Die Zubereitung erfolgt wie für jeden anderen Blütenstrauß: man gibt 3 Tropfen aus jeder entsprechenden Vorratsflasche in eine Einnahmeflasche von 30 Millilitern; wenn der Therapeut die Mischung wie eine Einzelblüte behandeln will, bereitet er vorher eine Spezialmischung zu, nach dem Schema von *Rescue Remedy*: in einer Tropfflasche von 15 Millilitern Weinbrand je 3 Tropfen aus jeder entsprechenden *Stockbottle*. Davon gibt er dann 7 Tropfen in die Einnahmeflasche. Will er sie mit anderen Blüten mischen, die im Moment nötig zu sein scheinen, gibt er von diesen nur jeweils 3 Tropfen zu.

FORMELN FÜR DIE HAUT UND GEGEN ALLERGIEN:

Auch wenn wir alles im Sinn haben, was weiter oben über die Individualität jedes Patienten und jeder Gesundheitsstörung gesagt wurde, können wir doch alle allergischen Krankheitsbilder von einer Grundformel ausgehend bearbeiten. Es spielt keine Rolle, in welchem Organ sich die allergischen Reaktionen abspielen; die psychische und die charakterliche Disposition pflegt die gleiche zu sein, ob sich die Allergie als Ekzem, als Asthma oder in einer anderen Form äußert. Allergiker sind häufig nervös, ungeduldig, unausgeglichen, Stimmungsschwankungen unterworfen und mitunter auch nicht gewillt, ihren Problemen ins Auge zu sehen; sie unterdrücken ihre natürlichen Impulse – und was sie nicht ausdrücken, drückt sich über die Haut aus!

Sie können ängstlich verzagt bis panisch reagieren angesichts der Gefahr, mit Allergie auslösenden Faktoren oder Stoffen in Berührung zu kommen. Vor allem Asthmatiker können in großer Angst leben vor einem Anfall. Aufgrund des Gesagten können wir als Basis in jedem Fall verordnen:
- 1 *Agrimony*
- 20 *Mimulus*
- 28 *Scleranthus*

Wegen der Wechselwirkung zwischen Ungeduld und Juckreiz, fügen wir bei juckenden Ekzemen oder anderen Hautausschlägen zu: 18 *Impatiens*.
Um den Organismus nicht nur von Allergenen, sondern möglichst auch von den produzierten Antikörpern zu säubern, komplettieren wir die Grundformel mit 10 *Crab Apple*. Diese Blüte ist auch wichtig wegen der Empfindungen von Scham und Ekel, die viele Allergiker angesichts natürlicher und instinktiver Vorgänge haben (siehe auch Kapitel 10 *Crab Apple*). Wir erhalten so die Formel:
- 1 *Agrimony*
- 10 *Crab Apple*
- 18 *Impatiens*
- 20 *Mimulus*
- 28 *Scleranthus*

Der Heilerfolg dieser Mischung ist immer überraschend; dennoch empfehle ich, die Gemütsbewegung, die Aufregung oder Angst herauszufinden, die dem ersten Auftreten der Allergie vorausging. Das kann sehr hilfreich sein, um der Mischung die "Schlüsselblüte" zuzufügen.
Sehr häufig äußert sich eine Allergie zuallererst über die Haut, in Form von Nesselsucht oder Ekzem. Die Haut ist unser größtes Reinigungsorgan; es ist natürlich, dass wir darüber reagieren, wenn wir etwas nicht ertragen oder uns nicht an eine Situation gewöhnen können und gleichzeitig unfähig sind, diese Gefühle oder unsere Angst und/oder unseren Ekel auszudrücken. Also drückt unser Körper all das über die Haut aus.
Wenn wir die krankmachende Situation oder unser Verhalten ihr gegenüber nicht ändern können und stattdessen nur die Symptome bekämpfen, verschärft sich das Problem, geht tiefer, und in vielen Fällen tritt als zweite Etappe allergischer Schnupfen auf, "Heuschnupfen". Hier kann uns wieder der Volksmund weiterhelfen: wenn wir eine Situation oder Person

nicht mehr ertragen können, haben wir "die Nase voll". Deshalb müssen wir immer mit dem Allergiker besprechen, wen oder was er nicht mehr erträgt! Wenn er die Situation nicht verändert oder zumindest versteht, kann er nicht vollständig geheilt werden.

Wenn die Situation ungelöst bleibt und sich verschärft, kann die dritte Etappe eintreten: Bronchitis, oder, tiefer noch, Asthma. Dies ist logisch, wenn wir uns erinnern, dass auch die Schleimhäute der Atemwege unter dem Gesichtspunkt der Evolution Teil der Haut sind. Während des Heilungsprozesses verlagert sich das Problem gewöhnlich allmählich von innen nach außen, vom Asthma ausgehend, zurück über die Bronchitis und den Schnupfen schließlich zum Ekzem, danach kommt es zur Heilung. Der Heilungsprozess folgt in umgekehrter Richtung der Entwicklung der Krankheit, die wir uns als eine Sackgasse vorstellen können, aus der man nur rückwärts gerichtet wieder herausfindet. Nicht immer äußert sich die Allergie in diesen drei oder vier Etappen; manchmal tritt eine einzige auf oder zwei oder andere allergische Manifestationen; aber fast immer, wenn es sich um Reaktionen über die Haut handelt, ist die Reihenfolge im Auftreten und Verschwinden der Krankheitsbilder wie hier beschrieben.

Ein achtunddreißig Jahre alter Patient, der aus anderen Gründen in die Sprechstunde kam, litt seit fünfundzwanzig Jahren ständig an Heuschnupfen; in den letzten Monaten waren zusätzlich allnächtliche Asthmaanfälle aufgetreten. Während des ausführlichen Gesprächs erinnerte er sich an das erste Auftreten der Krankheit. Mit dreizehn Jahren hatte er einen schweren seelischen Schock erleiden müssen und steckte außerdem in seiner schulischen Laufbahn in einer verzweifelten Lage. Einige Versuche, sich mittels Desensibilisierung zu heilen, brachten nur vorübergehend Erleichterung. Er war eine Person mit der Charakteristik 27 *Rock Water* und war eigentlich wegen

seiner Rückenschmerzen zu mir gekommen. In letzter Zeit hatte er schon kaum noch Hoffnung auf Besserung. Er war weder ungeduldig, noch schien er Stimmungswechseln unterworfen, weshalb ich von der Formel *Impatiens* und *Scleranthus* ausschloss und folgenden Blütenstrauß zusammenstellte:
- 1 *Agrimony*
- 10 *Crab Apple*
- 13 *Gorse*
- 20 *Mimulus*
- 27 *Rock Water*
- 29 *Star of Bethlehem*

Das waren viele Blüten auf einmal, aber ich hoffte, den Strauß in Kürze verkleinern zu können. Ich empfahl, die Tropfen abends und nachts vor dem Schlafengehen häufiger zu nehmen, auch während eines Anfalls. Von der ersten Nacht an verschwand das Asthma, und er hatte in der Folge eine einzige Attacke in einer besonders schwülen Sommernacht.

In der zweiten Mischung schieden wir *Gorse* aus. Er war glücklich, konnte aber noch nicht so recht an eine Veränderung glauben. Er bestätigte, dass er durch viele Träume seine Situation besser zu verstehen lernte, dass der Heuschnupfen verstärkt aufgetreten sei, aber ohne Atemnot zu verursachen. Mit der Zeit verschwand auch dieser, und während der eineinhalb Jahre, die wir in Verbindung blieben, hatte er keinen Rückfall mehr und fühlte sich sehr gut.

Nicht häufig kommt der Erfolg so schnell und anscheinend so leicht. Die Heilung hängt immer sehr vom Bewusstsein und dem Willen des Kranken ab. Und gerade bei Allergien kommt noch etwas hinzu: das Umfeld des Patienten, besonders in der Familie und am Arbeitsplatz. Daher wirkt ein "Klimawechsel" oft Wunder, der eine gewisse räumliche Distanz zu Familie und Alltag einschließt.

Es besteht kein Zweifel, dass einige Wochen Hochgebirge oder Seeluft helfen, den Zustand des Allergikers zu stabilisieren.
Aber wir wissen alle, dass viele Allergien in den Ferien oder im Urlaub verschwinden, weil sie Reaktionen auf die Arbeitsplatz- oder Schulsituation sind. Wir müssen mit dem Patienten die Ursachen seiner Probleme bearbeiten und die Möglichkeiten, sein Leben oder seine Einstellung, also seine Reaktionsweise, zu verändern.
Bei Asthma ist es vor allem wichtig, dem Kranken die Angst vor dem Anfall zu nehmen. Normalerweise geschieht das mit Hilfe von 20 *Mimulus*, manchmal mit 26 *Rock Rose*. Sehr gute Resultate erzielt man mit Autogenem Training, nicht nur, um einen Anfall abzukürzen, sondern auch, um sich das Asthma mit der Zeit "abzugewöhnen". Die Allergie besteht weiterhin, aber der Körper (das neurovegetative System) wird nach einer gewissen Zeit des Übens so gestärkt, dass er nicht mehr in allergischer Weise reagiert.
Wenn jemand "sich viel Stress macht", wie Typ 31 *Vervain* oder 11 *Elm*, oder durch eine Etappe mit der Charakteristik von 35 *White Chestnut* geht, muss man natürlich die entsprechende Blüte in der individuellen Formel berücksichtigen.
Im Fall von Ekzemen oder anderen Hauterkrankungen wendet man zusätzlich die *Bach-Creme* an, zusammengestellt mit *Rescue Remedy* und *Crab Apple*; bei Juckreiz zusätzlich mit *Impatiens*. Die Salbengrundlage wählt man je nach Beschaffenheit des Ekzems fett oder nicht fettend. Mit der kombinierten Behandlung durch Tropfen und Creme gelingt sogar die Heilung von Psoriasisfällen (Schuppenflechte). (Die einzige erfolgreiche Behandlung, die ich außerdem kenne, sind jährlich zwei Monate Baden in den salzigen Wassern des Toten Meeres.)
Ein *Herpes Zoster*, die Gürtelrose, erträgt keine Berührung, daher verbietet sich in vielen Fällen das Auftragen der Creme;

man behandelt ihn mit der *Allergieformel (Agrimony, Crab Apple, Impatiens, Mimulus, Scleranthus*) plus 11 *Elm*, um die Schmerzen besser zu ertragen, und 23 *Olive*, weil diese Herpesform fast immer in Situationen von physischer oder psychischer Erschöpfung auftritt; häufig, wenn der Organismus durch eine lange oder schwere Erkrankung geschwächt ist: dann empfiehlt sich der Zusatz von 13 *Gorse*. Wie immer muss auch hier der individuelle Fall untersucht werden.

Gegen Pilze und Warzen hilft es manchmal schon, nur *Crab Apple* und die Creme einzusetzen. Dennoch empfehle ich die *Hautformel*, weil sie alles enthält, um das animische Spektrum abzudecken, das häufig Warzen verursacht; in manchen Fällen ist der Zusatz von 24 *Pine* angezeigt, weil unterdrückte Schuldgefühle Warzen verursachen können. Von den Pilzen wissen wir, dass sie gern auf geschwächter und damit leicht verwundbarer Haut Fuß fassen, zum Beispiel auf Ekzemen.

Auch eine Behandlung mit Antibiotika bereitet Haut und Schleimhäute regelrecht für den Pilzbefall vor!

Gegen den Juckreiz wurde weiter oben schon die *Bach-Creme* mit Zusatz von *Impatiens* genannt; diese hilft nicht nur wunderbar bei jeder Art von Insektenstichen oder Brennesselquaddeln, sondern wirkt vor allem auch lindernd bei den lästigen juckenden Ausschlägen, wie sie viele Kinderkrankheiten begleiten.

Um Hautflecken und chronische Warzen erfolgreich zu behandeln, braucht man sehr viel Geduld.

Akne spricht sehr gut auf die Formel an. Zu Beginn tritt sie zwar verstärkt auf, in einem Reinigungsprozess, aber mit der Zeit klingt sie ab.

Die Tropfen wirken auch, indem man sie direkt auf die Haut gibt. So ist manchmal ein Vollbad günstig, mit 21 Tropfen der Mischung oder 7 Tropfen *Crab Apple* aus der Vorratsflasche.

Ein Wort zur Vorsorge bzgl. *Neurodermitis:*
Konsequenz in der Erziehung vermittelt Geborgenheit, Sicherheit, das Gefühl geliebt zu werden. Wenn keine Grenzen gesetzt werden, ein Kind zu früh durch zu viel Entscheidungsfreiheit überfordert wird, kann es keine Sicherheit entwickeln und leicht an Neurodermitis erkranken: die trockene, zur Verhornung neigende Haut betont die Abgrenzung gegen die Umwelt, wie ein Panzer, der trügerisch die fehlende Geborgen- oder Sicherheit vermittelt.

Später wird dieses Kind Angst haben, Fehler zu machen und gleichzeitig Angst, verantwortungslos zu erscheinen, wenn es nicht handelt.

Früher Halt und Geborgenheit führen zu Freiheit und Verantwortung. Langes Stillen ist hilfreich.

> *Solange Kinder klein sind, gib ihnen Wurzeln;*
> *Sind sie älter geworden, gib ihnen Flügel.*

INDIEN

FORMELN RUND UM DIE GEBURT UND FÜR DAS NEUGEBORENE:

Man sollte die Entbindung einige Tage vor dem Termin mit Blüten vorbereiten, oder diese spätestens sofort bei Beginn der Wehentätigkeit oder bei anderen Anzeichen einnehmen, in folgender Kombination:
- 8 *Chicory* - damit die Gebärende das Kind "loslässt", sich entspannt und öffnet und dadurch eine leichtere Entbindung hat
- 33 *Walnut* - wegen der einschneidenden Veränderung für Mutter und Kind
- 39 *Rescue Remedy* - wie in jeder akuten oder Notfallsituation

Sehr oft empfiehlt es sich, die Mischung mit einer anderen Blüte abzurunden. Hat die Schwangere Angst vor der Entbindung, bereitet man sie während der letzten Wochen mit 20 *Mimulus* vor; fühlt sie sich an den Grenzen ihrer Belastbarkeit, mit 30 *Sweet Chestnut*; ist sie sehr unruhig und kann den Termin kaum abwarten, gibt man 18 *Impatiens*.

Während der Geburt verabreicht man diese persönliche Mischung weiter.

Nach der Geburt, falls diese nicht mit Blüten vorbereitet oder begleitet wurde, gibt man Mutter und Neugeborenem *Rescue Remedy*. Außerdem können hilfreich sein für Mutter und Kind

- 33 *Walnut* - wegen der einschneidenden Veränderung
- 10 *Crab Apple* - zur Reinigung des Organismus
- 28 *Scleranthus* - um wieder (auch hormonell) ins Gleichgewicht zu kommen.

Statt *Rescue Remedy* könnte man wegen des Geburtsschocks beiden 29 *Star of Bethlehem* verabreichen; war die Geburt sehr kompliziert, wurde eventuell die Zange oder ein anderes Hilfsmittel eingesetzt, oder es gab Probleme mit der Nabelschnur, helfen dem Neugeborenen

- 26 *Rock Rose* - wegen der durchlebten Panik und extremen Angstsituation
- 6 *Cherry Plum* - bei Gefahr einer leichten Hirnfunktionsstörung
- 29 *Star of Bethlehem* - immer, wenn die Nabelschnur um den Hals lag
(siehe auch die entsprechenden Kapitel)

Stillt die junge Mutter und nimmt sie das Mittel ein, wirkt es über die Milch auf das Neugeborene. Anderenfalls gibt man dem Kind die Tropfen auf die Fontanelle oder die Pulse.

Nach drei oder vier Tagen erleben viele Wöchnerinnen eine nachgeburtliche Depression, ausgelöst durch die hormonelle Umstellung und wegen des "Verlustes" der Schwangerschaft und damit des engen Kontaktes mit ihrem ungeborenen Kind. Diesen Zustand kann man durch die Gabe von 12 *Gentian* oder 21 *Mustard* erleichtern - je nach Veranlagung der Frau.
Nach einer Fehlgeburt oder einer Totgeburt helfen:
- 12 *Gentian* - wegen der Depression danach
- 24 *Pine* - gegen das unvermeidliche Schuldgefühl
- 16 *Honeysuckle* - wenn die Frau in ihrer Erwartung sehr glücklich war
- 10 *Crab Apple* - zur Reinigung
- 29 *Star of Bethlehem* - wegen des Schocks
- oder 26 *Rock Rose* – nach Panik

FORMEL FÜR DAS ZAHNEN UND BEI KINDERKRANKHEITEN:

Die Zeiten des Zahnens und Zahnwechsels sowie der Kinderkrankheiten sind Zeiten der Veränderung und Entwicklung unserer Kinder, daher hilft 33 *Walnut* bei allen lästigen Begleiterscheinungen, die in diesen wichtigen Wachstumsabschnitten auftreten können. Die Grundformel ist:
- 39 *Rescue Remedy* – bei starkem Unwohlsein
- 33 *Walnut* – stärkt das Ich und die innere Unabhängigkeit für Zeiten der Veränderung
- 10 *Crab Apple* – gegen Krankheitskeime
- 11 *Elm* – lindert starke Schmerzen und beruhigt
- 18 *Impatiens* – gegen juckendem Ausschlag bei Kinderkrankheiten

Die komplette Formel ohne *Impatiens* ist ideal für Säuglinge, bei denen die ersten Zähnchen durchbrechen: sie beruhigen sich und schlafen besser, sind auch weniger anfällig für Infektionen, ohne dass das Mittel die körpereigene Abwehr schwächt oder die Entwicklungsschritte hemmt, die solche Zeiten immer begleiten. Im Gegenteil wird das Kind gestärkt aus der Prüfung hervorgehen.

FORMEL FÜR DEN EINTRITT IN DEN KINDERGARTEN ODER IN DIE GRUNDSCHULE:

- 33 *Walnut* - zur Stärkung für die große Umstellung, den neuen Lebensabschnitt
- 20 *Mimulus* - für die Angst vor dem Unbekannten und die Unsicherheit
- 16 *Honeysuckle* - für die Sehnsucht nach zu Hause, die Traurigkeit
- 23 *Olive* - für das Ermüdende der neuen Situation, und weil jetzt die übliche Zeit für Mittagsschlaf und erholsames Spiel fehlt

Wenn ein Kind nie oder nur für kurze Stunden im Kindergarten war, empfiehlt sich die gleiche Mischung auch für den Schuleintritt. Um ihrem Kind den Wechsel zu erleichtern, kann auch die Mutter *Walnut* nehmen; in der Vorbereitungsphase, zum besseren Abstandnehmen, 8 *Chicory*; falls sie zu größerer Besorgnis um das Kind neigt, hilft besser 25 *Red Chestnut*.

FORMELN GEGEN QUÄLENDE SCHMERZEN:

Bei Zahn- und Ohrenschmerzen, bei rheumatischen, neuralgischen oder anderen anhaltenden Schmerzen, die viel Kraft und Durchhaltevermögen kosten, bringt folgende Formel Erleichterung:

- 1 *Agrimony* - wegen der Anstrengung, die es kostet, nicht zu zeigen, wie schlecht man sich fühlt
- 6 *Cherry Plum* - bei anfallartigen Schmerzen
- 11 *Elm* - man glaubt, man erträgt es nicht mehr
- 31 *Vervain* - weil Schmerz und Anspannung sich wechselweise verstärken, besonders wichtig im Fall von Migräne und Spannungskopfschmerz
- 35 *White Chestnut* - quälende Gedanken verursachen häufig quälende Kopfschmerzen und umgekehrt

Zu dieser Basisformel können nach Bedarf gemischt werden:
- 7 *Chestnut Bud* - falls die Schmerzen wiederholt in akuten Anfällen auftreten, wie Ischias oder Migräne
- 10 *Crab Apple* - zur Reinigung, falls die Migräne Ausdruck einer Leberstörung ist
- 18 *Impatiens* - wenn die eigene Ungeduld Entspannung und Besserung verhindert

In den Fällen von Kopfschmerzen oder Migräne, die durch Wetterwechsel oder atmosphärische Störungen hervorgerufen werden, habe ich sehr gute Resultate erzielt mit:
- 1 *Agrimony* - wegen der besonderen Angespanntheit in diesen Momenten
- 7 *Chestnut Bud* - weil diese Zustände sich wiederholen
- 11 *Elm* - weil man in diesen Momenten glaubt, es nicht aushalten zu können
- 18 *Impatiens* - weil man es nicht abwarten kann, dass diese Folter aufhört

- 28 *Scleranthus* - die Reaktionen werden oft ausgelöst durch atmosphärische Schwankungen
- 31 *Vervain* - verstärkt die Blutzufuhr zum Gehirn
- 35 *White Chestnut* – gegen unnütze, quälende, sich ständig wiederholende Gedanken

Man fängt bei den ersten Anzeichen mit der Einnahme an, bei Schmerz oder Aura-Sehen. Man nimmt alle 10 Minuten 3 bis 5 Tropfen unter die Zunge, bis man Erleichterung spürt; danach vergrößert man die Intervalle auf stündlich 3 Tropfen, so lange, wie ein Anfall gewöhnlich dauert, oder wenigstens, bis man nach ein paar Stunden keinerlei Beschwerden mehr hat.

Zusätzlich erleichtert es, wenn man die Tropfen direkt auf die schmerzenden Zonen bringt, meist Stirn, Schläfen und Nacken.

FORMEL BEI WETTERFÜHLIGKEIT:

- 7 *Chestnut Bud* - weil es immer wieder passiert
- 28 *Scleranthus* - Wechsel, Ungleichgewicht
- 35 *White Chestnut* - Nervosität, Anspannung

In Zeiten häufiger Witterungsumschwünge, vor allem im Frühjahr und Herbst, hilft die Formel vorbeugend all jenen, die unter solchen Wechseln leiden.

Handelt es sich um Anfälle von Rheuma, Ischias, Migräne, hat man mehr Erfolg mit dem Zusatz von 31 *Vervain*; reagiert das Herz und fühlt man Beklemmung durch den Umschwung, fügt man 1 *Agrimony* zu.

Man nimmt wie üblich 5-mal täglich 3 bis 5 Tropfen; kündigt der Wetterwechsel sich an, zum Beispiel durch einen Sturm, lastende Schwüle oder heftigen Wind, oder in den Tagen um Vollmond und Neumond, erhöht man die Häufigkeit der Einnahme: „Mondwechsel bringt Wetterwechsel!".

FORMEL GEGEN REISEKRANKHEIT UND KLIMAWECHSEL:

Ich wiederhole, dass jeder Fall einzigartig ist und es keine allgemeine "Wunderformel" geben kann. Aber es gibt Annäherungen, allgemeine Richtlinien.
Wer Übelkeit und Schwindel verspürt wegen der Bewegung des Autos, Flugzeugs oder Schiffs, für den genügt meist die Einnahme von
- 1 *Agrimony* - wegen der Beklemmung, die die Reise verursacht
- 20 *Mimulus* - gegen die Angst vor der Übelkeit (und vor Zwischenfällen!)
- 28 *Scleranthus* - zur Stabilisierung des Gleichgewichts in all der Schaukelei, dem Rütteln, Stampfen oder was immer.

Die meisten Babys reisen völlig ruhig, schlafend, als fühlten sie sich gewiegt. Aber viele Kleinkinder, die groß genug sind, im Sitzen zu reisen, sehen im Auto alles scheinbar ruhig an seinem Platz, während ihr Magen sich unabhängig davon zu bewegen scheint. Dieser Umstand verursacht ihnen Übelkeit und Erbrechen. Für diese Kinder (und für Hunde oder Katzen, die mit uns reisen!) ist die Mischung ausgezeichnet. Wenn sie etwas größer sind oder in einem erhöhten Kindersitz reisen, durchs Fenster die sich rasch bewegende Landschaft sehen und sie Mitreisenden kommentieren können, fühlen sie sich besser.
Bei Flugreisen nimmt man in den Fällen von Unwohlsein wegen des Druckausgleichs in den Flugzeugkabinen schon vor Start und Landung mehrmals die
Formel gegen Beschwerden bei Wetterwechsel:
7 Chestnut Bud, 28 Scleranthus, 35 White Chestnut.
Leidet man unter Kreislaufstörungen, Schwindelgefühl oder Blutdruckschwankungen, wenn man von einer Klima- oder

Formeln und Spezialmischungen

Zeitzone in eine andere reist, hilft diese Formel mitunter auch; ich empfehle, einige Tage vor Reiseantritt mit der Einnahme zu beginnen. Bewirkt dieser Wechsel allerdings Kopfschmerzen oder Migräne, wirkt die erweiterte Formel besser:
- 1 *Agrimony* - gegen die Beklemmung
- 7 *Chestnut Bud* - weil die Sache sich immer wiederholt
- 20 *Mimulus* - wegen der Angst vor dem Anfall
- 28 *Scleranthus* - wegen des Klimawechsels
- 35 *White Chestnut* - wegen der Spannung, der Nervosität

10 *Crab Apple* - weil die gewohnte "Ordnung" fehlt, fügen alle die der Formel zu, die auf Reisen unter Verstopfung leiden, sei es, wegen des ungewohnten Rhythmus, sei es aus Ekel vor vermutlich unhygienischen Plätzen, Tellern, Toiletten.

DIE GRUPPEN

1928-1935 - DER WANDERER IN DEN HÜGELN VON WALES

Von 1928 an suchte Edward Bach systematisch nach den Blüten für die Mittel, die ihm vor der Seele standen. Zu diesem Zweck wanderte er in langen Märschen über die Erde seiner walisischen Vorfahren. Wegen des Symbolgehaltes der Zahlen glaubte er, sieben Heiler finden zu müssen; bald erkannte er, dass er mehr Blütenmittel brauchte, und war überzeugt, es müssten zwölf sein, auch eine wichtige, symbolträchtige Zahl. Obwohl er diese vagen Ideen nicht veröffentlichte, wissen wir aus Briefen, dass er eine Verbindung sah zwischen den zwölf Heilern und den zwölf Zeichen des Tierkreises; sowohl die astrologische Interpretation der Tierkreiszeichen als auch die Blütenzustände der zwölf Heiler entsprechen archetypischen Charakteren, die Bach mit seinen Mitteln zu harmonisieren suchte. Verschiedene Astrologen und Therapeuten errichteten auf dem Grund der Bachschen Vermutungen ein Bezugssystem zwischen den ersten zwölf Blüten und der Astrologie.

Schon 1933 hatte Bach das erste Dutzend seiner Blütenmittel gefunden und sein erstes Buch *Die zwölf Heiler* geschrieben, in dem er folgende Blüten behandelt:

- 20 *Mimulus* - für die Ängstlichen, Schüchternen
- 18 *Impatiens* - für die Ungeduldigen
- 9 *Clematis* - für die Tagträumer
- 1 *Agrimony* - für alle, die sich und ihre Konflikte hinter einer fröhlichen Maske verstecken
- 8 *Chicory* - für die Besitzergreifenden, die alles kontrollieren
- 31 *Vervain* - für die Fanatiker, die "Missionare"

Die Gruppen

- 4 *Centaury* - für die Willensschwachen
- 5 *Cerato* - für die, die ihrem Wissen misstrauen
- 28 *Scleranthus* - für die Schwankenden, die Launischen
- 34 *Water Violet* - für die, die sich besonders fühlen
- 12 *Gentian* - für die leicht Entmutigten
- 26 *Rock Rose* - für die, die leicht in Panik geraten

Bald jedoch wurde Bach klar, dass Krankheit und Leid die Persönlichkeit des Kranken so stark beeinflussen, dass sie zusätzliche Blockaden schaffen. Er dachte, vier "Helfer" zu finden, die wie Eckpfeiler das System der Heiler stützen sollten. Aber vier waren nicht ausreichend; erst im folgenden Jahr, 1934, konnte Bach die Suche beenden und seine *Sieben Helfer* vorstellen (von denen er zwei, *Olive* und *Vine*, durch die Vermittlung von Freunden aus wärmeren Klimazonen erhielt):

- 13 *Gorse* - wenn die Hoffnung auf Heilung schwindet
- 22 *Oak* - für den unermüdlichen Kämpfer
- 14 *Heather* - für das "bedürftige Kleinkind"
- 23 *Olive* - gegen Erschöpfung
- 27 *Rock Water* - bei unbeugsamer, starrer Haltung
- 32 *Vine* - für die dominierende Persönlichkeit
- 36 *Wild Oat* - erleichtert die Suche nach der Lebensaufgabe

Bis 1935 fand Bach alle übrigen Blüten seines Systems, indem er kreuz und quer die urwüchsige Waliser Landschaft durchstreifte. Dank seiner großen Sensibilität erkannte er, bald auch ohne große Versuche, die Eigenschaften der Pflanzen; unter ihnen befanden sich vierzehn Bäume mit starker und besonderer Energie, sehr gut geeignet zur Ergänzung der bisher von ihm gefundenen Heilmittel.

Seit Urzeiten wird der Baum als Bindeglied zwischen Himmel und Erde angesehen, der die kosmischen und chthonischen Energien vereint. Indem er seine Äste wie Antennen gebraucht, kann er die kosmischen Informationen auf die Erde bringen und in ihr mit Hilfe seiner Wurzeln verankern.

In vielen Kulturen verehrt man die Devas dieser Riesen im Pflanzenreich, die sich dem Menschen gegenüber als wohltätig erweisen. Die zuletzt von Bach gefundenen vierzehn Bäume helfen bei folgenden Blockaden:

- 6 *Cherry Plum* - explosive Ausbrüche, Angst vor Verlust der Selbstkontrolle
- 11 *Elm* - der schwache Moment des Starken
- 24 *Pine* - Schuldgefühle
- 19 *Larch* - Minderwertigkeitsgefühle
- 38 *Willow* - Fehlen von Eigenverantwortung
- 2 *Aspen* - undefinierbare Ängste, Vorahnungen
- 17 *Hornbeam* - Erschöpfung durch die Routine
- 30 *Sweet Chestnut* - Beklemmung und große Angst in Krisen und Grenzsituationen
- 3 *Beech* - Arroganz und Kritiksucht
- 10 *Crab Apple* - Perfektionsstreben
- 33 *Walnut* - Unsicherheit in Übergangszeiten
- 7 *Chestnut Bud* - Wiederholung von Irrtümern
- 35 *White Chestnut* - unablässige Wiederholung quälender Gedanken
- 25 *Red Chestnut* - übertriebene Sorge um andere

Außerdem ergänzte er das System um fünf weitere Blüten, von denen vier eine wichtige Rolle in Tradition und Kultus spielen; zum Beispiel 15 *Holly* und 16 *Honeysuckle*, deren Bedeutung in den entsprechenden Kapiteln behandelt wurde.

29 *Star of Bethlehem* und 37 *Wild Rose,* die Lilie und die Rose, die beiden symbolischen Blüten des Christus verkörpern sein Wesen, zugleich unschuldig und irdisch, Geburt und Passion, mystische Verbindung von Geist und Materie.
21 *Mustard* schließlich symbolisiert als Träger des *sulphur* das Feuer, die Sonne, die schöpferische Kraft, die das Leben erst ermöglicht.

- 15 *Holly* - die allumfassende, bedingungslose aber pervertierte Liebe
- 16 *Honeysuckle* - die Sehnsucht nach dem verlorenen Glück
- 37 *Wild Rose* - die völlige Resignation
- 29 *Star of Bethlehem* - Schock und Schockfolgen
- 21 *Mustard* - die endogene Depression

Die hier beschriebenen Gruppen haben heute eher historischen Wert, wenn man von ihrer Grundlage absieht, den *zwölf Heilern.*

SIEBEN GRUPPEN NACH DEM SYSTEM VON DR. EDWARD BACH:

Nachdem er alle Essenzen zusammengestellt hatte, die ihm notwendig schienen, fasste Bach sie in Gruppen zusammen, die ihr Auffinden für die Diagnose erleichtern sollten. Innerhalb der Gruppen unterscheiden sie sich gut durch einfaches Vergleichen und Differenzieren der Konzepte.

<u>1. GRUPPE - MITTEL FÜR JENE, DIE ANGST HABEN:</u>
- 26 *Rock Rose* - Terror und Panik, extreme Angst
- 20 *Mimulus* - Angst vor klar definierten Situationen und Dingen
- 2 *Aspen* - Angst vor dem Unbekannten, unklare Vorahnungen

- 6 *Cherry Plum* - Angst, die Kontrolle zu verlieren, Wutanfälle
- 25 *Red Chestnut* - übertriebene Angst um andere

2. GRUPPE - MITTEL FÜR JENE, DIE AN UNSICHERHEIT LEIDEN:

- 5 *Cerato* - fehlendes Vertrauen in die eigene Meinung
- 28 *Scleranthus* - Unentschiedenheit zwischen zwei Dingen, Stimmungsschwankungen
- 12 *Gentian* - Zweifel und Skepsis aufgrund von Erfahrungen, exogene, reaktive Depression
- 13 *Gorse* - Verzweiflung, fehlender Glaube, an der Grenze zur Resignation
- 17 *Hornbeam* - Zweifel an eigener Kraft, Erschöpfung durch Routine
- 36 *Wild Oat* - Unentschiedenheit zwischen vielen Möglichkeiten, Unsicherheit bezüglich des Lebenszieles

3. GRUPPE - MITTEL FÜR JENE, DIE NICHT GENÜGEND INTERESSE AN DER GEGENWARTSSITUATION HABEN:

- 9 *Clematis* - Geistesabwesenheit, Träume und Luftschlösser
- 16 *Honeysuckle* - Sehnsucht nach der verlorenen Zeit und den Geliebten
- 37 *Wild Rose* - völlige Resignation, Apathie
- 23 *Olive* - totale physische und psychische Erschöpfung
- 35 *White Chestnut* - quälender innerer Dialog
- 21 *Mustard* - endogene Depression, ohne erkennbare Ursache
- 7 *Chestnut Bud* - Wiederholung von Fehlern, lernt nicht aus Erfahrung

Die Gruppen

4. GRUPPE - MITTEL FÜR JENE, DIE EINSAM SIND:
- 34 *Water Violet* - Selbstisolierung, weil man sich anders fühlt
- 18 *Impatiens* - fehlende Geduld mit anderen und mit sich selbst
- 14 *Heather* - "das bedürftige Kleinkind", das Aufmerksamkeit fordert

5. GRUPPE - MITTEL FÜR JENE, DIE ÜBEREMPFINDLICH GEGENÜBER EINFLÜSSEN UND IDEEN SIND:
- 1 *Agrimony* - Beklemmung und Erwartung, kaschiert durch Fröhlichkeit
- 4 *Centaury* - schwacher Wille, immer für die anderen da
- 33 *Walnut* - innere Unsicherheit, schwaches, leicht beeinflussbares Selbst
- 15 *Holly* - unausgeglichene Gefühle: Misstrauen, Eifersucht, Hass, Neid statt Liebe und Vertrauen

6. GRUPPE - MITTEL FÜR JENE, DIE MUTLOS UND VERZWEIFELT SIND:
- 19 *Larch* - Minderwertigkeitsgefühl, nimmt das Scheitern vorweg
- 24 *Pine* - Schuldgefühle, Selbstvorwürfe
- 11 *Elm* - der schwache Moment des Starken, Zweifel an eigener Kraft und eigenen Fähigkeiten
- 30 *Sweet Chestnut* - völlige Ausweglosigkeit, Grenzen der Widerstandskraft
- 29 *Star of Bethlehem* - körperlicher oder seelischer Schock und dessen Folgen
- 38 *Willow* - fehlende Selbstverantwortung, Gefühl des Ausgeliefertseins

- 22 *Oak* - zuverlässiger Kämpfer, der auch bei Erschöpfung nicht aufgibt
- 10 *Crab Apple* - Schamgefühl, Angst vor Schmutz und Erkrankung, Detailkrämer, Perfektionist

<u>7. GRUPPE - MITTEL FÜR JENE, DIE UM DAS WOHL ANDERER ALLZU BESORGT SIND:</u>
- 8 *Chicory* - "die bedürftige Mutter", sorgt für alle; manipuliert, kontrolliert; erwartet Dankbarkeit
- 31 *Vervain* - will einer großen Sache dienen, fanatisch
- 32 *Vine* - dominierende, diktatorische Person
- 3 *Beech* - intolerant, überkritisch
- 27 *Rock Water* - Starrheit in Meinung und Lebensweise; Selbstkasteiung

DIE 12 SCHIENEN (NACH DIETMAR KRÄMER):

Der Homöopath Dietmar Krämer errichtete eine neue Ordnung innerhalb des Blütensystems von Edward Bach. In seinem Buch *Neue Therapien mit Bach-Blüten 1* stellt er diese Ordnung als Ergebnis der Arbeit mit seinen Patienten vor. Ich werde das System ausführlich beschreiben, obwohl ich nicht in allem mit Krämers Schlüssen einverstanden bin.

Für ihn existieren vor allem zwei Gruppen von Essenzen: die sogenannten "inneren Blüten", die sich in seinem System innerhalb der *12 Schienen* finden, und die "äußeren Blüten", die seelische Negativkonzepte als Folge äußerer Einflüsse beschreiben.

Außerhalb dieser Gruppen steht das *Rescue Remedy,* mit welchem Krämer treu den Anweisungen von Bach folgt, und 19 *Larch*, die sogenannte "Basisblüte", weil das Grundkonzept vieler Blockaden fehlendes Selbstvertrauen ist, meist durch eine falsche Erziehung konditioniert. *Larch* lässt sich erfolgreich mit allen Kommunikationsblüten der Schienen kombinieren (siehe dort), die Grundzügen von Yin-Charakteren entsprechen, wie 1 *Agrimony*, 4 *Centaury*, 5 *Cerato*, 12 *Gentian* und 20 *Mimulus*.

In der folgenden Zusammenfassung des Systems von Krämer wird jede Blütenbeschreibung sehr knapp sein; will der Leser eine umfassendere Charakteristik, sei er auf die detaillierten Texte der einzelnen Blütenkapitel verwiesen.

DIE FÜNF ÄUßEREN BLÜTEN

verordnet Krämer bei Blockaden infolge äußerer Einwirkungen:
- 29 *Star of Bethlehem* im Falle seelischer Schocks oder schwerer Verletzungen, physischer Schocks
- 11 *Elm* - wenn eine sonst tüchtige Person sich in einer bestimmten Situation für unfähig hält
- 33 *Walnut* - Unsicherheit und Beeinflussbarkeit in Zeiten der Veränderung und des Überganges
- 13 *Gorse* - Hoffnungslosigkeit angesichts einer anscheinend ausweglosen Situation
- 2 *Aspen* - durch astrale Einflüsse ausgelöste undefinierbare Furcht

Ich bin nicht überzeugt von dieser neuen Ordnung, denn sehr oft führt meine Erfahrung mich zu anderen Schlüssen. Trotzdem möchte ich die Arbeit des Heilers vorstellen, weil ich sie für wertvoll und wichtig halte.

Meine Vorbehalte bezüglich des reaktiven Charakters der äußeren Blüten - besonders von *Elm* und *Aspen* - werden jedem Leser anhand meiner Blütenbeschreibungen klar sein. Aber wenn wir einen Patienten vor uns haben, der zu viele Blüten

auf einmal zu brauchen scheint, können wir uns häufig an den 12 Schienen orientieren, um zu sehen, ob sie weiterhelfen.
Anfangs war es für mich nur wissenschaftliches Interesse, dann konnte es mitunter die Entscheidung für eine Rangfolge bei der Verordnung erleichtern, um zu der von mir geforderten niedrigen Zahl der Blüten im "Strauß" zu kommen. Manchmal auch findet man einen neuen Ansatz, um den Patienten besser zu verstehen oder ihm erklären zu können, was mit ihm los ist, und wie er selbst seine Heilung unterstützen kann.

DIE INNEREN BLÜTEN
Sie werden in 12 Gruppen oder Schienen eingeteilt, deren jede eine Kommunikationsblüte, eine Kompensationsblüte und eine Dekompensationsblüte enthält. Krämer spricht von Schienen, weil die Seelenprobleme sich diesen Schienen folgend entwickeln; von der ersten Etappe des Negativzustandes, dem Kommunikationszustand, über den der Kompensation zu dem der Dekompensation. Und da jede Krankheit wie eine Sackgasse ist, aus der man nur rückwärts wieder herausfindet, folgt die Medikation dieser Schiene in umgekehrter Richtung, um zu heilen.
Die Kommunikationsblüten stehen für unsere Art, uns mit der Welt zu verständigen. Sie entsprechen den typischsten Charakterzügen jedes Menschen. Es sind die ersten, die Bach fand und in seinem Buch *Die 12 Heiler* beschrieb und die er den Tierkreiszeichen zuordnete, da sie menschlichen Archetypen entsprechen (Bach selbst allerdings erläuterte nie den Zusammenhang zwischen Konzepten und Zeichen!).
Wenn wir innerlich im Gleichgewicht sind und den Anweisungen unseres höheren Selbst folgen, stehen die Blüten für Tugenden wie Bescheidenheit, Tapferkeit, Güte. Ist die Verbindung zu unserem höheren Selbst unterbrochen, ist sie es

auch zu unserer Umwelt: wir äußern Furcht, Unsicherheit, Stolz, Ungeduld usw.

Anhand dieser negativen Konzepte können wir schwierige Situationen und unsere damit zusammenhängenden Probleme erkennen und sie dadurch transformieren, dass wir sie wirklich bearbeiten (und zur Unterstützung vielleicht die entsprechende Blüte einnehmen!). Damit stellen wir die unterbrochene Verbindung zu unserem höheren Selbst wieder her.

Die Kompensationsblüten stehen für Seelenzustände, die erscheinen, wenn wir die "Lektionen" der ersten Blüten nicht gelernt haben. Wir kompensieren so zum Beispiel die Unsicherheit von 5 *Cerato* mit der Demonstration von Sicherheit und Kraft von 32 *Vine*. Aber ein künstlich herbeigeführter, erzwungener Seelenzustand kann nicht ewig dauern. Die Person aus unserem Beispiel erträgt ihre Pseudokraft nicht mehr und dekompensiert bzw. fällt in einen Zustand völliger Unsicherheit und Ziellosigkeit wie 36 *Wild Oat*.

Die Dekompensationsblüten entsprechen psychopatischen Zuständen, die Sackgassen gleichen. Die Patienten fühlen sich in einem dunklen Loch gefangen; sie brauchen Hilfe, um herauszufinden. Unbearbeitete Dekompensationszustände blockieren jede Therapie, sei es mit Blütenmitteln, sei es mit Homöopathie, Akupunktur, Psychotherapie oder anderen Methoden, die nicht nur Symptome bekämpfen.

Folglich ist das Erkennen und Behandeln dieser Konzepte gemeinsam mit der Behandlung mit äußeren Blüten das Vordringlichste. Ein Zustand der Dekompensation kann die totale Resignation von 37 *Wild Rose* sein, das tiefe Schuldgefühl von 24 *Pine*, die ausweglose Verzweiflung von 30 *Sweet Chestnut*, oder - unter anderen - die endogene Depression von 21 *Mustard*. Die Mehrzahl der Patienten leidet am spürbarsten unter diesen Dekompensationen; daher, und weil es sich hier um eine Einbahnstraße handelt, die man nur in umgekehrter

Richtung wieder verlassen kann, sollte der Therapeut zuerst diese Konzepte behandeln.

Wenn auch die Kommunikationskonzepte, wie beispielsweise die Ungeduld oder die Unsicherheit, bei einer Behandlung gebessert werden können, beginnt – *immer laut Krämer!* – die einzige, dauerhaften Erfolg versprechende Behandlung mit den äußeren und den Dekompensationsblüten.

In der ersten Konsultation sucht der Therapeut also zunächst
- alle Blüten, deren Konzepte der Patient ihm nennt
- Blüten, in denen der Patient sich teilweise erkennt
- Blüten, die nicht der Patient, aber der Therapeut als notwendig erkennt (nach dem Horoskop oder der "Organsprache").

Der erste Blütenstrauß sollte demnach vor allem enthalten:
- 29 *Star of Bethlehem*, um Blockaden aufgrund eines Schockerlebnisses zu behandeln, wie wir alle es zumindest bei der eigenen Geburt erfahren haben; lösen wir dieses Konzept nicht auf, kann jede Heilung in Frage gestellt sein (bitte zur Ergänzung die Kapitel 26 *Rock Rose* und 29 *Star of Bethlehem* lesen!).
- alle entsprechenden äußeren Blüten, auch wenn der Patient sie nicht so wichtig findet: man kann seine tiefsten Konflikte nur bearbeiten, wenn der Kopf frei ist von äußeren Sorgen
- die entsprechenden Dekompensationsblüten. Um nicht bei der Anzahl der Blüten die Sieben zu überschreiten, wird man vermutlich zuerst nur die wichtigsten auswählen können. Die Zahl wird bei den folgenden Mischungen langsam zurückgehen.

Wenn im ersten Gespräch zu viele Essenzen auftauchen, sollte man nur die folgenden geben:
- 29 *Star of Bethlehem* oder 26 *Rock Rose*
- die entsprechenden äußeren Blüten

- 36 *Wild Oat* oder 15 *Holly* (in der zweiten Sitzung ist dann schon klarer, welche Blüten gebraucht werden.)

Nach drei oder mehr Wochen wird eine Neubearbeitung des Behandlungsschemas mit einer Modifikation des Blütenstraußes notwendig. Man kann dann gewöhnlich feststellen, dass viele Symptome bereits verschwunden oder gebessert sind und sich auf die tieferliegenden Konflikte einlassen. (siehe Kapitel *Diagnose und Anwendung* und 15 *Holly* und 36 *Wild Oat*, die eine konfuse Situation klären helfen)
Die zweite Mischung pflegt den eingeschlagenen Schienen zu folgen; braucht der Patient im Ganzen nicht zu viele Blüten, kann er zu den notwendigen Kompensationsblüten auch schon die eine oder andere Kommunikationsblüte bekommen. Braucht er 19 *Larch*, ist jetzt der Moment dafür gekommen, wenn damit der Blütenstrauß nicht zu groß wird.

Es gibt kein Schema, das auf alle Patienten anwendbar ist. Das gilt für die Methode von Krämer wie für jede andere. Jeder Mensch ist ein Individuum, das seine Individualität auch bei der Blütenbehandlung unter Beweis stellen wird!

Es ist äußerst wichtig, die Therapie mit Gesprächen über die Charakteristika des Patienten *und* der Blüten zu begleiten, um ihn für evtl. auftauchende schwierige Situationen zu stärken.

BESCHREIBUNG DER 12 SCHIENEN
1. SCHIENE: 4 CENTAURY – 15 HOLLY – 24 PINE
Die blockierte Persönlichkeit *Centaury* hat nicht den Willen, sich durchzusetzen. Da sie leicht fürchtet, jemanden zu verletzen oder seine Zuneigung und seine Achtung zu verlieren, opfert sie ihre eigenen Wünsche, dient anderen und setzt deren Übergriffen keine Grenzen. Wenn *Centaury* nicht lernt, ihren

eigenen Willen zu entwickeln, kompensiert sie ihre Schwäche und unterdrückt ihre Gefühle, um sich zu verteidigen. Auf diese Weise fällt sie in den Negativzustand *Holly* mit all seinen charakteristischen Gefühlen wie Hass, Neid, Wut, Rache, Eifersucht, Misstrauen.

Aus dem extremen Yin-Zustand *Centaury* wechselt sie in den Yang-Zustand *Holly*, aber wie ein Pendel, das immer hin und her schlägt, kehrt sie wieder in einen Yin-Zustand zurück, in diesem Fall zu *Pine*. *Pine* ist die Personifizierung des schlechten Gewissens: sie bittet unentwegt jeden um Entschuldigung, fühlt sich schuldig an allem, selbst an den lächerlichsten Dingen, die sie unmöglich beeinflussen kann. Sie hat masochistische Züge. Im Kompensationszustand *Holly* beschuldigt sie alle anderen, im Dekompensationszustand fühlt sie alle Schuld bei sich selbst. Bei der Behandlung ist es sehr wichtig, zu erkennen, in welchem Abschnitt der Schiene sich der Patient gerade befindet. Verordnet man nur *Centaury*, wird der Wille gestärkt und parallel dazu wachsen die Schuldgefühle. Man muss daher mit *Pine* beginnen und die Schiene rückwärts über *Holly* bis zu ihrem Ursprung *Centaury* verfolgen.

2. SCHIENE: 5 CERATO – 32 VINE – 36 WILD OAT

Die Unsicherheitsschiene: Der Persönlichkeit *Cerato* fehlt die innere Sicherheit bezüglich ihrer eigenen Urteilskraft, Meinung und Entscheidung. Ständig auf der Suche nach den Meinungen anderer, wird sie meistens schlecht beraten.

Es ist ein extremer Yin-Zustand, in dem die Persönlichkeit die Verantwortung für ihr Leben an andere abgibt. Im Zustand der Kompensation *Vine* dirigiert sie andere in diktatorischer Weise, sie mit ihrer künstlichen Sicherheit zwingend.

Die Pseudoautorität von *Vine* ist die Maske, die die Schwäche von *Cerato* zudeckt. Kann die Persönlichkeit die Spannung zwischen dem ihr eigenen Yin-Zustand und der Kompensation

Yang nicht mehr ertragen, kommt es zum unsanften Fall in die extreme Orientierungslosigkeit von *Wild Oat*.

Dieser Charakter ist ewig auf der Suche, ohne Weg und Ziel, er weiß nicht, was er will, und erwartet häufig, dass man ihm eine Mission anträgt. Diese völlige Orientierungslosigkeit zeigt sich auch in unklaren Krankheitsbildern. Aus diesem Grund greift der Therapeut zu *Wild Oat*, wenn nicht klar ersichtlich ist, welche Blüte gebraucht wird.

3. SCHIENE: 28 SCLERANTHUS – 27 ROCK WATER – 10 CRAB APPLE
Diese Schiene steht in engem Zusammenhang mit dem Zeichen der Waage; *Scleranthus* ist instabil wie eine schwankende Waage, steht immer vor zwei Möglichkeiten, ohne sich je entscheiden zu können, ewig zögernd, unentschieden sowohl in seinen Stimmungsschwankungen als auch bei körperlichen Symptomen: er leidet an Schwindel, schwankt zwischen hohem und niedrigem Blutdruck, Durchfall und Verstopfung.

Diese Unbeständigkeit und Unsicherheit lastet schwer auf der Persönlichkeit, die Erleichterung sucht. Statt das Gleichgewicht zu finden, ziehen einige die strikten Normen und Prinzipien von *Rock Water* vor, womit sie jede Spontaneität töten.

Jetzt sind sie extreme bis fanatische Idealisten; sie halten sich streng an ihre eigenen starren Regeln, und töten mit eiserner Selbstdisziplin jede Lebensfreude, jedes Vergnügen ab.

Gelingt es ihnen nicht, aus diesem Schema auszubrechen und mit den üblichen Höhen und Tiefen des Lebens fertigzuwerden, geraten sie - *immer laut Krämer!* - ins Stadium der Dekompensation *Crab Apple*, wo sie am Ende noch starrer werden, völlig in ihren Prinzipien versteinern. Alles, was nicht so perfekt, nicht so reinlich ist, wie sie es fordern, provoziert ihren Ekel. Sowohl auf körperlichem, als auch auf geistigem Gebiet können sie sich beschmutzt fühlen. Der Typ *Rock Water* ist lebensfern und genussfeindlich, *Crab Apple* ist lebensfeindlich, am augenfälligsten manifestiert in der Allergie.

4. SCHIENE: 12 GENTIAN - 38 WILLOW - 37 WILD ROSE
Die Personen "auf" dieser Schiene erwarten nichts Positives vom Leben.

Der Seelenzustand *Gentian* ist die reaktive exogene Depression, normalerweise als Folge negativer Ereignisse. *Gentian* ist über alles deprimiert und erwartet immer das Schlimmste. Auch, wenn er sich selbst für optimistisch oder allenfalls skeptisch hält, erlaubt sich nie, etwas Schönes, etwas Positives in einer Situation zu sehen: er nimmt nur das Negative wahr, um seine Haltung zu rechtfertigen. Er begreift nicht, dass die Ursache aller Fehlschläge in der eigenen negativen Erwartungshaltung liegt; und weil offensichtlich in seinem Leben alles schiefgeht, beginnt er das Schicksal ungerecht zu finden, glaubt nicht, eine solche Prüfung verdient zu haben und bemitleidet sich selbst.

Dieser bittere Zustand ist die Kompensation *Willow*. Jetzt ist die Persönlichkeit angefüllt mit Wut, Groll und Neid. Ständig sieht sie sich als Opfer. Wenn es ihr nicht gelingt, aus dieser selbstzerstörerischen Haltung auszubrechen, wird sie in den Zustand der Dekompensation *Wild Rose* eintreten.

Da hört sie zu klagen auf, bemitleidet sich nicht mehr, ist reine Resignation und Apathie. Sie ist so fatalistisch, dass sie eine Veränderung zum Positiven nicht mehr für möglich hält, weshalb sie auch in der Krankheit zu kämpfen aufhört: sie gibt sich geschlagen; zum Therapeuten kommt sie höchstens aus Pflichtgefühl oder auf Druck der Angehörigen.

Vor der totalen Resignation von *Wild Rose* durchlaufen wir <u>immer</u> das Nicht-Annehmen-Können, die Verweigerung von *Willow*, auch wenn der Zustand oft nur von kurzer Dauer ist.

Dies ist eine der Schienen, die häufig in der Praxis auftauchen, sie ist logisch und nachvollziehbar, aber schwer zu bearbeiten.

5. SCHIENE: 34 WATER VIOLET – 7 CHESTNUT BUD - 3 BEECH
Die Persönlichkeit *Water Violet* strahlt natürliche Überlegenheit und Gelassenheit aus, die sie über ihre Umgebung heraushebt. Das Wissen um ihre Andersartigkeit macht sie unberührbar, einsam, unzugänglich. Da wachsen leicht Stolz und Hochmut, wodurch sie sich innerlich noch mehr zurückzieht. In gewissem Sinn verliert sie so die Verbindung zur praktischen Welt und fällt in den Kompensationszustand *Chestnut Bud*.
Jetzt ist sie unentwegt mit neuen Plänen beschäftigt und nimmt sich nie die Zeit, die Ergebnisse ihrer Handlungen zu betrachten. So kann sie nicht auf der Grundlage ihrer Erfahrungen lernen und wachsen.
Wenn die Person immer wieder die gleichen Fehler wiederholt und unfähig ist, sie zu erkennen, gerät sie in den Zustand der Dekompensation *Beech*. Jetzt sucht und beobachtet sie die Fehler der anderen. Unduldsam und mitleidlos kritisiert sie alle und behandelt sie mit Spott, Ironie und Sarkasmus.
In dieser Schiene kann ich den roten Faden Krämers nicht erkennen. Die Kompensation von *Water Violet* durch *Chestnut Bud*, wie er sie erklärt, scheint mir an den Haaren herbeigezogen. Was man immer wieder beobachten kann, ist für *Water Violet* die Gefahr, in *Beech* zu fallen, ohne irgendein Auftreten oder Züge von *Chestnut Bud*. Was durch Logik und Beobachtung vorstellbar ist, wäre eine Schiene auf der Basis von *Larch*, mit *Water Violet* und *Beech* als Kompensation bzw. Dekompensation. Damit wäre das Thema der Schiene das Minderwertigkeitsgefühl, das in Hochmut verkehrt wird.

6. SCHIENE: 31 VERVAIN – 17 HORNBEAM – 35 WHITE CHESTNUT
Das Thema dieser Schiene ist die geistige Überaktivität.
Der Charakter *Vervain* versucht in seinem Enthusiasmus und Idealismus alle Welt von seinen Ideen zu überzeugen. Sein

missionarischer Eifer und seine hohen Anforderungen an sich selbst erlauben ihm weder sich zu entspannen noch zu rasten, ehe er sein Ziel erreicht hat. Er leidet an jeder Art Verspannungen und Krämpfen, nervösen und Stress-Problemen, weil er einfach unfähig zur Entspannung ist.

Auf diese mentale Überaktivität kann als kompensatorischer Zustand *Hornbeam* folgen. Jetzt scheint das Gehirn den Forderungen der Person nicht mehr nachgeben zu wollen. Auf den extrem unruhigen Yang-Zustand folgt ein Yin-Zustand: die Person fühlt sich total erschöpft, sehnt sich nur noch danach, auszuruhen und zu schlafen. Sie hat das Gefühl, geistig nichts mehr leisten zu können; es scheint ihr so mühsam zu sein, sich zu irgendeiner Sache aufzuraffen, dass sie sich überhaupt nichts mehr zutraut.

Übersieht sie diese Alarmsignale oder deckt sie zu mit Aufputschmitteln, kommt sie zum dekompensatorischen Yang-Zustand *White Chestnut*. Nun arbeitet das Gehirn Tag und Nacht, aber in äußerst unproduktiver Weise: wie bei einer gesprungenen Schallplatte kreisen immer die gleichen Gedanken im Kopf, ohne Pause, ohne Ausweg. Die betroffene Person kann nachts nicht schlafen, sich tags nicht konzentrieren, ist gefangen in ihrer fruchtlosen Denktätigkeit.

7. SCHIENE: 1 AGRIMONY – 31 VERVAIN – 30 SWEET CHESTNUT

Agrimony stellt einen möglichen Selbstschutz nach einem starken seelischen Schmerz dar oder die grundsätzliche Verdrängung von Gefühlen durch Erziehung und/oder Vorbild durch die Eltern. Alle Empfindungen werden mit "künstlichem" Frohsinn, Drogen oder Ablenkung zugedeckt. Mit der Zeit verbirgt man seine Gefühle nicht nur vor anderen, sondern auch vor sich selbst.

Wenn ihr niemand aus diesem vollkommenen Selbstbetrug heraushelfen kann, wird die Person ihn mit dem *Vervain-*

Zustand kompensieren. Um ihren eigenen inneren Problemen aus dem Weg zu gehen, versucht sie jetzt, andere von ihren Ideen oder Idealen zu überzeugen; sie führt ein übertrieben extravertiertes Leben, um Angst und Leid in ihrer Seele nicht wahrzunehmen. Widerfährt ihr erneut etwas Schmerzhaftes, gelangt sie an die Grenzen ihrer Widerstandskraft und fällt in den Zustand völliger Ausweglosigkeit, die Dekompensation *Sweet Chestnut*. Sie fühlt sich eingesperrt, erwartet keine Hilfe, weder von Gott noch von den Menschen. Sie klagt nicht, versucht aber vielleicht, „ein letztes Mal", ohne viel Hoffnung, sich gegen ihr Schicksal aufzulehnen.

Wenn nach einem Schicksalsschlag völlig unerwartet für die Umgebung eine Blockade *Sweet Chestnut* auftritt, die dem Patienten schlagartig die Grundlage für seinen "Kampf" raubt, kann die plötzliche innere Leere so vernichtend wirken, dass Selbstmordgefahr besteht. Darum ist es dringend erforderlich, hinter diesem Seelenzustand seine Ursachen *Vervain* und *Agrimony* zu suchen. Vor allem letztere ist durch die Tendenz, sich zu verstellen und zu verstecken, sehr schwer zu erkennen, aber wichtig für die Heilung.

8. SCHIENE: 26 ROCK ROSE – 1 AGRIMONY - 6 CHERRY PLUM

Die Blockade *Rock Rose* kann hervorgerufen werden durch Erlebnisse von Panik und Schrecken oder durch Todesangst. Als Reaktion darauf kann man gelähmt, blind, taub oder stumm bleiben, in Ohnmacht fallen, die Kontrolle verlieren, usw. Aber für die Persönlichkeit *Rock Rose* treten diese Symptome nicht nur in panischen Augenblicken auf: möglicherweise hat sie, ausgelöst durch Dauerstress schwache Nerven und reagiert leicht mit funktionalen oder neurotischen Störungen.

Viele *Rock Rose*-Zustände sind zurückzuführen auf Todesangst während der Geburt. Findet die Person keine Heilung zum Beispiel mit Methoden wie *Rebirthing*, schützt sie sich vor ihren inneren Monstern durch Kompensation mit *Agrimony*. Sie verbirgt ihre erschreckenden Erinnerungen und Ängste unter einer Maske von Fröhlichkeit oder betäubt sich durch Drogen oder Alkohol – während die Monster im Dunkeln wachsen!

Haben wir es mit *Agrimony* als Kompensationszustand zu tun, ist dies schwer zu erkennen, weil die Person auch immer sich selbst belügt. Manchmal kann man ihn nur mit Hilfe der darauf folgenden Dekompensation *Cherry Plum* diagnostizieren: die Person hat - oft jahrelang – vergeblich versucht, sich vor ihren traumatischen Seeleninhalten zu schützen, indem sie sie unter *Agrimony* hermetisch versteckt, ins Unterbewusstsein verbannt hat. Aber auf die Dauer lässt sich dies nicht bewerkstelligen, die unterdrückten Gefühle wachsen, der innere Druck nimmt zu, bis es eines Tages zur Explosion kommt.

Cherry Plum hat Angst, den Verstand zu verlieren oder irgendetwas Schreckliches zu tun. Die Person fühlt diese Gefahr und fürchtet, die Kontrolle zu verlieren. Während sie gegen die "Ungeheuer" in ihrem Unterbewusstsein ankämpfte, sind diese ins Unermessliche gewachsen. Wenn sie in der Lage ist, alle Inhalte, die aus ihrem Unterbewusstsein aufsteigen, zu akzeptieren, werden Spannung und Ängste sich auflösen.

Wenn wir zuerst nur *Agrimony* verabreichen, müssen wir alle Reaktionen gut beobachten: manchmal überschwemmen die unterdrückten Ängste förmlich Träume und Erinnerungen. Wird ein Patient nach Einnahme der Blüte sehr unruhig, sollte man sie vorübergehend absetzen und *Cherry Plum* verordnen, auch wenn dieser Zustand noch nicht manifest ist.

Diese achte Schiene ist nach meinen Erfahrungen eine der wichtigsten in der therapeutischen Arbeit (siehe auch Kapitel *Cherry Plum* und *Rock Rose*). Ich nenne diese Situation das „Dampfdrucktopf-Syndrom": *Rock Rose* ist der Topf mit seinem Schmerz oder Angst verursachenden Inhalt, *Agrimony*

der Deckel, der all das Schreckliche hermetisch zudeckt und somit unserem Bewusstsein entzieht, und *Cherry Plum* ist das Überlaufventil, das den Druck erleichtern kann mittels physischer oder emotionaler „Explosionen": Anfälle von Asthma, Migräne, Ekzemen, oder – bei erhöhtem Druck – Ausbrüche von Wut, Irrsinn oder Gewalt, die der Umgebung im allgemeinen völlig unbegreiflich sind. Ich habe den Verdacht, dass diese Situation die Erklärung ist für manchen Amoklauf.

Ich gebe prinzipiell zuerst *Cherry Plum,* um den inneren Druck zu vermindern, dann eventuell *Agrimony* gleichzeitig mit *Rock Rose* – um gründlich aufzuräumen!

9. SCHIENE: 18 IMPATIENS – 23 OLIVE – 22 OAK

Das ist die Schiene derer, die nicht mit ihren Kräften haushalten.

Die Person *Impatiens* lebt und arbeitet – laut Krämer – mit erhöhter Geschwindigkeit, will keine Zeit verlieren. Mit ihrer Ungeduld zwingt sie sich und andere dazu, immer schneller zu arbeiten. Immer auf Hochtouren, immer eilig, ruht sie nie aus, verausgabt und erschöpft sich daher völlig und fällt aufgrund der Überlastung sie in den Kompensationszustand *Olive.*

In der Blockade *Olive* kann man einfach nicht mehr. Jede noch so geringe Anstrengung scheint unmöglich, man will nur noch schlafen, weil man körperlich und seelisch am Ende ist.

Wenn man sich jetzt keine Ruhe gönnt, sondern stattdessen sich anstrengt, um weiterhin seine Pflicht zu tun, gelangt man leicht in den Zustand der Dekompensation *Oak.*

Oak ist der unermüdliche Kämpfer, der nie aufgibt, der seine Arbeit auch noch macht, wenn er krank oder völlig erschöpft ist. Nie beschwert er sich, nie gibt er sich geschlagen. Er kämpft mitunter bis zum Zusammenbruch. Ist er krank, nimmt er sich nicht die nötige Zeit zur Genesung, sondern kämpft wie

Impatiens gegen die Schwäche an, die er nur als ein Hindernis bei seiner Pflichterfüllung ansieht.

Der Irrtum von *Oak* besteht in seiner fixen Idee, aus Pflichterfüllung kämpfen oder durchhalten zu müssen; in Wirklichkeit wird er angetrieben durch seine Unfähigkeit, sich zu entspannen, auszuruhen.

Krämer sieht den Rhythmus im Aufbau der Schienen sehr vereinfacht nur im Wechsel zwischen Yin und Yang. Für mich sind *Impatiens* und *Oak* ähnliche Zustände: letzterer kann auf den ersten folgen oder beide können, durch zu viel Arbeit und zu wenig Ruhepausen, in den Erschöpfungszustand *Olive* münden. Und es gibt genug Menschen, die weder *Impatiens* noch *Oak* sind und dennoch *Olive* benötigen; zum Beispiel nach einer Zeit großer Sorgen, langer Krankheit oder viel zusätzlicher Belastung, wie sie etwa die Pflege eines kranken Familienmitgliedes mit sich bringt.

10. SCHIENE: 8 CHICORY – 25 RED CHESTNUT – 16 HONEYSUCKLE
Die Persönlichkeit *Chicory* ist die "Supermutter", die alle in ihrer Umgebung dirigiert und manipuliert, überzeugt davon, dass sie alles nur aus Liebe tut und um zu helfen. Aber im Grunde ist sie die "bedürftige Mutter", die das Alleinsein nicht erträgt und daher ihre Angehörigen aufgrund von deren Bedürfnissen und resultierender Dankbarkeit an sich bindet.

Chicory macht andere von sich abhängig, weil sie selbst von ihnen abhängig ist; sie sorgt nicht für sich, aber ständig für andere. Kommen in ihr selbst oder der Umgebung Zweifel am Altruismus dieser Haltung auf, kümmert sie sich noch weniger um ihre eigenen Belange und geht völlig im Stadium der Kompensation *Red Chestnut* auf.

Die Sorge um ihre Lieben wächst und degeneriert jetzt in einer übertriebenen Angst um diese, immer furchtsam bedenkend, was ihnen zustoßen könnte.

Der darauf folgende Dekompensationszustand ist *Honeysuckle*, worin die Selbstentfremdung von *Red Chestnut* ihren Höhepunkt findet: statt in ihrer Gegenwart zu leben, träumt die Person sich jetzt sehnsuchtsvoll in eine Vergangenheit zurück, in der ihre Lieben sich nicht gegen ihre Fürsorge wehrten. Dies geschieht häufig nach der Trennung von geliebten Menschen, nach einem Umzug, der Pensionierung usw., also nach Veränderungen, die den "Verlust" einer besseren Situation oder eines Menschen mit sich bringen, oder an die man sich erst noch gewöhnen muss.

Krämer interpretiert *Honeysuckle* zu beschränkt lediglich als Dekompensationszustand von *Red Chestnut*. Aber in der Praxis zeigt es sich, dass viele Menschen, die nie in Form von *Chicory* oder *Red Chestnut* blockiert waren, dennoch von der Charakterstruktur her oder durch besondere Umstände starke Züge von *Honeysuckle* zeigen (siehe Kapitel 16, *Honeysuckle*).

11. SCHIENE: 20 MIMULUS – 14 HEATHER – 21 MUSTARD

Die Persönlichkeit *Mimulus* hat Angst vor vielem und vor der Welt. Diese Angst ist der größte Ausdruck ihrer Überempfindlichkeit gegen alle starken Sinneseindrücke. Die Ängstlichkeit von *Mimulus* kann sogar Phobien verursachen; aber viele Betroffene pflegen ihre Ängste still auszuhalten, ohne sie anderen gegenüber je zu erwähnen.

Wenn jedoch der Leidensdruck zu groß und unerträglich wird, verwandeln sie sich in *Heather*, die kompensatorische Form. Während *Mimulus* leidet, ohne zu klagen, muss *Heather* über seine Sorgen und Nöte zu aller Welt reden. Weil er kein Vertrauen in die Welt hat, stützt er sich auf jene, denen er vertraut.

Mit der Zeit erkennt *Heather*, dass auch andere ihm nicht das Urvertrauen geben können, das jeder braucht, um ruhig zu leben. Die Trauer über diese Erkenntnis setzt ihn der Dekompensation *Mustard* aus, der endogenen Depression. Die Blockade zwischen der Persönlichkeit und ihrem höheren Selbst ist unbewusst, weshalb der Betreffende sie nur als eine Art innerer Leere empfindet, die er nicht deuten kann.

Die Theorie der elften Schiene in Krämers System kann ich nicht bestätigen: bis jetzt durfte ich Erfahrungen sammeln mit *Mimulus*-Patienten, die *Mustard*-Züge aufwiesen, und wenn auch einige davon zeitweise *Heather*-geprägte Phasen durchliefen - weil sie sehr unter Druck standen oder in Sorge waren - hatte die Mehrzahl von ihnen mit *Heather* nicht das Geringste zu tun.

Außerdem kenne ich *Heather* als typisch für viele Therapeuten; nachdem sie sich Geschichten und Nöte einer Unzahl von Patienten angehört haben, müssen sie sich befreien und zeigen dann häufig das Erscheinungsbild von *Heather*, ohne jedoch irgendwelche Züge von *Mimulus* oder *Mustard* zu haben.

Die positiv entwickelte Persönlichkeit *Heather* - der Vermittler zwischen den Welten oder der kommunikative Journalisten-Typ - passt auch überhaupt nicht in die elfte Schiene.

12. SCHIENE: 9 CLEMATIS – 18 IMPATIENS – 21 MUSTARD

Der Charakter *Clematis* ist der stille Träumer, der in den Wolken einer phantasierten Zukunft lebt. Er flieht aus der rauen Wirklichkeit in seine Luftschlösser. Er scheint immer abwesend zu sein, hat keinerlei Antriebskraft, Schwung. Krämer zeichnet uns das Bild einer *Clematis*-Person: introvertiert, passiv, yin-betont; durch ihre Geistesabwesenheit verliert sie sehr viel Zeit, erwacht dann brüsk aus ihren Träumen, denn die Uhren sind indes nicht stehengeblieben, und sie muss sich beeilen, ihren Pflichten nachzukommen. Um die verlorene Zeit aufzuholen, tritt sie in den kompensatorischen Yang-Zustand *Impatiens* ein, der überaktiv ist und sich niemals Ruhe, und schon gar keine Träume gönnt.

Diese hektische und aufgeregte Art zu leben und zu arbeiten ist gar nicht angemessen für einen *Clematis*-Typ. Mit der Zeit leidet er sehr unter der Diskrepanz zwischen den beiden Zuständen. Dieser Abstand macht ihn traurig, und er fällt in eine Depression *Mustard*, der Dekompensationsblüte auch der elften Schiene: *Mimulus-Heather-Mustard*.

Für mich hat die zwölfte Schiene zwar eine gewisse Logik, aber ich sehe die Ursache der Kompensation von *Clematis* durch *Impatiens* anders als Krämer: *Clematis* lebt in ständiger Erwartung einer glücklichen Zukunft, ohne dafür etwas zu tun, auch ohne sein eigenes Leben dafür einzurichten. Er leidet an der Diskrepanz zwischen der ungeliebten Gegenwart und der erwünschten Zukunft, und das bewirkt einen Zustand permanenter Erwartung und Ungeduld: *Impatiens*. Jetzt kann er tausend Dinge tun, ohne ernsthaft für etwas Konstruktives zu arbeiten. Wenn ihm klar wird, dass er mit all seinen Anstrengungen nichts Wichtiges erreicht und sich mit diesem aufregenden Leben nur erschöpft, kann er in den Dekompensationszustand *Mustard* fallen, wie oben erklärt. Wahrscheinlicher allerdings wäre der Fall in die reaktive Depression *Gentian*, u.a., weil *Mustard* eher ein angeborener charakterologischer Zustand ist und kein vorübergehender. Noch häufiger erlebe ich allerdings die Kompensation von *Clematis* durch *Agrimony*,

Auch wenn mich nicht alle Konstruktionen von Krämer überzeugen, gibt es doch einige, die ich schätze. Es scheint allerdings so, als seien einige Blüten gewaltsam in das Modell gezwängt worden, um die Schienen-Theorie zu stützen. Mich überzeugt auch nicht ein Schema, das schon aufgrund seiner

Charakteristika völlig den positiven Aspekt jeder Essenz ausschließt; außerdem unterscheiden wir Menschen uns mannigfaltig voneinander durch unsere Tugenden und Fehler und sind nicht getreu den *„12 Schienen"* veranlagt.

Trotzdem halte ich Krämers Arbeit für wertvoll und interessant und lade alle Blüten- Therapeuten dazu ein, ihre eigenen Erfahrungen mit den Schienen zu machen.

PRAKTISCHE HINWEISE FÜR HERSTELLUNG UND ANWENDUNG DER ESSENZEN

DIE KONSULTATION BEIM THERAPEUTEN ZUSAMMENSTELLUNG DES "INDIVIDUELLEN BLUMENSTRAUSSES":

Die übliche Methode zum Diagnostizieren der Blockaden eines Patienten ist wohl das **Gespräch mit dem Therapeuten**. Ärzte, Psychologen und Psychotherapeuten werden vermutlich die ihnen gewohnte Form der Konsultation anwenden, um dann die Blüten allein oder in Verbindung mit anderen Medikamenten oder Behandlungsmethoden zu verordnen.
Der Therapeut muss im Laufe der Konsultation herausfinden, welche Blüten der Patient benötigt, und stellt dann den passenden Blütenstrauß zusammen. Es ist äußerst selten, dass jemand nur eine oder wenige Blüten braucht: gerade zu Beginn einer Behandlung zeigen die meisten Ratsuchenden Symptome für so viele Blüten, dass man davon die wichtigsten auswählen muss. Für die Anzahl der zu verwendenden Essenzen gibt es keine starre Regel, doch ist es empfehlenswert, selbst am Anfang eine Menge von fünf oder sieben Blüten nicht zu überschreiten; meist kann man sie schon in der zweiten Einnahmeflasche reduzieren. Es ist gut, sich nach der Regel "weniger ist mehr" zu richten. Auch die Einfachheit der Methode verlangt nach der kleinen Zahl.
Es gibt keine Kontraindikation zur Kombination der Blütenessenzen mit anderen Medikamenten, seien diese homöopathisch, allopathisch oder pflanzlich, weil die Blüten in ganz spezieller Weise wirken, auf geistiger Ebene. Natürlich darf man annehmen, dass die Blütentherapie sich besser mit

einer ihr entsprechenden Methode verträgt, dass also "sanfte" Heilweisen vorzuziehen sind; allerdings sind Allopathen, die auch mit den Blüten arbeiten, ohnehin die Ausnahme.

Im Gespräch mit dem Ratsuchenden muss man zuerst alle Blüten notieren, die diesem oder dem Therapeuten notwendig scheinen. Erscheint dem Therapeuten eine Blüte intuitiv, ist es ziemlich sicher, dass sie gebraucht wird; sieht der Patient das nicht so, bezieht sie sich vielleicht auf seinen Schatten[1], sie ist ihm nicht bewusst, oder er ist (noch) nicht bereit, die damit verbundenen Seelenkonzepte zu bearbeiten.

Für den ersten Blumenstrauß empfehlen sich:

- 29 *Star of Bethlehem* oder 26 *Rock Rose*. Nach meinen Erfahrungen liegen fast immer Blockaden aufgrund durchlebter Schocks vor. Auch wenn der Patient nichts dergleichen erinnert, so war mindestens das Erlebnis seiner Geburt so schockierend, dass es die Einnahme von *Star of Bethlehem* nötig macht, besonders wenn es Komplikationen mit der Nabelschnur gab; war die Geburt sehr schwierig, war sie verbunden mit Todesangst, Sauerstoffmangel, ist *Rock Rose* angebrachter, um die Folgen der erlebten Panik abzubauen. Das gleiche gilt für

---

[1] Wir beziehen uns auf Schatten im Sinne von C.G. Jung. Der Schatten ist die dunkle, d.h. unsichtbare Seite der Persönlichkeit, die Charaktereigenschaften, die sie leugnet und an sich selbst nicht erkennen kann, die sie aber an anderen irritieren und stören, oder aber die sie bewundert und möglicherweise auch neidet. Immer wenn uns bestimmte Züge an unseren Mitmenschen besonders irritieren, können wir sicher sein, dass sie etwas mit uns selbst zu tun haben, dass sie Projektionen von Schattenanteilen sind.

jeden, der noch im Mutterleib Abtreibungsversuchen oder Unfällen der Mutter ausgesetzt war. Schon Diskussionen der werdenden Eltern über eine mögliche Schwangerschaftsunterbrechung verursachen Panikzustände im Ungeborenen, das folglich mit einer Blockade *Rock Rose* zur Welt kommt (siehe Kapitel 26 und 29).

- 33 *Walnut*, wenn die Person in oder vor großen Veränderungen oder Übergängen steht
- 11 *Elm* oder 23 *Olive* bei Erschöpfung oder der vorübergehenden Sorge, "es diesmal nicht zu packen".

Es wird problematisch, wenn wir uns vor einer Vielzahl von Blockaden sehen und nicht wissen, wo anfangen. Wir können nicht mit allen Blüten gleichzeitig behandeln, also ist es wichtig, diejenigen auszuwählen, die die Seelenkonzepte repräsentieren, die im Augenblick den größten Leidensdruck oder die stärkste Erschöpfung verursachen, oder die bereits, direkt oder indirekt, belastende körperliche Symptome hervorrufen. Wichtig ist natürlich auch die Frage nach den Gründen des Besuchs beim Arzt oder Therapeuten: vermutlich finden wir hier die Blockaden, die den Patienten selbst am meisten stören.

Möglicherweise sieht man trotzdem nicht klar genug: dann empfehlen sich zwei Blüten, die als "Katalysatoren" gute Dienste tun: 36 *Wild Oat* für den ruhigen, eher passiven Menschen vom Typ Yin und 15 *Holly* für den aktiven Yang-Typ, der meist viel und schnell spricht.

Die erste Mischung enthält dann:
- *Star of Bethlehem* oder *Rock Rose*
- *Walnut*, falls es angezeigt ist
- *Elm* oder *Olive*, falls es angezeigt ist
- *Holly* oder *Wild Oat* und höchstens eine weitere Blüte

Meist genügt eine kleine Einnahme-Flasche von 15 Millilitern, denn nach wenigen Tagen schon sieht der Therapeut viel klarer, und es fällt ihm leichter, den individuellen Blütenstrauß zu komponieren. (siehe auch Seite 485 Abschnitt **Spontane Wahl**)

Manchmal existiert ein **scheinbarer Widerspruch** zwischen den diagnostizierten Blüten; einige Therapeuten haben daher Regeln aufgestellt, nach denen man nicht gleichzeitig mit bestimmten Blüten behandeln darf. Beispielsweise sagen sie, dass Blüten der gleichen Gruppe in Bachs System nicht miteinander kombiniert werden sollen. Aber zweifellos gibt es Patienten, die gleichzeitig 20 *Mimulus* und 2 *Aspen* oder 25 *Red Chestnut* sind (alle aus der ersten Gruppe), oder Züge von 32 *Vine* und 3 *Beech* aufweisen (beide siebte Gruppe). Bei Personen, die an Arthrose oder rheumatischen Beschwerden leiden, finden sich oft Kombinationen der Blockaden 3 *Beech* und 27 *Rock Water* oder 8 *Chicory* mit 31 *Vervain*; alle vier gehören zur siebten Gruppe. Also gilt:
es gibt keine Beschränkungen in der Kombination der Blüten, außer in der Anzahl! Jede Blüte ist mit jeder anderen beliebig zu kombinieren. Scheint ein Widerspruch vorzuliegen, kann man an verschiedene Ursachen denken: erstens haben wir es immer mit der Individualität des Menschen und all seinen natürlichen inneren Widersprüchen zu tun; es gibt keine Schablone für den perfekten Menschen. Und wie nicht zwei gleiche Personen unter Millionen herumlaufen, so können wir nahezu unzählige verschiedene Mischungen von höchstens

Praktische Hinweise für Herstellung und Anwendung der Essenzen

sechs oder sieben Essenzen zusammenstellen, auf der Grundlage der 38 Bachblüten! Damit lässt sich für jeden das im Augenblick Passende finden. In einer Person finden wir die verschiedensten Tugenden, einige mehr oder weniger entwickelt, andere blockiert. **Wir dürfen uns vorstellen, dass ein Mensch im Laufe seines Lebens vorübergehende oder charakterliche Blockaden in unterschiedlicher Stärke von jedem der achtunddreißig Seelenkonzepte erlebt!** Das ist möglich, weil jeder die Keime aller archetypischen Tugenden und Verhaltensweisen in sich trägt; je nach Entwicklungsgrad mehr oder weniger sichtbar und, je nach seiner Veranlagung, mehr oder weniger stark ausgeprägt.

Außerdem können uns die **Kompensationen** verwirren: häufig versucht z.B. der Typ 4 *Centaury* seine Schwäche zu kompensieren, indem er die dominierende Kraft von 32 *Vine* zur Schau trägt. Manchmal erscheinen beide Charakteristiken zeitlich aufeinander folgend, manchmal gleichzeitig, aber an verschiedenen Orten. Das ist zum Beispiel der Fall bei einem Mann, der bei seinen Kindern und Untergebenen das Gesicht von *Vine* zeigt und sich als *Centaury* seinem Chef und seiner Frau unterordnet; häufiger treffen wir allerdings auf jenen, der zuhause ganz *Vine* ist und am Arbeitsplatz *Centaury*, oder umgekehrt.

Andere scheinbar widersprüchliche Konzepte finden wir z.B. in der Kombination von 5 *Cerato* und 31 *Vervain*: Zweifel an der Richtigkeit der eigenen Meinung kompensiert mit dem Eifer, alle zu seinen eigenen Überzeugungen zu bekehren. Weitere Beispiele von Kompensation finden sich im Kapitel *Die 12 Schienen*.

Ferner gibt es **Kombinationen von ähnlichen Konzepten**, wie es oft der Fall ist mit 12 *Gentian* und 21 *Mustard*, der exogenen bzw. endogenen Depression; mit 8 *Chicory* und 14 *Heather*, der "bedürftigen Mutter" und dem "bedürftigen Kleinkind", einer häufig anzutreffenden Kombination; auch 2 *Aspen* und 20 *Mimulus*, die bewussten und die unbewussten Ängste, schließen sich nicht gegenseitig aus!

Fast immer treten die **Blockaden in verschiedenen Schichten** auf; behandelt man die augenfälligste, taucht hinter dieser ein anderes Konzept auf. Meist handelt es sich um eine Blockade, die durch eine andere kompensiert wurde; manchmal auch sind einige Symptome so stark, dass sie die der anderen Blockade völlig zudecken. Ein Beispiel dafür findet sich im Kapitel 32 *Vine*: der Machthunger, der sich zuzeiten völlig hinter Schuldgefühlen verstecken kann. Auch das Kapitel *Die 12 Schienen* führt verschiedene Beispiele an für Krankheitsbilder in verschiedenen "Schichten". **Unsere therapeutische Arbeit hat in vielen Fällen große Ähnlichkeit mit dem vorsichtigen Abschälen einer Zwiebel: unter jeder abgelösten Haut taucht eine weitere auf, die vorher nicht sichtbar war...**

Auch folgende Beobachtung ist wichtig: jemand, der immer träumt und Luftschlösser baut, nimmt 9 *Clematis* und fällt plötzlich und äußerst unsanft aus den Wolken in eine Depression, die je nach Veranlagung Züge von 12 *Gentian* oder von 21 *Mustard* aufweisen kann. Daher empfiehlt es sich bei Personen, die "sehr *Clematis*" sind, die Behandlung etwas sanfter anzugehen, indem man ihnen, gleichzeitig mit *Clematis*, *Gentian* oder *Mustard* als eine Art Polster oder "Stoßdämpfer" verordnet. Das Gleiche gilt für 31 *Vervain*, um die Gabe von 1 *Agrimony* zu entschärfen.

Das Verfahren ist allerdings ein zweischneidiges Schwert: uns bleibt oft der Zweifel, ob das "Polster" *Vervain* die tiefgehende Reinigung und Öffnung mittels *Agrimony* verhindert, ob es den Heilungsprozess hemmt, oder ob im Gegenteil die Person sich weiter öffnen kann, weil der mildernde Effekt von *Vervain* bzw. *Mustard* bewirkt, dass sie sich weniger erschreckt und also nicht verschließt, um sich mit allen Kräften gegen einen im

Grunde positiven Effekt zur Wehr zu setzen (*andere Erstreaktionen* siehe im entsprechenden Abschnitt!).

Die für eine Behandlung notwendige Dauer lässt sich nicht vorhersagen. Die Einnahme eines Fläschchens dauert etwa einen Monat, danach empfiehlt sich ein neuerliches Gespräch, um die Mischung zu modifizieren. Besserung und Veränderungen sind mitunter so subtil, dass der Behandelte selbst sie nicht bemerkt. Im Gespräch mit dem Therapeuten oder in Reaktionen seiner Angehörigen und Freunde wird ihm aber meistens klar, dass schon einige der störenden Symptome verschwunden oder schwächer geworden sind.

Jetzt kann man tieferliegende Konflikte und ältere Blockaden bearbeiten. In vielen Fällen muss man die Mischung mit 19 *Larch* ergänzen, das die Basis verschiedener Blockaden sein kann, wie zum Beispiel von 4 *Centaury*, 5 *Cerato*, 24 *Pine*.

Jeder Patient ist anders. Der eine ist schon zufrieden, wenn mit Einnahme der ersten Mischung die lästigsten Symptome verschwinden, wie zum Beispiel Angst in Verbindung mit Alpträumen oder Schlaflosigkeit. Er kommt nicht wieder in die Sprechstunde, weil ihm die gewonnene Erleichterung genügt.

Ein anderer bearbeitet jahrelang methodisch seine Negativkonzepte und kann eine spürbare spirituelle Entwicklung durchleben, wenn er sich das Thema jeder Blüte bewusstmacht.

Bei **Langzeitbehandlungen** empfiehlt sich eine Einnahmepause von einigen Wochen von Zeit zu Zeit. So können Therapeut und Patient leichter beurteilen, ob die Besserung von Dauer ist, und welche der Blüten man absetzen kann.

Mitunter kommt es vor, dass ein Patient nach einer Weile vergisst, die Tropfen einzunehmen. Die Erfahrung zeigt, dass unser Unbewusstes weiser ist als unser Wachbewusstsein, und uns die Dinge "vergessen" lässt, die wir tatsächlich nicht mehr brauchen.

Die Zubereitung der Blütenpräparate liegt gewöhnlich in der Hand des Therapeuten oder des Apothekers. Ich ziehe allerdings das Selbst-Mischen am Ende des Gesprächs vor.
Bachs Angaben folgend füllt man eine Tropfflasche von 30 Millilitern Inhalt mit stillem Mineralwasser unter Hinzufügung von 40 Tropfen Weinbrand, beides bei Zimmertemperatur. (Um eine längere Haltbarkeitsdauer zu erreichen, empfiehlt sich jedoch, besonders in heißen Zonen oder im Hochsommer, eine Variante der Mischung von etwa 20 Millilitern Wasser mit 10 Millilitern Weinbrand.) Dieser Basis fügt man dann von jeder angezeigten Blüte 3 Tropfen aus der *Stockbottle* zu. Will man *Rescue Remedy* hinzufügen, braucht man davon 7 Tropfen, da es bereits aus mehreren Blüten zusammengesetzt ist. Für Alkoholiker ersetzt man den Weinbrand durch Essig, um den für sie gefährlichen Alkoholgeruch zu vermeiden.
Handelt es sich um ein physisches Problem, gibt man 7 oder 13 Tropfen vom Stock in die Einnahmeflasche – eine Methode, die auch *Pedro Lopez Clemente* von *Flores del Mediterráneo*, Madrid empfiehlt.
Bach selbst behandelte körperliche Störungen mit Gaben direkt aus den *Stocks* und mitunter sogar aus der Urtinktur!
In einer Therapie mit wöchentlichen Sitzungen ist es sinnvoll, mit 15-ml-Einnahmeflaschen zu arbeiten (mit jeweils 1 Tropfen aus der *Stockbottle*). So können wir die Mischung alle 1 oder 2 Wochen verändern – dabei aber nicht mehr als 1 oder 2 Blüten ersetzen, um die Kontinuität der inneren Arbeit zu gewährleisten.
Die Anzahl der benutzten Essenzen hängt auch von ihrer "Qualität" ab: in einer Mischung haben "starke" Blüten wie 4 *Centaury*, 8 *Chicory*, 32 *Vine*, die Charaktere betreffen, mehr

Praktische Hinweise für Herstellung und Anwendung der Essenzen

Gewicht und es werden daher von ihnen nicht so viele gleichzeitig eingesetzt.

Zu den ausgewählten Grundblüten fügt man diejenigen hinzu, die vorübergehend oder zusätzlich auftauchen (wie z.B. 18 *Impatiens* bei Juckreiz, der verursacht wurde durch Hautreizungen oder 36 *Wild Oat*, wenn gelegentlich die Orientierung fehlt.)

Es braucht viel Fingerspitzengefühl, um den passenden Blütenstrauß zu kombinieren.

Da es sich bei den Bachblüten um ein energetisches Medikament handelt, sind einige Dinge zu beachten. Man sollte niemals abwechselnd Tropfen aus zwei oder mehr Flaschen gleichzeitig einnehmen. Wer eine Mischung einnimmt und dann eine weitere Blüte braucht, sollte die erste Mischung absetzen oder abwarten, bis sie aufgebraucht ist, ehe er die zweite, aktuelle beginnt. Genauso wenig empfiehlt es sich, einzelne Blüten in getrennten Flaschen parallel einzunehmen: daher verbieten sich von selbst die mit einer einzelnen Blüte bereits präparierten Einnahmeflaschen, wie sie der Handel gelegentlich anbietet. In dieser Form kann man die Blüten nicht kombinieren, außerdem verliert die Mischung nach einiger Zeit ihre Wirkung, was die Einnahme (und damit schon die Herstellung!) von "Fertigpräparaten" noch fragwürdiger macht, da wir ihr Alter nicht nachprüfen können; manche Experten geben den Einnahmemischungen eine Haltbarkeit von nur drei bis vier Wochen Dauer, was mir allerdings übertrieben erscheint. Ich habe verschiedene Male gute Erfahrungen gemacht mit der Einnahme von Mischungen bis zu drei Monaten nach ihrer Zubereitung.

Selbstverständlich empfiehlt es sich, die Fläschchen an Plätzen aufzubewahren, wo sie weder besonderer Wärme (Sonne, Heizkörper) noch Kälte (Kühlschrank) ausgesetzt sind. Auch *auf* dem Kühlschrank ist nicht der richtige Platz: die Vibration des Motors kann die subtile Schwingung der Blüten verfälschen.

Die Dosierung und Häufigkeit der Einnahme hängt ab von der Situation, der Essenz und der Empfänglichkeit und Sensibilität der Person; die Einzeldosis liegt immer bei 3 oder 5 Tropfen, die man am besten unter die Zunge gibt, wo die Absorption am größten ist. Dort lässt man sie eine Weile einwirken, ehe man sie unterschluckt.

Zu Beginn der Behandlung oder in dringenden Fällen (Schock, Verzweiflung, große Ungeduld oder Angst, bei starken physischen oder psychischen Schmerzen – also immer dann, wenn man eine schnell eintretende Wirkung erzielen will) nimmt man die Tropfen häufiger; man kann bei 3 Tropfen alle 10 Minuten beginnen und je nach Situation die Abstände allmählich vergrößern, bis zur üblichen Tagesdosis von 5 Gaben. Charakteristiken und typische Verhaltensweisen bearbeitet man längere Zeit hindurch, immer mit 3 bis 5 Tagesgaben, evtl. häufiger in den ersten Einnahmetagen. Man muss je nach Situation immer wieder aufs Neue abwägen, was just für diese Person und just in diesem Augenblick das Günstigste ist. Wer raucht oder andere Genussmittel zu sich nimmt, wer erlaubte (Medikamente!) oder verbotene Drogen konsumiert, hat mit der Zeit einen weniger "durchlässigen" Körper und braucht die Berührung mit der subtilen Schwingung der Blütenessenzen häufiger als z.B. ein Nichtraucher, Nichttrinker und Vegetarier.

Sensibleren Patienten kann man die Dosierung getrost selbst überlassen; auch Kinder fühlen gewöhnlich, wann sie ihre Tropfen nehmen sollten und erinnern ihre Eltern daran.

ERSTREAKTIONEN UND "NEBENWIRKUNGEN":
In seltenen Fällen kommt es zu merkwürdigen Erscheinungen während der ersten Einnahmetage, vor allem bei der Einnahme

Praktische Hinweise für Herstellung und Anwendung der Essenzen

von 15 *Holly* oder 1 *Agrimony*: die sog. Erstreaktionen, die manchmal bei der ersten Einnahme einer Blüte auftreten, sind eine Art "Generalreinigung" des Unterbewusstseins und als "Nebeneffekt" äußerst wünschenswert, da sie Teil des Heilungsprozesses sind. **Sie treten nicht bei allen Behandelten auf!** Aber es ist wichtig, sie in der ersten Konsultation zu erwähnen, damit die Patienten bei überraschenden Reaktionen sich nicht erschrecken. Wenn sie auf etwaige Nebenwirkungen nicht vorbereitet sind, setzen sie möglicherweise die Einnahme ab, kommen nicht mehr in die Sprechstunde; für sie steht fest, dass die Tropfen "nichts taugen". Das ist selbstverständlich nicht wünschenswert, weshalb wir solche Reaktionen durch rechtzeitiges Erklären zu vermeiden suchen.

Die Formen, in denen diese Befreiung sich äußern kann, sind vielfältig, verschwinden aber in ihrer Mehrzahl nach ein bis drei Tagen, maximal nach einer Woche. Man sollte deshalb die Einnahme nicht abbrechen, nur evtl. wenige Tage aussetzen oder die Dosis reduzieren.

Tatsächlich bewirken diese Reaktionen eine Erleichterung, sind auch ein Zeichen dafür, dass die Essenzen zu "arbeiten" anfangen, dass die Blockade anfängt, sich zu lösen. Die Person befreit sich von alten Verkrustungen und Verhärtungen, vom Schutt und den Schlacken früherer Erlebnisse, die die Energiekanäle blockieren. Öffnen diese sich unter dem Einfluss der Blüten, wird viel Energie freigesetzt.

Die Wirkungen können zum Beispiel in einem leichten Durchfall bestehen, Kälteempfindungen oder Hitzewellen; Tränenausbrüchen, die sich ohne erkennbaren Grund einige Tage lang wiederholen und bis zu lautem Weinen und Schreien steigern können; Herzklopfen oder auch Kopfschmerzen oder Traurigkeit; Schnupfen, Schwäche oder eine vorübergehende Akzentuierung der Symptome. Man sollte sich in diesem Fall vor Augen führen, dass auch das Therapiegespräch starke

psychische Bewegung auslösen kann und die den Tropfen zugeschriebenen unerwünschten Wirkungen häufig ein Zeichen sind für die ungewohnte Öffnung des Patienten dem Therapeuten gegenüber. In jedem Fall verlieren sich diese Nebeneffekte nach wenigen Tagen, auch wenn sie auf die Wirkung des Medikaments zurückzuführen sind.
Mitunter sagen Patienten, dass die Tropfen sie müde machen; dieses Gefühl wird durch das Loslassen, die ungewohnte Entspannung verursacht, die als Müdigkeit empfunden wird.

Über Schäden, die durch eine Blütentherapie hervorgerufen wurden, wissen wir nichts, die einschlägige Literatur erwähnt sie auch nicht. Eine irrtümlich verordnete Blüte übt keine Wirkung auf den Behandelten aus. Dennoch sind bei der Kombination gewisse Regeln zu beachten, um starke Reaktionen abzufangen. Jede Blüte hilft dem Patienten, in die ihr entsprechende Vibration einzuschwingen; schwingt seine Seele schon analog zu dieser Blüte, benötigt er sie nicht, und es ändert sich gar nichts durch ihre Einnahme, sie kann ihm also nicht schaden. So konnte Edward Bach uns alle überzeugt und vertrauensvoll einladen: *Heilen Sie sich selbst!* Dieser Buchtitel von Bach sollte uns an etwas Wesentliches erinnern:

Wir können die bestgeschulten und genialsten Ärzte, Psychologen oder Therapeuten sein, aber wir sind nicht die Herren über Leben und Gesundheit.
Mit all unserer Kunst können wir dem Patienten nur helfen, seine eigenen Quellen der Selbstheilung zu finden und zu nutzen. Mitunter handeln wir wie Geburtshelfer, die die Tore zu einem neuen Lebensabschnitt öffnen helfen, und die Blüten können unsere vornehmsten und wertvollsten Begleiter bei diesem Unternehmen sein.

VERSCHIEDENE DIAGNOSEMETHODEN:

Im Kapitel *Die 12 Schienen* habe ich ausführlich diese Methode von Krämer zur Diagnose und Behandlung mit Bachblüten vorgestellt. Abgesehen von den dort erwähnten Vorbehalten, halte ich sie für sehr nützlich, um die Arbeit mit den Blüten zu inspirieren.

Hat ein Therapeut tiefgehende Kenntnisse der Astrologie, kann er eine **Diagnose anhand des Geburtshoroskops** des Patienten erstellen. Dies hilft ihm, keine wichtigen Züge des Patienten zu vernachlässigen. Mitunter ziehe ich die Ephemeriden zu Rate, um das Bild, das ich von einer Person habe, zu vervollständigen: aber damit erhalte ich nur Auskunft über die Planeten, und kenne weder den Aszendenten noch die Himmelsmitte, deren genaue Stellungen man nur mit Hilfe von Berechnungen erhält. Aber die Methode hat einen gewissen Wert als Zusatzinformation, vor allem über aktuelle Transite.

Findet sich ein *Estellium*, eine Ansammlung von Planeten in einem Zeichen, zeigt dies Stauungen an in der Körperzone, die das Zeichen repräsentiert (vom Kopf, der dem Widder zugeordnet ist, bis zu den Füßen, die den Fischen zugeordnet sind). Man kann auch das Zeichen und die Planeten des sechsten Hauses näher untersuchen, das im Zusammenhang mit unserer Gesundheit steht.

Nehmen wir die Astrologie zu Hilfe, begegnen uns wieder die Widersprüche in einem Charakter: es ist normal, dass jemand, der starke Bezüge zu einem Tierkreiszeichen hat, auch Einflüsse des gegenüberliegenden Zeichens zeigt.

Ist ein Therapeut gleichzeitig ein guter Astrologe, wird er mehr Daten zu Hilfe nehmen als die oben erwähnten Zeichen: er wird die charakteristischen und archetypischen Aspekte und Planeten des Geburtshoroskopes sehen und unter anderem die

speziellen Ängste und Schwachstellen, auch auf körperlicher Ebene, erkennen. Wichtiger kann es sein, das Solar-Horoskop des laufenden Jahres zu erstellen und die aktuellen Transite der Planeten, die dem Therapeuten eine Vorstellung geben von den auftretenden Konflikten und davon, was sein Klient zu diesem Zeitpunkt seines Lebens lernen kann. Mit den so gewonnenen Erkenntnissen kann er mit ziemlicher Sicherheit die in diesem Augenblick notwendigen und hilfreichen Blüten auswählen.
Nachdem man ganz objektiv die astrologische Situation eines Patienten analysiert hat, empfiehlt es sich aber, im Gespräch mit ihm seine subjektiven Probleme kennenzulernen, vor allem diejenigen, unter denen er zurzeit besonders leidet.

Die Diagnose und Behandlung über die Hautzonen ist eine andere interessante Methode, die von Dietmar Krämer und Helmut Wild erarbeitet wurde (in *Neue Therapien mit Bach-Blüten 2*).
Die Autoren entwickelten die Methode mit Hilfe von Sensitiven und eines Jungen, der die Aura sehen kann. Mit den so gewonnenen Erkenntnissen legten sie einen Atlas an, in dessen Zeichnungen man die den einzelnen Blüten zugeordneten Hautzonen findet; die Zonen sind in Größe und Anordnung unregelmäßig und nicht symmetrisch auf die menschliche Körperoberfläche verteilt. Es existiert keine sichtbare Ordnung in diesen Zeichnungen. Für jede Blüte finden sich mehrere Zonen, unregelmäßig in Größe und Form. Mir ist kein anderes System bekannt, um den jeder Blüte entsprechenden Hautbezirk zu finden; es gibt auch keine Beziehung zu den chinesischen Meridianen, oder zu Akupunktur- und Akupressurpunkten.
Mit Hilfe dieses Atlas kann der Therapeut die notwendigen Blüten diagnostizieren, indem er sich an Hautflecken, Warzen, Unreinheiten, Schmerzen und anderen auftretenden

Unregelmäßigkeiten orientiert. Die Autoren betonen, dass mit dieser Methode jedermann eine Diagnose erstellen kann, ohne Kenntnisse der Psychologie oder der Heilkunst, und ohne ein Gespräch, das den seelischen Ursachen des Unwohlseins auf den Grund zu gehen sucht.

Sie nutzen die Kenntnis der Hautzonen auch zur Behandlung, in Form von Kompressen, Umschlägen oder dem direkten Auftragen der Tropfen aus der *Stockbottle* auf die betreffende Hautstelle. Bei diesem Verfahren konnte der hellsichtige Junge beobachten, wie sich unmittelbar nach der Behandlung Löcher in der Aura des Patienten schlossen.

Ich bin nicht hellsichtig, daher kann ich diese Informationen nicht direkt nachprüfen. Aber ich habe aus wissenschaftlicher Neugier in vielen Fällen mit der beschriebenen Methode gearbeitet. Die Untersuchung der Haut war dabei sehr hilfreich: Muttermale und andere angeborene Entstellungen waren in vielen Fällen der Schlüssel zu einem Blütencharakter, der der zugeordneten Hautzone entsprach.

Unreinheiten, Mitesser und sogar frische Verletzungen und Verbrennungen wiesen auf eine vorübergehende Blockade der der Zone entsprechenden Blüte hin. Nicht immer ist die Beziehung zweifelsfrei erkennbar, aber die Zahl der Übereinstimmungen ist so erstaunlich, dass ich eine Zeit lang bei der Diagnose häufig auf diese Methode zurückgriff.

Weniger erfolgreich waren meine Versuche mit der Behandlung der indizierten Hautzonen, mit Kompressen oder direktem Aufbringen der Blütenessenz. Ich habe allerdings nicht mit vielen Personen experimentiert, sondern in erster Linie mit Familienangehörigen und Freunden.

Aber ich arbeite mit einer **anderen Methode, um über die Haut Einfluss zu nehmen.** In manchen Fällen benutze ich die *Bach-Creme*, angereichert mit anderen Blüten, die ich aufgrund von Charakteristika der Person oder ihrer gegenwärtigen Probleme herausfinde. Wenn zum Beispiel eine Verletzung längere Zeit hindurch nicht heilen will, mische ich in eine Salbengrundlage 39 *Rescue Remedy* und 10 *Crab Apple* - zum Reinigen, 13 *Gorse*, wenn die Person schon an ihrer Heilung zweifelt oder 18 *Impatiens* bei Juckreiz oder wenn sie sehr ungeduldig auf Besserung wartet. Im Falle von Verletzungen füge ich einige Tropfen *Arnika-Urtinktur* zu. Außer der Creme verordne ich eine passende Tropfen-Mischung, die bei Verletzungen und Reaktionen der Haut unter anderen Blüten immer *Crab Apple* enthält (siehe Abschnitt *Formeln für die Haut*).

Bei Chakra-Blockaden kann man die Tropfen direkt aufbringen oder eine entsprechende Creme-Mischung herstellen, mit der der Patient selbst die entsprechende Hautregion leichter behandeln kann (siehe auch Kapitel 26 *Rock Rose*).

Ich arbeite viel mit Cremes, wenn sich die Beschwerden des Patienten auf oder dicht unter der Körperoberfläche lokalisieren lassen. Das ist der Fall bei Verletzungen, Ekzemen, Verbrennungen, aber auch bei Blutergüssen, Abszessen, Muskel- und Gelenkschmerzen. Ich mische die Creme mit den Essenzen, die in Zusammenhang stehen mit den Beschwerden (10 *Crab Apple*, bei Unreinheiten oder um eine Infektion zu vermeiden; 28 *Scleranthus*, um die Blutzirkulation anzuregen; 29 *Star of Bethlehem*, wenn das Problem durch einen Unfall oder anderen Schock verursacht wurde, usw.) oder mit den Blüten, die mit dem Charakter der Störung zu tun haben (das kann 31 *Vervain* sein im Falle von Nackenschmerzen; 22 *Oak*, 29 *Star of Bethlehem*, 38 *Willow* oder 31 *Vervain*, wenn ein "unermüdlicher Kämpfer" plötzlich einen Hexenschuss oder eine Ischias-Attacke hat).

Die **Diagnose mit Hilfe der Intuition** des Therapeuten ist - je nach seinen Fähigkeiten - sehr wertvoll. Man kann ziemlich sicher sein, dass die so ausgewählten Blüten gebraucht werden.

Ehe man jedoch darangeht, den Blütenstrauß zu mischen, muss man auch hierbei mit dem Patienten sprechen! Manchmal erkennt er sich selbst in den Fragen des Therapeuten, manchmal nicht. Wenn nicht, können die Gründe in einem intuitiven "Irrtum" zu finden sein, oder der Patient kann seine negativen Seelenkonzepte (oftmals seinen Schatten!) nicht erkennen, oder er ist (noch) nicht bereit, diese Konzepte oder Blockaden zu bearbeiten. Meistens - aber nicht immer – sind es die beiden letztgenannten Punkte.

Wenn ein Hauptcharakterzug der Person Teil ihres Schattens ist, kann und will sie ihn nicht sehen, es ist also sehr wahrscheinlich, dass sie sie jetzt nicht bearbeiten will und darum vielleicht auch nicht kann. Wenn es für den Therapeuten feststeht, dass ein negierter Zug unterdrückt wird, "in den Schatten" verdrängt, kann er die entsprechende Blüte zur Mischung geben. Aber ein Gespräch über das Thema ist wünschenswert, ist Voraussetzung für Veränderung. Oft wird der Patient in der ersten Sitzung nicht darauf eingehen, aber mit fortschreitender Behandlung wird er fähig sein, zu verstehen und zu akzeptieren, oder zumindest für möglich zu halten, dass eine bestimmte Blüte etwas mit seinem Charakter oder seiner Reaktionsweise zu tun hat. Um dies zu erreichen, hat sich die Verordnung von 7 *Chestnut Bud*, 9 *Clematis* oder 1 *Agrimony* als hilfreich erwiesen; diese öffnen uns manchmal die Augen für unbekannte Seiten unseres Charakters.

Die **Diagnose mit Hilfe des Pendels** wird in manchen Fällen ebenfalls Unsicherheiten und Fehlerquellen aufweisen: das Pendel wird nicht nur neutral bewegt durch unsere Intuition, es kann beeinflusst werden durch unser Unterbewusstsein oder Denken, und manchmal täuschen wir uns selbst, wenn in Wirklichkeit unser Kopf oder unsere Ängste, Hoffnungen und Wünsche dem Pendel ihre Botschaft diktieren. Auch hier hängt die Wirkung der Methode ab von den Fähigkeiten und der Erfahrung dessen, der sich ihrer bedient.

Ich hatte mir angewöhnt, bei Kleinkindern oder Säuglingen mit dem Pendel zu arbeiten. Damit kann ich zwei Dinge auf einmal erreichen: damit die Kleinen die Tropfen annehmen, muss man das Ganze zu ihrer Sache machen, muss sie für die Fläschchen und Tropfen interessieren, die sie selbst "auswählen". Das klappt mit dem Pendel mühelos bei Kindern zwischen einem und sechs, sieben Jahren, je nach Charakter und Reifegrad.

Gewöhnlich nehme ich die linke Hand des Kindes in meine Linke. Mit der Rechten führe ich das Pendel über die *Stockbottles* und sehe, welche Blüten das Kind braucht. Ich nehme die Persönlichkeit des Kindes in mich auf, kenne auch die Gründe für die Konsultation und habe zumindest mit einem Elternteil gesprochen, ehe ich das Kind sehe. Normalerweise sind die mittels Pendel erhaltenen Informationen exakt; mehr noch: das Pendel ist objektiver als die Familienangehörigen und führt mich außerdem zu unerwarteten Ergebnissen, die sich dann - im Gespräch mit den Eltern - bestätigen. So kann z.B. das Pendel auf 26 *Rock Rose* hinweisen, ohne dass die Eltern vorher irgendein traumatisches, mit Panik oder Todesangst verbundenes Erleben des Kindes erwähnten. Beim Nachhaken erzählen sie dann jedoch etwa von kürzlichen heftigen Asthmaanfällen oder solchen von Pseudokrupp, die zur Genüge eine Blockade *Rock Rose* erklären. Außerdem braucht man das Gespräch, um die vordringlichsten Essenzen auszuwählen, falls die Zahl der ermittelten Blütenkonzepte einmal ein vertretbares Maß übersteigt.

Es gibt noch einen anderen wichtigen Grund, um mit den Eltern zu sprechen: bei den meisten Konsultationen zu Kindern stellen sich die Eltern als Hauptverursacher der Probleme heraus - man muss also versuchen, eine Familientherapie zu machen, um dem Kind wirklich helfen zu können. Es kommt vor, dass ich die

Behandlung eines kleinen Patienten ablehne, wenn seine Eltern nicht bereit sind, mitzuarbeiten.

Ich muss ergänzen, dass ich heute häufig die Eltern intuitiv die Blüten für ihr Kind auswählen lasse (siehe **Spontane Wahl**).

Vergleichbar der Arbeit mit dem Pendel ist die **Diagnose mit Hilfe von Bildkarten.** Vor Jahren arbeitete ich viel mit einigen Bildern, Typ New Age, die eine Komposition zeigen von Abbildungen der Blüte mit den entsprechenden *Devas*, sowie Figuren, die im Zusammenhang stehen mit den Konzepten der Blütenessenz. Es sind sehr intuitive Malereien, über die man nicht mit dem Kopf urteilen kann. Ich hatte jede Karte mit zwei Tropfen der entsprechenden Blütenessenz vorbereitet. Am Anfang wollte ich nur ausprobieren, wie es funktionieren könnte: in der ersten Konsultation, wenn ich durch das Gespräch mit dem Patienten schon die in Frage kommenden Blüten im Kopf hatte, bat ich ihn, diejenigen Karten auszuwählen, die seine Aufmerksamkeit erregten. Das Ergebnis war überraschend: er suchte alle von mir vermuteten Blüten aus und manchmal einige mehr, die sich im Nachhinein bestätigten.

Einige Zeit hindurch benutzte ich diese *Devas* von Alois *Hanslian* (Aquamarin-Verlag) nur, um die Probe aufs Exempel zu machen. Später fing ich oft in der ersten Konsultation mit den unvermeidlichen Fragen an und legte dann gleich die Devas vor. Dieses Vorgehen war äußerst nützlich bei schüchternen, schweigsamen Personen, oder solchen, die nicht gern über ihre persönlichen Angelegenheiten sprechen. Mit den vom Patienten ausgewählten Karten in der Hand, konnte ich gezielter seinen Problemen auf den Grund gehen; es kam leicht zu einem offenen und intensiven Dialog.

Ich bat auch immer darum, die Bilder, die anziehend wirken, von denen, die abstoßen, zu trennen; aber es ist mir nie gelungen, ein System hinter dieser Unterscheidung zu erkennen. Jeder fühlt bei einigen Bildern Abscheu und bei anderen besondere Anziehung, aber das hat nichts mit bewussten bzw. unbewussten Konzepten zu tun, oder mit Projektion und Schatten. Es scheint keine Logik in diesem System zu stecken - *alle* ausgewählten Konzepte treffen auf die Person zu.

Das gleiche Verfahren kann man bei allen Zeichnungen, Fotos oder anderem anwenden, das der Energie der Blüten entspricht. Mitunter wollte jemand minutiös erklären, warum er gerade dieses oder jenes Bild ausgewählt hatte. Einer Patientin, die für diese Erklärungen sehr viel Zeit brauchte, legte ich, um meine Essenzen-Wahl zu überprüfen, die Bilder mit der Rückseite nach oben auf den Tisch. Sie bewegte ihre Hand langsam mit geringem Abstand über alle Karten: intuitiv wählte sie alle die aus, an die ich gedacht hatte, und eine mehr, die sich im Gespräch dann auch als wichtig erwies!

Mit den Jahren habe ich das Verfahren vereinfacht zur **Spontanen Wahl der Blütenessenz**: ich bitte meine Patienten darum, auf „ihre" Fläschchen aus der Schachtel zu zeigen. Dieses „rationellere" Vorgehen war zeitweise unumgänglich für mich, als ich nicht nur mit Bachblüten und einigen argentinischen Sets arbeitete, sondern auch einzelne Essenzen und Sets aus Deutschland, Spanien - eigentlich aus allen Weltteilen testete.

So hat diese vibrational-energetische Methode sich ganz von selbst ergeben – ich stelle den Patienten von mir ausgesuchte Essenzen oder ganze Sets zur Auswahl hin – und überprüfe dann ihre Wahl oder eine Entscheidung zwischen zwei Blüten. Sicherer und weniger leicht zu beeinflussen als das Pendel und der Muskeltest, der von vielen mir bekannten Therapeuten verwendet wird, ist die **Pulsmethode (V.A.S.**, *vascular autonomous signal).*

Verschiedene Diagnosemethoden

Die **Mitarbeit des Patienten** in der Kunst, den richtigen Blütenstrauß zusammenzustellen, macht ihn und den Therapeuten zu Verbündeten. Er ist dann offener dafür, sich seiner selbst und seiner problematischen Charakterzüge bewusst zu werden. Er kann verstehen, was mit ihm geschieht und eine bewusste Arbeit an seinen Blockaden und Fehlern beginnen.
Kinder ab zwei Jahren können sehr gut ihre Blüten aus dem Angebot selbst auswählen - was auch den Vorteil hat, dass sie dann ihre Tropfen gerne einnehmen.

Es gibt auch die Möglichkeit der **Diagnose mittels Fragebogen,** für die Selbstbeurteilung oder um dem Therapeuten die Arbeit zu erleichtern. Ich habe große Vorbehalte gegen diese Methode, vor allem, wenn sie ausschließlich verwendet wird. Ich habe viele Fragebögen zur Selbstdiagnose mit Freunden und Familienangehörigen getestet; die Ergebnisse waren nie zufriedenstellend, auch nicht mit dem von Scheffer aufgestellten (in *Selbsthilfe durch Bach-Blütentherapie*), den ich für den besten halte, nicht nur wegen der Art seiner Fragen, sondern auch wegen der Erklärungen zur Auswertung. Zumindest empfiehlt Scheffer als einzige dem Leser, die Blütenkapitel zu allen von ihm mittels Fragebogen ausgewählten Blüten zu lesen.
Die Bögen, die man in Apotheken mitunter ausliegen sieht, sind ungeeignet für eine echte Diagnose; sie können zum Nachdenken anregen - das der erste Schritt zur Selbstmedikation sein sollte - aber sie sind in keiner Weise ein ausreichendes Rüstzeug, um sich oder andere zu behandeln! Dazu sollte man zumindest die Blütenbeschreibungen in einem guten Buch durchgearbeitet haben; der Besuch beim Therapeuten ist empfehlenswerter.

Die gleiche Einschränkung gilt für die Auflistung im Kapitel *Die positive und die negative Manifestation der Blütenenergie:* sie ist sinnvoll für eine erste Ermittlung – nicht für die Therapie.

Auch der Körper kann "sprechen": es gibt physische Charakteristika, die der Ausdruck bestimmter Blockaden sind. Um sie aufzuspüren, um eine **Diagnose mittels Organsprache** zu ermöglichen, muss man die Zusammenhänge kennen zwischen einem bestimmten körperlichen Symptom oder einer Pathologie und der zugrundeliegenden Gemütsverfassung oder inneren Haltung. Es ist auch hilfreich, sehr genau hinzuhören, was der Patient sagt, wenn er seinen Gemütszustand schildert; oft genügt es, ihm seine eigenen Worte zu wiederholen, um ihn auf den Zusammenhang zwischen seiner Gesamtverfassung und seinem Körper hinzuweisen (wenn ihm z.B. eine "Laus über die Leber gelaufen" ist, "eine Sache im Magen liegt", ein bestimmtes Ereignis für ihn wie ein "Schlag in die Magengrube" war oder jemand ihn "gekränkt" hat usw.).

Probleme bei der Selbstdiagnose: Erinnern wir uns, dass Edward Bach seine Blütentherapie entwickelt hat, um damit einkommensschwachen Familien zu ermöglichen, sich ohne teure Hilfe von Ärzten und Apothekern zu heilen. Aber die Praxis zeigt, dass nicht alles einfach mit den Blütenmitteln zu erledigen ist; in vielen Situationen braucht man den Fachmann, den Arzt oder den Psychologen. Und wir können sicher sein, dass Bach nie den Arzt völlig durch die Blüten ersetzen wollte.

Zugegebenermaßen haben wir fast alle Schwierigkeiten mit der Selbstkritik und eine nur geringe Kapazität zur Selbstanalyse. Wenn wir an eine Behandlung mit Bachblüten denken, ist der Fall meist etwas komplizierter zu diagnostizieren als eine verstopfte Nase, eine leichte Verdauungsstörung, eine Sommergrippe oder andere körperliche Beschwerden. Tut uns der Kopf weh, gibt es keinen Zweifel, weder bezüglich des

Schmerzes noch seiner Lokalisierung. Fühlen wir uns dagegen schlapp, lustlos, ohne Interesse an den täglichen Dingen, ist eine Diagnose nicht so einfach; wer keine Erfahrung mit dieser Therapie hat, kann zweifeln und zumindest zwischen Depression, Resignation und Erschöpfung schwanken. Die Schwierigkeiten bei der Selbstdiagnose sind **groß**. Bei vielen Krankheitsbildern kann sie ausreichend sein, aber die meisten Personen sind nicht fähig, sich mit der Objektivität zu sehen, die für eine Selbstmedikation unerlässlich ist. Einige Persönlichkeitsbilder verhindern schon durch ihren Charakter die Selbstdiagnose: zum Beispiel alle "unsympathischen"; und auch in 8 *Chicory,* 15 *Holly* oder 14 *Heather* wird sich keiner gern wiedererkennen; Zustände der Resignation oder Depression, wie unter anderen 37 *Wild Rose* oder 21 *Mustard*, verhindern, dass man handelt und sie bekämpft. 3 *Beech* oder 32 *Vine* ihrerseits sind überzeugt davon, immer Recht zu haben und im Recht zu sein und werden sich nicht das Passende verordnen; selbst der Therapeut erreicht kaum, dass sie ihre Schwierigkeiten sehen.

Die Behandlung von Familienangehörigen hat auch ihre Tücken. Immer wieder höre ich von Eltern, die ihre Kinder behandeln lassen möchten, um sie nach ihren Wünschen und Vorstellungen "umzumodeln"; nicht zu denken an die Ehefrauen, die sich ihren Mann nach Gefallen formen wollen! Laufen sie deshalb zum Therapeuten, kann der sich weigern, eine Mischung zu bereiten, die heimlich dem "störenden" Familienmitglied verabreicht werden soll oder dem Kranken, der diese Therapie nicht wünscht. Vielleicht auch kann er Eltern davon überzeugen, dass ein sehr aufgewecktes, intelligentes Kind gewöhnlich auch unruhig und lebendig ist. Sie müssen den Unterschied erkennen zwischen der natürlichen Lebendigkeit eines gesunden Kindes und der Überaktivität eines Zappelphilipps oder eines Hyperkinetikers! Und sie sollten akzeptieren, dass die Bachblüten kein aktives Kind in einen stillen Träumer verwandeln und kein verschlafenes Dummchen in ein Genie. Wer gehört hat, wie manche Eltern oder Gatten sich ihre Kinder respektive Ehepartner vorstellen, und was sie in ihren Familien (mit Hilfe des Therapeuten!) ändern wollen, möchte sich gar nicht vorstellen, was ihnen alles einfallen würde, wenn sie die Mischungen selbst zubereiten würden!

Hier scheint mir der geeignete Ort, um auf die **Wichtigkeit einer Familientherapie**, besonders bei der Behandlung von kleinen Kindern, hinzuweisen! Sie sind so abhängig von ihren Eltern, gewöhnlich in erster Linie von der Mutter, dass deren Einfluss sehr groß ist. So können wir zum Beispiel einem ängstlichen Kind helfen, indem wir ihm 20 *Mimulus* verabreichen; aber die positive Wirkung wird viel größer sein, wenn gleichzeitig die besorgte Mutter 25 *Red Chestnut* und 8 *Chicory* nimmt! Die Notwendigkeit einer Mitbehandlung der Eltern zeigt sich deutlich, wenn Blütentropfen nur für das Kind diesem auch nur vorübergehende Besserung bringen. Außerdem helfen wir mit der Ko-Behandlung den Eltern in diesen schwierigen Erziehungsjahren, wie wir sie alle kennen: wenn die Kinder sich allem widersetzen, wenn sie die Geduld ihrer Eltern täglich aufs Neue auf die Probe stellen, mit ihren Streichen und Einfällen, mit ihrer Aufsässigkeit und ihrem Temperament. In diesen Zeiten der Prüfung können 18 *Impatiens* und 3 *Beech* Wunder wirken, indem sie die elterliche Geduld und Toleranz stärken; 23 *Olive* hilft den Erschöpften; nicht zu reden von der Erleichterung, die 8 *Chicory* oder 25 *Red Chestnut* Eltern und Kindern bringen können, wenn sie in bestimmten Entwicklungsepochen von den Eltern eingenommen werden!
Indigo- oder Sternenkinder und viele andere "neue" Kinder nehmen einen speziellen Platz ein; sie brauchen all unsere

Liebe und unser Verständnis, unsere Geduld und Behutsamkeit, weil sie etwas ganz Besonderes sind und viel zu früh in diese schwere Zeit hineingeboren zu sein scheinen...
Einen eigenen Komplex stellen die Projektionen der Eltern auf ihre Kinder dar und ihre - mitunter unbewussten - Wunschvorstellungen für deren Zukunft. Dieses Problem lässt sich nicht einfach nur mit Blütentröpfchen lösen, sondern erfordert ein bewusstes Bearbeiten der eigenen Träume und Wünsche, der Blockaden und des Schattens einerseits und des Themas der Entscheidungsfreiheit jeden Individuums andererseits.
Dies führt uns wieder auf ein Schlüsselthema zurück, das uns einmal mehr die **Wichtigkeit des Dialogs mit dem Patienten** vor Augen führt, mehr als die Grenzen der Automedikation oder der Behandlung von Familienangehörigen. Um in der Blütentherapie dauerhafte Ergebnisse zu erzielen, müssen sich Behandler und Behandelte klar sein über die Blütenkonzepte, um die es geht.
Für den Erwachsenen bedeutet die Arbeit mit den Essenzen einen Schritt in der Persönlichkeitsentwicklung, der abhängig vom Bewusstseinsgrad ist. Nimmt er nur seine Mischung ein, ohne sich der entsprechenden Themen und Blockaden bewusst zu werden und sie geistig zu bearbeiten, fühlt er sich zwar während der Einnahme besser und erleichtert; unterbricht er die Behandlung dann allerdings für einige Wochen, tauchen oft die gleichen Symptome und Blockaden wieder auf, wie vor der Behandlung. Oft verlangt er dann vom Behandler eine Neuauflage der Mischung, die ihm "so geholfen" hat, ist aber immer noch nicht an einem Gespräch über die Inhalte der Konzepte interessiert.
Mit den Tieren, die von Natur aus unbewusst sind, verhält es sich ähnlich: sie haben als Einzelwesen keine Möglichkeit zur Evolution; die Behandlung schlägt bei ihnen sehr gut an, aber

wenn sie die Tropfen nicht mehr bekommen, können sie nach einiger Zeit wieder in die gleiche Situation zurückfallen wie vorher. Der einzig bleibende Erfolg scheint durch die Behandlung mit 26 *Rock Rose* oder 29 *Star of Bethlehem* zu kommen. Diese Mittel helfen die Folgeerscheinungen von Schock- und Paniksituationen abzubauen; andere Blockaden oder charakteristische Züge der Tiere beeinflusst man nach meinen Erfahrungen nur, solange die Behandlung durchgeführt wird.

Das Gegenteil erleben wir mit den Menschen, die sich intensiv mit den Konzepten der von ihnen eingenommenen Blüten auseinandersetzen. Sie machen sich ihre "Fehler" oder Blockaden klar und begleiten die Therapie bewusst mit dem Wunsch zur Veränderung. Mit der Zeit ändern sich die Kombinationen, bis sie schließlich über lange Zeiträume überhaupt keine Blüten mehr brauchen.

Bei Kindern ist es anders: wie Tiere und Pflanzen nehmen die meisten bis zum Beginn der Pubertät ihre Mischungen völlig unbewusst ein, trotzdem reagieren sie schnell; die Blütentropfen helfen ihnen in Entwicklungs- und Reifungsprozessen mit anhaltendem Erfolg. Unterbrechen sie die Einnahme, bleibt ihnen das einmal Erreichte erhalten, denn es ist charakteristisch für Kinder, sich unschuldig und unbewusst zu entwickeln, sozusagen in vorbestimmter Weise, durch Kinderkrankheiten, Wachstumsprozesse und individuelle Erfahrungen.

Aber als Erwachsene haben wir andere Aufgaben. Jeder von uns muss selbst die Verantwortung für sein Leben und seine Entwicklung übernehmen. Wir treiben unser persönliches Wachstum nur durch die Auseinandersetzung mit unseren Irrtümern und Schwächen voran; gelingt es uns nicht, zu erkennen, wo wir uns irren, oder erwarten wir von den "Seelen-Tropfen", dass sie uns ohne unser Zutun heilen und bessern, werden wir nur vorübergehend Erleichterung finden. Es scheint zum Erwachsensein zu gehören, dass wir uns jeden Schritt nach vorn auf unserem Lebensweg bewusstmachen müssen!

Mitunter **scheint eine Person immun zu sein gegen die Blütenbehandlung:** sie widersetzt sich bewusst oder unbewusst einer Veränderung (das kann wirklich ganz bewusst geschehen, wenn sie beispielsweise auf Drängen von anderen in der Praxis erscheint, aber im Grunde große Angst vor dem Neuen, Unbekannten hat), oder es ist nicht der passende Augenblick für einen Lernschritt. Für jede Entwicklung gibt es günstige Momente, die man respektieren muss. Auch hier kann die Astrologie uns wertvolle Hinweise geben: Transite und Progressionen zeigen uns ganz klar Zeiten größerer Hindernisse oder günstige Momente, um etwas zu verändern oder uns weiterzuentwickeln.

Es kann auch vorkommen, dass eine Person so **vollgepumpt ist mit Psychopharmaka oder anderen toxischen Substanzen**, dass sie kaum auf vibrationale Heilmethoden anspricht: sie scheint physisch und psychisch so „dicht" geworden zu sein, dass es schwer ist, dort „einzudringen". Im Gegensatz zu Behandlungen mit den Händen oder mit Kristallen scheinen die Blüten da erfolgreicher zu sein, weil sie über einen längeren Zeitraum hinweg und bewusst genommen werden – so können sie erst den Boden bereiten und dann darauf arbeiten. Aber es braucht in diesen Fällen viel Geduld. Und höhere Dosierung!

Eine Essenz, die helfen kann, diese schier undurchdringliche „Dornenhecke" zu durchbrechen, ist 37 *Wild Rose*, die Lethargie in Tatkraft verwandeln hilft.

Ich glaube, dass jetzt hinreichend klargeworden ist, warum ich gegen die Praxis vieler Therapeuten bin, die ihren Patienten ein Fläschchen mit Blütentropfen in die Hand drücken, ohne zu besprechen, um welche es sich handelt. Natürlich ist es viel bequemer, keine Erklärungen abzugeben und sich nicht der Kritik und den Fragen des Patienten auszusetzen. Aber hier geht es nicht um Bequemlichkeit, sondern um eine Arbeit, die das volle Bewusstsein des Behandlers und des Ratsuchenden erfordert. Ich gebe zu, dass es schwierige Situationen gibt, die es ratsam erscheinen lassen, mit dem ersten Blütenstrauß ohne tiefergehende Erklärungen von Einzelheiten zu beginnen, vor allem, um damit zu vermeiden, dass der Patient so stark in die Opposition geht, dass er die Tropfen nicht nimmt. Aber ich wiederhole meine Auffassung, dass das Gespräch unverzichtbar ist für einen dauerhaften Erfolg!

Andere Aspekte der Blütenbehandlung sind in den letzten Jahrzehnten aufgetaucht und gewinnen zunehmend an Bedeutung: es geht darum, dass man die Tropfen nicht nur einsetzt zur Vorbeugung und Behandlung von körperlichen Krankheiten, zur Überwindung seelischer Konflikte, zur Reinigung aller energetischen Schwingungsbereiche, sondern gezielt zur Unterstützung einer spirituellen Entwicklung.
Ist ein Mensch im inneren Gleichgewicht, weist er keine starken Blockaden auf und ist sich seiner verschiedenen Gemütszustände voll bewusst, kann er zu den Bachblüten greifen, um seine persönliche, spirituelle Entwicklung zu begünstigen. Indem er die Schwingung der Blüten erhöht, deren positive Konzepte, deren Tugenden sich bisher noch nicht vollständig in ihm manifestiert haben, kann er erreichen, dass sich mit der Zeit das gesamte Potential der Blüte entfaltet.
Auf die spezifische Entwicklung im Einklang mit den Erdveränderungen dieser Jahre bin ich am Schluss des Kapitels 37 *Wild Rose* eingegangen.
In diesem Zusammenhang möchte ich daran erinnern, dass für jeden Menschen **eine oder einige typische Blüten** existieren,

die typischen Charakterzügen entsprechen. Es ist ganz normal, dass während einiger Jahre von Zeit zu Zeit die Notwendigkeit besteht, diese Blüte(n) eine Zeitlang einzunehmen. Auf diese Weise unterstützt man eine günstige persönliche Entfaltung, und gleichzeitig beugt man seelischem oder körperlichem Unwohlsein vor.

Während ich diese Zeilen schreibe, tauchen **quasi existenzielle Zweifel** in mir auf: weshalb greifen wir überhaupt in das Geschehen ein? Wenn wir an eine höhere Ordnung glauben, die unser Geschick leitet, müssen wir auch akzeptieren, dass es Ursachen gibt für jedes Unglück, das uns trifft. Aus irgendeinem Grund fängt ein Leben mit Panik an; aus irgendeinem Grund kommt ein Kind in einem Elendsviertel zur Welt und ein anderes in einem Palast; aus irgendeinem Grund fällt jemandem ein Dachziegel auf den Kopf oder eine verirrte Kugel findet ein Ziel. Wer sind wir, dass wir dies alles in Frage stellen, dass wir dagegen aufbegehren? Woher nehmen wir die Gewissheit, das Richtige zu tun, wenn wir Kinder aus Elendsvierteln holen oder die ernähren, die keine Lust haben, sich um sich selbst zu kümmern?
Wer sagt uns, dass wir in ein Schicksal eingreifen dürfen, das gezeichnet ist von Depressionen, Ängsten, Panik? Wenn wir dem Neugeborenen die Notfalltropfen verabreichen: bringen wir es nicht um eine notwendige Erfahrung, indem wir sein Geburtstrauma erleichtern?
An diesem Punkt angekommen, taucht ein beruhigender Gedanke auf: **ich kann mir nicht vorstellen, dass das Leben und das Vermächtnis des Arztes Edward Bach sinnlos waren. Aus irgendeinem Grund lebte er gerade in dem so stürmischen zwanzigsten Jahrhundert - und wir dürfen in diesen brutalen und materialistischen Zeiten ganz sicher dankbar sein für ein so sanftes und spirituelles Heilmittel wie die Bachblüten.**

Und weil es keine Zufälle gibt, können wir auch sicher sein, dass ein Mensch aus einem ganz bestimmten Grund und in einem bestimmten Augenblick auf jemanden trifft, der ihm ein Blütenmittel gibt oder etwas Anderes, das er in diesem besonderen Moment seines Lebens benötigt.

Und ebenso sicher bin ich, dass wir, wenn wir einen Mitmenschen in einer schwierigen oder Grenzsituation antreffen, die Verpflichtung haben, ihm je nach seiner Situation und unseren Möglichkeiten zu helfen:

Keiner von uns wird ein verlorenes Kind hungern lassen, weil er an Karma glaubt! Aber wir dürfen auch nicht vergessen, dass unser Wunsch zu helfen an Grenzen stößt: einerseits wollen wir das Menschenmögliche tun um zu heilen – andererseits müssen wir das individuelle Schicksal akzeptieren ohne einzugreifen und so etwa einen Menschen zu vegetativem Dasein zu verurteilen.

Wir müssen den freien Willen des Kranken respektieren: jeder Mensch muss in entscheidenden Momenten in Freiheit entscheiden dürfen, ob er zum Beispiel eine möglicherweise lebensverlängernde Behandlung fortführen will – oder nur palliative Maßnahmen für sich wünscht.

Ärzte und Therapeuten sind nicht Herren über Leben und Tod. Wir müssen lernen, richtig zu helfen, und dazu gehört, gewisse Entscheidungen mitzutragen, auch wenn es schmerzt.

Nur indem wir die Freiheit des anderen respektieren, sind wir in der Lage, ihm zu helfen und ihn zu stützen. Und das gilt für Ärzte etc. ebenso wie für Angehörige und Freunde.

Es scheint fast überflüssig hier zu erwähnen, dass die Blüten auch in diesen entscheidenden Momenten gleichermaßen den Kranken wie seine Begleiter stützen können…

Danksagung für die erste Auflage

Wenn jemand sich vornimmt, ein Buch mit medizinisch-psychologischem Inhalt zu schreiben - das sich zudem an Ärzte und jede Art von Therapeuten wendet - und er ist selbst nicht Arzt, ist er auf fachliche Hilfe angewiesen, besonders, wenn er nicht in seiner Muttersprache schreibt.
Um sicherzugehen, dass ich mich bei der ersten, der spanischen Ausgabe in Inhalt und Darstellung nicht irrte, war ich in ständigem Kontakt mit zwei argentinischen Freundinnen: Dr. Adriana *Varas*, ganzheitliche und anthroposophisch orientierte Ärztin, die jahrelange Erfahrung in der Anwendung der Bachblüten hat, und Graciela *Latini*, Astrologin und Blütentherapeutin, die so viel von den Menschen und ihrem Leiden versteht.
Zu meinem Glück konnten mir diese beiden viele Stunden widmen, in denen sie sich mit dem Text vertraut machten, ihn bestätigten oder diskutierten und mir so wertvolle Hilfe gaben.
Vorhaben und Beginn der Arbeit liegen indes schon einige Jahre zurück. Hindernisse, die in meinem Privatleben auftauchten, hemmten ein schnelles Vorankommen, und mein tiefempfundener Dank gilt all jenen, die mir immer wieder zusprachen, in der Arbeit fortzufahren.
In erster Linie brauchte ich das Verständnis und die Nachsicht meiner Familie.
Auch Valérie, Pato, Birgit und die Familien Molek und Knopf und viele Freunde mehr unterstützten mich mit ihrer Liebe und ihrem Vertrauen und boten mir jederzeit ihre Hilfe an.
Ich danke Victor für die Hingabe, mit der er sich mit jedem Blütenthema vertraut gemacht hat, und für seine Zeichnungen, die auch die argentinische Ausgabe des "Blütenstraußes" bereichern.

Wesentlichen Anteil an der deutschen Ausgabe hat auch meine Mutter Bertel Maschmann, die trotz ihres Alters die beschwerliche Reise nach Buenos Aires auf sich nahm: sie beschränkte sich bei ihrer Korrektur nicht nur auf das Sprachliche (mein Deutsch hatte durch die Jahre in Argentinien doch gelitten!), sondern erkannte auch inhaltliche Widersprüche und Missverständliches.

Um Fehler in der Darstellung medizinischer Inhalte zu verhindern, sah die mir befreundete junge Ärztin Petra Schmidt das deutsche Manuskript durch.

Diesen beiden danke ich besonders für ihre begeisterte und unermüdliche Hilfe!

Buenos Aires, im April 1995 Friederike Maschmann-Ringe

Danksagung für die überarbeitete und erweiterte Neuauflage

Als ich vor Jahren den *Blütenstrauß* schrieb, richtete ich ihn in erster Linie an Therapeuten und alle, die sich für die Gesundheit und ihre Vorsorge einsetzen; aber mit der Zeit merkte ich, dass ich mich auch an all jene wandte, die ihr Verhältnis zur Welt, zu den andern und zu sich selbst verbessern wollen, die auf der Suche sind nach *ihrem Weg*.

Das Buch wurde von allen angenommen und gelesen: Therapeuten, die damit arbeiten – sogar in ihren Blütenkursen – und allen, die darin nachschlagen oder es einfach als Bettlektüre genießen. Dieses Ergebnis ehrt und erfreut mich.

Mein Dank gilt allen Lesern der deutschen und spanischen Ausgaben, besonders jenen, die mir ihre Erfahrungen mit dem Buch mitteilten und mich damit ermutigten, diese erweiterte Neuauflage des *Blütenstraußes des Edward Bach* vorzulegen.

Dank auch an meine Patienten, durch die ich ständig hinzulerne, an das Leben selbst, das mich weiterhin formt und an andere, wie Pedro López Clemente, von dem ich auch in Zukunft weitere Anregung erhoffe.

Dank an Peter, meinen Mann und Kameraden, der mir immer seine Zeit, seinen Computer und seine Kenntnisse zur Verfügung stellte – und jederzeit alle Anrufe entgegennahm!

Dank auch an meine Enkelin Ronja Elisabeth Ringe, die es nicht nur übernahm, das Manuskript für die elektronische Ausgabe aufzubereiten, sondern auch alle damit verbundenen Recherchen und Aufgaben erledigte.

Mein Wunsch ist, dass jedes Exemplar dieses erneuerten Buches *seinen* Leser finden möge - und wir alle gemeinsam weiterlernen dürfen auf diesem wunderbaren Blütenweg!

Buenos Aires, 2016 Friederike Maschmann-Ringe

BIBLIOGRAPHIE

Allgeier, Kurt: Paracelsus,
Wilhelm Heyne Verlag, München, 1984

Bach, Edward: Blumen, die durch die Seele heilen,
Verlag Hugendubel, München, 1988

Barnard, Julian & Martine: Das Bach-Blüten Wunder,
Wilhelm Heyne Verlag, München, 1991

Bindel, Ernst: Die geistigen Grundlagen der Zahlen,
Fischer Taschenbuch Verlag, März 1983

Dumón, Eloy R.: Manual de la astrología moderna,
Editiones Sirio, Buenos Aires, Argentinien, 1989

Furlenmeier, Dr.M.: Wunderwelt der Heilpflanzen,
Rheingauer Verlagsgesellschaft, Eltville am Rhein, 1980

Krämer, Dietmar: Neue Therapien mit Bachblüten 1,
Ansata-Verlag, Interlaken, Schweiz, 1990

Krämer, Dietmar & Helmut Wild: Neue Therapien mit Bachblüten 2,
Ansata-Verlag, Interlaken, Schweiz, 1990

Mann, A.T.: Astrologie und Heilkunst,
Aquamarin-Verlag, Grafing, 1991

Meyers Großes Taschenlexikon in 24 Bänden,
Bibliographisches Institut Mannheim/ Wien/ Zürich, Mannheim, 1983

Norwood, Robin: Wenn Frauen zu sehr lieben,
Rowohlt Taschenbuch Verlag, Reinbek bei Hamburg, 1990

Paracelsus (= Theophrastus Bombastus von Hohenheim):
Las plantas mágicas, Botánica oculta,
Ed. Humanitas, Barcelona, Spanien, 1990
dto.: De viribus membrorum - Von den Kräften des Organismus,
Basel, Schweiz, 1590

Pflanzen-Atlas zu Sebastian Kneipps Schriften,
Verlag der Josef Köselschen Buchhandlung, Kempten, 1905

Scheffer, Mechthild: Selbsthilfe durch Bach-Blütentherapie,
Wilhelm-Heyne-Verlag, München, 1981
dto.: Bach Blütentherapie - Theorie und Praxis,
Verlag Hugendubel, München, 1990
Scheffer, Mechthild & Wolf-Dieter Storl: Die Seelenpflanzen des Edward Bach
Verlag Hugendubel, München, 1992

Schreibers Kleiner Atlas der wichtigeren Heilpflanzen,
Verlag von J.F. Schreiber, Eßlingen a.N., ca. 1910

Steiner, Rudolf: Theosophie,
Rudolf Steiner Verlag, Dornach, Schweiz, 1962
dto.: Das Johannes-Evangelium,
Rudolf Steiner Vlg, Dornach, Schweiz, 1885
dto.: Die Geheimwissenschaft im Umriss,
Rudolf Steiner Vlg, Dornach, Schweiz, 1972

Zehentbauer, Josef: Chemie für die Seele,
Verlag Zweitausendeins, Frankfurt/Main, 1991